W0259041

Handbuch der experimentellen Pharmakologie

Handbook of Experimental Pharmacology

Heffter-Heubner New Series

Band XVI/8

Springer-Verlag Berlin · Heidelberg · New York 1969

Erzeugung von Krankheitszuständen durch das Experiment

Teil 8

Stütz- und Hartgewebe

Bearbeitet von

W. Büttner · H.-D. Cremer · H. Gebauer · G. Kistner
W. Seelentag · P. Stern

Herausgeber

Oskar Eichler

Mit 56 Abbildungen

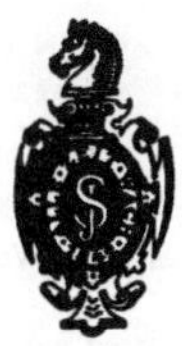

Springer-Verlag Berlin · Heidelberg · New York 1969

ISBN-13: 978-3-642-46188-0 e-ISBN-13: 978-3-642-46187-3
DOI: 10.1007/978-3-642-46187-3

Softcover reprint of the hardcover 1st edition 1969
Library of Congress Catalog Card Number AGR 25-699.

Titel-Nr. 5717

Inhaltsverzeichnis

Erzeugung von Krankheiten der Zähne

Von H.-D. Cremer u. W. Büttner. Mit 9 Abbildungen

Erzeugung von Krankheiten des Skelets

Von Hans Gebauer. Mit 21 Abbildungen

Erzeugung von Krankheiten des Skeletes durch Strahlung

Von W. SEELENTAG u. G. KISTNER. Mit 23 Abbildungen

Erzeugung von Gelenkerkrankungen

Von P. STERN. Mit 3 Abbildungen

Mitarbeiterverzeichnis

BÜTTNER, W., Dr., Univ.- und Poliklinik für Zahn-, Mund- und Kieferkrankheiten 8700 Würzburg, Pleickertorstr. 32

CREMER, HANS-DIEDRICH, Professor Dr., Institut für Ernährungswissenschaft der Justus-Liebig-Universität, 6300 Gießen, Wilhelmstr. 20

GEBAUER, H., Dr., Philips Duphar GmbH, 3200 Hildesheim, Orleanstr. 75

KISTNER, G., Dr., Bundesgesundheitsamt, 1000 Berlin 33, Corrensplatz 1

SEELENTAG, W., Dr. Ltd. Direktor u. Professor beim Bundesgesundheitsamt 1000 Berlin 33, Corrensplatz 1
z. Z. Chief Medical Officer, Radiation Health Unit, World Health Organization, Avenue Appia, CH-1211 Genève

STERN, PAVAO, Professor Dr., Pharmakologisches Institut der Medizinischen Fakultät, Sarajevo/Jugoslawien, Bolnicka 6

Erzeugung von Krankheiten der Zähne

Von

H.-D. CREMER und W. BÜTTNER

Mit 9 Abbildungen

Krankheiten und Anomalien der Zähne wie Störungen in der Bildung der Zahnhartgewebe durch Hyper-, Hypo- und Avitaminosen, Änderungen der Struktur und Morphologie der Zähne durch Mineralmangel oder Störungen des Mineralhaushaltes und insbesondere die Zahncaries lassen sich bei vielen der gebräuchlichen Laboratoriumstiere erzeugen. Die experimentelle Forschung auf dem Gebiet der Zahnerkrankungen ist in den letzten Jahrzehnten wesentlich erweitert worden und hat wertvolle Beiträge zur Ätiologie sowie für Therapie und Prophylaxe erbracht. Von besonderem Interesse ist die Erzeugung der Zahncaries, denn man hofft, durch weitere Fortschritte in der experimentellen Cariesforschung diese in allen zivilisierten Ländern am meisten verbreitete Krankheit einzudämmen und ihr prophylaktisch wirksam begegnen zu können. Im Vergleich zur Caries ist die Häufigkeit anderer Zahnerkrankungen wesentlich geringer, so daß in den folgenden Ausführungen der Caries ein größerer Raum gewidmet wird. In der experimentellen Zahnmedizin ist dabei die Erzeugung rachitischer Zähne oder das Studium des Einflusses verschiedener Faktoren auf die Bildung der Zahnhartgewebe nicht nur an sich theoretisch und praktisch von Interesse, sondern auf Grund der teilweise bewiesenen, zum Teil aber nur angenommenen und noch unbewiesenen Zusammenhänge zur Caries von Bedeutung für die Ursachenforschung dieses Krankheitsbildes. In den folgenden Abschnitten wird die Erzeugung der einzelnen Zahnerkrankungen im Tierexperiment beschrieben. Hierbei erscheint es angezeigt, neben der Methodik auch jeweils auf die Möglichkeiten einzugehen, inwieweit man tierexperimentelle Ergebnisse auf menschliche Verhältnisse übertragen und pathologische Veränderungen auch für den Menschen auswerten kann.

A. Krankheiten und Anomalien der Zähne

I. Caries

1. Versuchstiere

Nicht alle Laboratoriumstiere können für die Erzeugung der Caries herangezogen werden. Drei Nagetierspecies, die Albinoratte (Mus norvegicus), die Baumwollratte (Sigmondon hispidus hispidus) und der Goldhamster (Cricetus auratus) sind für die experimentelle Cariesforschung besonders gut geeignet. Ratte und Goldhamster sind im Vergleich zu anderen Versuchstieren cariesanfälliger, eine Caries der Molaren entwickelt sich nach Verabreichung geeigneter Kostformen und bei Verwendung empfindlicher Tierstämme bereits nach 10–14 Tagen. Längere Versuchszeiten (Monate und Jahre) sind bei anderen Species nach Verabreichung carieserzeugender Kostformen bis zum Erscheinen der ersten cariösen

Defekte erforderlich. Die Tab. 1 vermittelt einen Überblick über die Laboratoriumstiere, bei denen versucht wurde, Caries zu erzeugen. In der Tabelle sind weiterhin die Zahnformeln, die beendete Durchbruchszeit der Zähne, das Wachstum von Schneidezähnen und Molaren, sowie die Zeiten bis zur Entstehung von Caries angegeben.

Tabelle 1. *Für die Erzeugung von Caries verwendete Laboratoriumstiere* (nach Johansen u. Keyes, 1955)

Species	Zahnformel	Zahndurchbruch beendet	Wachstum von		Zeit bis zur Entstehung von Caries
			Schneidezähnen	Molaren	
Albinoratte (Mus norvegicus)	$I\frac{1}{1}\ C\frac{0}{0}\ PM\frac{0}{0}\ M\frac{3}{3}$	35 Tage	kontinuierlich	begrenzt	10—14 Tage
Baumwollratte (Sigmondon hispidus hispidus)	$I\frac{1}{1}\ C\frac{0}{0}\ PM\frac{0}{0}\ M\frac{3}{3}$	33 Tage	kontinuierlich	begrenzt	10—14 Tage
Goldhamster (Cricetus auratus)	$I\frac{1}{1}\ C\frac{0}{0}\ PM\frac{0}{0}\ M\frac{3}{3}$	34 Tage	kontinuierlich	begrenzt	10—14 Tage
Maus (Mus musculus)	$I\frac{1}{1}\ C\frac{0}{0}\ PM\frac{0}{0}\ M\frac{3}{3}$	28 Tage	kontinuierlich	begrenzt	Monate
Rhesusaffe (Macaca mulatta)	$I\frac{2}{2}\ C\frac{1}{1}\ PM\frac{2}{2}\ M\frac{3}{3}$	60 Monate	begrenzt	begrenzt	1—3 Jahre
Java-Affe (Macacus cynomolgus)	$I\frac{2}{2}\ C\frac{1}{1}\ PM\frac{2}{2}\ M\frac{3}{3}$	?	begrenzt	begrenzt	1—4 Jahre
Meerschweinchen (Cavia porcellus)	$I\frac{1}{1}\ C\frac{0}{0}\ PM\frac{0}{0}\ M\frac{4}{4}$	pränatal	kontinuierlich	kontinuierl.	Monate
Kaninchen (Oryctolagus cuniculus)	$I\frac{2}{1}\ C\frac{0}{0}\ PM\frac{3}{2}\ M\frac{3}{3}$	?	kontinuierlich	kontinuierl.	Monate
Hund (Canis familiaris)	$I\frac{3}{3}\ C\frac{1}{1}\ PM\frac{4}{4}\ M\frac{2}{3}$	9 Monate	begrenzt	begrenzt	Jahre

Bei Meerschweinchen und Kaninchen läßt sich nur sehr schwer Caries erzeugen, weil außer den Nagezähnen auch die Molaren kontinuierlich in dem Maße nachwachsen, wie sie durch den Kauakt abgenutzt werden. – Hunde sind unter normalen experimentellen Bedingungen weitgehend cariesresistent. Nach den Untersuchungen von Bodingbauer (1947, 1950) an verschiedenen Hunderassen tritt Caries erst bei drei bis sieben Jahre alten Hunden gehäufter auf und bleibt in vielen Fällen auf die ersten Molaren im Oberkiefer beschränkt.

Das ideale Versuchstier für die Cariesforschung wäre zweifellos der Affe, weil hinsichtlich der Zahl, der Form und der Stellung der Zähne sowie der Kaufunktion die günstigste Vergleichsmöglichkeit zum menschlichen Gebiß besteht. Unter den Affen wurde bisher am häufigsten der Rhesusaffe zu Cariesversuchen benutzt. Aber auch bei diesem Tier war der Cariesbefall nach ein bis drei Jahren der Verabreichung kohlenhydratreicher Kostformen niedrig (Howe, 1924a, b; Shaw, Elvehjem u. Phillips, 1945; Shaw u. Sognnaes, 1955). Lange Versuchszeiten, geringe Cariesanfälligkeit, Schwierigkeiten und hohe Kosten in der Tierhaltung sind die Gründe dafür, daß Affen nur in sehr geringem Maße für die experimentelle Cariesforschung verwendet werden. Dies ist bedauerlich, weil ja insbesondere der histologische Verlauf des Cariesprozesses beim Affen identisch mit dem des Menschen ist. Aber auch bei anderen Versuchstieren wie Ratte und Goldhamster besteht, wie später ausgeführt wird, weitgehende Übereinstimmung mit der Histopathologie der menschlichen Caries.

So sind die Versuchstiere der Wahl für die Erzeugung der Caries seit einigen Jahrzehnten Ratte und Goldhamster und die Beschreibung der Methodik kann im folgenden auf diese Nagetierspecies beschränkt werden.

2. Zahnbildung und Morphologie des Gebisses von Ratte und Goldhamster

Ratte und Goldhamster besitzen in jedem Kieferquadranten einen ständig nachwachsenden Nagezahn und drei Molaren. Nach Verabreichung von carieserzeugender Kost werden die Molaren von Caries befallen, während die Nagezähne bis auf seltene Ausnahmen intakt bleiben. Je früher nach dem vollständigen Zahndurchbruch Carieskost aufgenommen wird, desto größer ist der später zu erwartende Cariesbefall. Da der Zahndurchbruch der ersten beiden Molaren bereits am Ende der Lactationszeit erfolgt, ist es wünschenswert, daß die Cariesversuche unmittelbar mit der Entwöhnung der Jungtiere beginnen. Der Mineralisationsbeginn und der vollständige Zahndurchbruch der Molaren von Albinoratte, Baumwollratte und Goldhamster werden in Tab. 2 angegeben.

Tabelle 2. *Mineralisationsbeginn und Durchbruchszeiten der Molaren von Ratte und Goldhamster* (Tage nach Geburt) (nach JOHANSEN u. KEYES, 1955)

Entwicklungsstadium Species	Oberkiefer			Unterkiefer		
	1. Molar	2. Molar	3. Molar	1. Molar	2. Molar	3. Molar
Albinoratte						
Mineralisationsbeginn	in utero-1	2—3	15	in utero-1	1—2	14
Durchbruch	18	22	38	17	21	30
Baumwollratte						
Mineralisationsbeginn	in utero	in utero	9—14	in utero	in utero	8—12
Durchbruch	5—7	9—13	28—33	4—7	7—12	26—30
Goldhamster						
Mineralisationsbeginn	2	6	20—22	2	5	18
Durchbruch	9	14	32—34	8	12	29—30

Die Molaren von Albinoratte und Baumwollratte sind morphologisch sehr ähnlich, ein Unterschied besteht in der Form der Fissuren, die bei der Baumwollratte enger und tiefer als bei der Albinoratte sind. Beim Goldhamster sind die Fissuren zwischen den Schmelzhöckern breiter und flacher als bei Ratten.

3. Tierhaltung

Nach der Entwöhnung werden die Versuchstiere in den üblichen Maschendrahtkäfigen gehalten. Jegliche Spreu sollte vermieden werden, da das Einbeißen von Fasern der Spreu in die Fissuren der Zähne der Cariesbildung entgegenwirken kann.

4. Kostformen zur Erzeugung von Caries

Eine Caries der Molaren läßt sich bei Ratte und Hamster nur dann erzeugen, wenn die Kost Kohlenhydrate enthält. Als Kohlenhydrate für cariogene Kostformen können sowohl Rohrzucker als auch Cerealien verwendet werden. Eine Carieskost sollte so zusammengestellt sein, daß optimales Wachstum garantiert ist, die Kost soll also vollwertig in allen essentiellen Nährstoffen sein und normales Gedeihen und Wohlbefinden der Tiere ermöglichen. Nur nach Verabreichung derartiger Kostformen sind Vergleiche mit der menschlichen Caries möglich, da sich die Caries beim Menschen ja gerade auch dann entwickelt, wenn die Ernährung optimal ist. Kohlenhydrate in diesen Kostformen sind erforderlich, weil sie bei ihrem teilweisen Abbau innerhalb der Mundhöhle die Nährsubstrate für die im Zahnbelag vorhandenen säurebildenden Bakterien liefern, die ihrerseits den fermentativen Abbau von Kohlenhydraten bis zur Bildung von entkalkenden Säuren ermöglichen. Die bereits im Jahre 1889 von W. D. MILLER auf Grund von in vitro-Versuchen aufgestellte Säuretheorie der Cariesentstehung hat bis heute ihre Gültigkeit behalten. Der von MILLER beschriebene „chemisch-parasitäre Vorgang" der Säurebildung im Zahnbelag, der zur beginnenden Entkalkung des Zahnschmelzes führt und so die Caries auslöst, findet in gleicher Weise im Tierexperiment statt, wenn leicht fermentierbare Kohlenhydrate verabreicht werden. Ja, gerade das Tierexperiment hat die Gültigkeit dieser Theorie der Cariesentstehung noch unterstrichen auf Grund folgender Beobachtungen:

1. Ohne Kohlenhydrate in der Kost läßt sich bei Ratte und Hamster Caries nicht erzeugen. Selbst bei cariesanfälligen Tieren führt ein Futter, das keinerlei Kohlenhydrate enthält, nicht zu Caries (SHAW, 1954). Legt man dagegen geringste Mengen an Kohlenhydraten, etwa nur 5% Rohrzucker, zu, so zeigt sich schon Caries, wenn auch nicht in dem Ausmaß, wie sie bei Futter mit 63% Kohlenhydratgehalt zu beobachten ist.

2. Mit Kaiserschnitt gewonnene und keimfrei aufgezogene Ratten und Hamster bleiben auch dann cariesfrei, wenn sie carieserzeugende kohlenhydratreiche Kost erhalten. Ohne die Anwesenheit von Bakterien im Zahnbelag läßt sich keine Caries erzeugen (ORLAND et al., 1954).

3. Caries entsteht nur dann, wenn Kohlenhydrate bzw. deren Abbauprodukte in direktem Kontakt mit den Zähnen kommen. KITE, SHAW und SOGNNAES (1950) verhinderten bei cariesanfälligen Ratten die Bildung von Caries, wenn die Tiere die übliche Carieskost ausschließlich mit Magensonde erhielten.

Diese drei wichtigen Ergebnisse der tierexperimentellen Cariesforschung zeigen eindeutig, daß die Anwesenheit von Kohlenhydraten der Kost in der Mundhöhle ausschlaggebend ist für die Auslösung des cariösen Prozesses.

Aus der Vielzahl der in der Literatur beschriebenen carieserzeugenden Kostformen für Ratte und Goldhamster seien hier nur einige wenige, die sich bei einschlägigen Arbeitskreisen gleichbleibend bewährt haben, tabellarisch aufgeführt:

Carieserzeugende Kostformen

a) für Ratten

Tabelle 3. (STEPHAN, 1951)

Kostbestandteile	%
Rohrzucker	66
Magermilchpulver	32
Trockenleber	2

Kostform „Stephan 580", am meisten benutzte Carieskost für Ratten, auch Erzeugung von Glattflächencaries.

Tabelle 4. (SHAW u. SOGNNAES, 1954)

Kostbestandteile	%
Rohrzucker	63
Casein	24
Maisöl	5
Leber	4
Salze[a]	4
Vitamine	+

[a] Zusammensetzung der Salzmischung (in g):

$CaCO_3$	300,0	$MgSO_4$	100,0
K_2HPO_4	470,0	KJ	1,6
$CaHPO_4$	680,0	$MnSO_4$ (wasserfrei)	9,0
NaCl	670,0	$ZnCl_2$ (wasserfrei)	4,0
KCl	115,0	$CuSO_4$ (wasserfrei)	2,4
$FeC_6H_5O_7 \cdot 3\,H_2O$	55,0	$CoSO_4 \cdot 7\,H_2O$	0,2

Vitamin-Mischung. Zu 100 g Futter werden gegeben: 2,5 mg B_1, 1,0 mg B_2, 1,0 mg Pyridoxin, 10,0 mg Niacin, 1,5 mg Pantothensäure (Ca-Salz), 2,5 mg Tocopherolacetat, 500 IE Vit. A, 10 IE Vit. D.

Tabelle 5. (Hoppert, Webber, Canniff, 1932)

Kostbestandteile	%
Mais-Schrot[a]	60
Vollmilchpulver	30
Leinsamen-Mehl	6
Alfalfa-Mehl[b]	3
NaCl	1

[a] Mais-Schrot, das ein Sieb mit der Maschenweite 0,8 mm passiert (= 20 mesh), kann durch Reis-Schrot gleicher Korngröße ersetzt werden.
[b] Auch zu ersetzen durch Kleeheu oder Luzernegrünmehl.

Tabelle 6. (Muhler, Nebergall, Day, 1954)

Kostbestandteile	%
Mais-Schrot	52,7
gebrochener Mais	11,3
Vollmilchpulver	30,0
Alfalfa-Mehl[a]	4,8
NaCl	1,0
Trockenhefe	0,2

[a] Auch zu ersetzen durch Kleeheu oder Luzernegrünmehl.

Tabelle 7. (McClure, 1960)

Kostbestandteile	%
Weißbrot (getrocknet und gemahlen)	76,13
Traubenzucker	18,00
Mais-Stärke	1,00
L-Lysin	1,00
Vitaminmischung (s. Tab. 4) . .	2,00
NaCl	0,50
$CaCO_3$	1,37

Kostform zur Erzeugung von Glattflächencaries bei der Ratte.

Tabelle 8. (Constant et al., 1952)

Kostbestandteile	%
Hafermehl	50
Vollmilchpulver	32
Rohrzucker	18

Zu 98% dieser Kost werden 2% Trockenleber gegeben. Carieskost für Baumwollratte.

b) für Goldhamster

Tabelle 9. (Keyes, 1946)

Kostbestandteile	%
Weizenmehl (Vollkorn)	20
Mais-Stärke	25
Puderzucker	20
Vollmilchpulver	30
Alfalfa-Mehl[a]	5

Tabelle 10. (Keyes, 1959)

Kostbestandteile	%
Puderzucker	59
Magermilchpulver	27
Weizenmehl	6
Alfalfa-Mehl[a]	3
Trockenleber	4
Salzmischung[b]	1

[a] Auch zu ersetzen durch Kleeheu oder Luzernegrünmehl.
[b] Salzmischung siehe bei Keyes, J. dent. Res. **38**, 525 (1959).

Hamster erhalten wöchentlich einmal frische Äpfel, Karotten oder Wirsing.
Die in Tab. 10 angegebene Kostform erzeugt beim Goldhamster floride Caries innerhalb von 30 Tagen nach der Entwöhnung.

Der Cariesbefall steht in direktem Zusammenhang mit der Häufigkeit der Nahrungsaufnahme und damit der Länge der Zeit, während der Substrat an den Zahnoberflächen verfügbar ist. Einen großen Fortschritt in der tierexperimentellen Cariesforschung stellt die von König (1966) entwickelte Käfigapparatur für die Ratte dar, mit deren Hilfe die Dauer und die Häufigkeit der Nahrungsaufnahme fortlaufend registriert und automatisch reguliert werden kann. Einzelheiten über diese Apparatur sowie über die experimentelle Erzeugung von Caries bei der Ratte sind in der ausführlichen Monographie von König (1966) zu finden.

5. *Einfluß cariogener Kost auf die Cariesdisposition*

Die Ergebnisse von Versuchen an Ratten und Hamstern haben eindeutig gezeigt, daß durch Verabreichung cariogener Kost an die Muttertiere während der Gravidität und Lactationszeit, also während des Stadiums der Zahnentwicklung der Jungen, eine erhöhte Disposition zur Caries erreicht wird. Die Zähne von Jungtieren, deren Mütter während Gravidität und Lactationszeit Carieskost erhalten hatten, waren drei- bis viermal so cariesanfällig wie die Zähne von Jungtieren, deren Mütter mit normaler Stallkost ernährt worden waren (SOGNNAES, 1948; MITCHELL u. SHAFER, 1949). Die gleichen Beobachtungen machten SHAW und SOGNNAES (1955) bei Cariesversuchen an Rhesusaffen.

Die Cariesanfälligkeit der heute zur Verfügung stehenden Goldhamster und Rattenstämme, wie z. B. Wistar-, Sprague-Dawley-, Holtzmann-, Osborne-Mendel-Ratten ist so groß, daß man bei einer Verabreichung von Carieskost von der Entwöhnung der Tiere ab bereits nach wenigen Wochen den Cariesbefall ermitteln und statistisch auswerten kann. Zum Studium des Einflusses von Ernährungsfaktoren auf die Caries ist es entsprechend der jeweiligen Fragestellung mitunter erforderlich, zwischen einer Wirkung während der Zahnentwicklung und nach erfolgter Zahnentwicklung zu unterscheiden. Aus diesem Grunde ist es wichtig zu wissen, daß die Cariesdisposition von Jungtieren erhöht wird, wenn bereits die Muttertiere cariogene Kost erhalten.

Tabelle 11. *Zeit bis zur Entstehung von Caries bei Albinoratten* (nach HUNT, HOPPERT u. ROSEN, 1955)

Generation	Tage bis zur Entstehung von Caries	
	cariesanfälliger Stamm	cariesresistenter Stamm
2	57	116
3	43	142
4	37	168
5	32	186
6	29	248
7	38	245
8	29	221
9	30	345
10	30	310
11	22	392
12	24	317
13	21	490
14	18	467
15	13	470

6. *Genetische Einflüsse*

Wie auch bei der menschlichen Caries sind genetische Einflüsse mitbestimmend für die Cariesdisposition und Cariesanfälligkeit der Laboratoriumstiere. Im einzelnen befaßten sich HUNT, HOPPERT und ROSEN (1955) mit dem Studium von genetischen Einflüssen auf die Cariesanfälligkeit der Albinoratte. Bei ausschließlicher Verabreichung der gleichen cariogenen Reiskost an alle Ratten gelang es diesen Autoren, durch Selektion über 15 Generationen einmal einen immer cariesanfälliger werdenden Stamm, zum anderen einen immer cariesresistenter werdenden Stamm herauszuzüchten. Die Tab. 11 führt die Generationsfolgen und die Zahl der Tage an, die vom Zeitpunkt der Kostverabreichung bis zum Entstehen der ersten cariösen Defekte bei beiden Stämmen vergingen.

7. *Entstehung und Erscheinungsform cariöser Defekte*

Der Verlauf des cariösen Prozesses und das histopathologische Bild der Caries in Molaren von Ratte und Hamster ist der menschlichen Caries sehr ähnlich. Wie beim menschlichen Zahn werden die histologisch erkennbaren Zonen des cariösen Defektes auch in den Molaren von Ratte und Hamster beobachtet:

Entkalkung des Schmelzes, transparente Zone des Schmelzes, Verfettung der Dentintubuli, Bakterieninvasion in die Dentintubuli und Reizdentinbildung. Die in der Tiefe der Fissuren beginnende Schmelzcaries breitet sich wie bei der menschlichen Caries im Dentin in der Weise weiter aus, daß der darüber liegende Schmelz unterminiert wird und schließlich frakturiert. Damit kommt es zur Bildung von Kavitäten und zur schnellen Ausbreitung der Caries im Dentin bis zur völligen Zerstörung des Zahnes. Die folgenden drei Abbildungen demonstrieren das histologische Bild cariöser Defekte an Molaren der Albinoratte (Abb. 1–3).

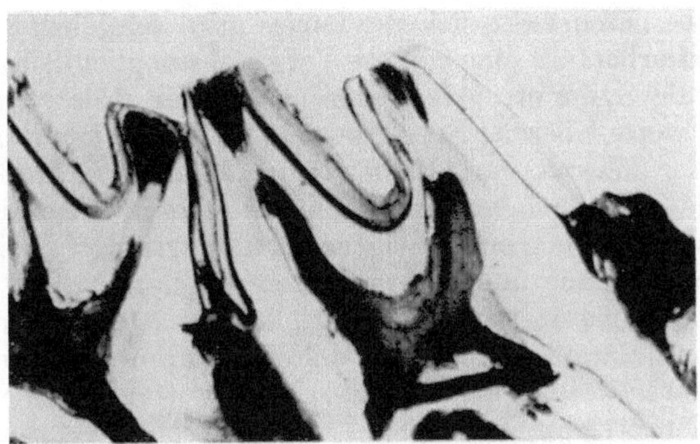

Abb. 1. Schmelzcaries in der Fissue eines Molaren der Albinoratte, beginnende Entkalkung des Schmelzes

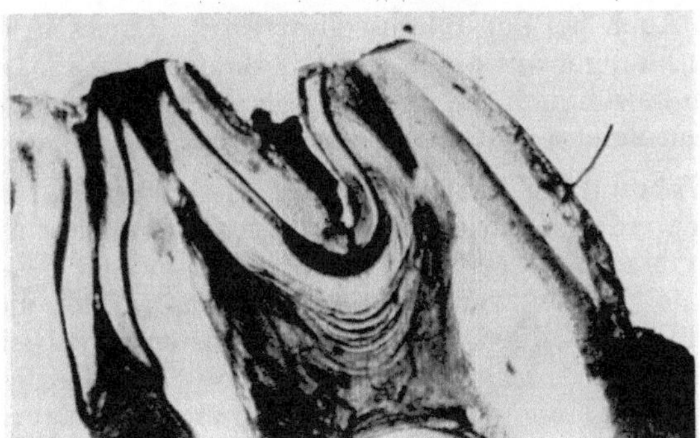

Abb. 2. Fortschreiten der Fissurencaries in das Dentin eines Rattenmolaren, Reizdentinbildung

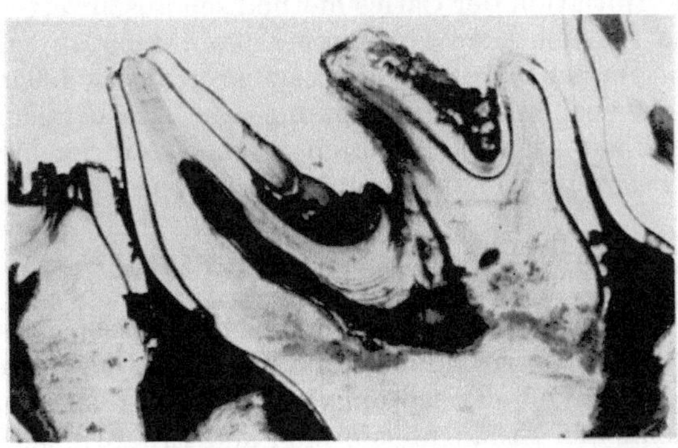

Abb. 3. Einbruch des Schmelzes durch unterminierende Dentincaries, Kavitätenbildung

In gleicher Weise wie in der Histopathologie der Caries zwischen Mensch und Versuchstier weitgehende Übereinstimmung besteht, so ist auch die Lokalisation der experimentell erzeugten Caries mit menschlichen Verhältnissen vergleichbar. Die häufigste Cariesform bei Ratte und Goldhamster ist die Fissurencaries, jedoch kann auch Approximalcaries und Glattflächencaries ähnlich der Zahnhalscaries des menschlichen Gebisses erzeugt werden. Auf einige Charakteristika der Caries bei den drei Nagetierspecies soll im folgenden hingewiesen werden:

Albinoratte. Im Vergleich zu den Molaren des Unterkiefers werden die Oberkiefermolaren, wenn überhaupt, dann nur nach längeren Versuchszeiten befallen. Bei der Albinoratte beschränkt sich die Caries also weitgehend auf die Molaren des Unterkiefers. Hierbei fällt eine weitere Vergleichsmöglichkeit zur menschlichen Caries ins Auge: die Symmetrie des Cariesbefalls der Molaren von rechter und linker Mandibula, worauf bereits Sognnaes (1949) aufmerksam machte. Kinkel, Kleiner, Melzer u. Marthaler (1960) verglichen an einer großen Tierzahl (656 Wistar-Ratten) die Läsionenzahlen in linken und rechten Unterkiefermolaren und fanden auf Grund einer bemerkenswerten Symmetrie des Cariesbefalls keinen Unterschied zwischen linken und rechten unteren Molaren.

Fissurencaries und Kavitätenbildung tritt bei der Albinoratte gewöhnlich zuerst in den zweiten Molaren, dann in den ersten Molaren und zuletzt und seltener in den dritten Molaren der Mandibula auf. Unter bestimmten Versuchsbedingungen, z. B. durch Verabreichung der Stephan 580-Kost (siehe unter Kostformen), kann bei der Albinoratte auch eine Glattflächencaries an den buccalen und lingualen Flächen der Molaren entstehen.

Baumwollratte. Auch bei der Baumwollratte tritt Caries in den Unterkiefermolaren wesentlich häufiger auf als in den Oberkiefermolaren. Im Gegensatz zur Albinoratte werden gewöhnlich die dritten Molaren zuerst befallen, es folgen die zweiten Molaren und zuletzt erst die ersten Molaren.

Goldhamster. Während bei Ratten die Unterkiefermolaren stärker und zuerst von Caries befallen werden, entwickelt sich beim Goldhamster die Caries stärker in den Molaren der Maxilla. Am frühesten und schwersten befallen werden die dritten Molaren, es folgen die zweiten Molaren, zuletzt werden die ersten Molaren cariös (Johansen u. Keyes, 1955). Auch beim Hamster entwickelt sich neben der Fissurencaries eine ausgedehnte Glattflächencaries der buccalen und lingualen Zahnflächen, die sich bei längeren Versuchszeiten zirkulär ausbreitet.

Bei allen drei Nagetierspecies ist es möglich, die Fissurencaries histologisch bereits nach etwa 10 Versuchstagen an Hand unentkalkter Zahnschliffe zu diagnostizieren und die Initiation der Caries methodisch auszuwerten, unter der Voraussetzung, daß die Versuchstiere von ihrer Entwöhnung ab cariogene Kost erhielten. Makroskopisch sichtbare und auswertbare cariöse Läsionen bilden sich erst im Laufe einiger Wochen. Die Auswertung des Cariesbefalls nach der Anzahl der Läsionen ist nach etwa 2 bis 3 Monaten möglich. Mit der Methodik der Auswertung selbst wird sich das folgende Kapitel befassen.

8. Methoden der Auswertung des Cariesbefalls

Die Ermittlung und die zahlenmäßige Angabe des Cariesbefalls beim Menschen erfolgt heute nach einer international standardisierten Methode. Dies hat den Vorteil, daß die Wirksamkeit cariesprophylaktischer Maßnahmen oder die Wirkung von unterschiedlichen Ernährungsformen und Ernährungsgewohnheiten auf den Cariesbefall zwischen verschiedenen Untersuchungsgruppen verglichen werden kann. Eine solche Standardisierung gibt es bei der tierexperimentell erzeugten Caries bisher nicht. Nahezu jeder Arbeitskreis benutzt eine eigene Auswertungsmethode. Trotz der Vielzahl der Methoden sind Vergleiche zwischen verschiedenen Untersuchungsergebnissen möglich, weil letztlich immer die prozentuale Abweichung des Cariesbefalls der Versuchsgruppen gegenüber der Kontrollgruppe ermittelt wird. Von einzelnen Auswertungsmethoden der Caries bei Ratte und Goldhamster werden hier nur die gemeinsamen Grundzüge beschrieben. Technische Einzelheiten können in den Originalarbeiten z. B. von GUSTAFSON, STELLING und BRUNIUS (1952), JOHANSEN und KEYES (1955), LOSEE, GERENDE und NEMES (1955), STEPHAN und HARRIS (1955), DALDERUP und JANSEN (1955), BÜTTNER, CREMER und HERRMANN (1956), KÖNIG, MARTHALER und MÜHLEMANN (1958), CREMER und KINKEL (1961) nachgelesen werden.

Grundsätzlich unterscheidet man zwei Auswertungsverfahren: ein histologisches bzw. mikroskopisches und ein makroskopisches Verfahren. Beim mikroskopischen Verfahren werden nach kurzfristiger Erzeugung der Ratten- oder Goldhamstercaries unentkalkte Serienschnitte der Molaren gewonnen, um die Initiation und die beginnende Progression der Caries festzustellen. Bei der makroskopischen Auswertung wird nach längeren Versuchszeiten die Kavitätenbildung in den Molaren registriert.

a) Mikroskopische Auswertung. Bei Tieren cariesempfindlicher Stämme kann, wenn der Versuch bei einem Alter der Tiere von 21 Tagen beginnt, bereits nach 10 Tagen der Verabreichung einer cariogenen Kost Fissurencaries histologisch festgestellt werden. Im allgemeinen werden jedoch bei dieser Auswertungsmethode Versuchszeiten von 20–30 Tagen angewandt, um sichere und einheitlichere Ergebnisse zu erzielen. Für die histologische Untersuchung werden die drei Molaren eines jeden Kieferquadranten im Alveolarknochen belassen und in Formalin fixiert. Von den jeweils drei Molaren werden unentkalkte Serienschnitte hergestellt. Mit geeigneten Schneide-Apparaturen gelingt es, fünf bis sieben 100–150 μ dicke Schliffe pro Kieferquadrant zu gewinnen. Hierbei hat sich der von JANSEN (1950) entwickelte Schneideapparat bewährt. Eine genaue Beschreibung dieses Apparates ist in den Arbeiten von DALDERUP und JANSEN (1955), BÜTTNER (1956) und KÖNIG et al. (1958) zu finden. Als Sägeblatt wird eine 0,09 mm dicke rotierende Phosphorbronze-Scheibe benutzt, der schneidende innere Rand der Scheibe wird vorher mit Diamantpulver belegt (siehe Abb. 4). Die Schnitte werden getrocknet

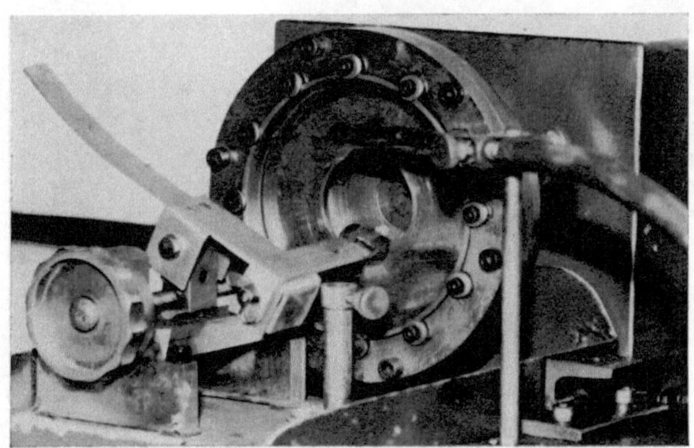

Abb. 4. Schneideapparat zur Herstellung unentkalkter Serienschnitte von Zähnen. Der Schneidkopf enthält ein mit Trommelfellanordnung gespannte 0,09 mm starke Phosphorbronze-Scheibe. Die Zahnpräparate werden mit dem zentrischen Innenrand der Scheibe geschnitten. Der Schneidrand wird vor Gebrauch mittels einer rotierenden Walze mit Diamantpulver belegt. (Nach DALDERUP und JANSEN, 1955; BÜTTNER, 1956)

und dann 15 sec lang in 1%iger wäßriger Fuchsinlösung oder mit Schiffreagens gefärbt und unter fließendem Wasser wieder abgespült. Gesunder Schmelz und gesundes Dentin bleiben ungefärbt, cariöse Zahnhartgewebe färben sich rot. Durch die Herstellung von Serienschnitten kann mit Sicherheit jede Fissurencaries erfaßt werden und nach Schweregraden von beginnender Entkalkung des Schmelzes bis zur Mitbeteiligung des Dentins eingeteilt und registriert werden. Abb. 5 zeigt ein Schliffpräparat der drei Molaren einer Unterkieferhälfte der Ratte. Sobald es zur Kavitätenbildung und zu größeren Substanzverlusten durch Einbruch der Fissuren und Schmelzhöcker kommt, ist eine histologische Cariesauswertung nicht mehr möglich. In einem solchen Stadium hat die Auswertung dann makroskopisch zu erfolgen. Die mikroskopische Auswertung bewährt sich aber ausgezeichnet zur Prüfung der Wirksamkeit von Carieshemmstoffen, die sich durch eine verzögerte Initiation und Progression der Caries bemerkbar macht.

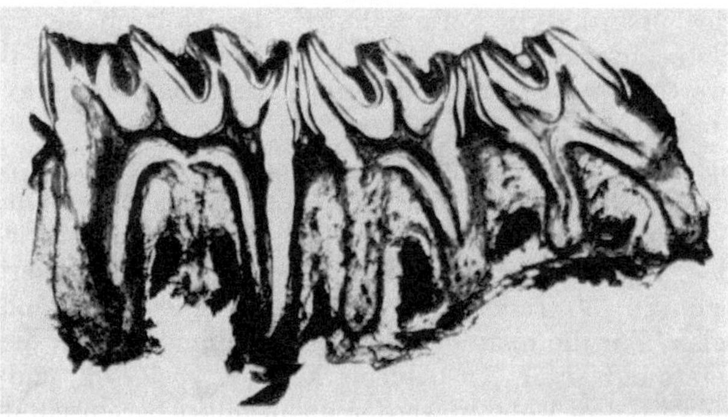

Abb. 5. Serienschnitt durch die drei Molaren einer Rattenmandibula. Hergestellt mit dem in Abb. 4 beschriebenen Apparat

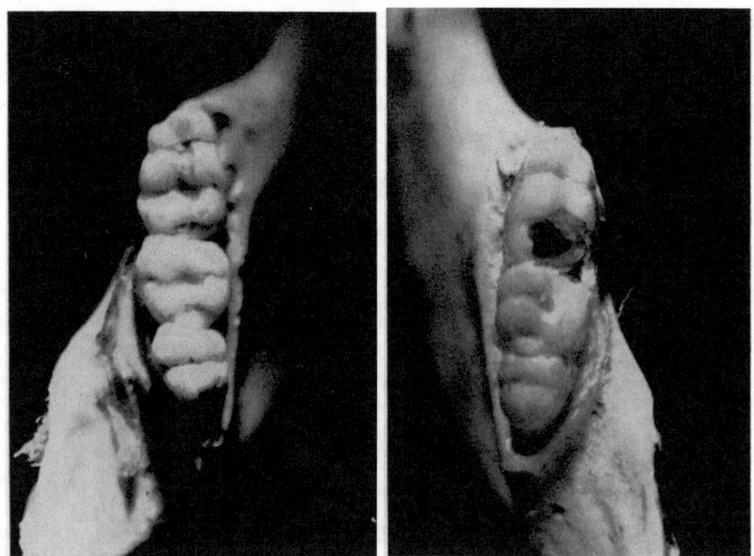

Abb. 6. Molaren der Rattenmandibula, links cariesfrei, rechts Caries des ersten und zweiten Molaren

b) Makroskopische Auswertung. Längere Versuchszeiten von 2 bis 4 Monaten sind erforderlich, wenn die weitere Entwicklung der Caries mit ausgesprochener Kavitätenbildung verfolgt werden soll. Hierbei besteht auch die Möglichkeit einer in vivo-Inspektion der Mundhöhle von Ratten und Hamster, die z. B. mit Hilfe von Mundöffnern von RIZZO (1959) erfolgen kann. Die in vivo-Untersuchung kann

Aufschlüsse geben über die Entwicklungsstadien der Caries. Zur endgültigen Auswertung werden die Tiere nach Versuchszeiten von 60–120 Tagen getötet. Die Kiefer mit den Molaren in situ werden herauspräpariert, in Formalin fixiert, dann in Alkohol aufbewahrt und nach dem Trocknen mit einer binocularen Prismenlupe bei etwa 10facher Vergrößerung untersucht. Die von verschiedenen Arbeitskreisen entworfenen Auswertungs-Schemata haben gemeinsam, daß jeweils pro Tier die Zahl der cariösen Molaren, die Anzahl der cariösen Läsionen, sowie die Ausdehnung der Caries registriert wird. Um für eine Läsion das Ausmaß der Caries zu ermitteln, kann man sich einer einfachen Methode bedienen: Bei beginnender Fissurencaries wird mit Faktor 1 multipliziert, bei fortschreitender Caries mit Faktor 2 und bei völliger Zerstörung der Zahnsubstanz bis zur Zahnfleischgrenze mit Faktor 3. Die Abb. 6 zeigt die Molaren einer Ratten-Mandibula; links cariesfrei, rechts cariös zerstört.

9. *Studien mit keimfreien Tieren*

Die Ergebnisse von Versuchen mit keimfrei aufgezogenen Ratten haben ergeben, daß sich ohne die Anwesenheit von Bakterien in der Mundhöhle keine Caries erzeugen läßt (Orland et al., 1954). Die Technik der keimfreien Tierhaltung wurde ausführlich von Reyniers, Trexler u. Ervin (1946) und von Gustafsson (1948) beschrieben. Während am Anfang dieser Untersuchungen ausschließlich sehr kostspielige Einrichtungen mit Stahlbehältern zur Aufnahme der Tiere benutzt wurden, ist es heute möglich, bei Verwendung von Plastikbehältern wesentlich wirtschaftlicher zu arbeiten, so daß die wertvollen Ansatzpunkte in der Erforschung der Bakteriologie der Caries durch weitere Studien mit keimfreien Tieren genutzt werden können. Unter Anwendung dieser Technik ist es insbesondere durchführbar, keimfreie Tiere mit einem oder mehreren bekannten Bakterienstämmen zu beimpfen, die vorher aus Zahnbelägen oder cariösen Läsionen von cariesanfälligen Tieren oder Menschen gewonnen und als Reinkulturen gezüchtet worden waren. Es besteht berechtigte Hoffnung, daß im Verlauf dieser Arbeiten diejenigen Bakterienarten gefunden werden, die an der Auslösung und am Fortschreiten des cariösen Prozesses maßgebend beteiligt sind (Orland, 1963; Wagner, 1963).

10. *Einfluß der Mundflora auf die Caries*

Für die teilweise großen Unterschiede in der Cariesanfälligkeit von Ratten und Hamster verschiedener Stämme und auch von Tieren gleicher Stämme in verschiedenen Laboratorien müssen nach neueren Untersuchungen neben genetischen Faktoren auch die Verschiedenheiten der Mundflora verantwortlich gemacht werden. Versuche von Keyes (1960) mit Ratten und Hamstern zeigten, daß ursprünglich geringgradig cariesanfällige Tiere innerhalb von nur 35 Tagen eine floride Caries entwickelten, wenn sie mit cariesanfälligen Tieren im gleichen Käfig gehalten wurden, oder wenn in ihre Mundhöhle Faeces cariesanfälliger Tiere eingebracht wurden. Die so „erworbene" cariogene Mundflora wurde auf die nachfolgenden Generationen übertragen. Andererseits konnte durch die Verfütterung von Antibiotica wie Penicillin und Erythromycin an cariesanfällige Tiere die cariogene Mundflora soweit ausgeschaltet werden, daß mehrere nachfolgende Generationen nur noch wenig Caries entwickelten. Auf Grund dieser und weiterer Untersuchungen von Keyes und Fitzgerald (1962) muß angenommen werden, daß – zumindest im Tierversuch – eine gewisse „Übertragbarkeit" der Caries durch eine spezifische Keimbesiedelung der Mundhöhle möglich ist. Bestimmte Streptokokken-Stämme, die aus den cariösen Läsionen von Versuchstieren isoliert wurden, sind in der Lage, bei cariesfreien Tieren sofort eine starke Caries zu erzeugen (Fitzgerald und Keyes, 1960). Da nach den Untersuchungen von Krasse (1963) im menschlichen Zahnbelag Streptokokken im Vergleich zu anderen Bakterien bedeutend überwiegen, sind Hinweise dafür gegeben, daß Streptokokken bei der Cariesentstehung eine wesentliche Rolle spielen dürften.

11. Cariesfördernde Substanzen und Maßnahmen

Verschiedene Maßnahmen und die Aufnahme bestimmter organischer und anorganischer Substanzen mit der Kost bewirken unter experimentellen Bedingungen einen verstärkten Cariesbefall.

a) Xerostomie. Die am meisten einschneidende Maßnahme ist die durch Entfernung der Speicheldrüsen erzeugte Xerostomie, da hier der spülende und reinigende Effekt des Speichels wegfällt und die carieserzeugenden Abbauprodukte der Nährstoffe länger auf den Zahnschmelz einwirken können. Cheyne (1939a, b) beschrieb die Topographie und operative Entfernung der Speicheldrüsen bei Ratten und demonstrierte im Tierexperiment den cariesverstärkenden Einfluß der Xerostomie. Auch beim Goldhamster (Gilda u. Keyes, 1947) kommt es nach Entfernung der Speicheldrüsen zu einem Anstieg im Cariesbefall. Ratte und Hamster besitzen die folgenden vier Speicheldrüsenpaare: Parotis, Submaxillardrüsen, Sublingualdrüsen und Extraorbitaldrüsen. Unter Narkose mit intraperitonealer Injektion von Evipan oder Natrium-Nembutal werden durch einen Schnitt in der Medianlinie des Halses vom Kinn bis unterhalb des Kehlkopfes die Speicheldrüsen freigelegt, und nach Unterbindung der versorgenden Blutgefäße werden die Drüsen entfernt. Da der Speichel mit an der posteruptiven Schmelzreifung beteiligt ist, wird der Cariesbefall um so größer, je früher nach der Entwöhnung der Tiere die Operation vorgenommen wird (Schwartz u. Weisberger, 1955).

b) Gestörte Kaufunktion. Bei Verabreichung cariogener Kostformen mit hohem Anteil an Zucker bewirkt die Extraktion der Oberkiefermolaren auf einer Seite einen verstärkten Cariesbefall der Antagonisten im Unterkiefer. Dieser Effekt ist auf die durch gestörte Kaufunktion verminderte Selbstreinigung der betreffenden Unterkiefermolaren zurückzuführen (König, 1962).

c) Cariesfördernde Substanzen. Der Cariesbefall von Ratten wird ferner verstärkt durch Verabreichung einer Reihe von Substanzen. Dies beobachtet man z. B., wenn die cariogene Kost 0,2% Äthylendiamin-Tetraessigsäure (EDTA) enthält (Larson, 1959). Die gleiche Wirkung hat Dehydroessigsäure in einer Konzentration von 0,1% in der Kost (Zipkin u. McClure, 1958). Beide Substanzen fördern insbesondere die Bildung von Zahnhalscaries an Rattenmolaren. – Unter den anorganischen Stoffen sind es die Spurenelemente Selen und Cadmium, die eine Steigerung der Cariesaktivität zur Folge haben (siehe unter „Spurenelemente").

12. In vitro-Erzeugung von Caries an menschlichen Zähnen

Um den Cariesprozeß an menschlichen Zähnen unter genau definierten und kontrollierbaren Bedingungen verfolgen zu können, wurden eine Reihe von Studien durchgeführt, bei denen man sich bemühte, die in der Mundhöhle vorliegenden Verhältnisse in vitro nachzuahmen. Dies führte zur Entwicklung von sog. "artificial mouth"-Methoden. Pigman, Elliott u. Laffre (1952) benutzten den in Abb. 7 dargestellten Apparat. Ein wäßriges Nährmedium mit einem pH von 6,2, das 0,25% D-Glucose, 0,5% Bactotrypton[1], 0,2% Hefeextrakt und 0,025%

[1] Trypsin enthaltender Agar, Hersteller: DISCO-Laboratories Detroit-1, Mich. U.S.A.

$CaHPO_4 \cdot 2\,H_2O$ enthielt, wurde in einer Menge von 2–4 Tropfen pro Minute auf frisch extrahierte menschliche Zähne, die vorher mit Speichel beimpft wurden, kontinuierlich aufgetropft. Die dabei in vitro erzeugte Schmelz- und Dentincaries war vergleichbar mit in vivo entstandener Caries. Wenn ein steriles Nährmedium auf menschliche Zähne aufgetropft wird, so können die Zähne mit Bakterien aus Reinkulturen beimpft werden und einzelne in der Mundhöhle vorkommende Bakterienstämme auf ihre carieserzeugende Wirkung hin untersucht werden (PIGMAN et al., 1957).

ROWLES et al. (1963) entwickelten einen Apparat, mit dem Nährlösung sowohl kontinuierlich als auch in Abständen und Speichel getrennt auf die Zähne auftropfen. Dieser Apparat hat den Vorteil, daß die Zähne zwischenzeitlich zur bakteriologischen Untersuchung von gebildetem Plaque-Material und zur Beobachtung der beginnenden cariösen Läsionen entnommen und anschließend wieder in gleicher Position eingesetzt werden können (Abb. 8). Die Versuchszeiten bis

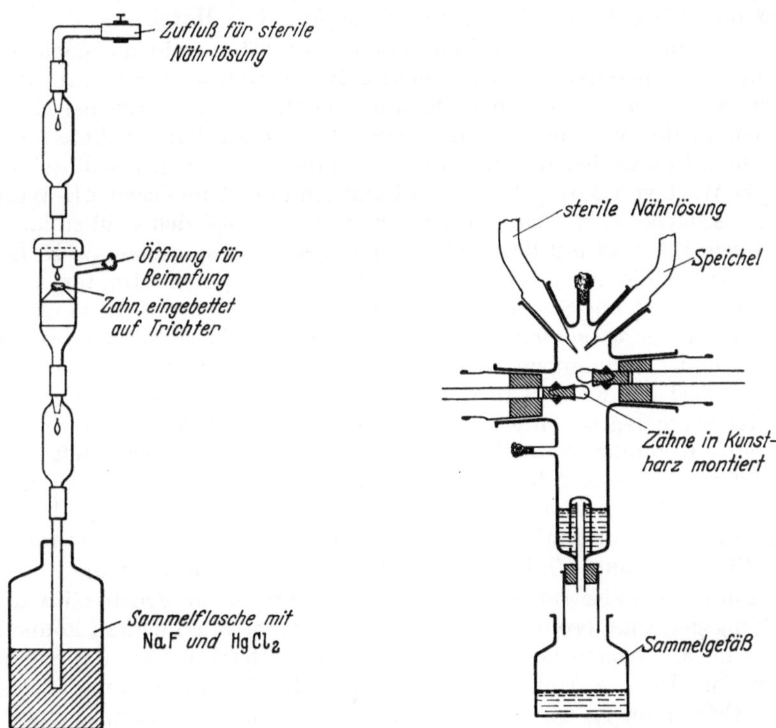

Abb. 7. Apparatur zur Erzeugung menschlicher Caries in vitro. (Nach PIGMAN et al., 1952)

Abb. 8. Apparatur zur Erzeugung menschlicher Caries in vitro. (Nach ROWLES et al., 1963)

zum Entstehen von Caries in vitro sind relativ lang (1–3 Monate). Wesentlich kürzere Versuchszeiten (14 Tage) werden für die in vitro-Erzeugung menschlicher Caries bei einer von FRANCIS und MECKEL (1963) beschriebenen Methode benötigt. Ein steriler Nähr-Agar (6% Tomatensaft und 5% Dextrose in Wasser) wird in Reagenzgläser eingefüllt. Mit dem zu untersuchenden Zahn wird ein Loch in den Agar gestoßen. In dieses Loch gibt man 1,0 ml frischgewonnenen Speichel und setzt den Zahn ein. Die Proben werden dann im Thermostaten (Wasserbad) bei 37° C aufbewahrt. Bereits nach 5 Tagen können für eine beginnende Schmelzcaries typische Zonen opaker, weißer Flecke erkannt und ausgewertet werden.

II. Erosionen des Zahnschmelzes

Für den Beginn der Caries ist eine Entkalkung der Zahnhartgewebe durch Gärungssäuren, die durch das Zusammenwirken von Zahnbelag, Mikroorganismen und Kohlenhydraten entstehen, charakteristisch. Eine bloße Entkalkung des Schmelzes kann jedoch auch dadurch erfolgen, daß in die Mundhöhle aufgenommene Säuren in direkten Kontakt mit der Zahnoberfläche kommen. Diese Entkalkung ist ein physikalisch-chemischer Vorgang, bei dem weder Bakterien noch Kohlenhydrate beteiligt sein müssen. Auch fehlt hierbei eine Reaktion des Dentins im histologischen Bild. Man nennt diesen Vorgang Erosion. Erosionen des Schmelzes, obwohl mitunter kaum von beginnenden cariösen Läsionen unterscheidbar, können nicht als Vorstufen der Caries bezeichnet werden. Es bestehen keine kausalen Zusammenhänge zwischen Schmelzerosionen und Caries, denn während die Schmelzerosion durch einen Entkalkungsvorgang entsteht, erfolgen bei der Caries gleichzeitig mit der Entkalkung noch weitere Prozesse unter bakterieller Einwirkung, wie z. B. die Proteolyse der organischen Matrix.

Erosionen des menschlichen Zahnschmelzes werden nicht nur nach Aufnahme von sauren Flüssigkeiten, sondern auch, z. B. bei Industriearbeitern, beobachtet, wenn diese mit Säuredämpfen in Kontakt kommen. Auch die bei chronischem Erbrechen in die Mundhöhle gelangende Magensäure kann Schmelzentkalkung verursachen. In vitro beginnt die Entkalkung des menschlichen Zahnschmelzes bei einem pH-Wert von 4,5–5,0. In vivo kann ein derart niedriger pH-Wert an der Schmelzoberfläche z. B. dann auftreten, wenn Citrusfrüchte über längere Zeit in ständigem Kontakt mit dem Zahn bleiben. Manche Menschen (z. B. Leistungssportler) haben die Angewohnheit, zur Erfrischung über Minuten hin bei geschlossenem Mund auf Stücke von Citronen oder Grapefruit zu beißen. Hierbei ist eine verdünnende, spülende und neutralisierende Wirkung des Speichels ausgeschaltet und es kommt zu Erosionen. Im morphologischen Bild der Schmelzoberfläche wird die Erosion in der Weise sichtbar, daß die normale, durch die Enden der Schmelzprismen gegebene wabenförmige Struktur eingeebnet und geglättet wird. Die mikroskopische Untersuchung des Oberflächenreliefs des Schmelzes erfolgt mit den sog. Adhäsions- oder Replica-Methoden. Mit geeigneten Haftfolien werden durch Abdrücke der Schmelzoberfläche Negative derselben gewonnen, die unter dem Mikroskop im Schräglicht ausgewertet werden können (Wolf, 1940; Heuser, 1961; Mannerberg, 1961; Stöckli, 1963),

Verständlicherweise interessierte auch die Frage, ob Fruchtsäfte und saure Erfrischungsgetränke erodierend auf den Zahnschmelz einwirken können, zumal der Konsum an solchen Getränken innerhalb der letzten zwei Jahrzehnte stark gestiegen ist. In vivo-Untersuchungen über die Wirkung von Säuren, säurehaltigen Erfrischungsgetränken und Fruchtsäften auf den Zahnschmelz wurden an Ratten und Goldhamstern, vereinzelt auch an Hunden durchgeführt. Bei einer Trinkmenge von 20 ml pro Tag über einen Zeitraum von 10–30 Tagen waren nach Verabreichung von Phosphorsäure (0,055%), Schwefelsäure (0,024%), Citronensäure (0,20%) oder Milchsäure (0,43%) alle Lösungen auf einen pH von 2,6 eingestellt, an allen Molaren von Ratten und Hamstern Erosionen festzustellen (Gortner et al., 1945, 1952). Auch nach Gaben von täglich 35 ml Fruchtsäften fanden Wynn und Haldi (1948) Erosionen an Rattenmolaren. Sowohl Orangensaft als auch Ananassaft, Apfelsaft und Traubensaft erzeugten Schmelzerosionen, am stärksten wirkte Grapefruitsaft. Tierexperimentell kann demnach einwandfrei der Nachweis erbracht werden, daß saure Getränke den Zahnschmelz angreifen, wobei in gleicher Weise Fruchtsäuren und Phosphorsäure, d. h. also sowohl phosphorsäurehaltige Erfrischungsgetränke wie auch Fruchtsäfte wirksam sind.

Die Schmelzerosionen bei Ratte und Hamster sind an der lingualen Fläche der Unterkiefermolaren am stärksten ausgeprägt, offenbar auf Grund der ständigen Reibung der Zunge an diesen Stellen der Zähne.

Eine zahlenmäßige Auswertung der Erosionen ist möglich, indem man den Verlust an lingualem Schmelz der Molaren in sechs unterscheidbare Schweregrade einteilt, von deutlicher Politur und Glättung der lingualen Schmelzoberfläche bis zum völligen Verlust des Schmelzes und Sichtbarwerden des Dentins (Restarski, Gortner u. McCay, 1945). Beginnende und leichtere Schmelzerosionen lassen sich ebenfalls quantitativ auswerten. Stöckli (1963) benutzt hierzu eine Replicamethode und unterscheidet dann im histologischen Bild der Schmelzoberfläche vier Schweregrade von Erosionen: beginnender Verlust der normalen wabenartigen Struktur bis zur völligen tafelartigen Glättung und dem Verschwinden der letzten inselförmigen strukturierten Erhebungen.

Auch bei der Besprechung der tierexperimentell erzeugten Zahnschmelzerosionen seien einige Bemerkungen über die Übertragbarkeit der Ergebnisse auf den Menschen angeführt. Bei Ratte und Hamster gestattet es die Trinkgewohnheit, die Einwirkungszeit der Flüssigkeit länger als beim Menschen zu halten. Diese Tiere essen kontinuierlich und pflegen nach jeder Nahrungsaufnahme zu trinken. Darüber hinaus war in den oben angeführten Tierversuchen die Flüssigkeitszufuhr außerordentlich hoch, in den meisten Versuchen dieser Art stellten die sauren Getränke die ausschließliche Trinkquelle dar. Beim Menschen dagegen ist die Einwirkungszeit saurer Getränke sehr kurz, durch die starke Pufferungskapazität des Speichels findet schnell eine Neutralisation statt, der Speichel wirkt ferner verdünnend und spülend. Wenn in einzelnen Fällen aus weiter oben bereits angeführten Gründen an menschlichen Zähnen Erosionen auftreten, so sind diese unter keinen Umständen mit einem cariösen Prozeß oder mit Vorstufen der Caries vergleichbar.

III. Depigmentierungen

Auf der Labialseite der Nagezähne von in Laboratoriumsversuchen verwendeten Nagetieren befindet sich ein orangefarbenes bis gelbliches Pigment, dessen Hauptbestandteil Eisen ist. Dieses Pigment wird im letzten Stadium der

Tabelle 12. *Fehlende Pigmentbildung bei Nagezähnen von Ratten durch pathologische Zustände* (nach Pindborg, 1953)

I. Fehlende Pigmentierung, einhergehend mit normaler Schmelz-Struktur
  A. Eisen-Mangel
    1. Eisen-Mangel-Kost
    2. Anämie durch wiederholte Blutentnahmen
    3. Störungen in der Eisen-Resorption
  B. Vitamin E-Mangel
  C. Beschleunigtes Wachstum der Nagezähne durch periodisches Kürzen

II. Fehlende Pigmentierung, einhergehend mit Störungen in der Schmelzbildung
  A. Hormonelle Störungen durch Entfernung der Nebenschilddrüsen
  B. Nährstoffmangel
    1. Tryptophan-Mangel
    2. gleichzeitiger Calcium- und Phosphor-Mangel
    3. Magnesium-Mangel
    4. Vitamin A-Mangel
    5. Vitamin B_1- und Pantothensäure-Mangel
    6. Vitamin D-Mangel
  C. Vergiftungen
    1. Fluor (akut und chronisch)
    2. Strontium

Schmelzbildung von den Ameloblasten gebildet und teilweise noch innerhalb des Oberflächenschmelzes abgelagert, teilweise auf den Schmelz aufgelagert. Unter verschiedenen Bedingungen kann es zu einer Störung in der Bildung dieses Pigmentes kommen. Ausgedehnte Untersuchungen über die gestörte Pigmentbildung liegen bei der Ratte vor. Das Fehlen des Pigmentes ist in vielen Fällen das erste Zeichen einer chronischen Vergiftung oder eines Nährstoffmangels. Für das Erscheinungsbild gelblich-weißer, pigmentloser Nagezähne wird allgemein der Begriff „Depigmentierung" angewandt, obwohl es sich nicht um eine nachträgliche Abnahme und ein Verschwinden des Pigmentes handelt, sondern um ein Ausbleiben der Pigmentbildung. Dies kann mit oder ohne histologische durch die gestörte Funktion der Ameloblasten verursachte Schmelzveränderungen einhergehen. PINDBORG (1953) gibt eine Einteilung der pathologischen Zustände, bei denen eine fehlende Pigmentbildung der Nagezähne von Ratten beobachtet wird (Tab. 12).

B. Krankheitserzeugende Faktoren

I. Einfluß der Mineralzufuhr auf die Zahnhartgewebe

1. Mengenelemente

a) Calcium und Phosphor. Der mineralische Aufbau der Zahnhartgewebe ist im Vergleich zum Knochengewebe gegenüber einem Mangel an Calcium und Phosphor erstaunlich unempfindlich. Selbst bei so extremen Ca/P-Quotienten wie 7,7 und 0,03 in der Kost läßt sich bei der Ratte keine wesentliche Änderung im Aschegehalt sowie im Gehalt an Calcium und Phosphor von Nagezähnen und Molaren nachweisen (SOBEL u. HANOK, 1948). Solange die an Ratten verabreichte Kost 0,3% Calcium und 0,3% Phosphor enthält, entwickeln sich die Zähne auch bei unterschiedlichem Ca/P-Quotient von 0,5 bis 4,0 normal. Bei Ca- und P-Konzentrationen der Kost unter 0,3% werden histologisch Änderungen in Form einer Verbreiterung der Prädentinzone und des Auftretens von Interglobular-Räumen im Dentin sichtbar (GAUNT u. IRVING, 1940).

In jüngerer Zeit mißt man auf Grund tierexperimenteller Ergebnisse der Phosphatzufuhr mit der Kost eine wesentliche Bedeutung bei der Cariesprophylaxe zu (CREMER u. BÜTTNER, 1962). Zahlreiche Versuche an Ratten und Goldhamstern haben gezeigt, daß durch die Erhöhung der Zufuhr leicht löslicher Phosphate mit der Kost der Cariesbefall verringert wird. Hierbei handelt es sich jedoch nicht um eine Beeinflussung des mineralischen Aufbaues der Zähne, sondern um eine lokale Wirkung innerhalb der Mundhöhle im Sinne eines günstigen Einflusses auf die posteruptive Schmelzreifung und auf die Pufferungskapazität des Speichels. SOBEL et al. (1960) fanden, daß bei einer niedrigen Phosphatzufuhr (0,1% P in der Kost) der Cariesbefall bei Ratten doppelt so groß war wie bei Tieren, die die gleiche cariogene Kost mit einem Phosphorgehalt von 0,8% erhalten hatten (Tab. 13).

Wurde nun bei gleichbleibendem Ca-Gehalt der Carieskost (0,5% Ca) der Ca/P-Quotient von 2:1 auf 1:1, 1:2 und 1:3 verringert, so hatte dies eine zunehmende Carieshemmung zur Folge. Bei konstantem Phosphatgehalt der Kost (0,5% P) und Verringerung des Ca/P-Quotienten von 1:0,3 auf 1:0,5, 1:1 und 1:2 war dagegen nicht nur keine Senkung, sondern ein Anstieg im Cariesbefall zu verzeichnen (HALDI et al., 1959 und WYNN et al., 1956). Es scheint also die absolute Höhe der Phosphatzufuhr ausschlaggebend für die cariesprotektive Wirkung zu sein. Auf Grund der an Ratten und Hamster durchgeführten Versuche kann gefolgert werden, daß eine sehr geringe Zufuhr an Phosphat die Cariesentstehung begünstigt (KÖNIG, 1964).

b) Magnesium. Die Wirkung einer Magnesium-Mangel-Kost läßt sich an den Nagezähnen der Ratte besonders gut beobachten. Bereits nach 12 Tagen des Mg-Mangels ist das Wachstum der Nagezähne reduziert, nach 20 Tagen beträgt die Wachstumsrate nur noch $^1/_3$ der normalen. Strukturell werden sowohl Schmelz als auch Dentin betroffen. Durch die Atrophie der Odontoblasten, deren Länge

Tabelle 13. *Wirkung der P-Zufuhr auf den Cariesbefall bei der Ratte* (SOBEL et al., 1960)

Kost	Anzahl Tiere	Anzahl cariöser Läsionen	Ausmaß der Caries
Ca : 1,230% P : 0,118% Ca/P: 10,4	61	11,0	25,2
Ca : 0,110% P : 0,818%[1] Ca/P: 0,134	41	5,3	13,1

[1] P als Na_2HPO_4 zugesetzt.

von normal 50 μ auf 30 μ abnimmt, verringert sich die Prädentinbildung, Odontoblastenschicht und Dentin neigen zur Faltung, im Dentin wird eine Streifung sichtbar (IRVING, 1940). Auch die Ameloblasten atrophieren unter Mg-Mangel, bei langdauerndem Mangel von 186 Tagen ist die Atrophie vollständig und es findet beim Ratten-Nagezahn keine Schmelzbildung mehr statt (BECKS u. FURUTA, 1941, 1942).

2. *Spurenelemente*

a) Fluor. Die Aufnahme physiologisch niedriger Fluordosen während und nach der Mineralisation von Milchgebiß und bleibendem Gebiß hat sich beim Menschen als bisher wirksamste cariesprophylaktische Maßnahme erwiesen. Die günstigste Darreichungsform von Fluor ist die mit dem Trinkwasser bei einer Fluorkonzentration von 1 mg Fluor pro Liter. Auch tägliche Fluordosen von 1 mg in Form von Tabletten, fluoridiertem Kochsalz oder fluoridierter Milch wirken cariesprotektiv. Die therapeutische Breite von Fluor ist gering, schon von einer Fluorkonzentration des Trinkwassers von 2 mg Fluor/l an kann der sog. gefleckte Schmelz auftreten, wenn während der Zeit der Zahnentwicklung ein solches Wasser aufgenommen wurde. Je nach der Höhe der Fluorkonzentration des Trinkwassers ist die Fleckung des Schmelzes abstufbar in gerade sichtbare Änderungen der Schmelzoberfläche (1,5 mg F/l), deutliche weiße, opake Fleckung (2,0 bis 3,0 mg F/l) und Schmelzfleckung, welche schließlich alle Zahnflächen befällt und im Laufe der Zeit in bräunliche Färbung übergeht (4,0 mg F/l und darüber). Das Auftreten des gefleckten Schmelzes ist das zuerst sichtbare Symptom einer Überdosierung des Fluors und wird als Dentalfluorose bezeichnet. Das Krankheitsbild der Fluorose unter Mitbeteiligung des Skelets tritt jedoch erst auf, wenn eine langzeitige tägliche Aufnahme von 10 mg F und darüber erfolgte. Dentalfluorose tritt in gleicher Weise bei allen Nutztieren auf, deren Weidegebiete z. B. in der Nähe von kryolithverarbeitenden Fabriken liegen, oder die auf Trinkwässer mit hohem Fluorgehalt angewiesen sind.

Experimentell läßt sich die Dentalfluorose bei allen Laboratoriumstieren erzeugen. Die meisten Untersuchungen wurden an Ratten durchgeführt, da sich die histologischen Veränderungen an den ständig nachwachsenden Nagezähnen besonders gut beobachten lassen. Die Fluorgaben können in Form von subcutanen

Injektionen einer NaF-Lösung (z. B. 0,3 ml einer 2,5%igen NaF-Lösung), oder mit der Kost, oder mit dem Trinkwasser erfolgen. Bei einer Konzentration von 0,005% NaF in der Kost kommt es zu Störungen in der Bildung des orangefarbenen Pigmentes der Rattennagezähne, die eine deutliche Streifung aufweisen. Höhere Fluordosen in der Kost (0,025% NaF) verursachen die Bildung pigmentloser, weißlich-glanzloser Nagezähne, während bei der doppelten Fluorkonzentration (0,05% NaF) die Schmelzbildung völlig gestört ist. Der Schmelz wird brüchig, die Nagezähne können funktionell nicht mehr benutzt werden und wachsen mitunter spiralförmig weiter (Jenkins, 1960). Bei der Fluorverabreichung im Trinkwasser als NaF wird eine Streifung der Nagezähne bei einer Konzentration von 10–20 mg F/l sichtbar (Abb. 9).

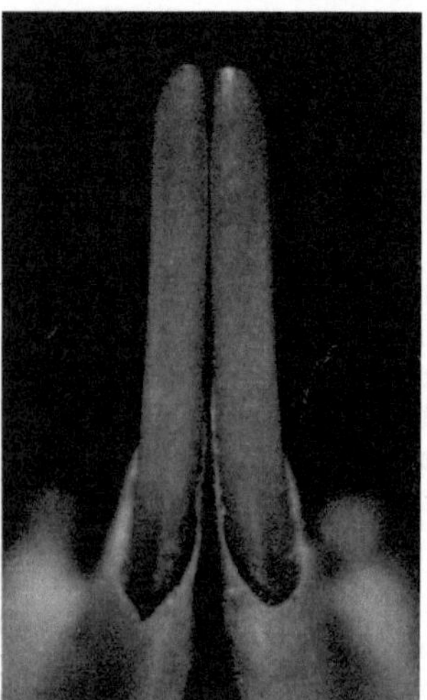
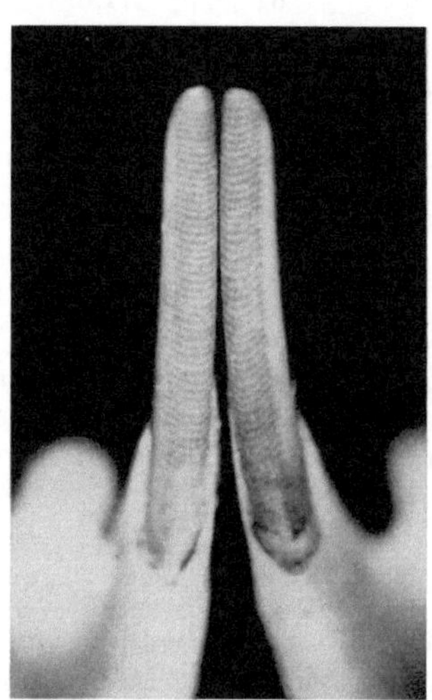
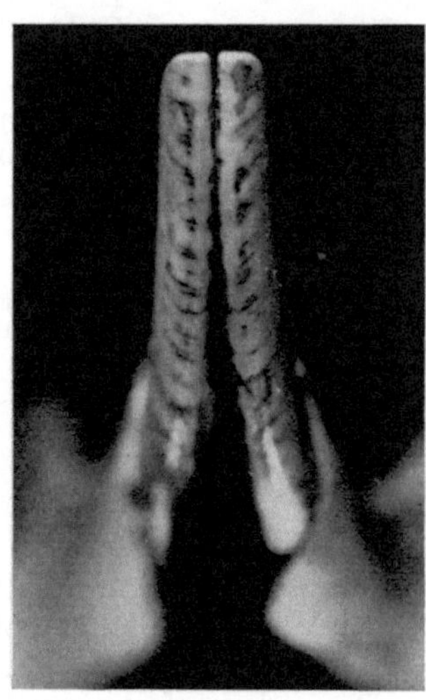

Abb. 9. Dentalfluorose der Nagezähne von Ratten. Links: Kontrolle. Mitte: nach Verabreichung von 20 mg F/l Trinkwasser. Rechts: nach Verabreichung von 50 mg F/l Trinkwasser. Die Streifung der Zähne ist bedingt durch rhythmische Verkalkungsstörung und Ausbleiben der Pigmentbildung

Die Histopathologie der Dentalfluorose betrifft sowohl den Schmelz als auch das Dentin (Schour u. Smith, 1934). Es kommt zur Bildung von Interglobular-Räumen im Dentin sowie zu einer deutlichen Verstärkung der normalerweise leichten Querstreifung in Schmelz und Dentin. Durch Störungen im Schmelzorgan wird die Matrix-Bildung stellenweise unterbrochen.

b) Selen. Epidemiologische Untersuchungen über den Cariesbefall Jugendlicher in Selengebieten der Staaten Oregon und Wyoming der USA ließen einen cariesfördernden Effekt dieses Elementes vermuten. Der im Vergleich zu Kontrollgebieten erhöhte Cariesbefall ging einher mit einer erhöhten täglichen Selen-Aufnahme und Selen-Ausscheidung im Urin (Hadjimarkos et al., 1952, 1958; Tank u. Storvick, 1960). Tierexperimentell ließ sich an der Ratte eine cariesfördernde Wirkung nachweisen, wenn Selen in Konzentrationen von 5 mg und 10 mg Na_2SeO_3 pro Liter im Trinkwasser über einen Zeitraum von 120 Tagen verabreicht wurde (Büttner, 1961). Die Wirkungsweise des Selens bei der Caries ist noch unbekannt.

c) Cadmium. Zu den Erscheinungen der Cadmium-Vergiftung gehört bei der Ratte das Fehlen der Pigmentbildung der Nagezähne. Hierbei handelt es sich nicht um eine Folge der bei der Cadmium-Intoxikation auftretenden Eisenmangel-

Anämie, denn auch nach Zufuhr von Eisen bleibt die Pigmentbildung in den Nagezähnen aus. Bei der Ratte wirkte Cadmium, verabreicht als $CdCl_2$ in einer Konzentration von 50 mg pro Liter im Trinkwasser cariesfördernd (GINN u. VOLKER, 1944).

II. Einfluß der Vitaminzufuhr auf die Bildung der Zahnhartgewebe

Der Mangel an bestimmten Vitaminen manifestiert sich in Störungen der normalen Zahnbildung. Auf Grund der Bedeutung, welche die Vitamine für die Zahn- und Knochenbildung haben, wurde vermutet, daß die mangelnde Versorgung mit einzelnen Vitaminen in ursächlichem Zusammenhang mit der Cariesanfälligkeit des Menschen steht. Die Ergebnisse von klinischen Untersuchungen und von Tierexperimenten haben jedoch keine stichhaltigen Beweise erbracht, daß zwischen Vitaminzufuhr und Cariesanfälligkeit kausale Zusammenhänge bestehen. Es verursachte weder ein Mangel an einzelnen Vitaminen einen erhöhten Cariesbefall, noch führten über den normalen Bedarf hinausgehende Gaben zur Carieshemmung beim Menschen. Die Ergebnisse von Tierexperimenten auf diesem Gebiet der Cariesforschung zeigen große Diskrepanzen, so daß auf Grund dieser Resultate eine endgültige Schlußfolgerung nicht möglich ist (BÜTTNER, 1964). Obgleich kausale Zusammenhänge zwischen Vitaminzufuhr und Caries nicht bestehen, so sind doch die im Tierexperiment an Zähnen zu erzeugenden Vitaminmangelerscheinungen von Interesse, da eine fehlerhafte Struktur der Zahnhartgewebe die Cariesdisposition erhöhen kann. Dies nimmt man insbesondere für das rachitische Gebiß an, zumal die bei rachitischen Zähnen auftretenden Schmelzdefekte Prädilektionsstellen für die Caries darstellen können. Der Besprechung des Vitamin D-Mangels sei daher ein größerer Raum gewidmet, während sich die Besprechung der weiteren Vitamine auf die Erwähnung der durch Mangel verursachten Strukturänderungen der Zahnhartgewebe beschränken wird.

1. Vitamin D-Mangel

Die Wirkung des Vitamin D-Mangels auf die Zahnstruktur des Hundes wurde eingehend von MELLANBY (1929) untersucht. Im Dentin tritt eine Verbreiterung der Prädentinzone auf, was auf eine verzögerte Verkalkung schließen läßt. Ferner erscheinen auf Grund mangelnder Verkalkung große Interglobular-Räume. Auch der Schmelz zeigt fehlerhafte Verkalkung, die Schmelzschicht ist dünner als bei normal ernährten Hunden. Die Schmelzoberfläche ist unregelmäßig, mit Falten und Grübchen versehen und weist zahlreiche Hypoplasien auf. Die Verabreichung rachitogener Kostformen bewirkt bei der Ratte im Dentin der Nagezähne als erste deutlich sichtbare Änderung das Entstehen einer scharfen Linie fehlender Verkalkung. Weniger deutlich betroffen ist der Schmelz, so werden z. B. keine Hypoplasien beobachtet (WEINMANN u. SCHOUR, 1945). Schwere Schmelzhypoplasien treten dagegen an Zähnen von Meerschweinchen auf, wenn diese Tiere rachitogene Kost erhalten (HOWE et al., 1940). Angaben über rachitogene Kostformen sind zu finden im Biochemischen Taschenbuch, 1. Aufl., S. 797. Hrsg.: H. M. RAUEN, Springer-Verlag 1956.

Die Frage, inwieweit die durch Rachitis erzeugte fehlerhafte Struktur des Schmelzes und insbesondere die Hypoplasien die Cariesanfälligkeit erhöhen, ist bis heute noch nicht befriedigend beantwortet. MELLANBY (1934) berichtete, daß von insgesamt 1500 menschlichen Milchzähnen 78% der Zähne mit normaler Struktur cariesfrei waren, während nur 6% der schwer hypoplastischen Zähne cariesfrei waren. Hypoplasien treten jedoch nicht nur als Folge von Vitamin D-Mangel auf, sondern werden auch dann beobachtet, wenn keinerlei Anhaltspunkte eines Vitamin D-Mangels während der Zahnentwicklung vorlagen. Wenn auch bei Experimenten an Ratten gefunden wurde, daß im Anschluß an eine Rachitis die Cariesanfälligkeit erhöht wird (HERRMANN u. ROZEIK, 1959; GEBAUER u. PLATHNER, 1959), so sprechen die in den letzten Jahrzehnten erhobenen Statistiken des Cariesbefalls beim Menschen gegen diese Befunde. GEDICKE (1958) führt an, daß durch die generelle Vitamin D-Prophylaxe bei Kindern und Jugendlichen ein deutlicher Rückgang rachitischer Erscheinungen zu verzeichnen sei. Beim gleichen Untersuchungsgut (41000 im Alter von 3–18 Jahren) ist jedoch eine deutliche Zunahme des Cariesbefalls zu erkennen. Der Autor schließt daraus, daß dieses Ergebnis die im Schrifttum oft angenommenen Beziehungen zwischen Carieshäufigkeit und Rachitis unwahrscheinlich macht. Zweifellos aber wird beim anfälligen Gebiß die Cariesdisposition noch erhöht werden, wenn die Zähne auf Grund eines Vitamin D-Mangels strukturelle Schäden aufweisen (CREMER, 1958; AEBI, 1964).

2. Überdosierung von Vitamin D

Bei der Ratte kann nach Verabreichung einer einzelnen sehr hohen Dosis von Vitamin D eine Verkalkungsstörung im Nagezahn-Dentin, eine sog. „calciotraumatische Linie", beobachtet werden. Werden hohe Dosen von Vitamin D über mehrere Monate an Hunde verabreicht, so erfolgt eine Verdickung des Alveolarknochens, eine pathologische Verkalkung von paradentalem Gewebe und eine Verstärkung des Wurzelzementes bis zur Ankylose der Zahnwurzeln mit dem Alveolarknochen (JENKINS, 1960).

3. Vitamin A-Mangel

Nach 30 Tagen der Verabreichung einer Vitamin A-Mangelkost zeigen sich in Nagezähnen und Molaren der Ratte die ersten Änderungen in der Schmelzbildung (WOLBACH u. HOWE, 1933): Fehlen des Schmelzpigmentes der Nagezähne, kreidigweißer Schmelz mit Hypoplasien, Atrophie der Ameloblasten. Die Odontoblasten atrophieren ebenfalls, stellenweise hört in der Odontoblastenschicht die Prädentinbildung völlig auf und es kommt zur Faltung dieser Zone.

4. Überdosierung von Vitamin A

Während die Überdosierung von Vitamin A bei wachsenden Tieren schwere pathologische Veränderungen am Knochen, insbesondere Fragilität, verursacht, werden die Zahnhartgewebe nicht betroffen. Bei Verabreichung hoher Dosen von Vitamin A an Ratten kann es zu einer Beschleunigung der Schmelz- und Dentinbildung kommen, ohne daß jedoch Abweichungen von der normalen Struktur erkennbar werden (SHAW, 1955). Die Zahnbildung wird aber völlig gestört, wenn eine sehr hohe Dosis von Vitamin A an Versuchstiere während der Gravidität verabreicht wird. KALTER (1960) verabfolgte an gravide Mäuse eine einzelne Dosis von 10000 IE Vitamin A und studierte die teratogene Wirkung der A-Hypervitaminose auf den Gesichtsschädel und auf die Mundhöhle der Föten kurz vor der Geburt. Er beobachtete Doppelbildungen der oberen Nagezähne, starke Formveränderungen und Verwachsungen der Zahnanlagen von Molaren und Nagezähnen sowie Verlagerungen und Fehlen der Zahnanlagen.

5. Vitamin C-Mangel

Mikroskopische Veränderungen, die bei Vitamin C-Mangel in den Zahnhartsubstanzen eintreten, wurden erstmals von ZILVA u. WELLS (1919) beschrieben. Sowohl Nagezähne als auch Molaren von mit Vitamin C-Mangelkost ernährten

Meerschweinchen zeigen markante Änderungen in der Odontoblastenzone und in der Bildung von Dentin. Die Odontoblasten werden atrophisch, verlieren graduell an Größe und büßen schließlich ihre normale Stellung ein. Die Dentinbildung ist reduziert und irregulär (WOLBACH u. HOWE, 1925; BOYLE, WOLBACH u. BESSEY, 1936). Diese pathologischen Veränderungen in Zähnen von Meerschweinchen sind auch bei chronischem Vitamin C-Mangel so spezifisch und empfindlich, daß sowohl die graduelle Verkleinerung der Odontoblasten (CRAMPTON, 1947) als auch die Reduktion der Dentinbildung (BOYLE, BESSEY u. HOWE, 1940) als besonders empfindliche biologische Tests für die Bestimmung des Vitamin C-Gehaltes der Kost eingesetzt wurden.

WESTIN (1925) konnte zeigen, daß die histologischen Veränderungen in Zähnen von an Skorbut leidenden Menschen identisch mit den an Meerschweinchen-Zähnen gewonnenen Befunden sind. Bei akutem Vitamin C-Mangel wird auch das Schmelzorgan mitbetroffen, und es kommt zur Atrophie der Ameloblasten. (Vitamin C-Mangelkost für Meerschweinchen ist angegeben im Biochemischen Taschenbuch, 1. Aufl., S. 796, Hrsg.: H. M. RAUEN, Springer-Verlag 1956.)

6. Vitamin B-Komplex

Bei Mangel an verschiedenen B-Vitaminen — Riboflavin, Niacin, Pantothensäure, Pyridoxin und Vitamin B_{12} — finden sich beim Menschen pathologische Veränderungen an Lippen, Zunge, der Mundschleimhaut, am Zahnhalteapparat oder an der Gingiva. In der Literatur sind jedoch keine Anhaltspunkte dafür zu finden, daß ein Mangel an irgendeinem Vitamin des B-Komplexes die Bildung der Zahnhartsubstanzen histologisch sichtbar beeinflußt (SHAW, 1955; JENKINS, 1960).

III. Einfluß des Endokriniums auf die Zahnhartgewebe

Hormonelle Störungen, bedingt entweder durch die Verabreichung von Hormonen, oder durch die operative Entfernung endokriner Drüsen, können sowohl Strukturveränderungen der Zahnhartsubstanzen als auch Änderungen in der Cariesanfälligkeit von Versuchstieren zur Folge haben.

1. Änderungen der Struktur

Schilddrüse. Hohe Dosen von Thyroxin verursachen bei Ratten und Meerschweinchen sowohl eine Beschleunigung des Zahndurchbruchs als auch eine ausgesprochene Frühentwicklung aller Zahngewebe. Nach der Verfütterung hoher Dosen von Thyroxin über mehrere Wochen werden bei Meerschweinchen die Odontoblasten irregulär und stellenweise inaktiviert. In den Pulpen bilden sich Ödeme (GOLDMAN, 1943).

Die operative Entfernung der Schilddrüse führt zu verzögerter und mangelhafter Dentinbildung. Bei Ratten atrophiert das Schmelzorgan, wodurch die Stärke der Schmelzschicht der Nagezähne reduziert wird (BAUME et al., 1954).

Hypophyse. Nach Injektion des Wachstumshormons beobachtet man bei Ratten, daß sich im Vergleich zu Kontrollen größere Zähne entwickeln. Ameloblasten und Odontoblasten entfalten eine größere Aktivität in der Bildung der Hartsubstanzen (JENKINS, 1960).

SCHOUR u. VAN DYKE (1932) fanden in Ratten nach der Entfernung der Hypophyse ein reduziertes Wachstum von Nagezähnen und einen verzögerten Durchbruch der Molaren. Bei den Nagezähnen atrophierten die Ameloblasten, es trat eine Faltung von neugebildetem Schmelz und Dentin ein. Da das Längenwachstum stark abnimmt, die Odontoblasten jedoch weiteres Dentin bilden, kommt es zur Verkleinerung des Pulpencavums, welches beinahe ganz von Dentin eingenommen wird.

Epithelkörperchen. Bei den Nagezähnen von Ratten verursachen die Injektionen von Parathormon und auch die Entfernung der Epithelkörperchen ähnliche Effekte. Als unmittelbare Wirkung auf das Dentin wird eine sog. calciotraumatische Linie sichtbar, gefolgt von einer Zone verminderter Verkalkung. Es folgt dann eine breite Zone hypercalcifizierten Dentins. Schäden des Schmelzes treten erst etwa drei Wochen nach der Entfernung der Epithelkörperchen auf: Kürzung der Ameloblasten, Bildung opaker Schmelzflecke und epithelialer Cysten im Schmelzorgan (Schour et al., 1937).

2. Hormonelle Einflüsse auf die Cariesanfälligkeit

Eine Erhöhung des Cariesbefalls bei der Ratte wird erreicht nach Entfernung der Hypophyse, sowie nach der Entfernung der Nebennieren (Shafer u. Muhler, 1955). Ferner wirkt die Verabreichung von Thiouracil deutlich cariesfördernd. Bixler u. Muhler (1957) stellten fest, daß bei der Ratte ein Zusammenhang zwischen Speichelsekretion und Schilddrüsenfunktion besteht. Nach Gaben von Schilddrüsen-Extrakt wurde im Vergleich zu Kontrollen der Speichelfluß vermehrt und der Speichel war dünnflüssig. Die Verfütterung von Thiouracil dagegen reduzierte den Speichelfluß und bewirkte die Bildung eines viscösen Speichels (Shafer et al., 1958, 1960).

IV. Einfluß der Bestrahlung auf die Zähne

1. Röntgenstrahlen

Erfolgt eine Röntgenbestrahlung noch in der Prämineralisationsphase der Zahnanlage, so werden auch relativ hohe Dosen ohne schädigende Wirkung vertragen (Korkhaus u. Jung, 1963). Eine einmalige Strahlendosis von 1000 R auf den Kopf neugeborener Ratten z. B. hatte keinen Einfluß auf die im Stadium der Differenzierung stehenden dritten Molaren. Sobald jedoch die Mineralisation beginnt, nimmt die Radiosensibilität rasch zu, wobei die Odontoblasten empfindlicher reagieren als die Ameloblasten. Erste Zeichen einer Schädigung der Odontoblasten treten nach einmaliger Bestrahlung von 400–500 R auf. Bei weiterer Dosiserhöhung auf 600–1000 R ist die Prädentinbildung deutlich gestört und die Odontoblasten lagern Osteodentin ab. Die Ameloblasten werden erst bei einmaligen Strahlendosen von etwa 1000 R und darüber betroffen, wobei eine vacuolige Degeneration der Ameloblastenschicht eintritt. Um ähnliche Schäden bei der Maus zu erzeugen, sind offenbar höhere Strahlendosen als bei der Ratte erforderlich. So beginnt im Nagezahn der Maus die Ablagerung von Osteodentin durch die Odontoblasten erst nach einer einmaligen Bestrahlung von 1500 R. Die einzeitige Röntgen-Ganzkörperbestrahlung von 600 R bei 250 kV (Halbwertsschicht 1,52 mm Cu) erzeugte bei drei Monate alten Mäusen bis auf leichte Schmelzfleckung keine auffälligen Veränderungen der Nagezähne (Cottier, 1961). Dagegen kam es bei einer einmaligen Bestrahlungs-Dosis von 1500 R bei 200 kV auf die Köpfe junger Ratten zu drastischen Änderungen in der Entwicklung der Nagezähne (English et al., 1954). Wie aus der Untersuchung 100 Tage nach der Bestrahlung hervorging, wird die Entwicklung so abrupt unterbrochen, daß sich zwei Segmente der Nagezähne bilden: derjenige Teil des Zahnes, der zum Zeitpunkt der Bestrahlung vorhanden war, und ein zweites Segment, welches im Anschluß an die Bestrahlung gebildet wird. Im Oberkiefer bleibt das erste Segment in der Entwicklung völlig zurück, so daß nur noch ein Zahnrudiment erkennbar ist. Im Unterkiefer entwickeln sich beide Segmente getrennt weiter, so daß die Tiere statt zwei Incisivi vier aufweisen. Auf diesen Versuchen aufbauend, studierten HANSEN u. ENGLISH (1957) die Wirkung einer einmaligen Bestrahlungsdosis von 1500 R bei 200 kV (Halbwertsschicht = 0,82 mm Cu) auf die Rattennagezähne, indem sie die bestrahlten Tiere in Zeiträumen von 16 und 24 Std und von 5, 7, 8, 9, 16 und 21 Tagen nach der Bestrahlung untersuchten. Histologisch war nach 24 Std keine Änderung im Vergleich zu nicht bestrahlten Ratten festzustellen. Nach 5 Tagen war eine nahezu vollständige Degeneration der Odontoblasten und Ameloblasten im apikalen Gebiet zu verzeichnen. 7 Tage nach der Bestrahlung jedoch erfolgte aus dem den Apex umgebenden epithelialen Zellen und mesenchymalem Gewebe eine Differenzierung von Zellen in Odontoblasten und Ameloblasten. Vom 9. Tage an war eine deutliche Teilung in zwei Segmente sichtbar, und zwar dasjenige, welches vor der Bestrahlung gebildet war und ein zweites, das nun begann, Prädentin zu bilden. Die beiden Teile waren mit einer Schicht atrophischen Epithels verbunden.

2. Radioaktive Strahlen

Die Wirkung hoher Dosen von ^{90}Sr auf die Zahngewebe wurde von RUSHTON et al. (1961) beschrieben. Die Untersuchungen wurden an Kaninchen durchgeführt. Entwöhnte Tiere erhielten eine einmalige Injektion einer Dosis von entweder 100 μC/kg oder 600 μC/kg $^{90}SrCl_2$ und wurden anschließend in Abständen von 1–180 Tagen getötet und untersucht. Nur geringgradige Änderungen in den Zahnhartgeweben waren bei Tieren zu sehen, die die niedrige Dosis von ^{90}Sr erhalten hatten. Die hohe Dosis von 600 μC/kg ^{90}Sr bewirkte drei Tage nach der Injektion Unregelmäßigkeiten in der Odontoblastenschicht. Nach 30 Tagen traten Störungen in der Dentinbildung auf, welche graduell zunahmen. 6 Monate nach der Injektion setzte dann jegliches Wachstum der Zähne aus, und das Pulpencavum war fast ganz von irregulärem Dentin ausgefüllt.

C. Erzeugung von Krankheiten des Zahnhalteapparates

Zwischen der bei Laboratoriumstieren experimentell erzeugten Caries und der menschlichen Caries sind in vieler Hinsicht Vergleiche möglich (CREMER, 1957). Fraglicher sind die Vergleichsmöglichkeiten von Paradentopathien zwischen Mensch und Nagetieren. Im Ursachenkomplex der menschlichen Paradentose spielt die durch eine gestörte Kaufunktion bedingte Überbelastung einzelner Zähne oder Zahnpartien eine wesentliche Rolle. Nagetiere können nicht wie der Mensch rotierende Kaubewegungen durchführen, so daß schon aus diesem Grund eine direkte Übertragbarkeit von Ergebnissen auf den Menschen fraglich erscheint.

Paradentose läßt sich experimentell bei Ratten, Goldhamstern und Mäusen erzeugen. Bei allen drei Tierspecies erfolgt die Auslösung der Paradentose durch eine lokale, mechanische Verletzung der Gingiva und des Epithelansatzes. Diese Verletzung kann erfolgen durch einen operativen Eingriff oder durch die Verabreichung von Kostformen, bei denen faserige, elastische Kostbestandteile in Gingiva und Interdentalräume impaktiert werden und dadurch chronische Entzündungen und Taschenbildung bewirken. Anschließend erfolgt eine deutliche Retraktion der Gingiva und die Atrophie des Alveolarknochens bis zur Lockerung der Zähne.

Verschiedene Mäuse-Stämme sind unterschiedlich anfällig für Krankheiten des Periodontiums. BAER u. LIEBERMAN (1960) verglichen die pathologischen Veränderungen des Zahnhalteapparates von Mäusen sechs verschiedener Stämme.

Die Mäuse hatten ein bis zwei Jahre lang normale Stallkost erhalten. Die schwersten paradentotischen Erscheinungen wurden bei den Tieren gefunden, die sich zahlreiche Haarbündel in die Interdentalräume eingebissen hatten. Hinsichtlich der Haar-Impaktierung scheint es bei Mäusen Stammesunterschiede zu geben. Auch bei Ratten wird die Entstehung der Paradentose auf die Impaktierung von Haaren im Gebiß zurückgeführt. Paradentale Erkrankungen beim Goldhamster wurden von GOLD u. KEYES (1955) beschrieben.

MCCLURE (1961) beobachtete bei Albinoratten eine schwere Paradentose nach Verabreichung einer Hafer-Kost über einen Zeitraum von drei Monaten. Der Alveolarknochen auf der lingualen Seite von Mandibula und Maxilla war fast bis zu den Wurzelspitzen der Molaren atrophiert. Die Kostform hatte folgende Zusammensetzung: Hafermehl (Vollkorn) (76,55%), Traubenzucker (18%), Trockenleber (2%), $CaCO_3$ (1,25%), NaCl (1%), Natrium-Phytat (1,2%). Alle Tiere entwickelten Paradentose. Es wurden ebenfalls im Gebiß impaktierte Haare gefunden und insbesondere faserige Anteile des Haferkornes, da das Hafermehl aus dem ganzen Korn mit Hüllen gewonnen worden war.

Literatur

AEBI, H.: Vitamin-D-Stoffwechsel und Karies. In: Zusammenhang zwischen Ernährung und Zahnkaries. Nutr. et Dieta **5**, 82 (1964).

BAER, P. N., and J. E. LIEBERMAN: Periodontal disease in six strains of inbred mice. J. dent. Res. **39**, 215 (1960).

BAUME, L. J., H. BECKS, and H. M. EVANS: Hormonal control of tooth eruption. J. dent. Res. **33**, 80, 91, 104 (1954).

BECKS, H., and W. J. FURUTA: Effect of magnesium deficient diets on oral and dental tissues. II. Changes in the enamel structure. J. Amer. dent. Ass. **28**, 1083 (1941).

— — The effect of magnesium deficient diets on oral and dental structures. III. Changes in the dentine and pulp tissue. Amer. J. Orthodont. Oral Surg. **28**, 1 (1942).

BIXLER, D., and J. C. MUHLER: The relation of systemic fluoride and thyroid gland activity to the incidence of dental caries in the rat. J. dent. Res. **36**, 304 (1957).

BODINGBAUER, J.: Vergleichende Betrachtungen über das Vorkommen der Karies beim Menschen und beim Hunde. Z. Stomat. **44**, 333 (1947).

— Histopathologische und bakteriologische Studien über die Zahnbeinkaries des Hundes. Vet. Bull. **20**, 760 (1950).

BOYLE, P. E., O. A. BESSEY, and P. R. HOWE: Rate of dentin formation in incisor teeth of guinea pigs on normal and on ascorbic acid-deficient diets. Arch. Path. **30**, 90 (1940).

— S. B. WOLBACH, and O. A. BESSEY: Histopathology of teeth of guinea pigs in acute and chronic vitamin C deficiency. J. dent. Res. **15**, 331 (1936).

BÜTTNER, W., H. D. CREMER u. M. HERRMANN: Ernährungsfaktoren bei Zahn- und Knochenbildung. V. Kariesdiagnostik an Zahnschliffen bei der Ratte. Dtsch. zahnärztl. Z. **11**, 984 (1956).

— Apparat zur Herstellung unentkalkter Serienschnitte menschlicher Zähne. Dtsch. zahnärztl. Z. **11**, 1068 (1956).

— Effects of some trace elements on fluoride retention and dental caries. Arch. oral Biol. **6**, 40 (1961).

— Vitamin C, B-Vitamine sowie einige weitere Nahrungsfaktoren und Karies. In: Zusammenhang zwischen Ernährung und Zahnkaries. Nutr. et Dieta **5**, 100 (1964).

CHEYNE, V. D.: A description of the salivary glands of the rat and a procedure for their extirpation. J. dent. Res. **18**, 457 (1939a).

— Effects of salivary gland extirpation upon experimental dental caries in the rat. Proc. Soc. exp. Biol. (N. Y.) **18**, 587 (1939b).

CONSTANT, M. A., P. H. PHILLIPS, and C. A. ELVEHJEM: Dental caries in the cotton rat. 13. The effect of whole grain and processed cereals on dental caries production. J. Nutr. **46**, 271 (1952).

COTTIER, H.: Strahlenbedingte Lebensverkürzung. Berlin-Göttingen-Heidelberg: Springer-Verlag 1961.

CRAMPTON, E. W.: The growth of the odontoblasts of the incisor teeth as a criterion of the vitamin C intake of the guinea pig. J. Nutr. **33**, 491 (1947).

CREMER, H. D.: Caries bei Mensch und Versuchstier, ein Vergleich. Odont. Revy 8, 71 (1957).
— Experimentelle Untersuchungen zur Vitamin-D-Prophylaxe der Karies. In: Vitamin D und Kariesprophylaxe. Bern: Verlag Hans Huber 1958.
—, u. W. BÜTTNER: Karieshemmende Wirkung von Phosphaten. Ernährungs-Umschau **9**, 68 (1962).
—, u. H. J. KINKEL: Zeitlicher Verlauf und Erfassung der Karies in einer tierexperimentellen Studie. Arch. oral Biol. **3**, 110 (1961).
DALDERUP, L. M., and B. C. P. JANSEN: Evaluation of dental caries in the rat in non-decalcified sections of the molars. Int. Z. Vitaminforsch. **26**, 235 (1955).
ENGLISH, J. H., C. A. SCHLACK, and F. ELLINGER: Oral manifestations of ionizing radiation. II. Effect of 200 kV X-ray on rat incisor teeth when administered locally to the head in the 1500 R dose range. J. dent. Res. **33**, 377 (1954).
FITZGERALD, R. J., and P. H. KEYES: Demonstration of the etiologic role of streptococci in experimental caries in the hamster. J. Amer. dent. Ass. **61**, 9 (1960).
FRANCIS, M. D., and A. H. MECKEL: The in vitro formation and quantitative evaluation of carious lesions. Arch. oral Biol. 8, 1 (1963).
GAUNT, W. E., and J. T. IRVING: The influence of dietary calcium and phosphorus upon tooth formation. J. Physiol. (Lond.) **99**, 18 (1940).
GEBAUER, H., u. C. H. PLATHNER: Caries am Versuchstier und Ernährung. Dtsch. zahnärztl. Z. **14**, 1693 (1959).
GEDICKE, K.: Rachitis und Zahnkaries; über die Möglichkeiten der Zahnkaries-Prophylaxe mit Vitamin D-Präparaten im Hinblick auf ihren sozialhygienischen Nutzen. Öff. Gesundh.-Dienst **20**, 419 (1958).
GILDA, J. E., and P. H. KEYES: Increased dental caries activity in the Syrian hamster following desalivation. Proc. Soc. exp. Biol. (N. Y.) **66**, 28 (1947).
GINN, J. T., and J. F. VOLKER: Effect of cadmium and fluorine on rat dentition. Proc. Soc. exp. Biol. (N. Y.) **57**, 189 (1944).
GOLD, H. S., and P. H. KEYES: Periodontal lesions in the Syrian hamster. Oral Surg. 8, 1060 (1955).
GOLDMAN, H. M.: Experimental hyperthyroidism in guinea pigs. Amer. J. Orthodont. Oral Surg. **29**, 665 (1943).
GORTNER JR., R. A., and R. K. KENIGSBERG: Factors concerned with the different erosive effects of grapefruit and grapefruit juice on rats' molar teeth. J. Nutr. **46**, 133 (1952).
— J. S. RESTARSKI, J. G. BIERI, and C. M. MCCAY: Factors influencing the destructive effects of acidic beverages on the teeth of white rats and hamsters. Arch. Biochem. 8, 405 (1945).
GUSTAFSON, G., E. STELLING, and E. BRUNIUS: Experimental dental caries in the golden hamster with special reference to examination and recording technique. Odont. T. **60**, 101 (1952).
GUSTAFSSON, B. E.: Germ-free rearing of rats. Acta path. microbiol. scand., Suppl. LXXIII (1948).
HADJIMARKOS, D. M., and C. W. BONHORST: The trace element selenium and its influence on dental caries susceptibility. J. Pediat. **52**, 274 (1958).
—, C. A. STORVICK, and L. F. REMMERT: Selenium and dental caries. J. Pediat. **40**, 451 (1952).
HALDI, J., W. WYNN, K. D. BENTLEY, and M. L. LAW: Dental caries in the albino rat in relation to the chemical composition of the teeth and of the diet. IV. Variations in the Ca/P ratio of the diet induced by changing the calcium content. J. Nutr. **67**, 645 (1959).
HANSEN, L. S., and J. A. ENGLISH: Histologic changes in the incisor teeth of rats serially sacrificed after receiving 1500 R of 200 kV X-ray irradiation. J. dent. Res. **36**, 417 (1957).
HERRMANN, M., u. F. ROZEIK: Einfluß der Rachitis auf die Entstehung der Karies und Parodontitis marginalis chronica progressiva. Dtsch. zahnärztl. Z. **14**, 639 (1959).
HEUSER, H.: Die Struktur des menschlichen Zahnschmelzes im oberflächenhistologischen Bild (Replica-Technik). Arch. oral Biol. **4**, 50 (1961).
HOPPERT, C. A., P. A. WEBBER, and T. L. CANNIFF: The production of dental caries in rats fed an adequate diet. J. dent. Res. **12**, 161 (1932).
HOWE, P. R.: Studies on dental disorders following experimental feeding with monkeys. J. Amer. dent. Ass. **11**, 1149 (1924a).
— Some experimental effects of deficient diets on monkeys. J. Amer. dent. Ass. **11**, 1161 (1924b).
— L. G. WESSON, P. E. BOYLE, and S. B. WOLBACH: Low calcium rickets in the guinea pig. Proc. Soc. exp. Biol. (N. Y.) **45**, 298 (1940).
HUNT, H. R., C. A. HOPPERT, and S. ROSEN: Genetic factors in experimental rat caries. In: Advances in experimental caries research. Amer. Assoc. for the Advancement of Science, Washington, D.C., S. 66—81 (1955).

Irving, J. T.: Influence of diets low in magnesium on histologic appearance of incisor teeth of rat. J. Physiol. (Lond.) **99**, 8 (1940).

Jenkins, G. N.: The physiology of the mouth. Oxford: Blackwell Scientific Publications 1960.

Johansen, E., and P. H. Keyes: Production and evaluation of experimental animal caries. A review. In: Advances in experimental caries research. American Association for the Advancement of Science, Washington, D.C., S. 1—46, 1955.

Kalter, H.: The teratogenic effects of hypervitaminosis A upon the face and mouth of inbred mice. In: The metabolism of oral tissues. Ann. N. Y. Acad. Sci. **85**, Art. 1, pp. 42—55 (1960).

Keyes, P. H.: Dental caries in the Syrian hamster. I. The character and distribution of lesions. J. dent. Res. **25**, 341 (1946).

— Dental caries in the Syrian hamster. VIII. The induction of rampant caries activity in albino and golden animals. J. dent. Res. **38**, 525 (1959).

— The infectious and transmissible nature of experimental dental caries. Findings and implications. Arch. oral Biol. **1**, 304 (1960).

—, and R. J. Fitzgerald: Dental caries in the Syrian hamster — IX. Arch. oral Biol. **7**, 267 (1962).

Kinkel, H. J., F. Kleiner, M. Melzer, and T. M. Marthaler: Evaluation of experimental rat caries. Symmetry of caries frequency in lower jaws of Wistar rats. Helv. odont. Acta **4**, 62 (1960).

Kite, O. W., J. H. Shaw, and R. F. Sognnaes: The prevention of experimental tooth decay by tube feeding. J. Nutr. **42**, 89 (1950).

König, K. G.: Effects of particle size of corn and sugar diets and of mastication on caries incidence in Osborne-Mendel rats. J. dent. Res. **41**, 966 (1962).

— Phosphate und Karies. In: Zusammenhang zwischen Ernährung und Zahnkaries. Nutr. et Dieta **5**, 33 (1964).

— Möglichkeiten der Kariesprophylaxe beim Menschen und ihre Untersuchung im kurzfristigen Rattenexperiment. Hans Huber: Bern/Stuttgart 1966.

— T. M. Marthaler u. H. R. Mühlemann: Methodik der kurzfristig erzeugten Rattenkaries. Dtsch. Zahn-, Mund- u. Kieferheilk. **29**, 99 (1958).

Korkhaus, G., u. T. Jung: Bestrahlungsfolgen am Gesichtsschädel, insbesondere am Gebiß. Strahlenforschung und Strahlenbehandlung, Bd. IV, S. 235—251. Hrsg.: H. Meyer u. J. Becker. München: Verlag Urban & Schwarzenberg 1963.

Krasse, B.: Oral aggregations of microbes. J. dent. Res. **42**, 521 (1963).

Larson, R. H.: The effect of EDTA on the pattern of caries development and its association with biologic changes in the rat. J. dent. Res. **38**, 1207 (1959).

Losee, F. L., L. G. Gerende, and J. L. Nemes: A thirty-day cariogenic diet for Osborne-Mendel rats. Md. Res. Proj. NM 008012.01.14. Naval Med. Res. Inst., Bethesda (1955).

Mannerberg, F.: Changes in the enamel in cases of erosion. Arch. oral Biol. **4**, 59 (1961).

McClure, F. J.: The cariostatic effect in white rats of phosphorus and calcium supplements added to the flour of bread formulas and to bread diets. J. Nutr. **72**, 131 (1960).

— Effect of diet on alveolar bone resorption. J. dent. Res. **40**, 380 (1961).

Mellanby, M.: Diet and the teeth. Part I. Dental structure in dogs. Spec. Rep. Ser. Med. Res. Coun. London No. 140 (1929).

— Diet and the teeth: an experimental study. Part III. The effect of diet on dental structure and disease in man. Med. Res. Coun., Brit. Spec. Rep. Ser. No. 191, London (1934).

Miller, W. D.: Die Mikroorganismen der Mundhöhle. Leipzig 1889.

Mitchell, D. F., and W. G. Shafer: The effects of caries-producing diets initiated at various stages of pre- und postnatal development of the hamster. J. dent. Res. **28**, 424 (1949).

Muhler, J. C., W. H. Nebergall, and H. G. Day: Studies on stannous fluoride and other fluorides in relation to the solubility of enamel in acid and the prevention of experimental caries in rats. J. dent. Res. **33**, 33 (1954).

Orland, F. J.: Germfree animals in the specific etiology of dental caries. Symposium on recent advances in germfree animal experimentation, Univ. of Massachusetts, Amherst (1963).

— J. R. Blayney, R. W. Harrison, J. A. Reyniers, P. C. Trexler, H. Gordon, M. Wagner, and T. D. Luckey: Use of the germfree animal technique in the study of experimental dental caries. I. Basic dental study of rats reared free of all microorganisms. J. dent. Res. **33**, 147 (1954).

Pigman, W., H. C. Elliott, and R. O. Laffre: An artificial mouth for caries research. J. dent. Res. **31**, 627 (1952).

— E. Gilman, R. Powell, and L. Muntz: The action of individual bacterial strains on human teeth under in vitro conditions. J. dent. Res. **36**, 314 (1957).

Pindborg, J. J.: The pigmentation of the rat incisor as an index of metabolic disturbances. Oral Surg. **6**, 780 (1953).

Rauen, H. M.: Biochemisches Taschenbuch, 1. Aufl., Berlin-Göttingen-Heidelberg: Springer-Verlag 1956.

RESTARSKI, J. S., R. A. GORTNER JR., and C. M. MCCAY: A method for measuring the effects of acid beverages on the teeth of small laboratory animals. Science **102**, 404 (1945).

REYNIERS, J. A., P. C. TREXLER, and R. F. ERVIN: Rearing germ-free albino rats. Lobund Repts. No 1. Notre Dame, Indiana, USA: Univ. Press 1946.

RIZZO, A. A.: A new mouth prop for oral examinations and operative procedures in rodents. J. dent. Res. **38**, 830 (1959).

ROWLES, S. L., D. A. SIDAWAY, A. B. MACGREGOR, and E. A. MARSLAND: An apparatus for the production of dental caries in vitro. Arch. oral Biol. **8**, 311 (1963).

RUSHTON, M. A., M. OWEN, W. HOLGATE, and J. VAUGHAN: The relation of radiation dose to radiation damage in the mandible of weanling rabbits. Arch. oral Biol. **3**, 235 (1961).

SCHMIDT, W. J., u. A. KEIL: Die gesunden und die erkrankten Zahngewebe des Menschen und der Wirbeltiere im Polarisationsmikroskop. München: Carl Hanser-Verlag 1958.

SCHOUR, I., and H. B. VAN DYKE: Changes in the teeth following hypophysectomy. J. dent. Res. **14**, 69 (1932).

—, and M. C. SMITH: The histologic changes in the enamel and dentin of the rat incisor in acute and chronic experimental fluorosis. Univ. of Arizona, College of Agriculture, Techn. Bull. No. 52 (1934).

SCHWARTZ, A., and D. WEISBERGER: Salivary factors in experimental animal caries. In: Advances in experimental caries research. Amer. Assoc. for the Advancement of Science, Washington, D.C., S. 125—136 (1955).

SHAFER, W. G., P. G. CLARK, D. BIXLER, and J. C. MUHLER: Salivary gland function in rats. II. Effect of thyroid function on salivary flow and viscosity. Proc. Soc. exp. Biol. (N. Y.) **98**, 245 (1958).

— and J. C. MUHLER: Endocrine factors in experimental animal caries. In: Advances in experimental caries research. Amer. Assoc. for the Advancement of Science, Washington, D.C., S. 137—151 (1955).

— — Endocrine influences upon the salivary glands. In: The metabolism of oral tissues. Ann. N. Y. Acad. Sci. **85**, Art. 1, pp. 215—227 (1960).

SHAW, J. H.: Effect of nutritional factors on bones and teeth. In: Recent advances in the study of the structure, composition, and growth of mineralized tissues. Ann. N. Y. Acad. Sci. **60**, Art. 5, pp. 733—762 (1955).

— A survey of the incidence of dental caries in the rhesus monkey. J. dent. Res. **24**, 129 (1945).

— C. A. ELVEHJEM, and P. H. PHILLIPS: The effect of carbohydrate-free and carbohydrate-low diets on the incidence of dental caries in white rats. J. Nutr. **53**, 151 (1954).

—, and R. F. SOGNNAES: Experimental rat caries. J. Nutr. **53**, 207 (1954).

— — Developmental factors in experimental animal caries. In: Advances in experimental caries research. Amer. Assoc. for the Advancement of Science, Washington, D.C., S. 82—106 (1955).

SOBEL, A. E., and A. HANOK: Calcification of teeth. I. Composition in relation to blood and lymph. J. biol. Chem. **176**, 1103 (1948).

— J. H. SHAW, A. HANOK, and S. NOBEL: Calcification. XXVI. Caries susceptibility in relation to composition of teeth and diet. J. dent. Res. **39**, 462 (1960).

SOGNNAES, R. F.: Caries-conducive effect of a purified diet when fed to rodents during tooth development. J. Amer. dent. Ass. **37**, 676 (1948).

— Experimental rat caries. II. Location, sequence and extent of carious lesions produced in the Norway rat when raised on a generally adequate, finely powdered, purified ration. J. Nutr. **39**, 139 (1949).

STEPHAN, R. M.: The development of caries on the buccal and lingual tooth surfaces of rats as well as proximal and fissure caries. J. dent. Res. **30**, 484 (1951).

—, and M. R. HARRIS: Location of experimental caries on different tooth surfaces in the Norway rat. In: Advances in experimental caries research. Amer. Assoc. for the Advancement of Science, Washington, D.C., S. 47—65 (1955).

STÖCKLI, P.: Einfluß einiger Phosphate auf die Morphologie der Schmelzoberfläche. Med. Diss., Zürich 1963.

TANK, G., and C. A. STORVICK: Effect of naturally occurring selenium and vanadium on dental caries. J. dent. Res. **39**, 473 (1960).

WAGNER, M.: The possible influence of antibody on experimental dental caries in the gnotobiotic rat. Symposium on recent advances in germfree animal experimentation. Univ. of Massachusetts, Amherst (1963).

WEINMANN, J. P., and I. SCHOUR: Experimental studies in calcification. I. The effect of a rachitogenic diet on the dental tissues of the white rat. Amer. J. Path. **21**, 821 (1945).

WESTIN, G.: Scorbutic changes in the teeth and jaws in man. Dent. Cosmos **67**, 868 (1925).

Wolbach, S. B., and P. R. Howe: The effect of the scorbutic state upon the production and maintenance of intercellular substances. Proc. Soc. exp. Biol. (N. Y.) **22**, 400 (1925).
— — The incisor teeth of albino rats and guinea pigs in vitamin A deficiency and repair. Amer. J. Path. **9**, 275 (1933).
Wolf, J.: Plastische Histologie der Zahngewebe. Dtsch. Zahn-, Mund- u. Kieferheilk. **7**, 265, 507, 678 (1940).
Wynn, W., and J. Haldi: The erosive action of various fruit juices on the lower molar teeth of the albino rat. J. Nutr. **35**, 489 (1948).
— — K. D. Bentley, and M. L. Law: Dental caries in the Albino rat in relation to the chemical composition of the teeth and of the diet. II. Variations in the Ca/P ratio of the diet induced by changing the phosphorus content. J. Nutr. **58**, 325 (1956).
Zilva, S. S., and F. M. Wells: Changes in the teeth of the guinea pig, produced by a scorbutic diet. Proc. roy. Soc. B, London **90**, 505 (1919).
Zipkin, I., and F. J. McClure: Potentiation of smooth surface caries by sodium dehydroacetate variously administered to white rats. Proc. Soc. exp. Biol. (N. Y.) **97**, 318 (1958).

Erzeugung von Krankheiten des Skelets

Von

HANS GEBAUER[1]

Mit 21 Abbildungen

Die Beeinflussung des Knochensystems durch verschiedene Elemente und deren Verbindungen, durch Pharmazeutika aus dem Gebiet der Hormone und der Wirkstoffe ist seit langem bekannt. Daß sich mit einer Störung durch solche Mittel auch der Phänotyp des Organismus und die statische Funktion der Knochen ändern kann, ist selbstverständlich. Aber nicht nur die Gegenwart derartiger Stoffe, noch viel mehr der Mangel von lebensnotwendigen Elementen oder Verbindungen führt zu Skeletschädigungen.

Seit etwa 30 Jahren weiß man von dem Einfluß der Vitamine D und C auf das Skelet. In den letzten 10 Jahren ist die Bedeutung des Vitamin A, des Tocopherols sowie zahlreicher Spurenelemente, z. B. von Mangan, Zink, Fluor u. a. in bezug auf das Knochenwachstum erforscht worden. In neuester Zeit wurden experimentelle Studien mit Hormonen, z. B. den Nebennierenrindenhormonen, durchgeführt, die ebenfalls Skeletbeeinflussung erkennen ließen. Nicht unerwähnt dürfen in diesem Zusammenhang auch die Skeletveränderungen bleiben, die durch die vielfältigen Embryonaleinflüsse toxischer Art, z. B. durch banale Gifte, durch Sauerstoff- oder Vitaminmangel, durch fieberhafte Erkrankungen, durch Strahlung usw. entstehen können.

A. Durch Vitamine bedingte Skeletveränderungen

I. Einfluß des Vitamin A (Axerophthol) auf das Skeletsystem

1. Chemie des Vitamin A

Das Vitamin A mit der Summenformel $C_{20}H_{30}O$, dem Molekulargewicht 286,46, ist ein viscoses, gelbliches Öl, unlöslich in H_2O, sehr leicht löslich in den meisten organischen Lösungsmitteln, z. B. in Petroläther, Methanol, Äther, Aceton und Chloroform sowie in fetten Ölen. Gegen Einwirkung von Sauerstoff und Sauerstoffüberträgern ist der Wirkstoff sehr empfindlich. Er wird durch die Einwirkung von ultraviolettem Licht sehr schnell zerstört.

Die chemische Bestimmung erfolgt meist nach der Carr-Price-Methode mit Antimontrichlorid. Bei der biologischen Bestimmung wird hauptsächlich der prophylaktische Test an Ratten nach IRVING und RICHARDS (1940) verwandt, auch der kurative Ratten-Wachstumstest nach BOMSKOV (1939). Zu erwähnen sind weiterhin der Xerophthalmietest nach WAGNER (1938) und der Kolpokeratosetest nach PUGSLEY u. Mitarb. (1944) (Literatur s. E. MERCK 1957 u. 1959).

2. Allgemeine Physiologie des Vitamin A

Die normale Funktion der epithelialen Gewebe ist von der Anwesenheit des Vitamin A abhängig. Ein Vitamin A-Mangel äußert sich charakteristisch in Haut- und Schleimhautveränderungen mit vielseitigen sekundären Folgen. Es bestehen

[1] Unter Mitarbeit von WOLFGANG BÜTTNER bei Kapitel A III 4.

enge Wechselbeziehungen zwischen Vitamin A und einigen Hormondrüsen (Sexual- und Schilddrüse). Als erste Symptome eines Vitamin A-Mangels beobachtet man beim Menschen die Hemeralopie, beim Versuchstier als unspezifisches Begleitsymptom einen Wachstumsstillstand. Direkte Beziehungen zum Knochensystem sind im Experiment, insbesondere bei Vitamin A-Überangebot, nachgewiesen.

3. Einfluß von Vitamin A-Mangel auf das Skeletsystem

Während sich beim erwachsenen Organismus sowie bei einem Lebewesen, welches die embryonale Entwicklung voll abgeschlossen hat, bei Vitamin A-Mangel keine Schädigungen im Mineralstoffwechsel als klinische oder histologische Symptome am Skeletsystem beobachten lassen, so sieht man jedoch infolge dieses Mangels während der Embryonalentwicklung Skeletschädigungen verschiedener Art. In diesem Zusammenhang sei auf das Kapitel über „Umweltbedingte embryonale Skeletmißbildungen" hingewiesen. In diesem Kapitel werden auch genauere Angaben zur Technik derartiger Versuche gemacht.

4. Einfluß hoher Vitamin A-Gaben auf das Skeletsystem

Im Experiment am Tier sowie gelegentlich am Menschen sieht man nach sehr hohen Vitamin A-Gaben, die das 100- bis 1000fache und mehr des Bedarfs ausmachen, schwerste Knochenschädigungen. Weiterhin ist nachgewiesen worden, daß bei trächtigen Ratten die perorale Verabreichung der 1000fachen Bedarfsmenge von Vitamin A während mehrerer Tage zu schwersten embryonalen Skeletdeformationen führt. Es handelt sich dabei um Schäden, die denen gleichen, die bei Vitamin A- und -B_2-Mangel ausgelöst werden. Aber auch bei wachsenden Ratten und bei Pelztieren hat man nach einem Überangebot von Vitamin A Mineralisierungsschäden festgestellt und experimentell wiederholt auslösen können.

5. Zur Technik von A-Hypervitaminosen

a) A-Hypervitaminose bei wachsenden Ratten

Während nach einer einmaligen hohen Vitamin A-Gabe bei der Ratte nur Schwäche (Zittern) mit Hyperämie der Bauchorgane zu beobachten ist, sieht man nach mehrtätiger Verabreichung von 500000 iE Vitamin A pro Tag und Tier bei Ratten im Gewicht von 70 g nach wenigen Tagen schwerste allgemeine und spezielle Störungen. Die Verabreichung erfolgt am günstigsten oral mit der Schlundsonde in 2–4 Fraktionen pro Tag als Emulsion.

b) Auslösung von Embryopathien durch A-Hypervitaminose

Albinoratten im Gewicht von 100–200 g erhalten vom 7.–10. Tag der Trächtigkeit täglich je 25000 iE Vitamin A peroral. Fütterung und Haltung der Muttertiere erfolgt ohne Besonderheiten. Das Futter soll vollwertig sein, eine Vitamin D-Ergänzung ist angebracht. Einzelhaltung der Tiere wirkt sich in diesem Versuch günstig aus, da mitunter Frühgeburten eintreten. Bei erstgebärenden jugendlichen Ratten sind derartige Embryonalschädigungen leichter auslösbar.

6. Pathologisch-anatomische Erscheinungen bei A-Hypervitaminose

Bei der chronischen A-Hypervitaminose sieht man bei der Ratte Conjunctivitis mit Schwellung der Augenlider, Exophthalmus und Rhinitis. Der Gang wird stelzend und hinkend. Bei der Röntgenkontrolle des Skeletsystems werden fast in allen Fällen Frakturen an den Extremitäten festgestellt. Viele Frakturen sind ausgeheilt meist unter starker Dislokation und sind von neuen Frakturen abgelöst. Im weiteren Verlauf der Erkrankung kommt es zur Abmagerung und schweren Kachexie. Nach 14 Tagen ist der Exitus zu erwarten.

Bei den Versuchen mit tragenden Ratten beobachtete man bei über 50 % der tot oder lebend geborenen Feten Anomalien in der Entwicklung des Schädels mit Hemicephalia partialis, mit Hernia cerebri oder Exencephalie. Man findet Kieferspalten, Verkürzung der Mandibula und der Maxilla. Außerdem kommen Makroglossie und Augenfehler vor (COHLAN 1953).

7. Spezielle Pathologie bei Vitamin A-Überangebot

Welche Stoffwechselvorgänge bei einer A-Hypervitaminose zu derartigen Embryonalschäden führen, ist noch nicht geklärt. Gewisse Hinweise geben aber weitere A-Hypervitaminose-Versuche an tragenden Ratten, wobei hohe Dosen von Vitamin A (30000 iE täglich) bei gleicher Versuchsanordnung aber intraperitoneal verabreicht wurden. Diese Gaben hatten bei dieser Applikationsart keine toxische Wirkung und lösten keine Sterilität und keine Embryopathien aus (GEBAUER 1954).

MILLEN u. WOOLLAM (1957) (s.a. WOOLLAM u. MILLEN 1957) stellten gleichfalls fest, daß die parenterale, d. h. die subcutane Applikation von sehr hohen Vitamin A-Dosen (60000 iE) weniger Störungen auslösen als perorale.

Die kombinierte Verabreichung von Cortison und Vitamin A an trächtigen Ratten im ersten Drittel der Trächtigkeit aber hatte eine 100%ige teratogenetische Wirkung. Bei Cortisonacetat (20 mg pro Tier) allein traten keine Mißbildungen auf.

Weitere Literatur zu diesem Thema siehe Arbeiten von ROKKONES (1955), MILLEN u. Mitarb. (1954), MARIE u. Mitarb. (1955).

8. Vitamin A-Überangebot beim Menschen

Bereits 1951 beschrieben MARIE und SEE den akuten Hydrocephalus bei Kindern nach einmaligen hohen peroralen Vitamin A-Gaben mit Vorwölben der Fontanellen, mit Erbrechen, mit Blässe, Somnolenz und Diarrhoe.

Man nimmt an, daß der „Plexus chorioides durch Vitamin A im Übermaß zu erhöhter Liquorproduktion angeregt wird oder aber daß eine fehlerhafte Rückresorption durch die Ependymzellen vorliegt". Auch die Skeleterkrankungen, die nach hohen Vitamin A-Dauergaben beim Menschen auftraten, geben das Bild der allgemeinen Stoffwechselstörung. Man findet dabei am Skelet harte, spindelförmige, berührungsschmerzhafte Schwellungen, meist an Unterarm- und Unterschenkeldiaphysen. Auch die Metatarsalen (unter Freibleiben der ersten Metatarsalen) sowie die Claviculare und die unteren Rippen, gelegentlich auch die Schläfenbeine und das Hinterhauptbein sind häufig befallen. Im Röntgenbild sieht man Abhebungen des Periosts, eventl. in welliger Form und Verdickungen der Corticalis mit subperiostaler Knochenbildung. Es liegt pathologisch-histologisch eine produktive Periostitis vor. Physiologisch sind dabei die Serumlipoide, besonders das Cholesterin erhöht. Auch der Spiegel der alkalischen Phosphatasen ist gestiegen, vermindert sind dagegen die Serumproteine, namentlich die Globulinfraktion (Lit.-Dienst „Roche" 1959).

II. Einfluß des Vitamin C auf das Skeletsystem

1. Chemie des Vitamin C

Das Vitamin C (Ascorbinsäure), mit der Summenformel $C_6H_8O_6$, dem Molekulargewicht 176,13, ist ein weißes, kristallines, fast geruchloses Pulver von citronensäureähnlichem Geschmack. Es ist leicht löslich in Wasser mit saurer Reaktion. Der Schmelzpunkt liegt bei

190° C. Im trockenen Zustand ist dieser Wirkstoff haltbar. Er besitzt ein starkes Reduktionsvermögen. Sein saurer Charakter ist durch eine enolische Hydroxylgruppe bedingt (MERCK 1957 u. 1959).

Im Zusammenhang mit den Skeletveränderungen, die durch Vitamin C-Mangel ausgelöst werden, interessiert hier am meisten die biologische Bestimmungsmethode mit Hilfe des prophylaktischen und kurativen Testes am Meerschweinchen.

2. Zur Methodik von Vitamin C-Mangelversuchen

Unter der Vielzahl der Versuchstiere sind das Meerschweinchen und der Rhesusaffe die einzigen, die während ihres ganzen Lebens Ascorbinsäure zugeführt erhalten müssen.

Daneben haben auch andere Säuger, z. B. der Mensch, der Präriehund und das Reh nicht die Fähigkeit zur Vitamin C-Eigensynthese. Die anderen Säugetiere sind dazu im allgemeinen befähigt, allein im jugendlichen Stadium ist die endogene Vitamin C-Synthese noch nicht voll ausgebildet.

Am Meerschweinchen wird folgender einfacher Versuch durchgeführt:

Eine große Anzahl von Tieren, möglichst gleichen Alters, gleichen Geschlechts und unbedingt gleichen Gewichtes (120–150 g schwer) wird in mehrere Gruppen geteilt (mindestens 10–15 Tiere je Gruppe). Alle Tiere erhalten als Grundfutter ein Heu, welches mindestens 12 Std bei 100° C erhitzt war und dadurch seinen Ascorbinsäuregehalt ganz oder fast ganz verloren hat. Einzelhaltung in Drahtkäfigen ist zu empfehlen.

Da der Bedarf an Vitamin C des Meerschweinchens bei etwa 0,5 mg pro Tier und Tag liegt, wird einer positiven Kontrollgruppe synthetisches standardisiertes Vitamin C in gleichen Mengen zusätzlich per os (Schlundsonde) gegeben. Andere Gruppen erhalten zusätzlich verschiedene Mengen der auf ihren Vitamin C-Gehalt zu prüfenden Substanz. Uns interessiert hier nur die Gruppe, die keine zusätzlichen Gaben erhält und zum Nachweis des Ascorbinsäure-Mangels dient. Die Versuchsdauer beträgt etwa 18 Tage.

3. Pathologisch-anatomische Ergebnisse des Versuches

Da das Vitamin C die Bildung der mesenchymalen Gewebe, insbesondere des Bindegewebes und der Knochen beeinflußt, treten bei den Mangeltieren u. a. auch Störungen des Knochenwachstums sowie der Dentinbildung auf. Zur Auswertung des biologischen Testes wird an den Meerschweinchen insbesondere die Knochenbrüchigkeit (Unterkiefer, Unterschenkel) geprüft. Weiterhin zieht man Blutungen in der Subcutis, unter den Serosen sowie die Ausbildung der Odontoblasten mit zu Rate. [Die Einwirkung auf die Odontoblasten wurde zum sog. Odontoblasten-Test für Vitamin C-Mangel ausgearbeitet (CRAMPTON u. Mitarb. 1944)].

Die Erscheinungen des Skorbut des Meerschweinchens, welche auf vorgeschilderte Art experimentell ausgelöst werden, sind als Systemerkrankung des Mesenchyms anzusprechen. Dabei sind die klinischen Symptome im großen und ganzen dieselben wie beim Menschen (GLASUNOW 1937), wobei die Hämorrhagien auf einer Schädigung der Gefäß- und Capillarwände als Folge einer mangelhaften Beschaffenheit der die Zellen verbindenden sog. Kittsubstanz beruht. Es herrscht dabei eine allgemeine Bindegewebsatrophie, die sich im besonderen Maße bei den Kollagenfibrillen auswirkt. Die skorbutischen Knochenschädigungen äußern sich als Osteoporose und als Ablösung der Epiphysen. Dabei tritt eine starke Abnahme der Knorpelschicht auf. Außerdem beobachtet man häufig eine Verkümmerung der Trabeculae. Auch das Knochenmark wird ergriffen und zeigt eine gelatinöse und fibröse Degeneration der hämatopoetischen Zentren und Blutungen. An den

Zähnen sieht man die Auswirkungen des Vitamin C-Mangels sehr frühzeitig. Hier sei nur kurz erwähnt, daß die Odontoblastenschicht infolge von Hämorrhagien vom sog. Prädentin abgehoben ist. Das Prädentin zeigt im späteren Verlauf der Erkrankung verschieden starke Calcifikation. Die Odontoblasten verlieren weiterhin weitgehend ihre normale Struktur und Gestalt. Sie sind wesentlich verstärkt (Cox 1944, BICKNELL u. Mitarb. 1953).

Als Erscheinungsbild der Osteoporose findet sich der Skorbut-Rosenkranz, eine osteoide Deformation mit Auftreibungen und Blutungen an der Grenze zwischen Knorpel und Knochen der Rippen (Abb. 1 u. 2).

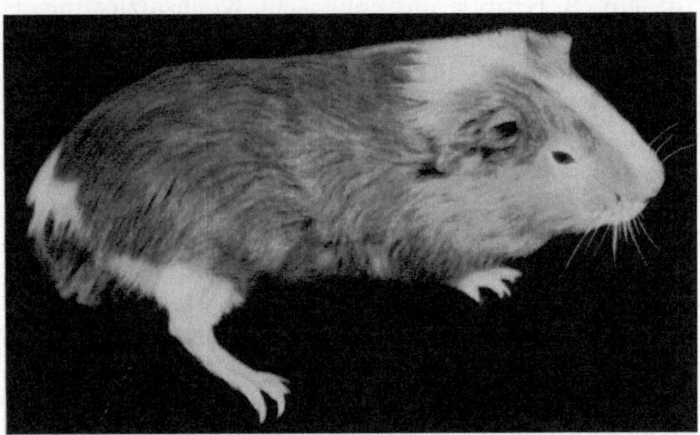

Abb. 1. Skorbut beim Meerschweinchen. Infolge subcutaner und subfascialer Blutungen am Oberschenkel zeigt das Tier meistens diese Beinhaltung. Die Extremität wird weit abgespreizt, selten gebeugt. (Aufn. MARTEN)

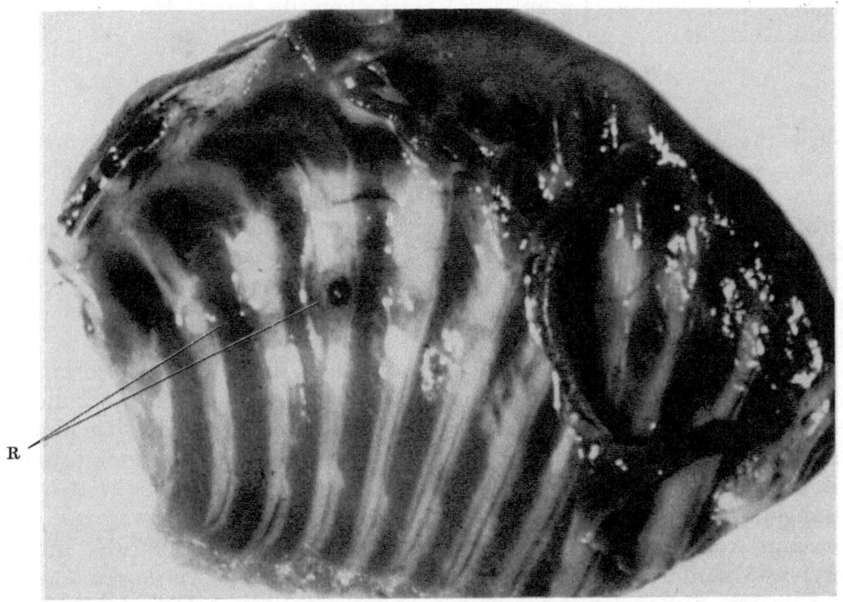

Abb. 2. Sogenannter Rosenkranz bei Skorbut (Meerschweinchen). Auftreibungen mit Hyperämie an Knochen-Knorpel-Grenze. (R)

Die Einwirkung der Ascorbinsäure in die Stoffwechselprozesse des Mesenchyms, insbesondere in den Aufbau der Binde-, Gerüst- sowie mancher Schutzsubstanz sieht man am deutlichsten bei der Callusbildung.

Über den Einfluß des Vitamin C auf die Callusbildung beim Meerschweinchen berichten Strauch u. Mitarb. (1963). Histochemische Untersuchungen an 71 männlichen Tieren ergaben, daß bei Ascorbinsäuremangel keine Heilung der künstlich gesetzten Frakturen infolge Ausbleibens der Bildung von differenzierten Binde- und Stützsubstanzen erfolgte. Durch nachträgliche Vitamin-C-Gaben ließ sich die Callusbildung normalisieren. Pataky u. Mitarb. (1963) prüften ebenfalls den Vitamin-C-Effekt bei Frakturen. Eine Rattengruppe erhielt dreimal je 0,2 ml einer 10%igen Vitamin-C-Lösung jeden 2. Tag zwischen die Fragmente einer geschlossenen Femurfraktur injiziert. Eine 2. Gruppe bekam in gleicher Weise 2%iges Novocain, eine 3. Gruppe physiologische Kochsalzlösung. Eine 4. Gruppe blieb unbehandelt. Bei den mit Ascorbinsäure behandelten Tieren waren bereits am 10. Tag klinische Zeichen einer Konsolidierung zu sehen, während bei den anderen Gruppen Regenerationserscheinungen zu diesem Zeitpunkt noch nicht vorhanden waren. Bei Hunden erzeugten gleiche Autoren ebenfalls geschlossene Frakturen, jedoch am Unterschenkel und vereinigten die Bruchstellen mit dünnem Kirschner-Draht ähnlich einer Knochennagelung. Eine Gruppe der Versuchshunde erhielt viermal je 2 ml einer 10%igen Vitamin-C-Lösung jeden 2. Tag lokal injiziert. Die 2. Gruppe blieb unbehandelt. Nach Ascorbinsäure-Injektion waren an den Bruchstellen weder Anschwellungen noch Haematome zu beobachten. Bereits am 6. Tag belasteten die behandelten Hunde das gebrochene Bein. Demgegenüber bildete sich bei den unbehandelten Tieren Schwellungen und Haematome aus, die erst nach 2 Wochen zurückgingen. Nach 20 Tagen erfolgte noch keine Belastung. Die Callusbildung erwies sich im Röntgenbild im Gegensatz zu den mit Vitamin-C-behandelten Tieren als spärlich. Von einer Förderung der Collagensynthese mit Vermehrung des Knochengewichtes und der Knochenasche als Folge einer Vitamin-C-Zulage zum Futter (1 g auf 1 kg) bei Küken, die einem Hitzestreß ausgesetzt waren, berichten Zych-Bzowska u. Mitarb. (1965).

4. Zur Physiologie der Ascorbinsäure

Welche Prozesse im einzelnen durch die Einwirkung der Ascorbinsäure beim Aufbau der sog. Mikrofibrillen, genannt auch Urfibrillen oder Profibrillen, im Bereich der Filamente und der Grundsubstanz sowie bei den Stoffwechselprozessen der Mucopolysaccharide und Proteine, der Hyaluronsäure und der Chondroitinschwefelsäure ablaufen, ist noch nicht bekannt. Man hat aber im Experiment (Gould 1958) am Meerschweinchen beobachtet, daß die Ascorbinsäure und die Dehydroascorbinsäure einen direkten spezifischen Effekt auf die Kollagensynthese in vivo haben.

An normalen und skorbutischen Meerschweinchen, die z. T. mit Ascorbinsäure behandelt wurden, implantierte man subcutan Polyvinylschwämme, um die Biosynthese von Kollagen zu prüfen. Dabei wurde als Kriterium der Kollagenbildung eine Bestimmung von Hydroxyprolin vorgenommen. Es hat sich gezeigt, daß die lokale Zugabe von Natriumascorbat in die implantierten Schwämme bei Ascorbinsäure-Mangel-Tieren eine rasche Hydroxyprolinsynthese beiwirkt, während es bei Ascorbinsäure-freien Schwämmen beim gleichen Tier kaum zur Bildung von Hydroxyprolin kam. Durch orale Gaben von Ascorbinsäure wurde ein additiver Effekt ausgelöst. Außer der L-Ascorbinsäure war auch die L-Dehydro-Ascorbinsäure wirksam. Unwirksam waren Dihydroxymaleinsäure, Glucoascorbinsäure und Isoascorbinsäure.

Weiterhin hat sich gezeigt, daß Fibroblastenkulturen beim Fehlen von Ascorbinsäure kein Kollagen bilden. Man findet also das gleiche Bild wie bei skorbutischen Tieren. Auch aus diesen Versuchen ist die Wirkung des Vitamin C auf den mesenchymalen Stoffwechsel erkennbar.

Einige physiologische Prozesse, die in Zusammenhang mit dem Wirkungsmechanismus des Vitamin C stehen und beim Skeletsystem wirksam sein könnten, dürfen nicht unerwähnt bleiben.

Als Wirkform der Ascorbinsäure nimmt man z. Z. die sog. Monodehydroascorbinsäure an, ein radikalisches Zwischenprodukt bei der Oxydation der Ascorbinsäure zu Dehydroascorbinsäure (KRISCH 1959, KNOX 1958). Die dabei wirksamen Oxydationsmittel sind sog. „Ein-Elektronen-Acceptoren". Weiterhin kann nun in einer enzymatischen Reaktion Wasserstoff von hydriertem Diphosphopyridinnucleotid (DPNH · H) auf Monodehydroascorbinsäure übertragen werden. Dadurch wird diese wieder zu Ascorbinsäure reduziert. Das wirksame Enzym, DPNH · H → Monodehydroascorbinsäure-Transhydrogenase, wurde bisher in pflanzlichen Systemen und in Nebennierenmikrosomen gefunden.

Das Vitamin C greift in den Kohlenhydratstoffwechsel ein. Beim experimentellen Skorbut ist der Blutzucker erhöht, die Zuckertoleranz erniedrigt und das Leberglykogen vermindert (BANARJEE u. Mitarb. 1946). Es ist anzunehmen, daß die Glykogensynthese gestört ist, da der Gehalt an Leberphosphorylase erniedrigt ist (MURRAY 1948). Weiterhin wurde eine Degeneration der β-Zellen beobachtet. Dadurch ist erklärlich, daß eine verminderte Insulinproduktion mit einem abnormen Kohlenhydratstoffwechsel bei Vitamin C-Mangel auftritt (BANARJEE 1944, BANARJEE u. Mitarb. 1947). Außerdem ist zu vermuten, daß die Ascorbinsäure an der Synthese der Desoxy- und Ribonucleinsäure beteiligt ist (GOLDSTEJN u. Mitarb. 1954, 1956; RUDAS 1955). Da die Ascorbinsäure die Aktivität verschiedener Enzyme (u. a. Papain, Kathepsin, β-Amylase, Urease, Arginase) steigert, zumindest beeinflußt, und sie auch eine Aktivität in der Tyrosin- und Phenylalanin-Oxydation zeigt, sowie die Verwertung der Folsäure fördert und an der Umwandlung in die Folinsäure maßgeblich beteiligt ist; und die Ascorbinsäure nicht zuletzt als integrierender Bestandteil von Mikrosomen für die Biosynthese oder die Transformation von Steroid-Hormonen von Bedeutung ist, wird es leicht verständlich, daß durch eine Beeinflussung des Vitamin C-Stoffwechsels, z. B. durch einen Mangel an diesem Wirkstoff allgemeine schwere Störungen und damit auch Skeletveränderungen auftreten (Nutr. Rev. 1950, GUGGENHEIM u. Mitarb. 1953, Nutr. Rev. 1953, JANDL u. Mitarb. 1953, MAY u. Mitarb. 1953, NICHOL 1953, TAKEDA u. Mitarb. 1955, GUGGENHEIM u. Mitarb. 1956, HARRIS 1956, LAHIRI u. Mitarb. 1956, CAUSI u. Mitarb. 1958, BÜRGER 1959).

Beweisend für die Annahme, daß die Ascorbinsäure vor allem in den Abbau der aromatischen Aminosäuren eingreift, ist die Beobachtung, daß Meerschweinchen mit Skorbut nach Aminosäurebelastung diese nur als unvollständig oxydierte Produkte ausscheiden. Die Zufuhr von Ascorbinsäure bringt diese pathologischen Ausscheidungsprodukte sofort zum Verschwinden. Auch das Frühgeborene (Mensch) reagiert in ähnlicher Weise, da es mit einem zu kleinen Vitamin C-Depot zur Welt kommt und auch in der Milch eine zu geringe Vitamin C-Quelle hat.

III. Einfluß des Vitamin D auf das Skeletsystem

1. Chemie des Vitamin D

Aus der Gruppe der sog. antirachitischen Vitamine (D_1-D_5) sind die Wirkstoffe D_2 und D_3 hervorzuheben. Diese beiden D-Vitamine werden als biologisch wirksame Stoffe im Experiment, in der Prophylaxe und Therapie angewendet.

Vitamin D_2 (Calciferol) hat die Summenformel $C_{28}H_{44}O$, das Molekulargewicht von 396,66, es wurde ursprünglich nur aus pflanzlichen Organismen gewonnen. Dessen Provitamin, genannt Ergosterin, ist als ein Mykosterin ein Begleitstoff des pflanzlichen Cholesterins. Es wird durch Ultraviolett-Bestrahlung über die Zwischenprodukte Lumisterin und Tachysterin in das Vitamin D_2 überführt.

Vitamin D_3 (meist nur als Vitamin D bezeichnet) hat die Summenformel $C_{27}H_{44}O$ und ein Molekulargewicht von 384,65. Dieses Vitamin stammt aus tierischen Organismen, dessen Vorstufe ist 7-Dehydrocholesterin.

Die anderen D-Vitamine D_1, D_4, D_5 sind für die Human- und Veterinärmedizin ohne Bedeutung.

Vitamin D_2 und D_3 liegen als farblose bzw. weiße Kristalle oder als kristalline Pulver vor. Sie sind praktisch unlöslich in Wasser, leicht löslich in Äther, Benzol und Chloroform, löslich in Äthanol (95%ig), Aceton und fetten Ölen. Der Schmelzpunkt für Vitamin D_2 liegt bei 115 bis 119° C, für Vitamin D_3 zwischen 84—88° C (in evakuierten zugeschmolzenen Capillaren). Beide Vitamine sind gegen Einwirkung von Wärme verhältnismäßig beständig; sie müssen aber vor Licht geschützt, am besten unter Vakuum oder unter einem inerten Gas, in gasdichtverschlossenen Gefäßen oder in zugeschmolzenen Ampullen aufbewahrt werden (MERCK 1957 u. 1959). Der Nachweis von Vitamin D_2 und D_3 erfolgt allgemein chemisch mit Hilfe von Antimontrichlorid in Chloroform oder biologisch mit Hilfe des prophylaktischen oder kurativen Rachitistestes an Ratten und Küken. Daneben gibt es noch eine größere Anzahl chemischer und physiko-chemischer Nachweismethoden. Besondere Erwähnung verdient die bereits 1955 entwickelte chromatographische und chemische Methode von GARKINA u. Mitarb. Eine weitere quantitative chromographische Schnellmethode, zugleich zur Trennung von Vitamin A und D, von TSCHAPKE und PLESSING (1957) sei ebenfalls erwähnt.

2. Allgemeines zur Physiologie des Vitamin D

Da das Vitamin D vornehmlich in den Calcium- und Phosphorstoffwechsel eingreift, wird durch diesen Stoff der Aufbau und die Formung des Skelets wesentlich beeinflußt. *Bei Vitamin D-Mangel treten Rachitis und Osteomalacie auf.* Diese beiden Erkrankungsarten sind wesensgleich, aber verschiedene Ausdrucksformen des gestörten Vitamin D-, Calcium- und Phosphorstoffwechsels in den verschiedenen Lebensaltern (ebenso wie die Funktion der Parathyreoidea). In welcher Weise dieses Vitamin in die Prozesse des Mineralstoffwechsels eingreift, ist noch nicht endgültig geklärt.

3. Spezielles zur Physiologie des Vitamin D

Im Zusammenhang mit der physiologischen Wirkung des Vitamin D auf das Skeletsystem sind im einzelnen folgende experimentellen Ergebnisse erwähnenswert:

GALL (1955) fand, daß bezüglich Resorption und Ausscheidungsmenge von radioaktivem Phosphor (P 32) zwischen normalen und rachitischen Ratten keine Unterschiede bestehen. Nur der Ausscheidungsweg ist unterschiedlich. Bei den gesunden Ratten erfolgt die Ausscheidung hauptsächlich durch die Niere, bei den rachitischen Ratten durch den Darm. Die Resorption des radioaktiven Calcium (Ca 45) durch die Darmwand beim Hühnchen ist nach Arbeiten von KEANE u. Mitarb. (1956) weitgehend vom Vorhandensein ausreichender Vitamin D-Gaben abhängig. Diese Autoren sind der Meinung, daß es zweifelhaft erscheint, ob das Vitamin D noch für die Calcifikation von Bedeutung ist, nachdem dieser Wirkstoff durch die Darmwand in den Blutstrom eingetreten ist. Diese Hypothese wird aufgestellt, weil Vitamin D-Mangeltiere einen höheren Prozentsatz von aufgenommenem Calcium im Kot ausscheiden als Tiere, die optimal mit Vitamin D versorgt sind. Mit Hilfe der Verfütterung von radioaktiv markiertem $^{45}CaCl_2$ konnte man feststellen, daß die Ca-Resorption durch Vitamin D in den kranialen Dünndarmabschnitten nicht beeinflußt wird. Anders liegen aber die Verhältnisse in den caudalen Abschnitten. Offenbar wird durch die D-Vitamine die Calcium-Resorption in erster Linie dann begünstigt, wenn die allgemeinen Resorptionsbedingungen ungünstig sind und wenn in den oberen Darmabschnitten eine ungenügende Resorption erfolgt ist. Für die Resorptionsmenge scheint allerdings noch ein weiterer evtl. endogener, noch nicht bekannter Faktor verantwortlich zu sein. Außerdem besitzt Vitamin D Funktionen im Stoffwechsel verschiedener Organe, z. B. auch in der Ordnung der Fibrillen der Knochenmatrix.

Besonders hervorzuheben ist, daß die Vitamine D_2 und D_3 bei den einzelnen Tierarten verschieden stark wirken. So wurde festgestellt, daß das Vitamin D_3 dem Vitamin D_2 bei Küken an antirachitischer Wirksamkeit weit überlegen ist, und zwar je nach Versuchsbedingungen – gemessen nach Ratteneinheiten – um das 30–100fache. Bei anderen Tieren, insbesondere beim Säuger, wirkt das Vitamin D_3 nur wenig stärker als Vitamin D_2. Es besteht ein Wirkungsverhältnis von etwa 4 : 3 (AUHAGEN u. Mitarb. 1949).

Unter den einzelnen Tierarten gibt es nun wieder Einzeltiere, die besonders empfindlich für diesen Wirkstoff sind. Auch bei den Tieren (beim Schwein) hat man eine dem Menschen ähnliche Vitamin D-resistente Rachitisform oder eine Disposition zur D-Hypervitamonose (SCHULZE 1956, FANCONI 1955) gefunden. Wenn eine Überempfindlichkeit oder eine hohe Verträglichkeit von Vitamin D vorliegt, dann sind dafür bestimmte Entwicklungslagen des Körpers (Trächtigkeit, Lactation, Mangelzustände) oder spezielle Bedingungen (Futterzusammensetzung, Applikationsform, Löslichkeit usw.) verantwortlich zu machen.

Nicht nur im rachitischen oder osteomalazischen, sondern auch im normalen Organismus wird die Resorption und Einlagerung von Calcium im Knochen und in den Zähnen durch Anwesenheit des Vitamin D wesentlich gefördert. Nach McCHESNY (1943) bewirkt das Vitamin D_3 einen vermehrten Anstieg der Blutcalciumwerte. Diese Wirkung ist weitgehend vom Calcium-Bedürfnis des Körpers abhängig, besonders beim jugendlichen Organismus. Störungen machen sich demnach im Wachstumsalter am ehesten bemerkbar. An Hand von Calciumbilanzen und durch Untersuchungen mit Ca^{45} konnten diese Befunde gesichert werden.

4. Zur Methodik von Vitamin D-Mangelversuchen (W. Büttner u. H. Gebauer)

Man nimmt für diese Versuche meist jugendliche schnellwüchsige Tiere. Für Experimente und Teste sind jugendliche Albinoratten und Hühnerküken am geeignetsten.

Um die klinischen Erscheinungen der Rachitis bei den einzelnen Tierarten experimentell auszulösen, muß das Calcium-Phosphor-Verhältnis im Futter genauestens beobachtet werden. Für fast alle Tiergattungen ist ein Ca/P-Verhältnis von 1,3—2 : 1 als optimal zu bezeichnen.

Bei einem derartigen Verhältnis ist bei fast allen Versuchstieren eine Rachitis oder Osteomalacie auslösbar, wenn dem Organismus kein Vitamin D zur Verfügung steht. Ratte und Goldhamster erkranken nicht bei völligem Fehlen dieses Wirkstoffes, falls ein günstiges Ca/P-Verhältnis von 1—2:1 im Futter vorliegt. Ist jedoch diese Relation zugunsten von Calcium verschoben, dann ist bei Abwesenheit von Vitamin D die Rachitis um so leichter auslösbar, je ungünstiger das Ca/P-Verhältnis ist. Auch bei der Ratte gelingt es dann, die Rachitis experimentell zu erzeugen. Gibt man Vitamin D in ausreichender Menge oder setzt man die Tiere einer Ultraviolett-Lichtquelle aus, wobei aus dem im Körper befindlichen 7-Dehydrocholesterin Vitamin D_3 gebildet wird, dann kann eine derartige Ca/P-Stoffwechselstörung in Form der Rachitis oder Osteomalacie vermieden werden.

Hier sei auch auf das Ergänzungswerk „Die Pharmakologie anorganischer Ionen" zum „Handbuch der experimentellen Pharmakologie" von O. EICHLER (1950), insbesondere auf die Seiten 940—1032 hingewiesen. In dem fraglichen Kapitel „Mangel und Überschuß von Phosphat" sind die im Experiment bei verschiedenen Tierarten aufgefundenen Calcium-Phosphor-Bilanzen aufgezeichnet. Dabei ist auch der Einfluß des Vitamin D, dessen Mangel und Überangebot mit besprochen.

Tabelle 1

Ca	P	Ca/P	Autor	Alter der Ratten	Knochenveränderung
1,00	0,2	5	GOLDBLATT	jung	starke Rachitis
1,23	0,3	4	McCOLLUM	25 Tage	starke Rachitis
0,83	0,3	3	McCOLLUM		mäßige Rachitis
0,63	0,29	2	McCOLLUM		leichte Rachitis
0,96	1,0	1,0	McCOLLUM		normal
0,26	0,32	1	KORENCHEVSKY	25 Tage	normal
0,77	0,37	1,2	CHICK u. ROSCOE		Rachitis
0,49	0,67	2/3	McCOLLUM		normal; einige Veränderungen an den Knochenbalkchen
0,25	0,5	1/2	KORENCHEVSKY		16 Osteoporosis; 13 leichte, 11 mäßige, 1 starke Rachitis
0,05	0,2	1/4	KORENCHEVSKY	21—27 Tage	0 Osteoporosis; 4 leichte, 1 mäßige, 3 starke Rachitis
0,03	0,3	1/10	McCOLLUM		schwere Osteoscleoris (? ?)
0,05	0,55	1/12	KORENCHEVSKY	20—35 Tage	0 Osteoporosis; 4 leichte, 7 mäßige, 4 starke Rachitis
				50—60 Tage	1 Osteoporosis; 2 leichte, 2 mäßige, 3 starke Rachitis
				80—125 Tage	2 Osteoporosis; 2 leichte, 1 mäßige, 0 starke Rachitis

Aus diesem Werk seien im Zusammenhang mit vorstehenden Vitamin D-Versuchen 2 Tabellen aufgeführt. Die eine (Tab. 1) gibt eine Übersicht über das Auftreten von Osteomalacie bei verschiedenem Calcium- und Phosphor-Angebot mit dem Futter bei Ratten bei Vitamin D-Mangel. Die andere Tabelle (Tab. 2) zeigt die Erfolge einiger Experimente mit Überangebot von Vitamin D, z. T. nach Dauerverabreichung.

Tabelle 2

	Diät		Dosierung	
	Ca''	P-%		
a)	0,515	0,450	2000— 4000 E	Keine Erscheinungen in 10 Monaten
			10000—20000 E	Chronische Vergiftung mit Sklerose
			40000—80000 E	Akute Vergiftung mit Sklerose
b)	1,24	0,243	10000—20000 E	Gut vertragen
			40000—80000 E	Toxisch, Sklerose seltener als bei a)
c)	0,012	0,475	400 E	In 340 Tagen: Leichte Veränderungen der Aorta. Schwerste Osteoporose, Tod, Zulage von Ca'' auf 1,212 % beschleunigt den Tod
d)	0,012	1,748	2000— 4000 E	Blieben nicht lange am Leben
e)	0,412	1,780	400 E	Höchste Toxicität mit starken Verkalkungen

a) Vitamin D-Mangelversuche mit Albinoratten (W. Büttner u. H. Gebauer)

Sämtliche Versuchsmischungen für die Albinoratten sind so zusammengesetzt, daß kein Vitamin D darin enthalten ist und daß das Ca/P-Verhältnis über 3 : 1 liegt, wobei der Gesamtphosphorgehalt der Kost nicht über 0,5 % liegen darf (ACKERMANN 1958). Vorteilhaft ist der Schutz der Versuchstiere vor UV-Licht. Die bewährten Kostzusammenstellungen von McCOLLUM (1927), Kost Nr. 3143, und die von STEENBOCK und BLACK (1925), Kost Nr. 2965, sind in verschiedenen Varianten im Gebrauch.

Rachitogene Kost von McCOLLUM Nr. 3143 (akute Rachitis nach 19 bis 21 Tagen).

Ganze Weizenkörner	33 %
ganze Maiskörner	33 %
Gelatine	15 %
Weizenkleber (Gluten)	15 %
Kochsalz.	1 %
Calciumcarbonat	3 %

Es befinden sich in 100 g der Kost 1,22 g Ca und 0,3 g P von STEENBOCK-BLACK Nr. 2965 (USP).

Gemahlener gelber Mais . . .	76 %
Weizenkleber (Gluten)	20 %
Kochsalz.	1 %
Calciumcarbonat	3 %

Ca/P-Verhältnis 4 : 1.

Diese Kostform wurde auch für den biologischen Vitamin D-Test der Pharmakopeia USP XV S. 889–892 (1955) übernommen. Es finden sich dort genaue Angaben über die Durchführung des Testes und der Auswirkung rachitischer Veränderungen.

Ein jahrelang erprobtes rachitogenes Futter, welches in der vormaligen Anstalt für Vitaminforschung und Vitaminprüfung in Potsdam-Rehbrücke für die Albinoratten üblich war und sich außerordentlich bewährt hat, ist folgendermaßen zusammengesetzt:

Maisschrot	32 Teile
Weizenschrot	33 Teile
Kleber (extrahiert)	10 Teile
sterilisierten Milchzentrifugenschlamm (etwa 50% Wassergehalt)	20 Teile
Calciumcarbonat	4 Teile
Salz (NaCl)	1 Teil

Das Ca : P-Verhältnis liegt bei etwa 4,5—5 : 1.

Zur Methodik seien noch folgende wichtige Einzelheiten erwähnt:

Für den prophylaktischen Vitamin D-Test werden negative und positive Kontrollgruppen mit 10—12 Tieren angesetzt (s. später).

Bei einer zweitägigen *Vor*fütterung mit vorstehender Kost ist es möglich, die Versuchsdauer auf 7 Tage zu verkürzen (Bährecke 1956).

Als Standardpräparat gelangt kristallines Vitamin D_2 bzw. D_3 einer anerkannten Firma zur Anwendung. Die Lösung des kristallinen Vitamins erfolgt in Klauenöl (Oleum pedum tauri).

Die vorteilhafteste Dosierung für Albinoratten beträgt: 0,0—0,2—0,4—0,8—1,6 iE Vitamin D/0,1 ml Öl bei täglicher Applikation bzw. 0,0—0,4—0,8—1,6—3,2 iE Vitamin D/0,1 ml Öl bei Applikation an jedem 2. Tag je Tier.

Haltung der Versuchstiere einzeln in Glaskästen auf Hobelspänen. Raumtemperatur 20 bis 25° C. Applikation der Vitamin D-Lösungen mittels Schlundsonde. Verabreichung des Futters nach der Spritzung.

Karg beobachtete rachitische Veränderungen bereits nach 7—10 Tagen nach Verabreichung folgender Kost an entwöhnte Ratten:

	%
Maismehl	39
Weizenmehl	39
Sojaschrot (gemahlen und extrahiert)	17,5
$CaCO_3$	3,5
NaCl	1

Ca-Gehalt der Kost: 1,54%
P- Gehalt der Kost: 0,32%

Altromin GmbH (Lage, Deutschland) bietet folgende rachitogene Kostform an:

Sojaschrot	30
Reisstärke DAB 6	56
Olivenöl	2
Cellulosepulver	4
Mineralstoffmischung	6
Vitaminvormischung (auf Reisstärke)	2

Zusammensetzung der Mineralmischung (Angaben in 60 g = 1 kg Diät):

$CaCO_3$	30 g
K-Acetat	10 g
NaCl	8 g
$NaHCO_3$	6 g
$MgSO_4 \cdot 7\,H_2O$	5 g
Fe-(II)-Gluconat $\cdot\ 2\,H_2O$	1480 mg
$MnSO_4 \cdot 4\,H_2O$	450 mg
$ZnCO_3$	40 mg
$CuSO_4 \cdot 5\,H_2O$	20 mg
KJ	0,5 mg
$Na_2MoO_4 \cdot 2\,H_2O$	0,5 mg
NaF	10 mg

Zusammensetzung der Vitaminmischung (Angaben in 20 g = 1 kg Diät):

DL-Methionin	1200 mg
Vit. A	15000 iE
Vit. E	150 mg
Vit. K_3	10 mg
Vit. $B_1 \cdot HCl$	20 mg
Vit. B_2	20 mg
Vit. $B_6 \cdot HCl$	15 mg

Vit. B_{12}	30 μg
Pantothensäure (Ca-salz) .	50 mg
Nicotinsäure	50 mg
Cholinchlorid	1000 mg
Folsäure	10 mg
Biotin	200 μg
Inosit	100 mg
p-Aminobenzoesäure. . .	100 mg
Vitamin C	20 mg
Reisstärke ad	20 g

Nach Angaben der Nat. Acad. of Sciences, Nat. Res. Council, Nutrient requirements of laboratory animals, Publ. No. 990 (1962) ist die wünschenswerte Zufuhr an Ca und P für normales Wachstum und Fortpflanzung bei der Ratte:

	Wachstum		Gravidität		Lactation	
	pro Tag	in 100 g Kost	pro Tag	in 100 g Kost	pro Tag	in 100 g Kost
Ca, mg:	60	600	120	600	180	600
P, mg:	50	500	100	500	150	500

Die tägliche Futteraufnahme beträgt bei der Ratte etwa 10 g während des Wachstums, 20 g während der Gravidität und 30 g während der Lactation. Eine Vitamin D-Zuhr ist bei vorliegendem Ca- und P-Gehalt in der Kost nicht erforderlich.

b) Vitamin D-Mangelversuche mit Hamstern (W. Büttner)

Der *Goldhamster* (Cricetus auratus) hat den gleichen Mineralbedarf wie die Ratte. Rachitis entwickelt sich bereits innerhalb 10–12 Tagen nach Verabreichung einer Vitamin D-Mangelkost (s. bei der Ratte) an entwöhnte Hamster, wenn die Kost einen Ca-Gehalt von 0,4 % und einen P-Gehalt von 0,02 % aufweist (JONES 1945). Auch ohne Vitamin D-Gaben verläuft die Verkalkung normal, wenn das Ca/P-Verhältnis in der Kost optimal ist (0,6 % Ca und 0,35 % P). Wie die Ratte benötigt der Hamster also kein Vitamin D in der Kost, optimale Ca- und P-Mengen und optimalen Ca/P-Quotienten vorausgesetzt.

c) Vitamin D-Mangelversuche mit Mäusen (W. Büttner)

Zur Erzeugung von Rachitis können die gleichen Kostformen wie die für die Ratte angegebenen verwendet werden.

d) Vitamin D-Mangelversuche mit Küken (W. Büttner u. H. Gebauer)

Auch beim Küken lassen sich, wie erwähnt, durch Vitamin D-Mangel Skeletveränderungen auslösen. Der Kükentest ähnelt durchaus dem Albinorattentest, nur verwendet man ein anderes Futter, außerdem ist die Versuchsdauer wesentlich länger. Jede UV-Strahlung ist sorgsam abzuschirmen.

Rachitogene Kükenkost (nach BAKER u. WRIGHT 1949):

Maismehl	35 %
Weizenmehl . . .	24 %
Kleie	10 %
Magermilchpulver .	8 %
Fleischmehl . . .	10 %
Gemahlenes Heu .	5 %
NaCl	0,5 %
gekörntes $CaCO_3$.	1,5 %
Olivenöl	1,0 %

Die Küken kommen mit dem ersten Lebenstag in den Versuch, verwendet werden nur männliche Küken. Der Rachitistest dauert 3–6 Wochen, je nach Wuchsfreudigkeit der Versuchstiere.

Ein anderes bewährtes rachitogenes Futter für Küken ist folgendes:

Maisschrot	60,0%
Sojaschrot	21,5%
Magermilchpulver	10,0%
Luzernenmehl	7,0%
Vitamin B-Konzentrat (B_1, B_6, Niacin, Pantothensäure, B_6, B_{12} und Cholin)	0,5%
Mineralstoff-Mischung mit Spurenelementen Fe, Cu, Co, Mn)	0,5%
Holzkohle	0,5%.

Dem Futter wird soviel $CaCO_3$ beigegeben, daß nach überschlägiger Berechnung ein Ca/P-Quotient über 2,5 vorliegt. Bei vorstehender Kost wird die Versuchsdauer mit 22 Tagen angegeben (Havermann u. a. 1956).

Werden einen Tag alte Küken mit Vitamin D-Mangelkost ernährt, wird ferner jede UV-Strahlung sorgsam abgeschirmt, so entwickeln sie innerhalb von 28 Tagen eine schwere Rachitis (Chen u. Bosmann 1964). Die rachitogene Kostform hat folgende Zusammensetzung:

	%
Alfalfa-Mehl	5,5
Sojamehl	15,4
Knochenmehl	4,4
Maisschrot	34,4
Weizenmehl	28,4
Magermilchpulver	9,4
Baumwollsamenöl	1,0
NaCl	1,0
Knochenasche	0,5

Ca-Gehalt der Kost: 1,45%
P -Gehalt der Kost: 1,10%
Ca/P-Quotient : 1,3

Bezugsquellen für rachitogene Kostformen: Altromin GmbH, 491 Lage, Postfach 285. General Biochemicals Inc., Chagrin Falls, Ohio, U.S.A. Nutritional Biochemical Corp., Cleveland, Ohio, U.S.A.

e) Vitamin D-Mangelversuche bei Affen (W. Büttner)

Bei Abwesenheit von Vitamin D in der Kost oder bei Fehlen von UV-Licht entwickelt der junge Rhesusaffe (Macaca mulatta und Macaca irus) eine Rachitis, ähnlich der des Kleinkindes. Jedoch scheint beim Rhesusaffen die Rachitis bei Vitamin D-Mangel weitgehend unabhängig vom Ca/P-Verhältnis in der Kost zu sein (Nutrient requirements of laboratory animals, Nat. Acad. of Sciences, Nat. Res. Council, No. 990, 1962).

Nach den Erfahrungen entspricht der Bedarf an Ca, P und Vitamin D dem des jugendlichen Menschen. Genaue quantitative Bedarfsermittlungen für Ca, P und Vitamin D liegen bisher nicht vor.

Eine rachitogene Kostform in Pellets liefert die Firma Altromin GmbH, 491 Lage (Lippe), Postfach 285 in ihrem Sonder-Diäten-Programm.

f) Vitamin D-Mangelversuche bei Hunden (W. Büttner)

Mellanby (1921) benutzte zur Erzeugung von Rachitis bei jungen Hunden u. a. folgende Kostformen:

(1)		(2)	
Vollmilch	200 ml/Tag	Vollmilch	175 ml/Tag
Hafermehl	ad libit.	Weißbrot	ad libit.
Reis	ad libit.	NaCl	1—2 g/Tag
NaCl	2 g/Tag		

Campbell und Douglas (1965) geben folgende Kostform an:

Dosenfleisch	60%
getrocknetes Weißbrot (ohne Ca-Zusatz)	30%
Rohrzucker	10%

Diese Kost enthält 0,08—0,10% Ca und
0,13—0,15% P
nur Spuren an Vitamin D.

Kostverabreichung bis zur Entstehung von Rachitis: 3 Monate.

Eine weitere rachitogene Kostform wird von Ney et al. (1965) beschrieben. Die Verabreichung erfolgt vom Zeitpunkt der Entwöhnung:

Tagesration pro Hund:

Hafermehl	400 g
Magermilchpuver	100 g
Bierhefe	7 g
NaCl	3,5 g
Vitamin C	10 mg
Vitamin A	1000 iE
Erdnußöl	15 ml

Mit dieser Kost werden täglich 200 mg Ca und 800 mg P aufgenommen. Der normale Bedarf des jungen Hundes beträgt 500 mg Ca, 1000 mg P und etwa 500 iE Vit. D/Tag.

g) Vitamin D-Mangelversuche bei Katzen (W. Büttner)

Im Alter von einem Jahr und darüber ist der Vitamin D-Bedarf der Katze sehr niedrig. Dies geht aus Untersuchungen von Gershoff et al. (1957) hervor, in denen festgestellt wurde, daß nach dem Überleben einer akuten Rachitis bei 12 Monate alten Katzen eine spontane Ausheilung erfolgte. Die Autoren benutzten zwei Kostformen, die sich im Ca- und P-Gehalt unterschieden (1% Ca und 1% P; 2% Ca und 0,65% P). Durch eine Vitamin D-Mangelkost mit 1% Ca und 1% P wurde eine schwerere Rachitis erzeugt, als bei einem Ca-Gehalt von 2% und einem P-Gehalt von 0,65%.

Drei bis sechs Monate alte Katzen erkrankten bei entsprechender Kostverabreichung nach 4–5 Monaten an Rachitis. Die Kostzusammensetzung war wie folgt (in %):

	1% Ca, 1% P	2% Ca, 0,65% P
Casein (vit.-test casein)	32,1	32,1
Maisöl	13,0	13,0
Pflanzenfett	13,0	13,0
Salzmischung (Jones u. Foster 1942) ohne Ca und P	1,8	1,8
Cholinchlorid	0,3	0,3
Rohrzucker	36,4	34,3
$CaHPO_4$	3,4	1,8
$CaCO_3$	—	3,7

Vitamine (pro kg Kost):

Thiamin	4 mg
Riboflavin	8 mg
Nicotinsäure	40 mg
Pantothensäure	20 mg
Pyridoxin	4 mg
Folsäure	1 mg
Biotin	0,2 mg
Menadion	1 mg
Vitamin A	25000 iE

Verläßliche Daten über den genauen Bedarf an Ca und P bei der Katze liegen nicht vor. 250 iE von Vitamin D_3 zweimal wöchentlich peroral verhinderten das Auftreten von Rachitis bei Katzen, die die oben angegebenen Kostformen erhalten hatten.

h) Vitamin D-Mangelversuche bei Meerschweinchen (W. Büttner)

Wenn der Gehalt an Ca und P in der Kost sowie der Ca/P-Quotient in den üblichen, für Meerschweinchen verwendeten Kostformen optimal sind, benötigt das junge Tier kein bzw. nur sehr geringe Mengen an Vitamin D. Rachitisähnliche Veränderungen werden bei einem Ca-Gehalt von 0,9 % und bei einem P-Gehalt von 1,7 % in der Kost gefunden. Kostformen für Meerschweinchen mit etwa 12 g Ca und 7 g P pro kg sowie 300 iE Vitamin D_3 pro kg garantieren Wohlbefinden und optimales Wachstum. Es existieren keine Angaben über den genauen Bedarf an Mineralstoffen. Das Meerschweinchen ist für die Erzeugung von Rachitis offenbar wenig geeignet, denn in der Literatur fehlen einschlägige Untersuchungen.

5. Spezielle Vitamin D-Versuche (H. Gebauer)

Erwähnenswert ist noch ein rachitogenes Futter für Albinoratten mit hohem Phosphorgehalt und geringem Calciumanteil. Der durch eine derartige Diät entstehende Calciummangel kann ebenfalls durch Vitamin D ausgeglichen werden unter der Voraussetzung, daß die absolute Menge an Calcium im Futter ausreicht (Stepp-György 1927).

Ganze Weizenkörner . .	25,0 %
ganze Maiskörner . . .	19,5 %
polierter Reis	9,5 %
Haferflocken	9,5 %
Erbsen	9,5 %
Bohnen	9,5 %
Vollmilchpulver	5,0 %
Casein	10,0 %
NaCl	1,0 %
Dextrin	1,5 %
	100,0 %

Weitere spezielle Vitamin D-Versuche unter Verwendung verschiedener Calcium-Verbindungen hat Brune (1956, 1957, 1958, 1959) durchgeführt. Dabei zeigte es sich, daß allein durch eine unterschiedliche Anionenbindung für das Calcium Unterschiede im antirachitischen Effekt des Vitamin D liegen. So tauscht Brune z. B. das $CaCO_3$ in der rachitogenen Kost von McCollum Nr. 3142 durch äquivalente Mengen Calciumlactat aus. Er findet trotz annähernd gleicher Zusammensetzung nach analytischer Untersuchung beider Diäten (s. Tab. 3) ohne Vitamin D-Applikation in der letztgenannten Calciumlactat-Diät einen antirachitischen Effekt von 0,15 iE Vitamin D täglich.

Tabelle 3 (nach Brune 1956)

Kostform	in % der Trockensubstanz					
	Rohprotein	N-freie Extraktstoffe	Ca	Mg	P	Ca : P
A	30,77	59,02	1,493	0,112	0,283	5,28 : 1
B	29,44	62,10	1,434	0,207	0,271	5,29 : 1

Nährstoffgehalt der rachitogenen Kostform nach McCollum Nr. 3142 (= A) und nach Austausch von $CaCO_3$ durch Ca-äquivalente Mengen von Calciumlactat (= B).

Bei einer zusätzlichen Dosierung von 0,64 iE Vitamin D zu dieser Kostform wird die antirachitische Wirksamkeit von etwa 1 iE Vitamin D erreicht. Brune (1956) schreibt dazu:

„Somit wurde frei von Beeinflussungsmöglichkeiten der Versuche durch grob stimulierende Bestandteile der Diät ... ein antirachitischer Effekt mit 0,15 iE Vitamin D täglich erzielt. ...

Da das Lactat nährstoffmäßig oder toxisch nicht ins Gewicht fällt, muß mit einer Änderung der Reaktionslage in den resorbierenden Darmabschnitten gerechnet werden. Eine direkte intermediäre Wirkung von Calciumlactat auf die Rachitisgenese dürfte kaum gegeben sein. Die leichte Resorbierbarkeit von Calciumlactat gegenüber Calciumcarbonat, die nach der Literatur bekannt ist, müßte zum reziproken Versuchsergebnis führen. Denn bisher wurde die leichte Resorbierbarkeit von Calcium nur auf das Anion des Calciumsalzes zurückgeführt. . . .

Daraus wird in der Wirkung der Diätformen für Versuch B im Vergleich mit Versuch A (s. Tab. 3) eine bessere Resorptionsmöglichkeit für Calcium zu erwarten sein, die bei der angespannten Phosphormangellage der Grunddiät den Effekt der Ausweitung des Ca:P-Verhältnisses verstärkt. Der gegenteilige Effekt trat ein."

Aus den Versuchen mit Calciumacetat, mit Calciumchlorid, Calciumacetochlorid, Calciumlactat, Calciumcitrat und mit Calciumfluorid (BRUNE 1957/1958) ergibt sich, daß der Vitamin D-Effekt als eine streng spezifische Wirkung auf den Gesamtorganismus und auf die Knochenentwicklung der Versuchstiere (Ratte) anzusehen ist, die zu einem Vergleich mit der biologischen Calcium- und Phosphor-Wirkung nicht herangezogen werden kann. Besonders hervorzuheben ist, daß auch Calciumfluorid einen ähnlichen Effekt auf das Stoffwechselgeschehen des Knochens erkennen läßt.

Wichtig ist noch der Hinweis, daß es sich bei diesen Versuchen von BRUNE und bei den Testexperimenten um orale Vitamin D-Gaben handelt, wobei zwischen den einzelnen Vitamin-Präparaten (Standardpräparat) gewisse Unterschiede bestehen, je nachdem ob es sich um ölige oder wäßrige Lösungen oder um Emulsionen handelt. Bei subcutanen, intramuskulären und intravenösen sind ebenfalls Differenzen in der Wirkung zu verzeichnen, die aber für allgemeine Rachitistestversuche unberücksichtigt bleiben können, sofern man in den zu vergleichenden Versuchen einheitlich vorgeht (GEBAUER 1958, JESSERER 1955).

Zur Klärung der Funktion des Vitamin D_3 bei Küken tragen die Arbeiten von WORKER u. Mitarb. (1961) und von MRAZ (1961) bei. MRAZ hat New Hampshire-Hähnchen-Küken eine normale Kükendiät verabreicht, die ad libitum zur Verfügung stand und 0,5–2,5 % Ca, 0,3–1,5 % P und 10–100 iE Vitamin D_3 per lb enthielt. Nach 3 Wochen Versuchsfütterung mit gleicher Grunddiät erhielt eine Gruppe verschiedene Mengen von ^{45}Ca und von ^{32}P, sowie ^{85}Sr oral, eine zweite Gruppe erhielt gleiche Elemente in gleichen Mengen intraperitoneal. 48 Std nach der Verabreichung wurden die Tiere getötet und untersucht. Es zeigte sich, daß mit steigender Vitamin D_3-Aufnahme eine erhöhte Einlagerung des oral applizierten ^{45}Ca und ^{85}Sr in den Knochen nachzuweisen war. Der Gehalt an ^{45}Ca und ^{85}Sr in den Knochen der Tiere, denen die Elemente intraperitoneal gegeben worden war, war gesunken. Mit einer Erhöhung des Calciumangebotes in der Nahrung ging die Einlagerung des oral verabreichten ^{45}Ca und ^{85}Sr zurück. Der Anteil des intraperitoneal applizierten ^{32}P stieg dagegen an. Mit einer Erhöhung des Phosphor-Angebotes in der Nahrung sanken die Einlagerungswerte des oral verabreichten ^{85}Sr und ^{32}P sowie die des intraperitoneal gegebenen ^{32}P. WORKER u. Mitarb. fanden bei Küken ähnliche Unterschiede bei oraler und subcutaner Applikation von Zn und Cd, die als radioaktive Chlorid-Isotope zugeführt wurden, unter Einwirkung von Vitamin D. Bei subcutaner Gaben von Zn und Cd hatte das Vitamin D keinen Einfluß. Bei oraler Zufuhr dieser Elemente zeigte sich eine Erhöhung der Resorption. Die Aufnahme des Elementes Quecksilber blieb bei subcutaner und bei oraler Applikation durch Vitamin D unbeeinflußt. In einer 2. Arbeit von WORKER u. Mitarb. (1961) wurde der Vitamin D-Einfluß auf die Verwertung und Einlagerung in die Knochensubstanz von Barium, Beryllium, Calcium, Magnesium und Strontium bei Küken geprüft. Auch hier zeigt sich, daß die orale Verabreichung des Vitamin D die Resorption und Einlagerung von Ba, Be, Ca und Sr erhöht, während die subcutane Zufuhr keinen Einfluß hat. Die Magnesium-Einlagerung wurde bei subcutaner Applikation des Vitamin D sogar signifikant verringert.

Zur Frage der Wechselwirkungen zwischen Vitamin D und einzelnen Elementen, die auf das Skeletsystem einwirken, seien noch 2 Arbeiten erwähnt. GÜNTHER (1966) fand an Ratten unter Vitamin-D-Mangel, daß Mg-Zulagen in Größenordnungen von 0,1—0,9% der Trockensubstanz des Futters antisomatische Wirkung mit Hemmung der Ossifikation zeigen. Dabei wird die Ca- und P-Verwertung vermehrt herabgesetzt. $MgCO_3$ hat stärkeren Hemmeffekt als MgO und $MgSO_4$. GASTER u. Mitarb. (1967) und MINDER u. Mitarb. (1958) berichten von der Einwirkung des Fluor auf das Skelet der Ratten. Die Röhrenknochen und Zähne nehmen nach Verabreichung von Fluor etwa 30% weniger Ca auf als die Kontrolltiere. Das gilt für normalernährte und rachitische Ratten. Bereits bei ganz geringer Fluordosierung zeigte sich an den Molaren eine Abnahme des Calciumeinbaues um etwa 5%.

6. Pathologisch-anatomische Erscheinungen bei Vitamin D-Mangel

Bei der Rachitis treten folgende pathologisch-anatomische und histologisch-röntgenologisch nachweisbare Veränderungen am Skelet auf:

Verkürzung der Röhrenknochen, Verdickung von Skeletteilen, die knorpelig sind, z. B. an Gelenken, hauptsächlich an der Rippe und den Extremitätengelenken, Verkrümmung der Knochen nach Belastung. In der jugendlichen Epiphyse, die ursprünglich knorpelig angelegt ist, wird bei Rachitis die Verkalkung des Knorpelkernes verzögert, wobei die weiblichen Tiere den männlichen genauso wie der normalen Entwicklung vorauseilen (BÜRGER 1959). Mikroskopisch ist nachweisbar, daß der Säulenknorpel in der Länge wuchert, daß die Säulen unregelmäßig werden und als Zellinseln z. T. auf der Diaphysenseite liegen bleiben. Diese Erscheinungen treten besonders deutlich am proximalen Ende der Tibia und an der Knochen-Knorpel-Grenze der Rippen in Erscheinung (s. Abb. 3 bis 5). Diese Ver-

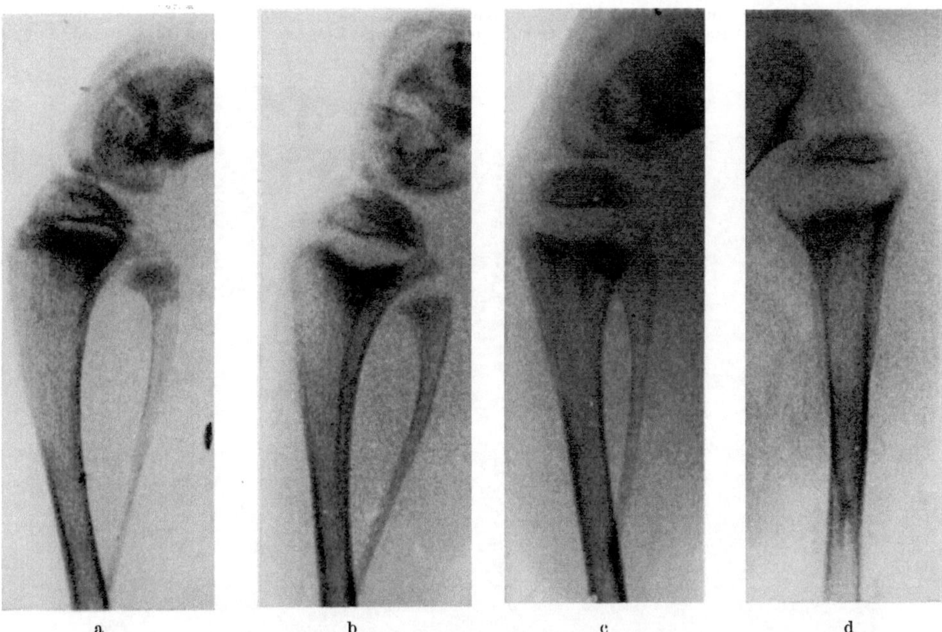

Abb. 3a—d. Röntgenaufnahmen vom Patellargelenk einiger Jungratten; a ohne Rachitis, Fugenknorpel normal bei optimalem Calcium-Phosphor-Verhältnis; b geringgradige Rachitis bei Calcium-Überschuß und Vitamin D-Mangel; d hochgradige Rachitis bei Calcium-Überschuß und Vitamin D-Mangel. (b—d) spontane Rachitis

kalkungshemmung bedingt, daß bei der Röntgenaufnahme der Partien, die am meisten in Mitleidenschaft gezogen sind, die normalen scharfen enganeinander-

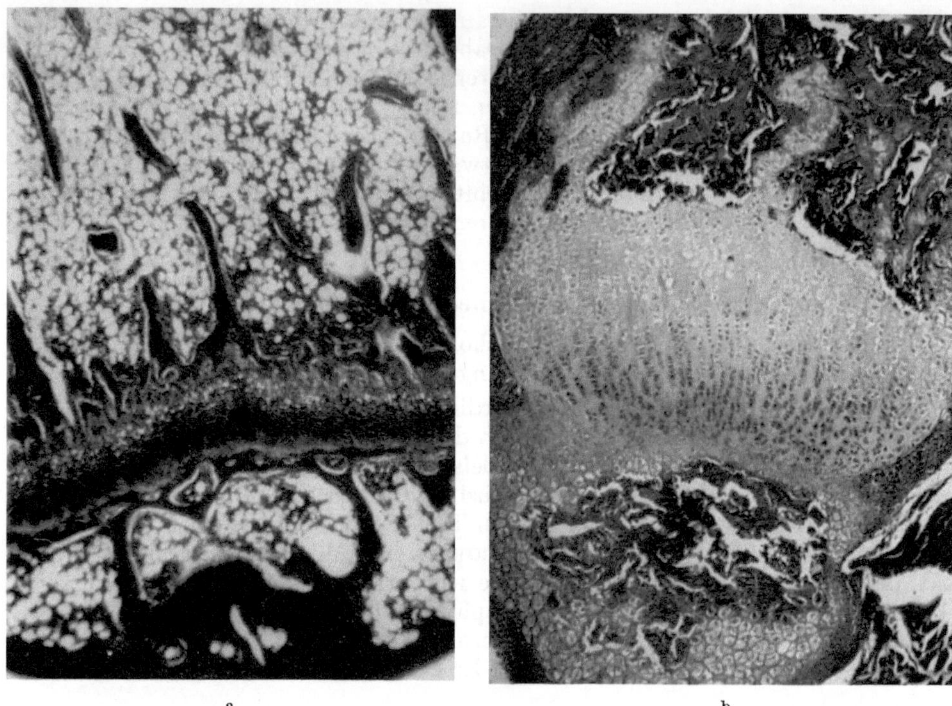

a b

Abb. 4a u. b. a Normaler Epi-Diaphysen-Spalt des proximalen Teiles der Tibia einer Ratte; b verbreiteter Epi-Diaphysen-Spalt einer rachitischen Jungratte mit Knorpelinseln im Epiphysenteil (nächste Abbildung)

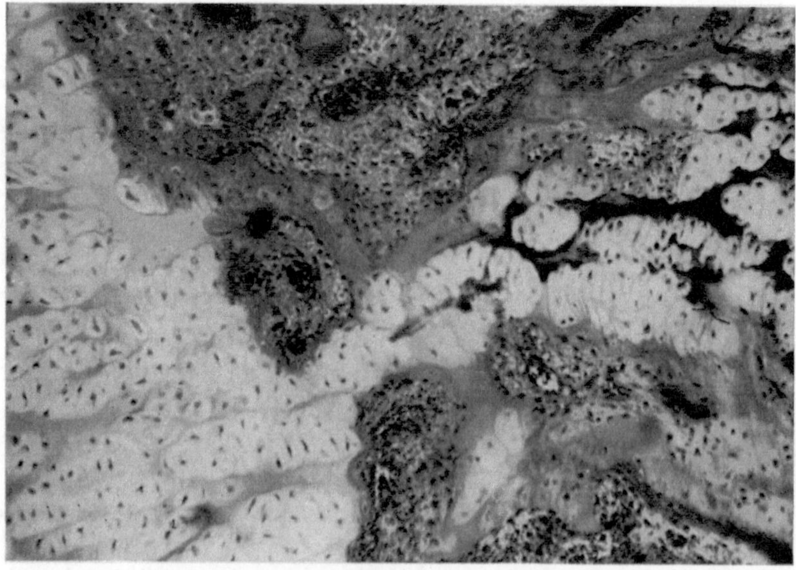

Abb. 5. Ausschnitt aus (Abb. 4b). Restliche Knorpelinseln im Diaphysenteil und unregelmäßige Anordnung der Säulenknorpel bei Rachitis (Ratte)

liegenden Grenzen zwischen Dia- und Epiphyse verschwinden und eine breite Zwischenzone in Erscheinung tritt. Weiterhin ist mikroskopisch erkennbar, daß die Knochensubstanz in ein unverkalktes osteoides Gewebe umgewandelt wird. Die gesamte Mineralisation des Knochengewebes ist dabei gestört. Der Aschegehalt solcher Knochen ist dadurch wesentlich vermindert, wie nachfolgende Tab. 3 u. 4 (nach LINTZEL) erkennen lassen:

Tabelle 4. [*Von Knochen des Ferkels* (in %)]

	Wasser	Fett	Stickstoff	Asche
gesund	51,28	6,59	3,08	21,90
rachitisch . . .	60,63	7,98	3,00	11,89

Tabelle 5. [*Von Knochen des Ferkels* (in %)]

	Ca	P	Mg	K	Na	Cl	S
gesund . . .	8,27	3,79	0,15	0,15	0,21	0,14	0,31
rachitisch . .	4,33	2,02	0,07	0,16	0,18	0,15	0,26

Aus den Tab. 3 u. 4 ist ersichtlich, daß in der Hauptsache der Aschegehalt und speziell die Elemente Ca, P und Mg, also die Stoffe, die am Knochenaufbau am meisten beteiligt sind, beim rachitischen Ferkel wesentlich vermindert sind. Auch von anderen Tierarten liegen dazu vereinzelt Analysenwerte vor.

Nach einer systematischen Arbeit von ITO u. Mitarb. (1964) mit verschiedenen Vitamin-D-Dosierungen entsprachen beim wachsenden Küken die Aschewerte des Femur am besten denen des ganzen Skelets.

Bei der Osteomalacie infolge Vitamin D-Mangels, also einer Ca/P-Stoffwechselstörung erwachsener Tiere, tritt gleichfalls eine Demineralisation ein. Infolge der abgeschlossenen Wachstumsprozesse beim erwachsenen Tier können natürlich keine derartigen Verbiegungen und Verdickungen auftreten, wie beim jugendlichen Organismus bei Rachitis. Mikroskopisch kann aber ein Schwund der Knochenbälkchen, sowie eine Verminderung der Röhrenknochenwandung beobachtet werden. Diese Mineralisationsstörung führt zu vermehrter Knochenbrüchigkeit. Bei den meisten Säugern ist eine derartige Störung am ehesten am Sitz der Zähne zu diagnostizieren, da infolge der Demineralisation das knöcherne Gerüst der Alveolarfächer die Zähne nicht mehr so fest umschließt und es zu einer Lockerung, evtl. bis zum Herausfallen der Zähne kommt.

7. Auswertung der Versuchsresultate bei Vitamin D-Mangel

(zur biologischen Bestimmung des Vitamin D-Gehaltes und der Vitamin D-Aktivität)

Die praktische Auswertung derartiger Rachitisbefunde im Experiment mit Albinoratten oder Hühnerküken, insbesondere die Prüfung von Untersuchungen auf den Vitamin D-Gehalt, erfolgt – wie erwähnt – im allgemeinen röntgenologisch. Die speziellen Methoden sind dabei verschieden. Immer wieder ist eine objektive Messung versucht worden. Aber bisher sind sämtliche Verfahren, auch die planimetrische Ausmessung des Epidiaphysenspaltes, der Epiphysenknorpelprojektionsfläche, die am ehesten einer objektiven Messung nahe kommt, subjektiven Einflüssen zumal bei der Begrenzung des Röntgenstrahlschattens unterworfen (BRUNE u. Mitarb. 1956, BRÜGGEMANN u. Mitarb. 1954, BRUNE 1955). Es ist zu prüfen, ob das 1954 entwickelte elektronische Kopiegerät (Logestron) dabei evtl. bessere Dienste leistet (FISCHGOLD u. Mitarb. 1959).

Letzten Endes kommt es bei jeder Auswertung derartiger Röntgenbilder darauf an, daß immer unter gleichen Bedingungen gearbeitet wird und daß eine Routinetechnik platzgreift. Dann sind nur geringe Fehlerquellen und Fehler zu befürchten. Als Beispiel der Auswertung derartiger Röntgenbilder sei aus einer Arbeit von ACKERMANN (1958) zitiert: „Die Bestimmung des Rachitisgrades wird an Hand der Beschaffenheit und Breite des Epiphysenspaltes vorgenommen. Beim gesunden Tier ist, wie bekannt, nur eine feine Naht zwischen Dia- und Epiphyse der Tibia vorhanden. Das rachitische Tier weist dagegen durch die ungenügende Ossifikation einen je nach Vitamin D-Menge mehr oder weniger breiten Spalt auf. Bei den mittleren Dosen treten jedoch häufig unscharfe Begrenzungen des Spaltes auf, die eine Ausmessung des Epiphysenspaltes, wie sie in anderen Instituten z. T. vorgenommen wird, erschweren. Aus diesem Grunde geben wir der visuellen Bestimmung den Vorzug. Diese Art der Auswertung erfordert jedoch eine gewisse Übung. Um eine Berechnung des Vitamin D-Gehaltes unbekannter Substanzen durchführen zu können, wird von uns der Rachitisgrad mit Ziffern von 1—5 bezeichnet, wobei der

Rachitisgrad 1 die stark rachitischen Tiere,
Rachitisgrad 2 die rachitischen Tiere,
Rachitisgrad 3 die schwach rachitischen Tiere,
Rachitisgrad 4 die Tiere mit einer fraglichen Rachitisausbildung, d. h. sie besitzen keine gleichmäßig durchgehende feine Wuchszone, und
Rachitisgrad 5 die geschützen Tiere
umfaßt".

Die Wahl der geometrischen Verdünnungsreihe ergibt bei Verwendung halblogarithmischen Papieres durch Auftragen der Dosis im logarithmischen und des durchschnittlichen Rachitisgrades jeder Gruppe im dekadischen System eine Gerade. Durch Bestimmung des Abstandes zwischen Standard und unbekannter Substanz läßt sich nach BLISS (1951) eine Berechnung des Vitamin D-Gehaltes der unbekannten Substanz durchführen. Die dazu erforderlichen Daten sind:

Die verabreichte Dosis und der Logarithmus der Dosis. Für die log. Dosis kann man bei der Verwendung einer geometrischen Dosisreihe ganze Zahlen, die sog. codierte Dosis, verwenden, da der Abstand der log. Dosen konstant ist. Die Dosiswirkung (Td) ergibt sich aus der Summe der Rachitisgrade einer Gruppe. Alle Werte von Td einer Versuchsreihe dividiert durch die Tieranzahl ergibt den Durchschnitts-Schutzgrad des einzelnen Tieres ($\bar{y}$). Für die Berechnung des tg des Steigungswinkels (b) der Geraden sind ferner das Produkt von codierter Dosis x Dosiswirkung $\Sigma(x\,Td)$ und das Produkt vom Abstand der log. Dosen dividiert durch den Abstand der codierten Dosen (i) multipliziert mit der Tieranzahl je Versuchsgruppe (f) und der Summe der Quadrate der codierten Dosen $\Sigma(x^2)$ erforderlich:

$$\operatorname{tg}\alpha = \frac{\Sigma(x\,Td)}{i\cdot f\cdot(x^2)}\,.$$

Für die Berechnung des Abstandes M zweier Geraden (Standardsubstanz und unbekannter Substanz) ergibt sich folgende Formulierung:

$$M = \pm\,\frac{\bar{y}u - \bar{y}s}{b_c}\,.$$

M wird vom Logarithmus der Annahme je nach Vorzeichen subtrahiert bzw. addiert und der gefundene Numerus ergibt den gesuchten Vitamingehalt. Eine ausführliche Darstellung der Berechnung, die hier nicht gebracht werden kann, wurde von BÄHRECKE und GEBAUER (1957) veröffentlicht.

Die nach diesem biologischen Test gefundenen Werte für den Vitamingehalt der verschiedensten Substanzen ergeben im Vergleich zur chemischen Untersuchung gute Übereinstimmungen, die die Zuverlässigkeit der biologischen sowie der chemischen Methode der Vitamin D-Bestimmung bestätigen.

8. a) Vorbereitung der Albinoratte für Vitamin D-Versuche

Immer wieder zeigen sich physiologische Unterschiede zwischen den einzelnen Versuchstierstämmen und zwischen den einzelnen Tieren, auch gleicher Familien. Zwar ist bei keiner Versuchstierart eine Rachitisresistenz beobachtet worden. Anders liegen die Verhältnisse bei der Caries, z. B. bei den Albinoratten. Hierbei sind regelrechte cariesresistente Rattenstämme zu beachten. Dennoch kann man immer wieder erleben, daß bei den Rachitisversuchen das eine oder andere Tier nicht geeignet ist. Deshalb ist es üblich, besonders gut wachsende Tiere nicht in Vitamin D-Testversuche zu übernehmen, und deshalb sind Gewichtskontrollen bereits kurz nach Geburt zu beginnen. Außerdem ist es jederzeit möglich, die Versuchstiere durch eine ungünstige Fütterung in frühester Jugend, evtl. schon über das Muttertier in eine relative Unempfindlichkeit gegenüber einer rachitogenen Kost zu bringen.

Einzelheiten über eine derartige Zucht von Albinoratten und über die Vorbereitung für solche Versuche können nachgelesen werden bei GEBAUER u. Mitarb. (1956). Für ein seit Jahren gereichtes und bewährtes Zuchtfutter wird folgende Rezeptur angegeben:

Roggenschrot	10%
Gerstenschrot	10%
Weizenschrot	7%
gekochte Kartoffeln (stärkereich)	40%
steril Milchzentrifugenschlamm	32%
NaCl	1%
	100%

Eine weitere, ebenfalls bewährte Kost für Zuchtratten wird bei BRUNE u. Mitarb. (1956) angeführt:

Gerste	40 Teile
Mais	20 Teile
Haferflocken	20 Teile
Erbsenmehl	10 Teile
Dorschmehl	2,5 Teile
Futterhefe	1,5 Teile

Der Gehalt an einzelnen Nährstoffen und Mineralien (berechnet auf Trockensubstanz) vorstehender Kostmischung (BRUNE) für Albinoratten ist folgender:

Rohprotein	15,09%
Rohfett	4,40%
Rohfaser	4,73%
N-freie Extraktstoffe	74,70%
Calcium	0,310%
Magnesium	0,164%
Phosphor	0,600%
Vitamin A	3,5 iE
β-Carotin	3,0 mcg

b) Vorbereitung weiterer Versuchstiere (Geflügel, Katze, Hund, Schwein, Rind) mit Mineralsalzen zu Versuchen

Zuerst sei auf die halbsynthetische Kost und die gleichbleibende Diät für Geflügel, Hunde und Katzen hingewiesen, die im Kapitel über „Umweltbedingte embryonale Skeletmißbildungen" behandelt werden. Auch bei der Vorbereitung größerer Versuchstiere, z. B. von Schweinen, muß die allgemeine Fütterung Beachtung finden, denn allein durch einen Mangel an bestimmten Mineralien oder, wie erwähnt, durch ein ungünstiges Ca/P-Verhältnis kann auch bei Anwesenheit von Vitamin D eine gewisse Beeinträchtigung der Skeletbildung erfolgen. Bei jugendlichen Tieren, z. B. dem Ferkel, dem Lamm und dem Kalb ist das besonders zu beachten.

Diese Tiere bekommen zur Vorbereitung eine Diät, meist in Form von sog. Muttermilchersatzpräparaten, die industriell gefertigt sind und aus verschiedenen leicht verdaulichen Nährstoffen, u. a. Magermilchpulver, Sojamehl, Getreideschrote, Fischmehl unter Zusatz von Vitaminen und Mineralien bestehen. Diese Kost muß eine optimale Zusammensetzung haben. Anderenfalls können spätere Versuche mit evtl. mangelhaft ernährten Tieren zu schwerwiegenden Fehlschlüssen führen.

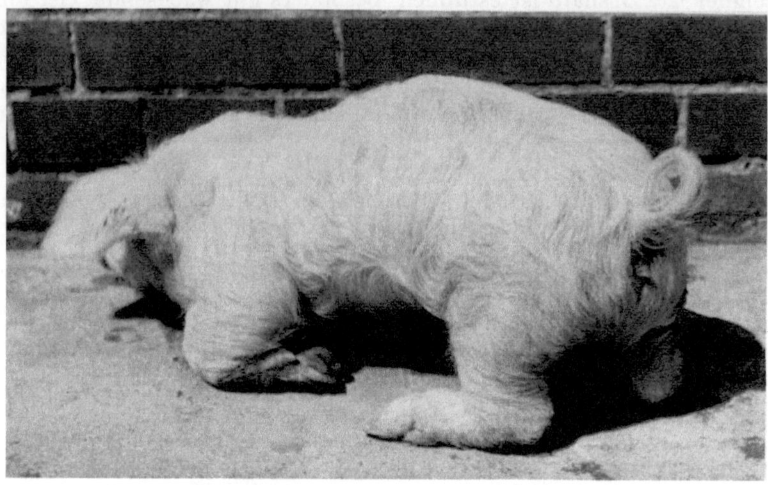

Abb. 6. Rachitis beim Schwein mit starker Verkürzung der Röhrenknochen und Gelenkverdickungen (Foto: Klinik für kleine Klauentiere der Tierärztl. Hochschule, Hannover)

So hat sich z. B. gezeigt, daß die Gewichtsentwicklung sowie der Ansatz von Stickstoff, Calcium, Magnesium und Phosphor und damit die Skeletentwicklung nach Fütterung eines optimal zusammengesetzten Milchersatzes weit besser ist als nach Fütterung von mangelhaften Milchersatzmitteln, aber auch noch besser als nach Fütterung und voller Sättigung mit Muttermilch.

Man konnte beobachten, daß der Mineralansatz im Skeletsystem des Ferkels durch die Höhe des Mineralstoffgehaltes im Futter beeinflußt wird. Das Calcium-Phosphor-Verhältnis im Körper erweitert sich in den ersten 10 Tagen nach der Geburt, um sich anschließend wieder zu verengen. Die Form des durch das Futter zugeführten Phosphors ist dabei von ausschlaggebender Bedeutung. Alle diese Faktoren müssen bei Versuchen mit diesen Tieren, die nur selten im Experiment verwendet werden und mit denen noch nicht bei allen Forschern ausreichende Erfahrungen vorliegen, vermehrt beachtet werden (Näheres bei Freese 1958). Erwähnt sei noch, daß ganz allgemein beim Säuger die Mineralisation mit zunehmendem Alter im Gegensatz zum Stickstoffansatz abnimmt. In Milchersatzpräparaten ist bei derartigen Versuchen folgender Nährstoffgehalt (in % der Trockensubstanz) empfehlenswert:

Rohprotein .	30 %
Fett	5 %
Calcium. . .	1,3 %
Magnesium .	0,2 %
Phosphor . .	1,1 %

9. Überangebot von Vitamin D

Da Vitamin D so stark in den Calcium-Phosphor-Stoffwechsel eingreift, ist es durchaus folgerichtig, daß sich nicht nur ein Mangel an diesem Wirkstoff im Knochenhaushalt auswirkt, sondern auch ein Überangebot schädigende Wirkung hat. Hierbei spielt ein Grundeffekt des Vitamin D, die Mobilisierung des Ca und des P eine ausschlaggebende Rolle. Bei Omnivoren wird durch ein Überangebot der Ca-Gehalt des Blutes gesteigert, bei Herbivoren der P-Gehalt. Das Calcium wird in den verschiedensten Organen abgelagert.

a) Pathologisch-physiologische Erscheinungen bei D-Hypervitaminose

Bei Experimenten zur Auslösung einer D-Hypervitaminose ist zu bedenken, daß der Bedarf an Vitamin D außerordentlichen Schwankungen unterworfen ist. Trächtigkeit und Lactation, wie erwähnt, erhöhen wesentlich die Verträglichkeitsgrenze, außerdem liegt oftmals eine relativ mindere Empfindlichkeit, zumindest beim Menschen vor (GEBAUER 1958, NACHTSHEIM 1958, FANCONI 1955).

Bereits während der ersten 24 Std nach der Applikation (i.v., i.p. oder oral) sehr hoher Vitamin D-Gaben setzt bei den meisten Tieren eine verstärkte Diurese ein. Diese Phase dauert aber nur kurze Zeit und geht in eine Anurie über. Die Tiere verlieren erhebliche Flüssigkeitsmengen infolge sehr starker blutig-wäßriger Durchfälle und Erbrechen. Der Tod erfolgt im Kreislaufkollaps. Nach hämovolumetrischen Untersuchungen nimmt während der Intoxikation die zirkulierende Plasmamenge stark ab. Es finden sich dabei steigende Hämatokritwerte und Zunahmen des Plasmaeiweißgehaltes. Beim Hund fand man eine Steigerung des Serumcalcium bis 21 mg-%. Auch der Calciumgehalt der Niere, Lunge, von Herz, Aorta und Milz ist wesentlich erhöht (SCHETTLER u. Mitarb. 1955).

b) Pathologisch-anatomische Erscheinungen bei D-Hypervitaminose

Bei der Albinoratte findet sich oftmals der hypervitaminotische Zwergwuchs (nach COLLAZO, SCHMIDTMANN bei GEBAUER 1958). An der Epiphysenlinie zeigt sich bei hohen Vitamin D-Gaben ein Fehlen des Säulenknorpels. Man beobachtet eine gewisse Unruhe im Bau des ruhenden Knorpels. Dazu findet sich eine Kalkverarmung der Röhren-Knochensubstanz, andererseits aber sind Knorpelgrundsubstanz und Knochenblättchen stark verkalkt, dazu finden sich starke Calciumablagerungen in den Lungen, der Milz, den Nieren, dem Herz und den Gefäßen (GEBAUER 1956).

Neuere Versuche von GARDNER (1966) erfolgten bei weiblichen Ratten von 100 g mit einem löslichen Vitamin D_3-Präparat, bei dem das Vitamin durch Äthanol und Polyoxyäthylenricinolsäure in Lösung gebracht worden war (Fa. Wander, Bern). Die verabreichte Menge betrug 5 mg i.m. in der Woche. Dauer der Versuche: 5 Wochen. An der Stelle der Injektionen fanden sich Hämorrhagien. An der Halswirbelsäule sah man eine schwere Lordose, an der Brust- und Lendenwirbelsäule eine schwere Kyphose.

Nach Arbeiten von GEBAUER [1956 (a) und 1956 (b)] tritt bei Albinoratten bei üblicher rachitogener Kost eine Calcium-Einlagerung in prädisponiertem Knorpelgewebe (z. B. Trachealknorpel) bereits bei der 5fachen Menge des Bedarfes (Bedarf für Albinoratte durchschnittlich 1 iE Vitamin D_3 – Ca-Einlagerung bei 5 iE-Vitamin D_3) auf.

Die Abb. 7 zeigt Trachealknorpelschnitte nach Kossa-Färbung, nach Applikation verschiedener hoher Vitamin D_3-Gaben. Mit steigenden Mengen von Vitamin D erfolgt auch in anderen normalerweise knorpelig angelegten Partien eine Verkalkung, z. B. in der Beckensymphyse und in den Fontanellen des Schädels. Klinische Schäden mit z. T. irreparablen pathologisch-anatomischen und -histologischen Erscheinungen treten bei der Ratte aber erst bei einer 50- bis 100fachen Überdosierung des Bedarfs auf, wobei die Applikationsform (subcutan oder peroral) gleichgültig ist.Die ersten klinischen Anzeichen einer Schädigung durch eine D-Hypervitaminose sind granulierte Cylinder im Harn. Dazu kommt eine relativ starke Ausscheidung von Calcium durch die Niere.

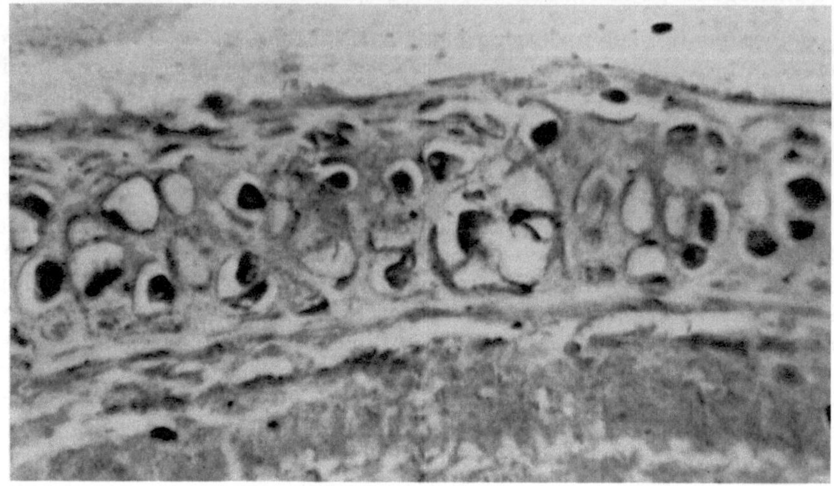

a

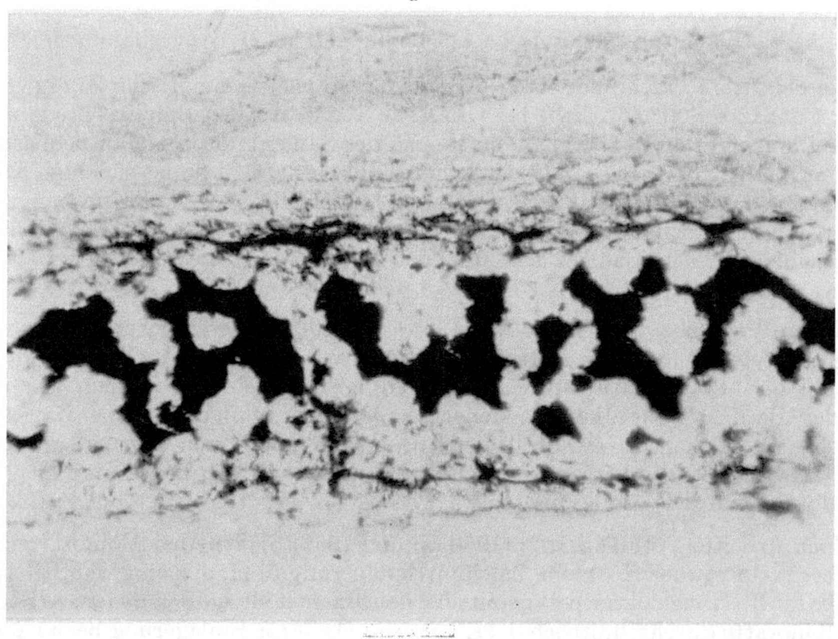

b

Abb. 7a u. b. a: Erste Anzeichen einer Verkalkung im Trachealknorpel nach Applikation des 5fachen Tagesbedarfs von Vitamin D bei rachitogener Kost bei der Ratte. (Photo: GEBAUER); b: Starke Verkalkung des Trachealknorpels der Ratte nach hohen Vitamin D-Dosen (Hypervitaminose D). (Photo: GEBAUER). (Calciumeinlagerung = schwarz, Kossa-Färbung)

Zum Nachweis der Hypercalciurie ist die Sulkowitsch-Probe eingeführt.

Sulkowitsch-Probe:

Reagens: 2,5 g Oxalsäurekristalle
2,5 g Ammoniumoxalat
5,0 ml Eisessig
dazu 150 ml Aqua dest.

Ausführung: Urin evtl. ansäuern mit 50%iger Essigsäure.
1 Teil Reagens zu 2 Teilen saurem Urin fügen.

Reaktion: *Normal:* leicht wolkige Trübung, die sofort oder nach Sekunden auftritt.
Bei *Hypercalciurie:* dichtflockige, starke Trübung, die sofort auftritt.

Auch bei den anderen Versuchstierarten liegen derartige toxische Vitamin D-Dosen, die klinische Schäden hervorrufen, bei etwa dem 100fachen des Bedarfs.

Nach BÜRGISSER u. Mitarb. (1964) zeigt das Schwein gegenüber erhöhten Vitamin D_3-Gaben eine wesentlich größere Empfindlichkeit als gegenüber einer Vitamin D_2-Überdosierung.

10. Zur Osteomyosklerose des Huhnes

Bei Experimenten mit dem geschlechtsreifen Huhn, welches sich im Legestadium befindet, ist auf eine Besonderheit zu achten, die mit einer vermehrten Ca-Einlagerung im Skeletsystem zusammenhängt und normale physiologische Ursachen hat; das ist die sog. Osteomyosklerose.

Bei einem hohen Prozentsatz der Legehennen (bei etwa 33 % aller Tiere) findet man eine wechselnde Anlagerung von Calcium, die zur völligen Zumauerung der Markhöhlen in den Skeletknochen führen kann, ohne daß die Knochen äußerlich Veränderungen zeigen. Dabei stellt man eine vermehrte Osteoblasten- und Oesteoclasten-Tätigkeit fest und findet bei der Anlagerung einerseits charakteristische Kalkringe und Kalklinien in den Knochen. Andererseits kann eine Demineralisation des gesamten Skeletsystems erfolgen, d. h. ein Entzug von Calcium und Phosphor, der klinisch an osteomalacische Prozesse erinnert.

Der gesamte Prozeß ist aber nicht pathologisch. Es handelt sich dabei vielmehr um ein normal-physiologisches Kalkreservoir, dessen Auf- und Abbau höchstwahrscheinlich hormonell gesteuert wird (FEIGE 1957).

Während Säuger etwa nur 10–20 % ihres Mineralstoffgehaltes der Knochen ohne Störungen von statischen Funktionen abbauen können, ist das Legehuhn imstande, bis zu 50 % des Calcium- und Phosphorgehaltes aus dem Skeletsystem abzubauen und für die Eiproduktion zur Verfügung zu stellen, ohne daß Frakturen oder andere Störungen auftreten.

IV. Einfluß des Vitamin E (Tocopherol) auf das Skeletsystem

Es gibt mehrere Verbindungen mit Vitamin E-Wirkung, die allgemein als „Tocopherole“ bezeichnet werden und alle das gleiche Chromangrundgerüst mit einem Phytolrest als Seitenkette aufweisen. Sie unterscheiden sich nur durch die Zahl und die Stellung der Methylgruppen im Chromanring. Die einzelnen Tocopherole tragen die Bezeichnungen α-, β-, γ-, δ-, ε-, ϱ- und η-Tocopherol. Das biologisch wirksamste ist das α-Tocopherol. Dieser Wirkstoff wird schlechthin im allgemeinen mit Vitamin E bezeichnet.

1. Chemie des Vitamin E

Das α-Tocopherol mit der Summenformel $C_{29}H_{50}O_2$ und dem Molekulargewicht von 430,72 ist ein gelb-rotbraunes, thermostabiles, fast geruchloses, klares, viscoses Öl. Es zeigt bei Licht- und Luftzutritt Dunkelfärbung. Es ist in Wasser unlöslich, dagegen leicht löslich in fetten Ölen, in Äther, Petroläther und Chloroform. Durch Oxydationsmittel wird α-Tocopherol leicht zerstört.

2. Zur allgemeinen Physiologie des Vitamin E

Als Haupteffekt des Vitamin E ist dessen antioxydative Wirkung außerhalb und innerhalb des cellulären Stoffwechsels anzusehen. Bei Vitamin E-Mangel wird die Resorption bestimmter leicht zerstörbarer essentieller Stoffe verringert. Es tritt weiterhin eine Störung der intracellulären Oxydationsprozesse ein. Der Mangel an diesem Wirkstoff löst eine Dystrophie der Muskulatur aus. Dieser Vorgang hat nun wiederum eine indirekte Wirkung auf das Skeletsystem, wie die klinischen pathologisch-anatomischen Erscheinungen des Vitamin E-Mangels erkennen lassen. Unter Tocopherolmangel wird die Fähigkeit, Kreatin zu phosphorylieren, vermindert. Der Gehalt der Zellen an Kreatin nimmt als Folgeerscheinung ab und es kommt zu einer Kreatinurie. Dieser Vorgang ist zugleich das erste nachweisbare Symptom eines Vitamin E-Mangels. Dabei ist die Sauerstoffaufnahme der Muskulatur nicht erniedrigt, wie man annehmen müßte, sondern erhöht. Bei diesen Vorgängen spielen noch weitere Effekte dieses Vitamins eine

Rolle, z. B. dessen Einfluß auf bestimmte Hormondrüsen und auf das Fermentsystem. Auf diese Faktoren soll hier aber nicht eingegangen werden, zumal auch noch nicht alle physiologischen Effekte und Prozesse des Vitamin E-Stoffwechsels endgültig geklärt sind.

Im Zusammenhang mit dem Skeletsystem ist festzustellen, daß dieser Wirkstoff u. a. in den Calciumstoffwechsel eingreift und Verkalkungsprozesse auch im Knorpelgewebe auslöst (GEBAUER 1960 b). Regelrechte Skeletanomalien treten bei Vitamin E-Mangel als Paravitaminosen (Vitamin-Mangel-Spätschäden) mit Rückgratverkrümmungen und anormalen Beinstellungen beim Huhn und bei der Ente auf.

3. Zur Technik der Vitamin E-Mangelversuche

a) Bei Enten

Die Vitamin E-Mangel-Kost Nr. 108 nach PAPPENHEIMER (1939), die sich bei Enten bewährt hat, kann man in vielen Einzelheiten variieren und vorteilhaft ergänzen. Die Grundkost, die in eigenen Entenversuchen angewandt wurde, sei nachstehend aufgeführt:

Magermilchpulver	15,0%
Casein	20,5%
Maisstärke	20,0%
Schweineschmalz (Vitamin E-frei)	21,0%
Lebertran	2,0%
Torula-Trockenhefe	5,0%
Mineral-Salzmischung[2]	6,5%
Papierbrei	10,0%
	100,0%

Einmal wöchentlich werden zusätzlich gereicht:

30 i E Vitamin D_3
100 i E Vitamin A
(beides peroral)

Das Schweineschmalz ist durch mehrstündiges Erhitzen auf 60—70° C und Durchlüften (am besten mit der Wasserstrahlpumpe) so weit wie möglich tocopherolfrei zu machen.

Die Salzmischung enthält Calciumphosphat, Calciumcarbonat, Natriumchlorid und die Spurenelemente Eisen, Kupfer, Mangan, Zink, Kobalt und Jod.

b) Bei Hühnern

Bei Hühnern ist folgende Mangelkost angebracht:

Casein	20,0%
Zucker	56,5%
Lebertran	10,0%
Mineral-Salzmischung[2]	3,0%
Cellulose	10,5%
	100,0%

Dazu sind pro Tag und Tier zu geben:

Aneurin	50 mcg
Lactoflavin	100 mcg
Vitamin B_6	150 mcg
Pantothensäure	400 mcg
Niacin	80 mcg
Cholinchlorid	70 mg

Jede Woche reicht man außerdem von

Vitamin A	100 i E
Vitamin D_3	30 i E

Auf die Untermischung von genügend Spurenelementen, insbesondere von mindestens 50 ppm Mangan wird hingewiesen.

[2] Siehe Seite 63/3.

Für beide Tierarten werden Küken verwendet. Entenküken kommen ab 3. Lebenstag, Hühnerküken ab 6. Lebenstag in den Versuch. Bis zur Erkrankung ist Gruppenhaltung in den üblichen Kükenbatterien angebracht, wobei auf eine reichliche Wasserversorgung und auf Gritzufuhr zu achten ist.

Zu empfehlen ist auch die Salzmischung für Küken nach Fox u. Mitarb. (1960):

auf 100 kg Futter

2840 g $CaHPO_4$
1000 g $CaCO_3$
700 g $NaHPO_4$
700 g KCl
400 g NaCl
300 g $MgSO_4$
25 g $MnSO_4$
20 g Fe-Citrat
13 g $ZnCO_3$
1 g $CuSO_4$
1 g KJO_3
500 mg Na_2MoO_4
21,9 mg Na_2SeO_3

4. Auswirkungen des Vitamin E-Mangels auf das Skeletsystem

Unter vorstehend skizzierten Versuchsbedingungen kann man bei 20–30 % der Versuchstiere anormale Beinstellungen beobachten. Bei Hühnchen, die in der 5. bis 8. Lebenswoche bei Vitamin E-Mangel an Muskeldystrophie, Ödembildung und Encephalomalacie erkranken, sieht man Deformationen der Gliedmaßen seltener als bei Enten, die zwar gleiches allgemeines Symptombild zeigen, aber bereits in der 2. bis 3. Lebenswoche am leichtesten erkranken.

Obwohl das klinische Bild sehr stark der Rachitis ähnelt, finden sich röntgenologisch und histologisch an den Knochen, speziell an den Gelenken keine Schäden, die auf Grund von histologischen Untersuchungen als Rachitis oder Oesteomalacie angesprochen werden können. Oftmals findet sich auch, wenn die Versuchstiere die Mangelzeit überstanden haben, mit wieder einsetzendem Wachstum bei Normalkost in zunehmendem Maße eine Deformation bestimmter stärker beanspruchter Skeletteile.

Obwohl durch das Vitamin E und speziell bei Tocopherolmangel der Calciumstoffwechsel unregelmäßig ist, so sind diese Veränderungen höchstwahrscheinlich nicht allein auf eine direkte Knochenbeeinflussung zurückzuführen, sondern auch – vielleicht sogar in der Hauptsache – auf indirekte Störungen infolge des durch Tocopherolmangel gestörten Muskelstoffwechsels. Hierbei werden Spannungen und Belastungen ausgelöst, die von den anlage- und entwicklungsmäßig bedingten Statiken weitgehend abweichen und somit anormale Krümmungen oder Verdikkungen usw. an den Knochen hervorrufen. So sieht man vermehrt Brustbeinverkrümmungen, man findet Verbiegungen der Tibia und des Femur, oftmals ist die knöcherne Beckenpartie unsymmetrisch und Rückgratverkrümmungen treten auf. Diese als Paravitaminosen zu bezeichnenden Spätschäden nach einem Vitamin E-Mangel treten besonders häufig bei den Tieren auf, die nach der Vitamin-Mangelzeit ein besonders reges Knochenwachstum zeigen (Abb 8. u. 9).

Es bleibt noch zu klären, wie weit evtl. fermentative Einflüsse die Knochensubstanz bei Tocopherolmangel verändern. Daß ein derartiger Effekt dem Vitamin E zuzuschreiben ist, geht daraus hervor, daß bei längerem Vitamin E-Mangel in den Capillaren und Nierenkanälchen von weiblichen Albinoratten große fest zusammengeballte oder diffus verteilte feinkörnige Kalkablagerungen anzutreffen sind. Ob die vor allem bei weiblichen Albinoratten aufgefundenen Kalkablagerungen irgendwie mit dem Hormonstoffwechsel, evtl. mit dem Geschlechtscyclus zusammenhängen, ist noch nicht geprüft worden (Gebauer 1960b).

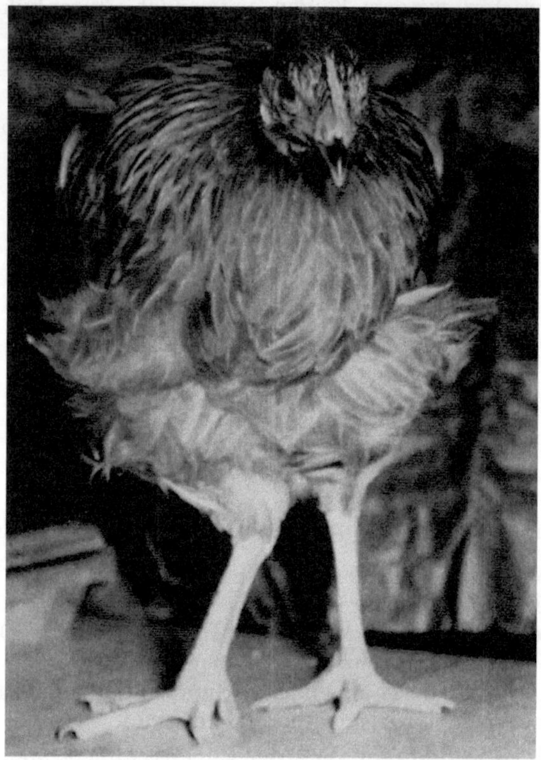

Abb. 8. Skeletdeformation infolge Vitamin E-Mangels beim Huhn (Paravitaminose). (Photo: GEBAUER)

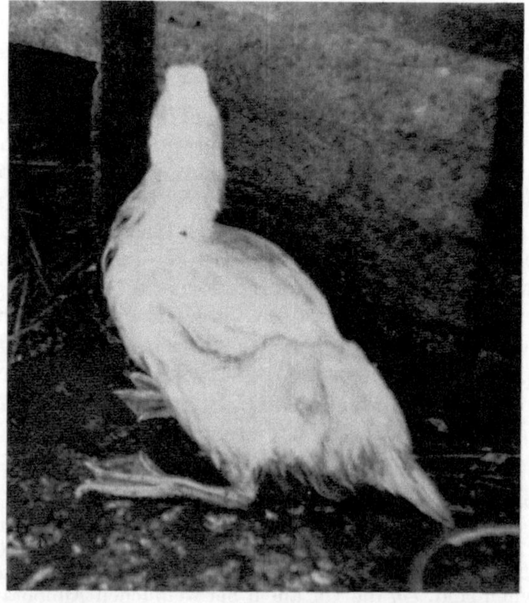

Abb. 9. Vitamin E-Mangel bei Enten. Hocken der Tiere auf dem Tarsalgelenk in sog. Pinguinstellung. (Photo: GEBAUER)

B. Umweltbedingte embryonale Skeletmißbildungen

Während man um und kurz nach der Jahrhundertwende die kausale Pathogenese der Mißbildungen auf erbbedingte Schäden des Keimes zurückführte, weiß man jetzt, daß der größte Teil dieser Anomalien umweltbedingt ist.

Die experimentelle Entwicklungspathologie hat eindeutig nachgewiesen, daß dann durch mangelnde Adaptation des mütterlichen Organismus, z. B. bei Infektionen, bei fieberhaften Belastungen, bei Unfällen, bei Vitamin- oder Sauerstoffmangel, durch Gifte usw. derartige Mißbildungen auftreten können. Dabei sind keine prägnanten Unterschiede in der Form der Mißbildungen zwischen den erbbedingten und umweltbedingten zu erkennen. Eine kurze allgemeine Übersicht über dieses Forschungsgebiet von seiten der Veterinärmedizin und Ernährungsforschung aus findet sich in einer Arbeit von GEBAUER (1960a).

In diesem Kapitel interessieren uns nur Skeletmißbildungen, die insbesondere am Kopf und an den Gliedmaßen auftreten.

I. Embryonale Skeletmißbildungen durch Vitaminmangel

Bereits im Abschnitt über A-Hypervitaminose sind Angaben über embryonale Schädigungen mit Schädelmißbildungen gemacht worden. Auch bei Vitamin A-Mangel hat man Embryonalschäden gefunden, desgleichen bei anderen Vitaminen, so bei Mangel an Vitamin B_1, B_2, B_6, B_{12} und Pantothensäure. Aus der neueren Literatur sei eine Arbeit von PFALTZ (1955) ausgewählt, die genaue Angaben über Diät, Dauer und Mißbildungsformen macht.

Alle die in dieser Arbeit verzeichneten methodischen Daten geben für Wiederholungsversuche und Arbeiten auf diesem Gebiete sehr gute Anhaltspunkte, deshalb sei diese Arbeit besonders hervorgehoben. Sie ist als Arbeitsanweisung vorbildlich.

1. Zur Methodik der Embryopathie-Versuche mit Vitaminmangel

PFALTZ hat sich insbesondere mit Vitamin A-, B_1-, B_2-, B_6- und Panthothensäuremangel bei Ratten mit halbsynthetischer Kost beschäftigt. Die Tiere erhielten während verschiedener Lebens- und Trächtigkeitsstadien eine Vollkost oder eine Mangeldiät. Dabei war die Futterzusammensetzung bis auf einzelne Vitamine bei beiden Futterarten gleich. Die Grundkost hatte folgende Zusammensetzung:

Casein (extrahiert)	26,0%
Maisstärke	56,0%
Kokosfett (erhitzt und 8 Std lang mit Luft durchblasen)	13,0%
Salzmischung	5,0%
	100,0%

Die Salzmischung ist folgendermaßen zusammengesetzt:

Calciumlactat	35,000%
Kaliumphosphat	26,530%
Tricalciumphosphat	15,000%
Natriumphosphat	9,600%
Natriumchlorid	5,000%
Magnesiumsulfat	5,500%
Ferricitrat	3,210%
Kaliumjodid	0,087%
Kupfersulfat	0,030%
Zinkcarbonat	0,020%
Mangansulfat	0,020%
Natriumfluorid	0,003%
	100,000%

Dazu wurden Vitaminzulagen gereicht, die je nach Fragestellung während der Trächtigkeit über längere oder kürzere Zeiträume gereicht bzw. entzogen wurden.

Bei Vollkost wurden an Vitaminen je Tier gegeben:

pro Tag	100 mcg	Vitamin B_1
	200 mcg	Vitamin B_2
	200 mcg	Vitamin B_6
	500 mcg	Pantothensäure
	1000 mcg	Niacin
pro Woche	100 iE	Vitamin A
	40 iE	Vitamin D
	200 mcg	Vitamin E
	40 mg	Cholinchlorid

Nachfolgende Tabelle aus der Arbeit von PFALTZ gibt eine Übersicht über die weitere Versuchsanordnung und über die Versuchsergebnisse (Tab. 6).

Tabelle 6. *Fertilität von Rattenweibchen bei Entzug eines Vitamins* (nach PFALTZ 1955)

Entzogenes Vitamin	Beginn der Mangelernährung					
	35 Tage vor der Paarung		28 Tage vor der Paarung		13 Tage vor der Paarung	
	Anzahl der Tiere	trächtig geworden %	Anzahl der Tiere	trächtig geworden %	Anzahl der Tiere	trächtig geworden
Tniamin . . .	20	0	20	0	40	17
Riboflavin. . .	20	0	20	0	60	45
Pyridoxin . . .	20	0	20	0	60	33
Pantothensäure	20	0	20	0	30	47
Kontrollgruppen:					Anzahl der Tiere	trächtig geworden %
vitaminfreie synthetische Kost + alle nötigen Vitamine					20	75
normale Kost					40	80

2. Anatomische und physiologische Erscheinungen bei Embryopathien infolge Vitaminmangels

Aus obiger Tabelle ist ersichtlich, daß bei längerem Vitaminentzug Sterilität auftritt. Außerdem wurden aber auch wesentliche Gewichtsunterschiede bei den Embryonen der Mangelgruppen untereinander und im Verhältnis zu Tieren, die von Müttern mit normaler und halbsynthetischer Kost stammten, beobachtet. Die besonderen Effekte, die dabei ausgelöst wurden, sind jedoch Skeletmißbildungen, insbesondere der Extremitäten und am Schädel. So sah man Kieferspalten und Syndaktylien. Nachstehende Abbildungen demonstrieren deutlich die Extremitätenmißbildungen (Abb. 10 u. 11). Auch bei ähnlichen Versuchen am Schwein, wobei das Muttertier bereits vor dem Deckakt eine Vitamin A- und Carotinarme Kost erhielt, konnte am Ferkel die Kieferspalte beobachtet werden (Abb. 12).

Es ist wichtig, dabei zu erwähnen, daß die einzelnen Schädigungen nicht typisch für den Mangel an einem bestimmten Vitamin sind. Ödeme, Hämorrhagien, Syndaktilie und Exencephalie treten nach PFALTZ sowohl bei Mangel an Vitamin B_6, an Pantothensäure und an Folsäure auf. Kieferspalten, Fusion der Rippen und der Ossifikationszentren des Sternum sowie verkürzte Unterarm- und Unterschenkelknochen beobachtete PFALTZ nur bei Vitamin B_2-Mangel des Muttertieres. Inzwischen sind in den letzten Jahren mehrere Arbeiten auf diesem Gebiet erschienen, die die Frage der Embryopathogenese weiterhin klären konnten. Man weiß jetzt, daß die sog. teratogenetische Terminationsperiode für die Art der Miß-

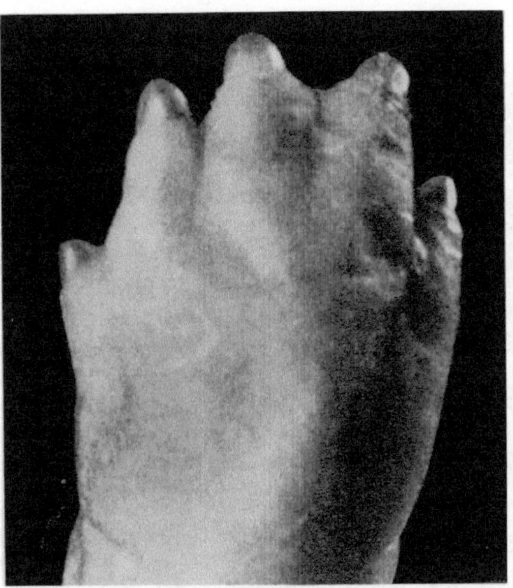

Abb. 10. Normale Pfote einer neugeborenen Ratte, deren Mutter mit allen Vitaminen langfristig versorgt war (Photo: PFALTZ)

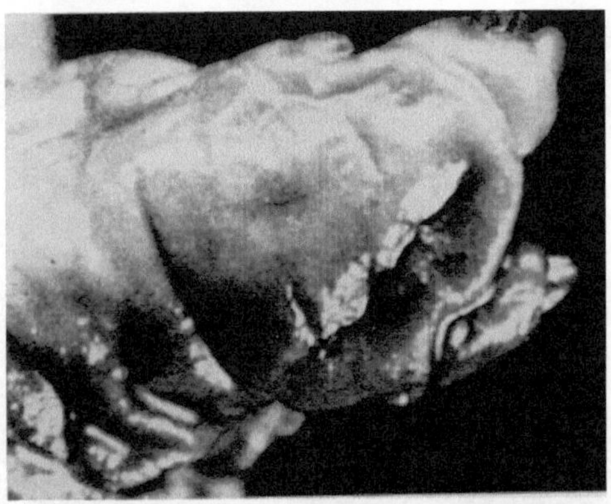

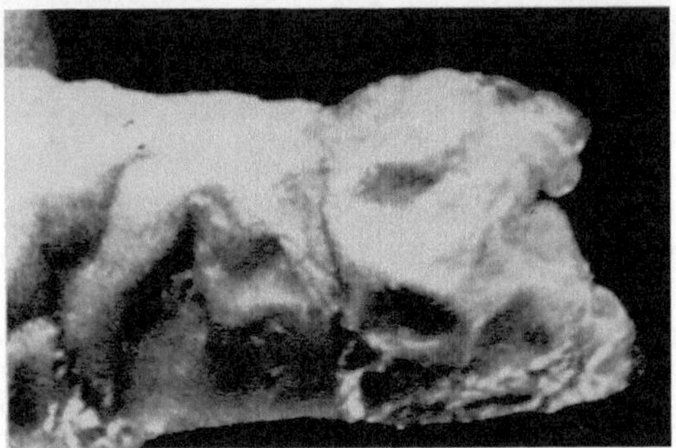

Abb. 11. Syndaktylie bei Ratten nach Vitaminmangel der Muttertiere (Photo: PFALTZ)

bildung verantwortlich ist. Man hat daraufhin einen sog. „Mißbildungsfahrplan“ aufstellen können, wie auch aus den Versuchen mit Sauerstoffmangel (s. dort) hervorgeht. Damit ist geklärt, daß nicht die Noxe als direkte oder indirekte Schädigung für die Form der embryonalen Mißbildung verantwortlich zu machen ist, sondern der Zeitpunkt, zu dem eine Stoffwechsel- bzw. Entwicklungsstörung des

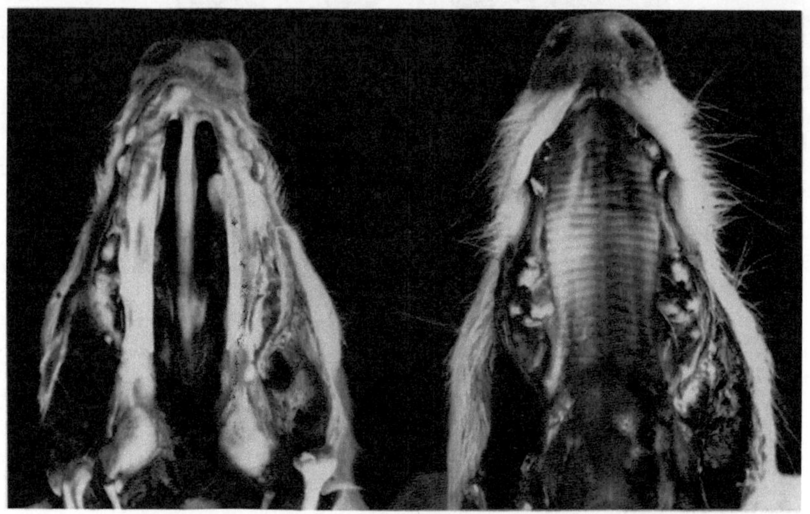

Abb. 12. Gaumenspalte beim Schwein (links) infolge Vitamin A-Mangels des Muttertieres (Photo: GEBAUER)

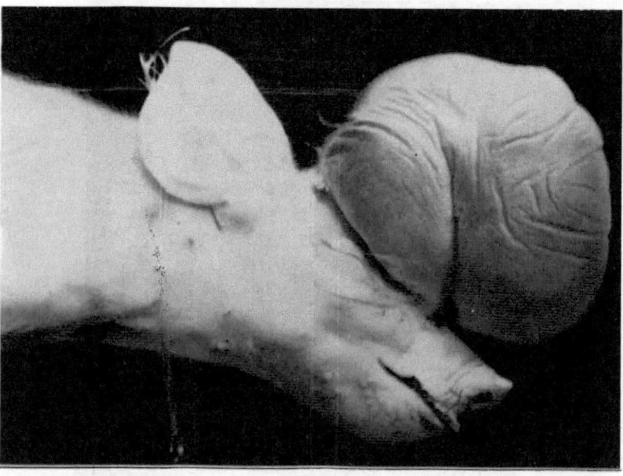

Abb. 13. Hydromeningocele mit Hernia cerebri beim Schwein infolge Vitamin A-Mangels des Muttertieres. (Photo: GEBAUER)

Embryo eintritt. So findet man gleiche Skeletmißbildungen z. B. bei Vitamin A-Mangel, bei Infektionen, bei besonderen Hormongaben und infolge radioaktiver Strahlung usw. (s. Kapitel SEELENTAG, S. 96).

Bereits 1954 ist bei gleicher Fragestellung von GRAINGER u. Mitarb. eine Versuchsfolge mit Ratten angesetzt worden. Diese Forscher gaben ein Grundfutter mit Mais und Weizenglutelin oder α-Protein oder mit Wasser gewaschenes Casein oder Sojabohnenölmehl. Je nach Mangel oder Zusatz von Vitamin B_{12} und von Lactoflavin beobachteten diese Forscher das Auftreten von Hydrocephalus, von Augen- und Knochendefekten verschiedenen Grades und unterschiedlicher Häufigkeit. War das Ca/P-Verhältnis sehr hoch, dann wurde die Wirkung des Vitamin B_{12}-Mangels auf das Skelet verstärkt.

Weiterhin sei eine Arbeit von MILLEN (1957) erwähnt, der in einem Versuch mit über 300 Ratten bei Vitamin A-Mangel der Muttertiere bei 80 % der Embryonen Hydrocephalus feststellen konnte. Der Vitamin A-Mangel bestand dabei einige Monate vor der Konzeption bis zur Geburt. MILLEN fand dabei ein Persistieren offener Fontanellen bis 8 Tage nach der Geburt. Unter den vorliegenden Versuchsbedingungen entstand der Hydrocephalus durch eine Überproduktion von Cerebro-

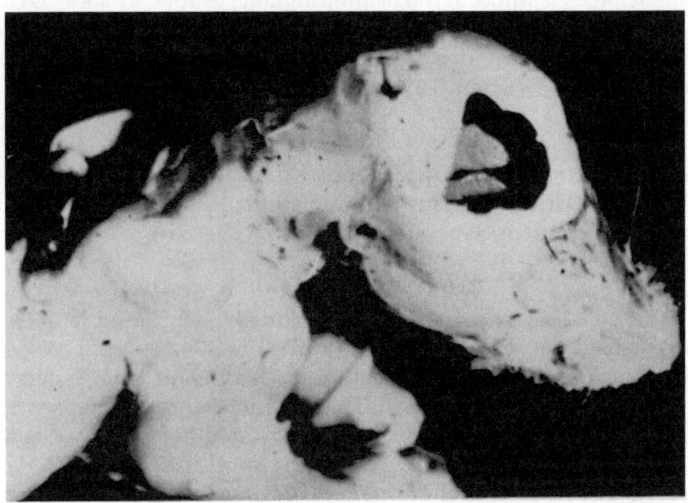

Abb. 14. Hydrocephalus infolge Vitamin A-Mangels des Muttertieres (Ratte). Die Schädelhöhle ist seitwärts geöffnet. Blick auf die Gehirnmasse, die infolge des Liquordruckes wesentlich verkleinert ist. (Photo: GEBAUER)

spinalflüssigkeit. Alle befallenen Tiere zeigten einen erhöhten Druck der Cerebrospinalflüssigkeit, der innerhalb von 3–4 Wochen durch regelmäßige Vitamin A-Gaben an die Jungtiere behoben werden konnte.

Zur weiteren Orientierung über dieses umfangreiche Arbeitsgebiet seien hier noch einige Autoren angeführt: SCHWALBE (1906), BELLAIRS (1954), WATTEVILLE u. Mitarb. (1954), BÜCHNER (1955), RÜBSAMEN (1955), SCHOOP (1955), COHRS (1957), MILLEN u. WOOLLAM (1957), WOOLLAM u. MILLEN (1957), BETTE (1958), FREUDENFELD (1958), HOLMES (1958), IDELBERGER (1958), KRONE (1958), RETT (1958), STREAN (1958), HELLBRÜGGE (1959), CUVELAND (1960).

Die auf vorstehenden Bildern (Abb. 13 u. 14) dargestellten embryonalen Mißbildungen müssen selbstverständlich nicht immer durch toxikologische Effekte (Strahlung, Mangel an essentiellen Stoffen, reine Giftwirkung, Infektionen usw.) bedingt sein. Hierbei spielen auch genetische Faktoren eine wesentliche Rolle. Dazu sei auf die Abhandlungen von RETTIG (1959) und TÖNDURY (1959) verwiesen, desgleichen auch SCHMID/MOLL (1960) und GEBAUER (1960a).

Auf weitere Arbeiten, die sich mit der experimentellen Embryopathie u. a. durch Arzneimittel mit nachfolgenden Veränderungen des Skeletsystems befassen und in denen weitere Literaturangaben über dieses Thema zu finden sind, soll hier nur kurz hingewiesen werden, z. B. auf die Arbeiten von THISSEN (1962), MURAKAMI (1962—1964) und KREYBIG (1966). Auf die zahlreichen Versuche mit Thalidomid wird hier nicht eingegangen.

Bekanntlich ist es möglich, mit Hilfe spezifischer Antivitamine den Stoffwechsel der Wirkstoffe zu stören. Auf diese Weise kann man die z. T. noch unbekannten physiologischen Prozesse im Organismus, die durch die einzelnen Vitamine ausgelöst werden, studieren. Die intramuskuläre Applikation des Aminonicotinamid, welches die Funktion des Nicotinamid hemmt, in einer Dosierung von 0,5 mg an Mäusen löste z. B. eine zeitlich exakt begrenzte Vitaminhemmung aus. Mit Hilfe dieser Methode ist es dann möglich, auch die verschiedenen organogenetischen Prozesse, auch Skeletmißbildungen, mit einer genauen Bestimmung der teratogenen Determinationsperiode zu studieren (PINSKY u. Mitarb.).

II. Embryonale Skeletmißbildungen durch Sauerstoffmangel

Versuche mit Kohlendioxyderhöhung und Sauerstoffmangel sind insbesondere an Hühnereiern durchgeführt worden. Man fand als Entwicklungsstörungen je nach Determinationszeitpunkt Kreuzschnäbligkeit, Doppelkloake, Extremitätenmißbildung mit Polydaktylie, mit Vervielfachung der Schwingen, Fehlen von Schwanzwirbeln, Auswölbung der Schädelkapsel. Gleiche Mißbildungen sind auch auslösbar durch falsche Bruttemperaturen und durch Infektionen.

1. Zur Technik der Versuche

Die allgemein auftretende CO_2-Konzentration, die zwischen 0,05 und 0,12 % CO_2 liegt, wurde im Brutraum für 24 oder 48 Std stufenweise bis auf 4 % CO_2 erhöht bei gleichbleibendem Sauerstoffgehalt von 19–20 %.

2. Versuchsergebnisse

Bei 2–4 % CO_2-Gehalt und 49 Std Einwirkungsdauer traten je nach Zeitpunkt der Embryoentwicklung schlechtere Schlupfergebnisse oder die verschiedensten Embryopathien auf. Dabei zeigte es sich auch, daß sämtliche Sauerstoffkonzentrationen unter 18 % nachteilig wirkten. Der Hühnerembryo war erwartungsgemäß in den ersten Bruttagen gegenüber geringerem O_2- und hohem CO_2-Gehalt der Luft sehr empfindlich, während starke O_2-Konzentrationen sehr gut vertragen wurden. Als teratogenetische Terminationsperiode wurde bei allen Tieren das erste Drittel der embryonalen Entwicklungszeit ermittelt (BRUNSCH 1956, RÜBSAMEN 1955, LEWIS u. Mitarb. 1956).

In diesem Zusammenhang sind auch Eier-Experimente interessant, in denen die Eier aber nicht während der Bebrütung, also der Embryonalentwicklung, einem Kälteeinfluß ausgesetzt wurden, sondern während der letzten Eireifung bzw. während des Legevorganges.

STURKIE (1941) hat legende Hennen bis zu 9 Std in Wasserbädern mit Temperaturen von + 18,3° bis 23,9° C gehalten. Dabei wurde bei diesen Tieren die Körpertemperatur von 38,3° bis 28,3° C gesenkt. Nach dieser Kältebehandlung wurden die Tiere im Brutapparat auf 37,5° C aufgewärmt. Von diesen Hennen wurden die Eier, die nun gelegt wurden, körperwarm in den Brutapparat eingelegt und ausgebrütet. Als Ergebnis dieser Versuche fand man bei 73 geschlüpften Eiern 8,2 % Zwillinge, und bei etwa 60 % aller Küken waren Mißbildungen (wie bei Sauerstoffmangel) zu verzeichnen.

3. Befunde am Menschen

Die Ergebnisse der Sauerstoffmangelexperimente mit Küken stimmen im Prinzip mit gelegentlichen Befunden am Menschen überein, und zwar bei Leuchtgasvergiftungen schwangerer Frauen (BETTE 1958). Man fand bei überstandener Leuchtgasvergiftung (Vergiftung in der siebenten Schwangerschaftswoche) beim ausgetragenen Fetus allgemein Hypoplasien, Klumphände, Ellenbogenbeugekontrakturen, Schultergelenksinnenrotations- und Abduktionskontrakturen beiderseits sowie Hüftgelenksluxation und Spitzfuß.

III. Zur Frage der einheitlichen Fütterung von Versuchstieren

Bei allen Experimenten zur Prüfung der Wirkung eines Elementes oder irgendeiner chemischen Verbindung oder deren Mangel, soweit sie zu den biologisch essentiellen Substanzen gehören, ist es unbedingt nötig, immer wieder bei Wiederholungen und in den verschiedensten Gruppen ein und dieselbe Grundnahrung zu verwenden. Man weiß, daß bereits die geringste Abweichung z. B. im Fettgehalt oder in der Relation der Aminosäuren wesentliche Unterschiede in den Versuchsergebnissen auslösen können.

Da die Forderung nach einheitlichem Futter bei allen gleichartigen Versuchen außerordentlich schwer zu erfüllen ist, ging man, wie bereits erwähnt, zur halbsynthetischen Kost über. Für manche Versuchstiere ist aber eine derartige Kost kaum realisierbar, z. B. für den Hund und die Katze. Bei diesen Versuchstieren muß man ein einheitliches konserviertes Futter verwenden, welches in größeren Mengen von einer Herstellungscharge gelagert wird und eine lange Haltbarkeit aufweist. Damit steht mit größter Wahrscheinlichkeit ein annähernd gleichwertiges Futter, das man mit Beginn eines Versuches anwendet, aber genauso bei einer evtl. notwendigen Wiederholung zur Verfügung hat.

So hat z. B. Petfoods Ltd. Melton Mowbray, England, ein Fertigfutter für Hunde folgender Zusammensetzung auf den Markt gebracht:

Walfleisch	36,7%
Reis	20,1%
Rindfleisch	18,3%
Tierleber	16,9%
Frischknochen (zerkleinert)	7,9%
Cholinchlorid	0,0915%
Vitamin B-Konzentrat	0,0085%
	100,0000%

Garantie 11,0% Rohprotein
3,9% Fett

Für die Katze liegt folgendes konserviertes Fertigfutter vor:

Weißfisch	36,0%
Fettfisch	36,0%
Molke	7,9%
Tierleber	7,9%
Weizen (geschroten)	6,6%
Reis	5,4%
Cholinchlorid	0,186%
Vitamin B-Konzentrat	0,014%
	100,000%

Garantie 15,7% Rohprotein
6,2% Fett

Für das Huhn sind ebenfalls einige Standardkostformen entwickelt worden. Nachfolgende Kost sei genauer skizziert (nach BRÜGGEMANN u. ZUCKER 1960):

Glucose DAB 6	40,00%
Drackett C — 1 Assay Protein[3]	35,00%
raffiniertes Sojaöl[4]	15,00%
Mineralsalzmischung[5]	6,00%
Cellulose	2,00%
Vormischung[6]	2,00%
	100,00%

[3] Isoliertes Sojaprotein, z. B. von Archer Daniel Midland Co., Evendale, Ohio, USA.

[4] Vor der Einmischung mit 250 mg BHT/kg versetzt.

[5] Enthält pro 60 g (= pro kg Diät):

15 g $CaCO_3$
14 g $Ca_3(PO_4)_2$
10 g K_2HPO_4 (siccum)
8 g NaCl
7 g Na_2HPO_4 (siccum)
5 g $MgSO_4 \cdot 7 H_2O$
450 mg Eisencitrat
450 mg Mangansulfat ($4 H_2O$)
40 mg Zinkcarbonat
20 mg $CuSO_4$ ($5 H_2O$)
40 mg Kaliumjodid

[6] Enthält pro 20 g (= pro kg Diät):

6 g DL-Methionin
4 g Glykokoll
10000 iE Vitamin A
1000 iE Vitamin D_3
25 mg α-Tocopherol
2 mg Vitamin K_3
25 mg Thiamin
15 mg Riboflavin
8 mg Pyridoxin
100 mg Nicotinsäure
20 mg Ca-Pantothenat
30 mcg Vitamin B_{12}
4 mg Folsäure
300 mcg Biotin
2 g Cholinchlorid
25 mg Ascorbinsäure
50 mg Aureomycin
10 mg Penicillin
Glucose ad 20 g

Mit dieser halbsynthetischen Kost fand man bei Broilern ein gutes Wachstum mit folgenden Gewichten:

in der 6. Woche ∅ 1133 g,
7. Woche ∅ 1336 g,
8. Woche ∅ 1655 g,

wobei das höchste Gewicht bei 1810 g lag.

Bei Experimenten mit lebenden Organismen ist aber nachfolgender Einwand immer zu bedenken:

So gut eine derartige halbsynthetische Kost für Versuchszwecke auch sein mag, und wenn man mit einer derartigen Diät auch die Versuchstiere lange Zeit gesund und am Leben erhalten kann, so darf man doch nicht vergessen, daß es sich bei allen derartigen Versuchen um eine Haltung unter besonderen Pflegebedingungen, ohne größere Belastungen, handelt. Diese Belastungen aber sind es, die den Bedarf an bestimmten essentiellen Stoffen, z. B. an Vitamin A, an Vitaminen des B-Komplexes, an bestimmten Aminosäuren usw. wesentlich erhöhen. Mit REIN (1960) ist zu sagen:

„Daß aus diesen Versuchen nur gefolgert werden darf, daß es heute offenbar gelingt, eine Minimalanforderung zu decken, nicht aber, daß alle Zusatzstoffe für eine optimale Ernährung bekannt sind."

C. Einfluß von Makro- und Mikroelementen auf das Skeletsystem

I. Einfluß von Mineralien auf das Skeletsystem

Von den Makroelementen, die Einfluß auf das Knochensystem haben, sind vor allem die Elemente Calcium, Phosphor und Magnesium und deren Verbindungen zu nennen. Diese drei Stoffe sind es, die an der Mineralisation des gesamten Skeletsystems vor allem beteiligt sind und für Festigkeit, Elastizität und damit für die Statik des Organismus sowie mit für die Funktionen der Knochen verantwortlich sind. Über deren Bedeutung zur Erzeugung von Krankheitszuständen wurde bereits im Kapitel A III 5 berichtet. Dabei handelt es sich um Ergänzungen, die über das Problem Rachitis hinausgehen.

Einige Besonderheiten zur Resorption von Calcium und Phosphor und deren Relationen im Futter sowie neuere Erkenntnisse über den Bedarf einzelner Tierarten an diesen Elementen seien nachfolgend angeführt (GEBAUER 1958)[7]:

„... Fehlt das Calcium im Futter vollkommen, sistiert bei Jungratten das Wachstum. Man beobachtet dabei einen erhöhten Grundumsatz. An serösen Häuten, in der Muskulatur treten Hämorrhagien auf. Nach kurzer Zeit tritt der Tod durch Entkräftung ein (nach KLEIBER u. Mitarb. 1946/46, BOELTER u. Mitarb. 1941 und GREENBERG u. Mitarb. 1942). Das Skelet ist praktisch nicht verknöchert. Solche Formen werden als Spontanerkrankung bei einem einigermaßen fachkundig zusammengestellten Futter nicht auftreten. Es finden sich aber zahlreiche Übergänge, wobei eine zu geringe Zufuhr von Calcium gleichfalls Ossifikationsstörungen auslösen kann. Außerdem ist in manchem Futter der Gehalt an Calcium unbekannterweise so ungünstig, daß eine Störung spontan auftreten kann. Werden dazu im Futter oxalsaures Salz (Spinat) usw. oder Phytin (im Hafermehl) gegeben, dann ist die Resorption von Calcium erschwert und es kann ebenfalls zu Kalkstoffwechselstörungen kommen. Fehlt außerdem das Vitamin D, welches die Resorption von Calcium fördert, dann sind Schäden unvermeidbar. Nach Arbeiten von KUNERT (1939), MCCANCE u. Mitarb. (1943) und ADOLPH (1931) ist der Grad der Calcium-

[7] Ausführliche Angaben finden sich bei Z. M. BACQ, Ions alcalinoterreux. Dieses Handbuch Bd. XVII, Teil I. u. II. (1964).

resorption stark abhängig vom Proteingehalt der Nahrung. Andere gleichzeitig mit Calcium in der Nahrung vorhandene Mineralstoffe, wie Magnesium, haben einen wesentlichen Einfluß auf den gesamten Calciumhaushalt des Organismus. Gibt man z. B. viel Magnesium hinzu, wird viel Calcium ausgeschieden. Dieser Effekt ist aber geringer, wenn viel Phosphorsäure in der Nahrung vorhanden ist.

Bei Jungnerzen treten nach BASSETT u. Mitarb. (1953) Lähmungserscheinungen und Tod auf, wenn das Calcium-Phosphor-Verhältnis ungünstig ist und dabei zu viel Calcium gereicht wird. Der Phosphorbedarf wird nach diesen Forschern für Jungnerze mit 0,3 % Trockenstoffgehalt angegeben. Zuschuß von Vitamin D hat wenig Einfluß und wird nicht benötigt, wenn ein Calcium-Phosphor-Verhältnis von 0,4–1,0 zu 0,4–0,8 vorliegt. Nur wenn Frischfutter ausschließlich aus Fleisch- und Schlachtabfällen besteht und sehr wenig Körnerfutter und kein Luzernemehl enthält, muß calcium- und phosphorhaltiges Mineralbeifutter mitgegeben werden. Auch bei ausschließlicher Heufütterung (Kaninchen, Meerschweinchen) kann eine Skeleterkrankung ausgelöst werden. So hatten nach PAPENDICK (1955) Dürrfutterproben bestimmter Gebiete der Schweiz ein Ca/P-Verhältnis von 8,7 : 1 (5,2 bis 16,4 : 1) ergeben. Normales Talheu hatte ein Verhältnis von 3,4 : 1 im Durchschnitt. Auch das übliche Futter, z. B. Luzerneheu, hat ein Ca/P-Verhältnis von 6 : 1, während es bei Wiesenheu 3,5 : 1 im Durchschnitt beträgt (nach KELLNER-SCHEUNERT 1952). Auch dadurch kann also in ungünstiger Futtermischung eine Kalkstoffwechselstörung auftreten.

Auch im Alter ist die Zufuhr von Calcium in einem bestimmten Verhältnis zu Phosphor nötig. Bei verminderter Calciumzufuhr kommt es zu Osteoporosen. Man weiß, daß hohe Fettzufuhren bei alten Ratten – nicht bei Jungtieren – die Ausscheidung von Calcium vergrößern und damit die Kalkbilanz verschlechtern (LANG-RANKE 1950).

Junge Ratten zeigen bei 0,008 % H_3PO_4 (MCCOLLUM 1939, COPP u. Mitarb. 1947) im Futter kaum Gewichtszunahmen und sterben nach wenigen Wochen an allgemeiner Kachexie. Das Skelet ist nicht verknöchert. Bei 0,137 % Phosphorsäuregehalt sieht man wohl normales Wachstum, aber in der Knochenanlage sind noch Störungen vorhanden.

Die Resorption der Phosphorsäure wird durch gleichzeitige Gaben anderer Stoffe, z. B. durch Eisensalze, Aluminiumsalze oder Berylliumsalze nach JONES (1938/40) wesentlich verschlechtert. Meerschweinchen aber sind nach allgemeinen Angaben von MCCOLLUM gegen ein Mißverhältnis von Calcium zu Phosphor empfindlicher als die Ratten (LECOQ 1931, MCCOLLUM 1939, SHERMAN 1921, CAMPBELL 1938). Auch hier spielt das Vitamin D eine ausgleichende Rolle. . . ."

Im Rahmen der Erörterungen über den Einfluß von Calcium im Futter auf die Einlagerung anderer Elemente in die Knochen sind Versuche an Ferkeln von BARTLEY (1961) erwähnenswert. Dieser Forscher experimentierte mit Ferkeln im Alter von 3–8 Wochen, die 35 Tage lang eine Kost mit verschieden hohem Calciumgehalt, eine Zulage von 0,48 oder 0,67 % Strontium als Strontiumchlorid erhielten. Es wurde festgestellt, daß Strontium um so giftiger wirkt, je weniger Calcium (weniger als 0,16 %) in der Kost enthalten ist und daß eine gesicherte Minderung des Calcium- und des Fettgehaltes der Knochen durch die Erhöhung des Strontiumgehaltes in der Nahrung auftritt.

Versuche zur Prüfung der Calcium-Retention aus verschiedenen Knochenpräparaten und aus Calciumphosphat mit Hilfe von ^{45}Ca an Ratten liegen von KURON (1960) vor. Diese Versuche erstreckten sich über einen Zeitraum von jeweils 14 Tagen. Dabei wurde der Kot gesammelt und auf seinen ^{45}Ca-Gehalt überprüft. Anschließend wurden die Tiere getötet und der ganze Tierkörper auf seinen Ca-Gehalt untersucht. Man fand, daß signifikante Unterschiede zwischen der Resorption der verschiedenen Ca-Präparate nur bei erwachsenen Tieren festzustellen war. Am günstigsten lag die Retention beim Knochenpulver von Rattenknochen, weniger günstig bei den Knochenpräparaten anderer Tiergattungen, relativ am schlechtesten bei $^{45}Ca_3(PO_4)_2$. Bei jugendlichen Tieren war die Einlagerung von ^{45}Ca innerhalb der Fehlerbreiten für alle Ca-Quellen gleich.

GÜNTHER (1966) konnte in Versuchen mit Jungratten, Küken und Ferkeln nachweisen, daß die Mineralstoffversorgung, in erster Linie die mit Ca und P, durch die Spurenelementionen Fe, Mn, Cu und Co beeinflußt wird. Er schreibt: „Dabei setzt die Unterversorgung mit diesen Spurenelementen infolge gestörter Ossifikation die Verwertung erheblich herab. Vor allem kann ein Mangel an Mn und Cu eine praerachitische Skeletentwicklung einleiten. Nach Überschreiten eines gewissen Optimalwertes setzen die genannten Spurenelemente die Verwertbarkeit für Ca und P wiederum herab". Dabei wird die Mineralstoffverwertung beim Küken besonders vom relativen und absoluten Ca-Anteil im Futter bestimmt. Beim Ferkel und bei der Ratte dagegen zeigt sich eine Abhängigkeit vom P-Anteil im Futter. Die Ca-Verwertung aus den drei Salzen der o-Phosphorsäure nimmt in der Reihenfolge primär, sekundär zu tertitär ab. Desgleichen verringert sich die P-Verwertung aus den Ca-, Na-, K- und Mg-Phosphaten von primär nach tertiär.

In diesem Zusammenhang muß noch eine Arbeit vom COMBS (1962) erwähnt werden, in der der Phosphorbedarf von 2–7 Wochen alten Ferkeln mit 0,44 % in der Gesamtration bei einem Ca/P-Verhältnis von 0,9 : 1 angegeben wird. Ferkel im Alter von 35–155 Tagen brauchen gleiche Mengen an Phosphor, jedoch in einem Ca/P-Verhältnis 1,2 : 1. Die Kriterien, auf Grund derer die Verwertung von Monocalciumphosphat, Dicalciumphosphat, Knochenfuttermehl und kolloider Phosphor beurteilt wurde, waren Gewichtszunahmen, Futterverwertung und Phosphor-Einlagerung im Femur. Der Vergleich zwischen Femur des einen mit dem Femur des anderen Tieres verschiedener Versuchsgruppen ist dabei allgemein üblich und bringt nach PULLAR (1961) genaue Vergleichswerte. Versuche an Schweinen verschiedenen Alters und verschiedener klinischer Kondition ergaben bei der Wägung des Aschegehaltes der Knochen folgende Resultate: Der durchschnittliche Aschegehalt von Röhrenknochen ist gewöhnlich höher als der kleinerer Knochen, die nicht zu den Röhrenknochen zählen. Es besteht ein Verhältnis von 21,7–27,5 % zu 18,5–22,5 %. Der Aschegehalt der Röhrenknochen beim Schwein (außer der Fibula und der Ulna) ist genügend stabil, um einwandfreie Teste durchzuführen. Bei zwei ähnlich geformten Knochen mit äquivalenten Funktionen weist der größere den niedrigeren Aschegehalt auf. Knochenmessungen und Strukturuntersuchungen an langen Röhrenknochen nach Unterernährung führten PRATT u. Mitarb. (1961) am Geflügel durch. Nach sechsmonatiger Hungerkur erfolgte eine unbegrenzte Futteraufnahme. Man beobachtete dabei nach anfänglicher Verzögerung des Längenwachstums ein Nachholen innerhalb von 6 Monaten, so daß fast die Länge normal ernährter Vögel erreicht wurde. Während des 3. Monats nach wiedererfolgter normaler Ernährung waren doppelte Konturen an der Wandung der Röhrenknochen sichtbar.

II. Einfluß von Spurenelementen auf das Skeletsystem

1. Einfluß des Mangan auf das Skeletsystem

a) Zur Physiologie des Mangan

Mangan hat wesentlichen Einfluß auf verschiedene Fermentreaktionen. Dabei spielt die Erhöhung der Phosphatase-Aktivität durch Mangan im Hinblick auf die Ausbildung des Knochensystems eine besondere Rolle (EICHLER 1950). Aber auch auf andere Fermente, z. B.

auf die Peptidasen und die Desoxyribonucleasen übt Mangan eine fördernde Wirkung aus. Außerdem ist dieses Element ein Bestandteil der Arginase (KOLB 1959).

Vielleicht infolge der obenerwähnten Einwirkung auf die Phosphatase-Aktivität treten bei Manganmangel bei den verschiedenen Tierarten Skeletveränderungen auf. Am häufigsten sind derartige pathologische Erscheinungen beim Geflügel und beim wachsenden Schwein zu beobachten. Lange Zeit ist das Mangan als Hauptfaktor dieser typischen Erkrankungen nicht erkannt worden. Man hat deshalb eine ganze Reihe von Versuchen mit verschiedenen Manganmengen und weiteren Zusätzen von Spurenelementen und von Vitaminen an Hühnern, Enten, an Schweinen und an Ratten und Mäusen vorgenommen.

b) Mangan-Mangelversuche an Huhn und Ente

Am leichtesten sind Mangan-Mangelerscheinungen am Huhn auszulösen. Es tritt dann die sog. Perosis auf. Die ersten Symptome dieser Erkrankung zeigen sich in einer Schwellung und Rötung des Fersengelenkes; später gleitet die Achillessehne seitlich von den Rollhöckern des Tibiatarsalgelenkes ab. Man sieht eine

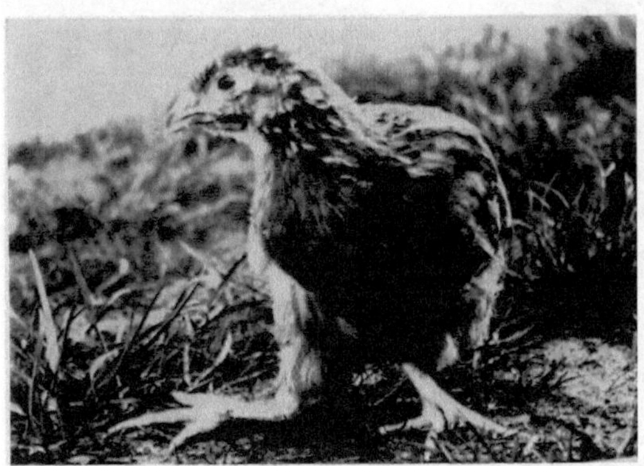

Abb. 15. Manganmangel beim Huhn (Perosis) Kükenfutter mit nur 26 ppm Mangan (Photo: GEBAUER)

Drehung und Seitwärtsstellung des Metatarsus (Fersenkrankheit, s. Abb. 15 u. 16). Die eigentliche Ursache dieser klinischen Erscheinung ist in einer Deformation des Knochens infolge eines Nährschadens zu suchen. Gleiche oder ähnliche Schäden sind auch bei der Ente auszulösen.

Zur Methodik der Mangan-Mangelversuche am Geflügel

Das Manganangebot für Geflügel muß bei 30–50 ppm im Futter (Trockensubstanz) liegen. Bei einem Futter, welches einen Mangangehalt unterhalb 30 ppm besitzt, ist beim wachsenden Huhn immer mit dem Auftreten dieser Erkrankung zu rechnen. Zwar werden für die Fersenkrankheit noch andere Faktoren, z. B. Vitamin E, Cholin und Biotin mit verantwortlich gemacht, auch spielt der sonstige Gehalt des Futters an Ca, Mg und P eine Rolle bei diesen Schäden mit. Die Hauptursache ist jedoch in einem Manganmangel zu suchen.

Da die einzelnen Nahrungsstoffe einen außerordentlich verschiedenen Gehalt an Mangan aufweisen, kann für Versuchszwecke keine grundsätzlich wirksame Rezeptur aufgestellt werden. Als Anhaltspunkt kann dienen, daß bei intensiver Fütterung mit Kartoffeln und Körnern unter der Voraussetzung der Stallhaltung, bei mangelnder Zugabe von entsprechenden Mineralsalzgemischen diese Fersenkrankheit fast stets auslösbar ist. Eine Gewähr für das Herbeiführen dieser Krankheit erhält man aber erst dadurch, daß man chemisch den Mangangehalt des vorgesehenen Futters oder der einzelnen Futterkomponenten feststellt und danach die endgültige Futterzusammensetzung vornimmt.

Nachfolgendes Kükenfutter, welches sich seit Jahren bei entsprechender Manganergänzung mit 40 ppm bestens bewährt hatte, bei dem aber anstelle von 40 ppm Mangan kein Mangan eingemischt war, löste bei etwa 25 % aller Küken des weißen Leghorn und der Hampshire-Rasse in der 4.–6. Lebenswoche Perosis aus.

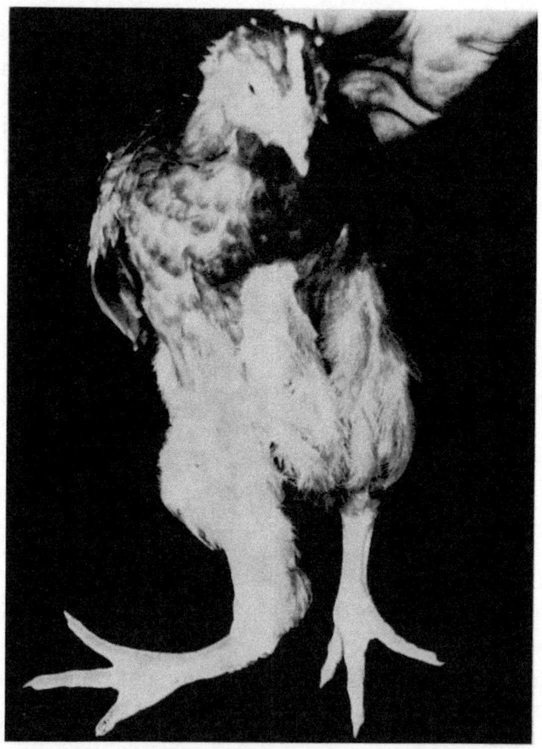

Abb. 16. Manganmangel beim Huhn (Perosis). Kükenfutter mit nur 26 ppm Mangan-Gehalt (Photo: GEBAUER

Das Kükenfutter hatte folgende Zusammensetzung, aus der auch hervorgeht, daß genügend Vitamine (Vitamin E, Cholin) und Mineralien (Ca, P, Cu) im Futter enthalten waren:

Mais	20 %
Weizen	20 %
Milo	15 %
Gerste	10 %
Hafer	4 %
Soja	20 %
Dorschmehl (55–60 % R.P.)	4 %
Heringsmehl (63 % R.P.)	4 %
Vitamin-Mineral-Wirkstoff-Vormischung	3 %.

Der Wirkstoffgehalt aus dem Zusatz der Vitamin-Mineral-Wirkstoff-Vormischung beläuft sich je kg Fertigfutter auf

Vitamin A	15000 iE
Vitamin D_3. . . .	1950 iE
Vitamin B_2 . . .	3,24 mg
Vitamin B_6. . . .	1,05 mg
d.-Ca-Pantothenat	3,0 mg
Niacin.	18,0 mg
Vitamin B_{12} . . .	30,0 mg
Vitamin E	3,6 mg
Cholinchlorid . .	210,0 mg
Penicillin	18,0 mg.

Die analytische Untersuchung des Gesamtfutters ergab 63 mg (± 10 %/kg Tocopherol).

An Mineralien waren in diesem angeführten Gesamtfutter enthalten:

Calcium . .	3,0 %
Phosphor .	1,4 %.

Die Vitamin-Mineral-Wirkstoff-Vormischung enthielt weiterhin Natrium, Kupfer, Kobalt und Zink.

In diesem oben als Modellfall angegebenen Futter waren 26 ppm Mangan enthalten, die ausschließlich aus dem Grundfutter, also aus den Körnern, dem Soja und Fischmehl stammten, wobei Hafer und Sojaschrot sowie ein evtl. Zusatz von Grünmehl den höchsten Gehalt an Mangan in der Regel aufweisen. Setzt man für diese Nahrungsstoffe andere manganärmere ein, z. B. Kartoffeln, Fleischmehl oder Trockenmagermilch, dann ist mit einem Perosisbefall von über 50 % bei Hühnerküken zu rechnen.

Es ist wichtig darauf hinzuweisen, daß Zulagen von Cholinchlorid in Höhe von 1000 mg pro kg Futter bei einem ursprünglichen Gesamt-Gehalt von 1440 mg/kg den Perosisbefall mindern, aber nicht vollständig beseitigen können. In diesem Versuch wurde ein Futter aus Getreide, Erdnuß-Sojaschrot, Fischmehl, Trockenhefe, Molkenpulver, Luzernemehl und Mineralstoffbeifutter gegeben, welches dann etwa 40 ppm Mangan enthielt (FUTTER u. Mitarb. 1959).

Für Enten liegt der Bedarf an Mangan bei 40 ppm. Bei diesen Tieren hat sich im Experiment die Erkrankung bereits im Alter von 10–15 Tagen gezeigt, während beim Huhn die Perosis im allgemeinen erst in der 3.–6. Woche auftritt.

c) Mangan-Mangelversuche am Schwein

Bei Jungschweinen finden sich unter der Voraussetzung des Manganmangels bei Stallhaltung gleichfalls Skeletdeformationen. Zwar sind diese klinischen Erscheinungen nicht so ausgeprägt wie beim Huhn mit der Perosis. Man sieht aber schwere Lahmheiten, Unter- und Oberschenkelverkürzungen sowie Verdickungen im Bereich der Karpal- und Tarsalgelenke. Das erste Symptom ist oftmals eine sitzende Stellung bei der Futteraufnahme. Richtet man die Tiere auf, knicken sie auf allen vier Beinen ein. Die Erkrankung tritt selten in der frühesten Jugend oder bei ausgewachsenen Schweinen auf. Sie ist am häufigsten bei Tieren mit einem Lebendgewicht von 20–70 kg zu beobachten.

Außerdem hat man die Erfahrung gemacht, daß diese Lahmheit mit zunehmendem Alter zurückgeht. Der Manganmangel löst weiterhin eine vermehrte Fettablagerung aus (PLUMLEE, M. P., u. Mitarb. 1956, KRÜGER, W., u. Mitarb. 1955, MILLER, R. C., u. Mitarb. 1940).

Zur Methodik der Mangan-Mangelversuche beim Schwein

Um eine derartige Erkrankung beim Jungschwein experimentell zu erzeugen, muß man den Gehalt des Gesamtfutters an Mangan ermitteln. Das Schwein hat einen Bedarf an Mangan, der bei etwa 50–60 ppm (bezogen auf Futtertrockensubstanz) liegt. 20–40 ppm werden aber nach verschiedenen Autoren gerade noch als ausreichend angesehen. Bei einem Manganangebot unter 20 ppm sind die oben beschriebenen klinischen Erscheinungen beim wachsenden Schwein stets auslösbar. Voraussetzung ist allerdings, daß die Tiere keine Gelegenheit haben, in der Erde zu wühlen, auf dem Stallgang Sand, Wurzeln oder Erde aufzunehmen. Außerdem dürfen die Tiere keine Futtermittel bekommen, die einen stark variierenden Mangangehalt besitzen, wie z. B. Heu, Silage bzw. Grünfutter. Auch hierbei sind, wie beim Kükenfutter, die Nahrungskomponenten im einzelnen oder in ihrer Gesamtheit auf den Mangangehalt hin zu untersuchen. Nur so ist eine Voraussetzung für das Gelingen eines derartigen Mangelversuches gegeben. Diese Erkrankung kann am ehesten bei Fütterung mit einem hohen Anteil an manganarmen Futtermitteln, z. B. Milch, Fleischmehl, Kartoffeln und Getreide ausgelöst werden.

d) Mangan-Mangelversuche am Rind

Wenn auch das Rind zu Versuchszwecken selten herangezogen wird, so soll dennoch erwähnt werden, daß auch bei Herbivoren und nicht nur im jugendlichen Alter eine Mangan-Mangelstörung des Skelets in Form von Gelenkverdickungen und Röhrenknochenverkürzungen auslösbar ist. Voraussetzung ist auch hier, daß keine manganreichen Futtermittel gereicht werden, z. B. manganreiche Pflanzen oder derartige Pflanzenteile, sondern in der Hauptsache Milch und Milchersatzprodukte, die ja zu etwa 50 % und mehr aus Trockenmagermilch bestehen. Das ist selbstverständlich am leichtesten beim jugendlichen Rind auslösbar. Aber auch beim erwachsenen Rind, zumal bei der geschlechtsreifen Kuh sind Mangan-Mangel-Störungen nicht selten. Diese äußern sich jedoch nicht in Skeleterkrankungen, sondern in Form von Sterilität.

Bei geringem Manganangebot an gravide Rinder sah man in der Praxis (Rojas u. Mitarb. 1965, Horst 1960) und im Experiment (Dyer u. Mitarb. 1966) Mißbildungen der Feten mit gestrecktem Tibiametatarsal-Gelenk, längerem Humerus, geringerer Bruchfestigkeit der Knochen bei verringerter alkal. Phosphatase-Aktivität im Humerus.

Zur Methodik von Mangan-Mangelversuchen beim Rind

Es ist ein Futter zu reichen, welches manganarm ist. Für das Kalb ist eine entsprechende Versuchsanordnung leicht, da Milch, die Hauptnahrung des Kalbes, manganarm ist. Schwieriger liegen die Versuchsbedingungen beim Jungrind und dem erwachsenen Wiederkäuer, denn die meist genutzten Futtermittel des Rindes enthalten so große Mengen an Mangan, daß der Bedarf an diesem Element gedeckt wird. Auch bei diesen Versuchen gilt es also, den Gehalt an Mangan in den einzelnen Futtermitteln bzw. im Gesamtfutter analytisch zu ermitteln. Der Bedarf liegt beim wachsenden Rind bei etwa 50 ppm und beim erwachsenen Rind bei 25 bis 50 ppm (bezogen auf Trockensubstanz). Bei einem Futter mit einem Mangangehalt unter 20 ppm sind beim Rind wie auch beim Schaf und bei der Ziege oben beschriebene Mangelsymptome auslösbar.

e) Mangan-Mangelversuche an Laboratoriumstieren

Durch Experimente ist geklärt, daß beim Kaninchen, bei der Albinoratte und bei der Albinomaus bei Manganmangel eine Verzögerung im Knochenwachstum und Skeletdeformationen auftreten. Im einzelnen wurden als klinische Symptome beim Kaninchen und bei der Maus Verbiegungen der Vorderextremitäten und eine Herabsetzung der Knochenfestigkeit, bei der Ratte insbesondere eine Tibiaverformung in der F_1-Generation beobachtet (SMITH u. Mitarb 1944, BARNES u. Mitarb. 1941, SHILS u. Mitarb. 1943, AMDUR u. Mitarb. 1954).

Zur Methodik von Mangan-Mangelversuchen bei Laboratoriumstieren

Bei den Pflanzenfressern unter den Laboratoriumstieren gilt es wieder, manganarme pflanzliche Futtermittel zu verabreichen. Bei Ratten und Mäusen arbeitet man am günstigsten mit Kostzusammenstellungen halbsynthetischer Art, wie sie bei Hühnern schon allgemein üblich ist (s. S. 63). In derartigen Diäten sind die Mangangaben je nach Versuchszweck einzustufen.

f) Mangan-Stoffwechsel der Pflanze

Im Zusammenhang mit der Manganmangeldiät sei noch auf einige wichtige pflanzenphysiologische Tatsachen hingewiesen, die bei Experimenten von vornherein gewisse Anhaltspunkte für den zu erwartenden Mangangehalt einiger Futtermittel bieten können.

Die Aufnahme und Einlagerung von Mangan in die Pflanzen ist weitgehend vom pH-Wert des Bodens abhängig. So sinkt z. B. der Mn-Gehalt im Honiggras von 16 mg-% auf 0,4 mg-%, wenn der pH-Wert des Standortes der gleichen Pflanze von ursprünglich pH 4 auf pH 8 eingestellt wird. Mit der Verschiebung zum Alkalischen wird das zweiwertige Mangan, welches leicht resorbierbar ist, in die dreiwertige Form des Manganoxydhydrates oder gar in MnO_2 übergeführt. Damit wird aber die Aufnahme sehr erschwert oder sogar ganz unterbunden. Diese Umwandlung in Verbindungen, die für die Pflanze nur beschränkt ausnutzbar sind, erfolgt unter aeroben Verhältnissen bei neutraler und alkalischer Reaktion, unter starker Beteiligung von Mikroorganismen im Boden.

Entsprechende Standortermittlungen können also bereits zur Abschätzung des ungefähren Mangangehaltes der Pflanzen dienen (SCHEFFER u. Mitarb. 1955). So fand man z. B. in der Schweiz in der Trockensubstanz von 269 Dürrfutterproben einen Mangangehalt von 18–454 ppm. Dabei zeigten die Pflanzen von sauren Böden die höchsten und von alkalischen Böden die niedrigsten Werte. Außerdem ist die botanische Zusammensetzung der Futterproben mit ausschlaggebend, da die Oxalidaceen, Ranunculaceen, Caryophyllaceen, die Nadeln der Coniferen und die Blätter vieler Laubbäume manganreich sind, während die Kreuzblütler, Kompositen und die Primelgewächse wenig Mangan enthalten (SCHEFFER u. Mitarb. 1955). Auf alkalischen Böden lassen die Pflanzen selbst den Manganmangel erkennen, z. B. die sog. Dörrfleckenkrankheit des Hafers. Besonders häufig sieht man diese Erscheinungen auf humosem Diluvialsand mit einem pH-Wert über 6,3 (MEYNERT 1959).

Der durchschnittliche Mangangehalt von Pflanzen, der, wie besprochen, außerordentlich schwanken kann, ist in den Futterwerttabellen, Mineralstoffe, der DLG, Band 62, die 1960 erschienen sind, aufgezeichnet, s. auch Tab. 15 Seite 85.

g) Pathologisch-anatomische und -histologische Befunde sowie physiologische Besonderheiten bei Manganmangel

Bei allen Tierarten tritt unter Manganmangel eine Minderung der Phosphataseaktivität im Blut und im Knochen auf. Diese mindere Aktivität wirkt sich vor allem auf den Knochenstoffwechsel aus. Es kommt zu Störungen in der Ausbildung der Epiphysenfuge und zu einer Verzögerung der enchondralen Verknöcherung (WOLBACH u. Mitarb. 1953). Neben einer allgemeinen Verdickung des Sprunggelenkes sieht man beim wachsenden Schwein Auftreibungen an den distalen

Enden von Radius und Ulna, Tibia und Fibula. Die Röhrenknochen selbst erscheinen verdickt und verkürzt. Auch die Metatarsalknochen sind deformiert. Weiterhin wurde eine Rarefikation, besonders deutlich im distalen Bereich der Diaphyse der Ulna bei Schweinen im Alter von 110—125 Tagen angetroffen.

LEACH u. Mitarb. (1962) stellten zur physiologischen Wirkung des Mangan fest, daß der Effekt dieses Elementes nicht den Ca- und P-Stoffwechsel und damit die Calcifizierung betrifft, daß vielmehr hierbei die Wachstumszonen im Epiphysenknorpel beeinflußt werden, wobei eine Verringerung der Zellteilung im histologischen Bild nachweisbar ist. Nach GROTH (1963) tritt bei manganarmernährten Küken eine Reduktion der Länge: Dickeverhältnisse der Tibia ohne Störung der Mineralisation auf.

Diese klinischen, pathologisch-anatomischen und mikroskopischen Befunde haben eine große Ähnlichkeit mit der Rachitis. Durch Vitamin D und Regulierung des Ca/P-Stoffwechsels sind sie aber nicht zu heilen. Es handelt sich hierbei um spezifische Erkrankungen infolge von Manganmangel (s. dazu auch O. EICHLER 1950). Das geht auch daraus hervor, daß die Mineralgehalte von gesunden und von Versuchstieren mit Manganmangel keine Unterschiede aufweisen. Eigenartigerweise ist der Mangangehalt der erkrankten Knochen nicht verändert gegenüber dem Skelet gesunder Tiere. Man fand jedoch im allgemeinen Bindegewebe sowie in anderen Organen von erkrankten Tieren einen um 33% verminderten Mangangehalt (PLUMLEE u. Mitarb. 1956). Es wird vermutet, daß das Mangangesamtdepot des Körpers für die Aufrechterhaltung der Phosphatase-Aktivität eine ausschlaggebende Rolle spielt.

In den Versuchen von HURLEY u. EVERSON (1962) wurden weibliche *Ratten* mit einer Mn-armen Milchdiät aufgezogen. Die Überlebenswahrscheinlichkeit der Jungen nahm, gemessen nach 28 Tagen, auf 11% ab mit wesentlichen ataktischen Symptomen. Die Tiere waren auch kürzer, die Tibien besonders disproportioniert, die Epiphysen abnormal. Eine Mn-Zulage für 1 Tag an die Muttertiere näherten diese Mangelsymptome beträchtlich der Norm.

h) Spezielle Versuche mit Mangan zur Prüfung der Wirkung auf das Skeletsystem

Als spezielle Versuche, die in diesem Zusammenhang interessant sind, seien Experimente von PARKER u. Mitarb. (1955) erwähnt, die mit Mangan-Isotopen arbeiteten. Man gab 4 Wochen alten Küken — eine Hauptgruppe erhielt 4 Wochen lang ein vollwertiges Futter mit 100 ppm Mangan, die andere Hauptgruppe ein sonst optimales Futter, aber nur mit 10 ppm Mangan — Injektionen von 50 μCMn^{51-54} oder 10 μC Ca^{45} oder P^{32}; dann wurde, wie zu erwarten war, festgestellt, daß die Tiere, die wenig Mn im Futter erhalten hatten, mehr Mn^{51-54} in die Körperorgane aufnahmen und besonders in den Tibien, und zwar an den Stellen lebhafter Verkalkung einlagerten. Man stellte eine signifikante Steigerung gegenüber den mit Mn gut versorgten (100 ppm im Futter) fest.

Dieser Befund steht nicht im Gegensatz zu den bereits erwähnten Mn-Gehaltsbefunden von Knochen gesunder Tiere oder von Tieren, die an Manganmangel litten, da bei den Tieren von PARKER u. Mitarb. keine Gesamt-Analyse durchgeführt wurde, sondern nur der Mn-Stoffwechsel autoradiographisch gemessen wurde und evtl. nur ein regerer Austausch des Mangans im Wechsel mit den Mangan-Isotopen stattfand.

Die Aufnahme von Ca^{45} und P^{32} war in den beiden Versuchsgruppen mit 10 bzw. 100 ppm Mn kaum beeinflußt.

Ein anderer Versuch mit 600 Eintagsküken zur Prüfung, ob das Körpergewicht auf die Ausbildung der Perosis Einfluß hat, gibt ebenfalls interessante Aufschlüsse (CREEK u. Mitarb. 1960). Die Küken wurden in 3 Abteilungen geteilt und erhielten 7, 20 oder 100 ppm Mn im Futter. Jede dieser Abteilungen wurde nochmals unterteilt und bei der einen Hälfte dieser Gruppen wurde am 3. Lebenstag die Beugesehne des Fußgelenkes durchschnitten, so daß die so behandelten Tiere nur ein

Bein belasten konnten. Unter diesen Versuchsbedingungen konnte nachgewiesen werden, daß nach 4–6 Wochen nicht nur auf dem belasteten Bein, sondern auch am operierten Bein bei Manganmangel hochgradige Perosis auftrat. Damit konnte der Einwand, daß die Verdrehung des Sprunggelenkes bei Perosis besonders durch eine vermehrte Kontraktion der Beugemuskulatur hervorgerufen wird, widerlegt werden. Auf Grund dieser Versuche ist anzunehmen, daß es sich bei der Perosis um eine reine Osteodystrophie handelt. Auch Versuche von RINDFLEISCH-SEYFARTH (1950) seien hier erwähnt, in denen gezeigt werden konnte, daß bei Manganmangel bereits bei Hühnerembryonen schwere Verbildungen und Verkrüppelungen am Skelet und an den Schnäbeln (Papageienschnäbel) auftreten.

Es ist wichtig, darauf hinzuweisen, daß auch bei derartigen Mangan-Mangel-Versuchen der Calcium- und Phosphorgehalt des Futters berücksichtigt wird. Man weiß, daß mit steigendem Ca- und P-Gehalt der Bedarf an Mangan steigt (HARKINGS u. Mitarb. 1955). Bei solchen Versuchen sollte auch der Vitamin B_1-Gehalt des Futters Berücksichtigung finden, da zwischen Mangan und Vitamin B_1 ein Antagonismus besteht (MAUVERNAY 1957, LENKEIT 1953).

i) Mangangehalt in Organen

Diagnostischen Wert haben die *Mikroanalysen von Haaren*. Dabei ist aber zu bedenken, daß pigmentierte Haare mehr Spurenelemente enthalten als weiße. Folgende Zusammenhänge zwischen klinischem Befund und Mangangehalt der Haare wurden gefunden (KOETSVELD 1958):

erwachsenes Rind (normal)	15—18 mg-% Mn
erwachsenes Rind (Mn-Mangel)	unter 8 mg-% Mn
erwachsenes Rind (Mn-Überschuß)	bis 80 mg-% Mn
erwachsenes Rind (unfruchtbar)	unter 8 mg-% oder über 20 mg-% Mn
erwachsens Rind (nymphoman)	über 40 mg-% Mn
erwachsenes Rind (Ende der Trächtigkeit)	unter 12 mg-% Mn
Kälber (gesunde Mutter, am Tage der Geburt)	unter 3 mg-% Mn

2. Einfluß von Zink auf das Skeletsystem

Auch das Element Zink bzw. dessen im tierischen Körper verwertbare Verbindungen haben einen Einfluß auf das Skeletsystem. Zwar sind die Ausfallerscheinungen bei Zinkmangel oder Zinküberangebot nicht speziell auf das Knochensystem gerichtet, doch werden bei Experimenten, hauptsächlich beim Geflügel, Röhrenknochenveränderungen infolge Zinkmangel immer wieder beschrieben. Die allgemeinen Zinkmangelstörungen betreffen vielmehr vor allem das allgemeine Wachstum, wobei der Fermentstoffwechsel in Unordnung gerät.

a) Zur Physiologie des Zinks

Das Element Zink hat im physiologischen Geschehen des Tierreiches wesentlichen Einfluß auf das Fermentsystem. Die enzymatische Aktivität der Kohlensäureanhydrase, der Carboxypeptidase, der Alkohol-, Glutaminsäure- und Milchsäuredehydrogenase erfordert das Vorhandensein von Zink (VALLEE u. Mitarb. 1958). Bereits 1940 wurde entdeckt, daß in dem Enzym Kohlensäureanhydrase 0,33% Zink vorhanden sind. Daraus geht hervor, daß die Geschwindigkeit der Freisetzung von CO_2 an die Gegenwart von Zink gebunden ist (KEILIN u. Mitarb.).

Der Einfluß des Zink auf die Serumphosphatase ist im Zusammenhang mit den bei Zinkmangel auftretenden Knochenveränderungen maßgebend (EICHLER 1950, STEVENSON u. Mitarb. 1956/57, LUECKE u. Mitarb. 1956). Weiterhin weiß man, daß zur Bildung des Insulin Zink notwendig ist und daß auch die Hypophyse dieses Element braucht (MAUVERNAY 1957, u. a.).

Beim Geflügel (Huhn und Truthuhn) und beim Schwein sind die meisten Erkenntnisse gesammelt worden. Zwar suchte man im Grunde nach den Ursachen und dem pathogenetischen Verlauf der sog. Parakeratose. Diese für das Schwein typische Hauterkrankung tritt bei Zinkmangel stets auf. Man fand aber auch Tarsal- und

Karpalgelenkveränderungen, die Lahmheiten und Steifbeinigkeit auslösten Bei Hühnerversuchen ging es primär um Fragen der Wachstumbeschleunigung, Verbesserung der Ei-Befruchtung und des Schlupfes sowie der Futterverwertung. Dabei sammelte man auch Erkenntnisse über die Zinkwirkung auf das Skeletsystem.

b) Zur Methodik von Zink-Mangelversuchen beim Geflügel

Die insbesondere beim Huhn bei Zinkmangel auftretenden klinisch erkennbaren Skeletstörungen finden sich vor allem bei der sog. Intensivhaltung. Das ist verständlich, da ja im Erdreich größere Mengen von Zink vorhanden sein können. Wenn jetzt das Huhn allein auf zugeteilte Futtermittel, z. B. Fertigfutter, angewiesen ist, kann, wie beim Schweinefutter, durch geschickte Auswahl der einzelnen Komponenten ein zinkarmes, aber auch ein Futter mit genügend und reichlich Zink zusammengestellt werden. Da es jedoch im allgemeinen nicht möglich ist, die einzelnen Futtermittel bzw. das Gesamtfutter auf den Zinkgehalt zu untersuchen, ist es üblich, einen Sicherungszusatz von Zink dem Geflügelfutter beizugeben. Der Zinkbedarf des Huhnes liegt bei etwa 30 ppm. Für das Truthuhn werden als Bedarf 65 ppm Zn angegeben (nach FEEDSTUFFS 1959).

Daß man bei der Fütterung und Haltung der Versuchstiere darauf achten muß, daß keine Zinkgefäße oder Zinkverkleidungen in der Stallung Verwendung finden, sei nur am Rande vermerkt. Den geringsten Zinkgehalt weisen Weizen, Maismehl, Luzernemehl, Fischpreßwasser und getrocknete Molke auf. Um bereits ohne Analysen gewisse Anhaltspunkte für den Mineralstoffgehalt der verschiedensten Futtermittel zu gewinnen, ist es angebracht, in den Futterwerttabellen Mineralstoffe der DLG nachzuschlagen, die 1960 und 1966 erschienen sind.

In diesem Zusammenhang sei noch eine Arbeit von BLAMBERG u. Mitarb. (1960) hervorgehoben. Die Experimentatoren arbeiteten mit einer halbsynthetischen Kost mit 28 mg Zn je kg Futter (Trockensubstanz). Die Hühner wurden künstlich besamt. Bei diesem Zinkgehalt trat gegenüber Kontrolltieren mit 120 mg Zn/1 kg Futter eine wesentliche Minderung des Schlupfergebnisses auf und man beobachtete embryonale Mißbildungen, vorzüglich am Skeletsystem. Das Schlupfergebnis bei 120 mg Zn/kg Futter betrug 79–89 %, Mißbildungen traten nicht in Erscheinung. Bei einem Zn-Gehalt von nur 4 mg/kg Futter (Trockensubstanz) ist der Schlupf auf 0,0 % gesunken. In diesen Versuchen betrug der Zinkgehalt des Dotters der Gruppe mit 28 mg Zn/kg 7,5–11 ppm Zn, bei der zinkreichen Gruppe mit 120 mg Zn/kg dagegen 26–38 ppm Zn. Weiterhin geben einige Arbeiten von ROBERSON u. Mitarb. (1960) guten Einblick in die Verwertbarkeit verschiedener Zinksalze bei Küken. In diesen Arbeiten wurde mit einer Zinkmangeldiät gearbeitet, wobei ein Zinkzusatz sowie verschiedene Ca-Angebote erfolgten. Nachstehende Tabelle zeigt das 4 Wochen-Gewicht in g bei diesen Versuchsküken.

Tabelle 7. *4 Wochen-Gewicht von Küken* (in g)

Zinkzusatz in Form von	Zn-Sulfat	Zn-Oxyd	Zn-Carbonat
0	—	163	—
10 mg/kg Futter . .	293	310	299
20 mg/kg Futter . .	343	352	359

Daraus geht hervor, daß die verschiedenen Salze annähernd gleich verwertet wurden, daß aber mit Erhöhung der Zinkzulage ein besseres Wachstum erfolgte.

Die Ergebnisse einer zweiten Versuchsfolge – mit verschiedenem Ca-Gehalt des Futters – läßt die nächste Tab. 8 erkennen.

Aus diesen Versuchen geht hervor, daß eine Wachstumsdepression, die durch zu hohe Calciumgaben ausgelöst wird, durch eine erhöhte Zinkzufuhr ausgeglichen werden kann. Weiterhin ist festgestellt, daß 1 g reines Zink auf 1 kg Futter (Trokkensubstanz), ganz gleich ob in Form des Sulfat, Oxyd oder Carbonat, ohne Einfluß auf den Gesundheitszustand der Küken ist, daß aber 0,3 % Zink im Futter Vergiftungen auslösen. Diese Angaben stehen im Gegensatz zu den Versuchsergebnissen von NORRIS u. Mitarb. (1958), die besagen, daß 100 mg Zn/kg Futter eine Verzögerung des Wachstums bei Junghühnern auslösen.

Tabelle 8. *4 Wochen-Gewicht von Küken* (in g)

Zinkergänzung mit	Ca-Gehalt der Ration	
mit	1,73%	2,23%
20 mg/kg Futter .	377	310
80 mg/kg Futter .	368	382

Von YOUNG u. Mitarb. (1958) wird der absolute Zinkbedarf von Küken bis zur 3. Lebenswoche auf 55 ppm geschätzt.

Der Zinkbedarf für das Huhn liegt bei 10–15 ppm, wenn gereinigtes Futter mit Casein als Proteinquelle gegeben wurde. Dagegen war der Zinkbedarf auf 28 bis 33 ppm erhöht, wenn man als Eiweißquelle äquivalente Mengen von isoliertem Sojaprotein bei gleichem Ca-Gehalt verabreichte (NORRIS u. Mitarb. 1958).

c) Zur Methodik von Zink-Mangelversuchen am Schwein

Am leichtesten lassen sich Zinkmangelstörungen beim Schwein mit einer Getreideschrot-Trockenfütterung auslösen. Zu beachten ist beim Ansatz derartiger Versuche, daß bei Erhöhung des Ca-Gehaltes im Futter die Erkrankungen schwerer und bei reichlicher Wasserzufuhr wesentlich leichter auftreten (PIETKOWSKI 1959). Als Beispiel sei nachfolgende einfache Futtermischung für Mastschweine angeführt, die nach analytischen Untersuchungen 33 ppm Zink enthielt. Diese Mischung blieb damit unter der Bedarfsnorm und wurde ab 20 kg Lebendgewicht gefüttert. Sie führte zur Parakeratose der Schweine. Der Calcium- und der Phosphorgehalt lagen in dieser Mischung bei je 0,6 % (HEIGNER u. Mitarb. 1958).

Gerste	35,00%
Mais	25,84%
Hafer.	20,00%
Sojaextraktionsschrot.	10,00%
Fischmehl	8,00%
$CaHPO_4 \cdot 2\,H_2O$ . . .	0,69%
$CaCO_3$	0,47%
	100,00%

Vorstehende Futterzusammenstellung wurde mit verschiedenen Mengen an Zink angereichert; dabei ließ sich aber auch über $CaHPO_4$ und $CaCO_3$ der Calcium- und Phosphorwert der Mischung variieren. Vorstehende Futterzusammenstellung sei nur als Beispiel gebracht; die Futtermischungen lassen sich vielseitig abändern. Es ist nur dafür zu sorgen, daß die Ca-, P- und vor allem die Zn-Werte bekannt sind und daß der Zinkgesamtwert unterhalb des täglichen Bedarfs zu liegen kommt.

Der Zink-Bedarfswert für wachsende Schweine liegt bei etwa 45 ppm unter der Voraussetzung, daß das Futter etwa 0,6% Calcium enthält. Der Bedarf an Zink ist — wie erwähnt — vom Calciumgehalt abhängig. Man kann mit 60 ppm Zink (evtl. sogar mehr) bei einem Calciumgehalt von über 1,0% rechnen.

Man könnte vermuten, daß eine direkte Abhängigkeit zwischen Ca-Gehalt des Futters und Zinkbedarf besteht. Diese liegt jedoch nicht vor. Offenbar spielen dabei noch andere Faktoren eine gravierende Rolle mit.

Weiterhin ist noch ein Reihenversuch mit Ferkeln, die in der 3. Lebenswoche bereits von der Muttermilch abgesetzt wurden, erwähnenswert, in dem versucht wurde, den absoluten Zinkbedarf festzustellen (SMITH u. Mitarb. 1958). Den Ferkeln wurde eine halbsynthetische Kost mit den für normales Wachstum nötigen Nahrungsfaktoren in ausreichender Menge geboten. Der Gehalt an elementarem Zink betrug jedoch nur 16 mg pro kg Ration bei einem konstanten Calciumgehalt von 0,66% und Phosphorgehalt von 0,47%. In den einzelnen Gruppen wurden nunmehr verschiedene Mengen von Zinkoxyd dem Futter zugesetzt. Die Erfolge dieser Versuche sind aus nachfolgender Tab. 9 ersichtlich.

Tabelle 9

Zinkgehalt mg/kg	16	21	26	31	36	41	46
tägl. Zunahme in g	27	59	114	236	277	313	345
Futterverwertung	13,9	6,5	4,1	2,4	2,3	2,2	2,1
Parakeratosefälle	6	6	6	4	3	0	0

Auch aus diesen Werten ist ersichtlich, daß steigende Mengen von Zink steigende Zunahme bedingen. Aus den Versuchen wird gefolgert, daß der Zinkbedarf von Ferkeln höher als 46 ppm liegt.

d) Pathologisch-anatomische Erscheinungen und physiologische Sonderheiten bei Zinkmangel

Beim Schwein finden sich zuerst Wachstumsstörungen, anschließend sieht man die Vorboten der Parakeratose mit Rötung der Haut und Juckreiz sowie Pusteln und schließlich die bekannte Borkenbildung mit fortschreitender Verhornung und mit Abmagerung. Vereinzelt wurden auch beim Schwein verdickte Tarsal- und Karpalgelenke beobachtet.

Beim Huhn treten die Zinkmangelerscheinungen nicht so stark an der Haut, sondern vermehrt an den Knochen auf. Die Mangeltiere zeigen zuerst Beinschwäche sie neigen zum Hocken. Man findet anschließend eine Verkürzung und Verdickung der Röhrenknochen und eine Schwellung der Gliedmaßengelenke. Das Verhältnis zwischen Tibia- und Humerus-Gewicht zum Körpergewicht ist dabei signifikant vergrößert gegenüber Kontrolltieren mit optimalem Zinkgehalt im Futter. Das Verhältnis von Länge zum Durchmesser der Knochen ist dagegen signifikant verkleinert (O'DELL u. Mitarb. 1958). Mitunter findet man bei Zinkmangel einen geringeren Knochenasche-Anteil (EDWARDS u. Mitarb. 1958). Mikroskopisch ist beim Geflügel bei 15 ppm Zinkgehalt im Futter der Nachweis einer verminderten Calciumeinlagerung möglich. Durch Zinkgaben wird bei Mangeltieren der Zinkgehalt im Plasma, in der Leber, in den Haaren, den Knochen und im Pankreas, aber nicht in den Darmzellen und in der Haut gesteigert (LEWIS u. Mitarb. 1956). Auch beim Truthuhn sind bei Zinkmangel verschiedene Beindeformationen beobachtet worden.

RAHMAN u. Mitarb. (1961) berichten von einer Verkürzung und Verdickung langer Knochen von Junghennen bei Zinkmangel. Die Tiere erhielten dabei eine halbsynthetische Kost mit Sojaprotein, die nur 14 mg Zn/kg enthielt. Bei Puten sah SULLIVAN (1961) gleiche Symptome mit einem erhöhten Aschegehalt der Knochen, wobei das Zn aus $ZnSO_4 \cdot 7\,H_2O$ und $ZnCO_3$ gut, aus $ZnCl_2$ etwas geringer und aus ZnO und $ZnSO_4 \cdot H_2O$ relativ schlecht verfügbar ist. Für normales Knochenwachstum der Puten wird eine Menge von 70 mg/kg Futter für erforderlich gehalten.

Um derartige Schäden zu verhüten, wird aber auch auf die ausreichende Zufuhr von Vitamin E und Nicotinsäure hingewiesen (FEEDSTUFFS 1959a). Bei Parakeratose-Schweinen fand man außer verminderten Serum-Phosphatasewerten einen verminderten Hämoglobingehalt und verminderte anorganische Serum-Phosphorwerte sowie einen verminderten Blutzuckergehalt (STEVENSON u. Mitarb. 1956/57).

Ab 5. Lebenswoche klingen beim Schwein im allgemeinen die krankhaften Erscheinungen ab, auch beim Geflügel sind im Laufe des zunehmenden Alters bei Zinkmangel keine krankhaften Veränderungen mehr zu beobachten. Eine Heilung der ersten Mangelschäden ist allein durch Zink möglich. Therapieversuche mit Vitamin D, die wegen der ähnlichen klinischen Erscheinungen bei Zinkmangel und Rachitis nahe liegen, sind erfolglos.

Zur Klärung des Zink-Stoffwechsels und dessen Einfluß auf das Skelet trägt auch eine Arbeit von FORBES (1961) bei, der an männlichen Albinoratten in einem Wachstums- und Bilanzversuch über 6 Wochen den Einfluß von Temperatur und verschiedener Futterarten mit Lactose, mit Äthylendiamintetraessigsäure und mit Zink auf den Mineralhaushalt prüfte. FORBES gab dabei eine Zink-Mangel-Diät mit Sojaprotein. Bei Ersatz von 25 % des Glucoseanteils in der Ration durch Lactose kam es zu einer erhöhten Calcium-Resorption und einer positiven Calcium-Bilanz mit gesteigerter Magnesium-Ausscheidung durch die Niere bei negativer Magnesium-Bilanz sowie zu einem geringeren Zink-Gehalt des Femur. Eine Ergänzung der Ration mit Zink verbesserte die Gewichtszunahmen und steigerte den Zinkanteil im Femur. Eine Ergänzung der Ration mit Äthylendiamintetraessigsäure hatte gleiche Wirkung wie der Zinkzusatz.

e) Zink-Mangelversuche an Kälbern

Auch an Kälbern sind Zink-Mangelversuche durchgeführt worden. Auch bei dieser Tierart zeigten sich steifer Gang, geschwollene Gelenke und Ausschläge der Haut. Mit der Mangelfütterung wurde in der 5. Lebenswoche begonnen. Die Ausfallerscheinungen traten ab 15. Lebenswoche auf. Ein Zinkgehalt von 43 ppm im Futter reichte aus, um die klinischen Erscheinungen zu verhindern (MILLER und MILLER 1960).

f) Zinkgehalt in Futterpflanzen und Nahrungsmitteln

Siehe Futterwerttabellen, Mineralstoffe, der DLG, 1960 und 1966, Band 62 und Tab. 15.

3. Einwirkung von Blei, Thallium, Cadmium, Platin und Uran sowie von Fluor auf das Skeletsystem

Während in vorstehenden Kapiteln in der Hauptsache die Auswirkung eines Mangels an essentiellen Stoffen besprochen wurde, seien anschließend noch einige Elemente erwähnt, die wohl bei einer Gesamtanalyse eines tierischen Organismus angetroffen werden, deren Lebensnotwendigkeit z. Z. aber weder bestritten, noch behauptet werden kann. Es handelt sich um die Elemente Blei, Thallium, Platin und Uran. Diese Stoffe entfalten bei einem erhöhten Angebot reine Giftwirkungen. Da sie z. T. eine ausgesprochene, z. T. eine gewisse Affinität zum Knochensystem besitzen und als Gifte den allgemeinen Ablauf der Stoffwechselprozesse stören, wird durch diese Elemente der Knochen mehr oder weniger betroffen. Sie bewirken eine Kalk-Ausschwemmung, so daß es zu einer Ostitis fibrosa mit fortschreitender Knochenatrophie kommt. Derartige Osteopathien sind vorzüglich dort anzutreffen, wo eine stärkere mechanische Beanspruchung vorliegt, z. B. an den Kieferknochen. Es ist durchaus möglich, daß bei diesem gestörten Kalkstoffwechsel auch die Parathyreoidea eine Rolle spielt.

STANČEV u. Mitarb. (1967) fanden in Versuchen mit 8 Monate alten Hühnern, die je 6 mg Kadmiumchlorid als Lösung je kg Lebendgewicht peroral erhielten bei einer Versuchsdauer von 30 Tagen eine Demineralisation des Knochengewebes, demzufolge der Aschegehalt, bzw. die Menge des Ca, P, N uud K zurückgegangen war. Die Ablagerung von Fe, Zn und Cu war durch Cd nicht beeinflußt.

Die Mehrzahl der in diesem Kapitel angeführten Elemente wirkt vor allem auf den Zahn- und Alveolen-Stoffwechsel. Dazu gehört auch das Element Fluor, welches nach den neueren Untersuchungen zu den essentiellen Elementen gehört, aber in großen Dosen schwerste Knochenveränderungen bedingt. Über die Zahnveränderungen wird im Kapitel über Caries, S. 17 berichtet.

D. Hormonell bedingte Skeletveränderungen

Allgemein ist bekannt, daß verschiedene Hormone bei Überangebot oder bei Mangel Skeletstörungen auslösen. Es ist allerdings außerordentlich schwierig, bei der Vielfalt der Wechselbeziehungen der Hormone untereinander und der Hormone zu den verschiedensten Substanzen im lebenden Organismus eindeutige experimentelle Verhältnisse zu schaffen. Sehr oft ist deshalb auf Grund von allgemeinen Beobachtungen und unter besonderen Applikationen von Hormonen in verschieden hoher Dosierung oder Kombination auf spezielle Skeletaffekte geschlossen worden. Diese Beobachtungen führten dann zu speziellen Experimenten, von denen hier neben einigen allgemeinen Beobachtungen ein Teil angeführt werden soll.

I. Zum Einfluß des Schilddrüsenhormons auf das Skeletsystem

Genauere experimentelle Untersuchungen über die Wirkung von Thyroxin auf die Mineralisation osteoiden Gewebes liegen von BRONSCH (1954) vor. Diese Versuche an rachitischen Ratten zeigten, daß sowohl Vitamin D_2 wie auch Thyroxin in der Lage sind, die Verkalkung osteoiden Gewebes zu bewirken. BRONSCH fand eine verstärkte Verkalkung des Fugenknorpels. Während aber durch Vitamin D der Aschegehalt des Femur erhöht wird, kommt es bei ausschließlicher Anwendung von Thyroxin zu keiner signifikanten Mineralstoffeinlagerung im Gesamtknochen. BRONSCH vermutet, daß durch Thyroxin über die Stimulation von Abbauvorgängen unter Mithilfe einer verstärkten Phosphataseaktivität die nötigen Phosphormengen bereitgestellt werden. Wichtig ist jedoch, daß für eine Vitamin D-Wirkung eine ausreichende Thyroxinkonzentration im Organismus vorhanden sein muß. BRONSCH spricht von einem Konzentrationsgleichgewicht.

II. Skeletbeeinflussung durch Störung fermentativer Prozesse und durch Änderung des Hormonstoffwechsels infolge Erkrankung, Gravidität, Lactation usw.

Viele Formveränderungen und statische Dysfunktionen des Skelets werden durch allgemeine Stoffwechselstörungen ausgelöst. So sieht man Osteoporose oder Osteomalacie, besonders deren Mischformen, häufig nach bzw. bei einer chronischen Erkrankung der Verdauungsorgane (PAHLKE u. Mitarb. 1959). Sie entstehen auch – desgleichen sekundär, wie in einem der vorstehenden Kapitel beschrieben – bei Fehlen oder Rückgang der Sexualfunktion (postmenopausische calcigenische Osteopathie), desgleichen bei chronischer Pankreasinsuffizienz, bei Magentotal- und Teilresektion, bei Anorexia nervosa und bei anderen mit dem Stoffwechsel verbundenen Krankheiten, die hier im einzelnen nicht angeführt werden sollen.

Zur Diagnostik dieser Skeleterkrankungen schlagen PAHLKE u. Mitarb. die bioptische Knochenuntersuchung zur Differenzierung der Osteoporose, der Osteomalacie und der Osteodystrophie mit Funktion am Beckenkamm (Mensch) und Fixierung, Schneiden und Färbung mit Heidenhainscher Azanfärbung vor (Literatur dazu siehe bei PAHLKE u. Mitarb. 1959).

Welche komplizierten Zusammenhänge zwischen exogener Zufuhr von Calcium und Phosphor und der Gravidität, der Lactation, den Hormonen der Sexualorgane, der Parathyreoidea sowie der Nebennierenrinde bestehen, ersieht man aus einer Arbeit von LENKEIT u. Mitarb. (1959). Es handelt sich dabei um Stoffwechsel-Bilanz-Versuche an Schweinen. Man fand, daß es bei reichlicher Ca- und P-Zufuhr (Futter) während der Gravidität zur Einlagerung dieser Mineralien (hauptsächlich in den Knochen) kommt. In den ersten Lactationstagen tritt jedoch auch bei gleichbleibender reichlicher Ca- und P-Zufuhr eine negative Ca/P-Bilanz (negative Ca/P-Überschußbilanz) auf. Bei der Retentionsphase während der Gravidität sind hauptsächlich Oestrogene beteiligt; dagegen wurden während der negativen Phase (Abbauphase) zur Zeit der Lactation die Hormone der Parathyreoidea und der Nebennierenrinde als wirksam ermittelt. Es gilt also bei allen derartigen Experimenten das Ca/P-Angebot sowie die Hormonzufuhr zu kontrollieren, falls experimentelle Skelet- bzw. Knochenänderungen beabsichtigt sind.

Eine Osteoporose ist auch auslösbar durch eine Glucocorticoid-Therapie. Bei zu hohen oder zu langen Gaben von Cortison, besonders unter Applikation von Vitamin A und Insulin, zumal in der Schwangerschaft, kann es zu schweren Skeletstörungen, auch beim Embryo kommen. Dazu gehören auch die embryonalen Mißbildungen infolge hoher Hormon-Dosierungen (UHLIG 1959, MILLEN u. Mitarb. 1957, WOLLAM u. Mitarb. 1957).

Welche Hormone auf den Heilverlauf bzw. die Callusbildung einer Fraktur einwirken, ist in einer Arbeit von HARTENBACH (1958) systematisch geprüft worden. Bei der fortlaufenden Kontrolle des Hormonspiegels an Patienten mit *ungestörter* Frakturheilung hatte man in den ersten Wochen der Heilung eine Erhöhung der Glucocorticoide und in geringerem Grade der 17-Ketosteroide beobachtet. Im Laufe der zweiten, spätestens der dritten Woche kam es zu einer Normalisierung der Glucocorticoid-Ausscheidungswerte, während die der 17-Ketosteroide erhöht blieben oder sogar noch weiter anstiegen. Auf eine Belastung mit 100 Einheiten ACTH als Dauertropfinfusion fand man bei den Patienten in der Zeit der Callusbildung eine verstärkte Nebennierenrindenreaktion mit einer Mehrausschüttung von Glucocorticoiden und 17-Ketosteroiden und einer entsprechenden Mineralsalzverschiebung. Bei *gestörter* Frakturheilung dagegen wurde an mehreren Patienten regelmäßig eine Minderung der 17-Ketosteroid-Ausscheidungswerte gefunden. Die Nebennierenrindenreaktion auf eine ACTH-Belastung blieb bei diesen Patienten herabgesetzt. Auf Grund dieser Befunde wurde nun von HARTENBACH geprüft, welche Bedeutung den beiden Hormongruppen, den Glucocorticoiden und den 17-Ketosteroiden in den einzelnen Stadien der Callusentwicklung zukommt. An insgesamt 80 Kaninchen wurde daher die Callusbildung unter der Einwirkung von Glucocorticoiden und von 17-Ketosteroiden geprüft. Man verwendete dazu Hydroadreson als Vertreter der Glucocorticoide und Durabolin „Organon“ (ein 19-Norsteroid) als Vertreter der 17-Ketosteroide, außerdem wurde ACTH angewandt, von dem eine Reizwirkung für die Glucocorticoide und für die 17-Ketosteroide nachgewiesen ist.

III. Zur Methodik der Frakturheilungsversuche mit Cortisonderivaten und Sexualsteroiden und deren Ergebnisse

Über die Fütterung der Versuchstiere ist in den Hartenbachschen Arbeiten keine genauere Angabe gemacht worden.

Den in Gruppen zu je 15 Tieren eingeteilten Kaninchen wurden nach Setzung einer Humerusfraktur folgende Hormone verabreicht:

a) Kontrollgruppe: tägl. NaCl (Abb. 17).

b) Versuchsgruppen:

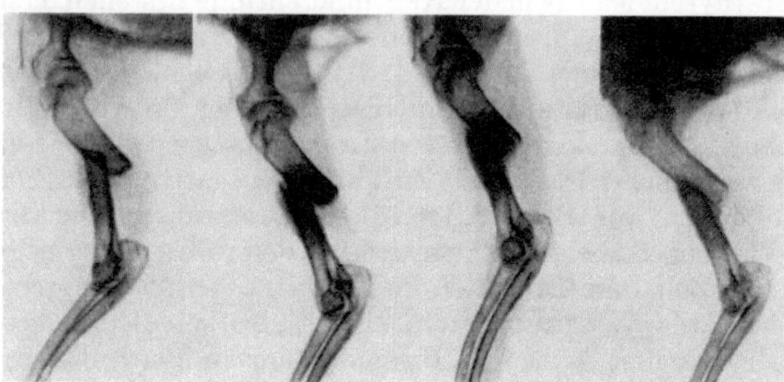

Abb. 17

Abb. 17—21. Einwirkung verschiedener Hormone auf die Frakturheilung beim Kaninchen. (Nach HARTENBACH). Erläuterungen dazu siehe im Text

1. Hydroadreson (Hydrocortison).

Kleine Dosen von täglich 0,2–0,4 mg/kg Körpergewicht.

Erfolg: im Vergleich zu den mit NaCl behandelten Tieren trat eine voluminösere Callusbildung auf. Eine Beschleunigung der strukturellen Differenzierung konnte beobachtet werden (Abb. 18).

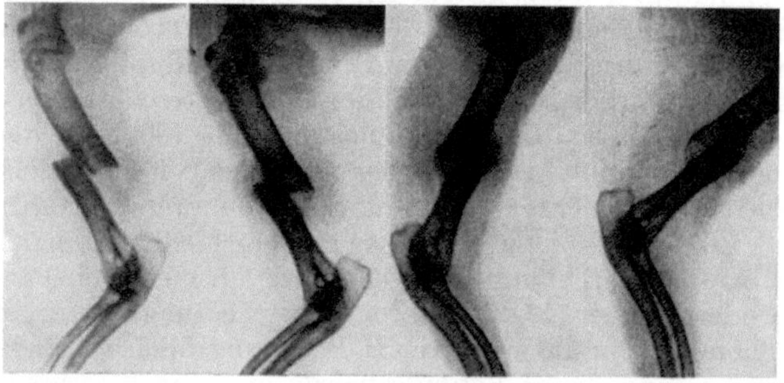

Abb. 18

Größere Gaben von Hydroadreson (= 17-hyroxycorticosteronacetat des Organon) (1,0–3,0 mg/kg Körpergewicht) hemmten die Kalkeinlagerung. Dieses Bild war auf Grund der bekannten Osteoporosebildung bei Cortisonüberdosierung zu erwarten. Interessanterweise ließen sich in den Versuchen von HARTENBACH an Kaninchen diese Erscheinungen durch gleichzeitige Verabreichung von 0,2 Einheiten Depot ACTH/kg Körpergewicht in 2tägigen Abständen von der 2. Versuchswoche ab verhindern.

2. Bei Injektionen von 0,5 E Durabolin „Organon"/kg Körpergewicht in Abständen von 8 Tagen findet sich die Entwicklung eines äußerst voluminösen Callus, ähnlich wie bei Cortisongaben. Es erfolgt eine intensive Aufnahme von Mineralsalzen in das Callusgewebe. Die strukturelle Differenzierung ist weniger ausgeprägt als bei den mit Hydroadreson behandelten Tieren (Abb. 19).

3. Nach gleichzeitiger Verabreichung von Hydroadreson (Hydrocortison) und dem 19-Norsteroid Durabolin wurde die Callusbildung sehr günstig beeinflußt. Es fand sich eine wesentliche Förderung der strukturellen Differenzierung als auch der Kalkaufnahme bei gleichzeitig verstärkter Volumenzunahme (Abb. 20).

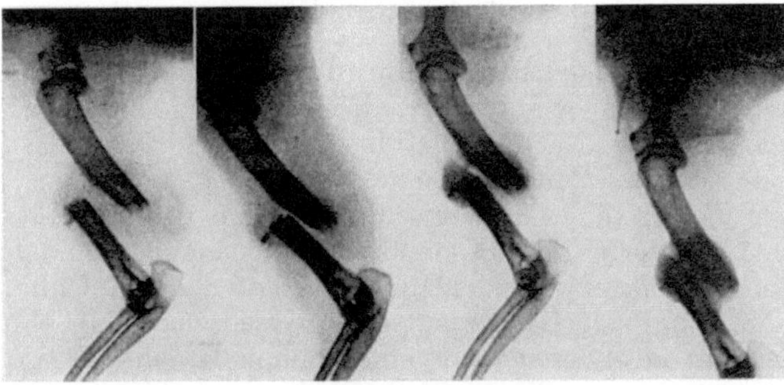

Abb. 19

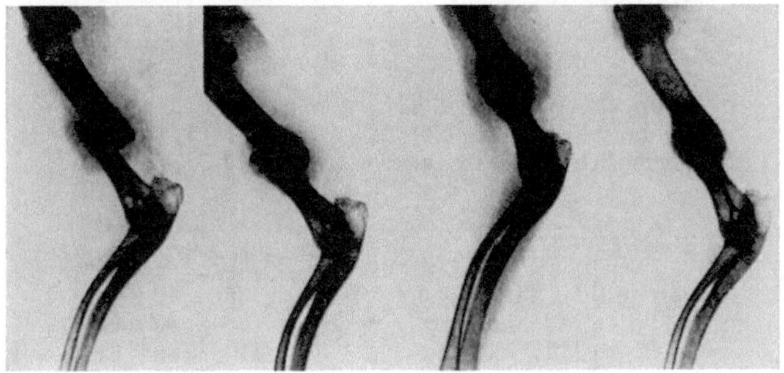

Abb. 20

4. Kleine Gaben von Depot-ACTH (Cortrophine-Z) in einer Dosierung von täglich 0,3 mg/kg Körpergewicht bewirkten in ähnlicher Weise wie die Kombination von Hydrocortison und Sexualsteroid die beschleunigte Entwicklung eines gut differenzierten, kalkreichen und voluminösen Callusgewebes. Die Kombinationsbehandlung mit Hydroadreson und Durabolin „Organon" war jedoch der alleinigen ACTH-Reizbehandlung eindeutig überlegen (Abb. 21).

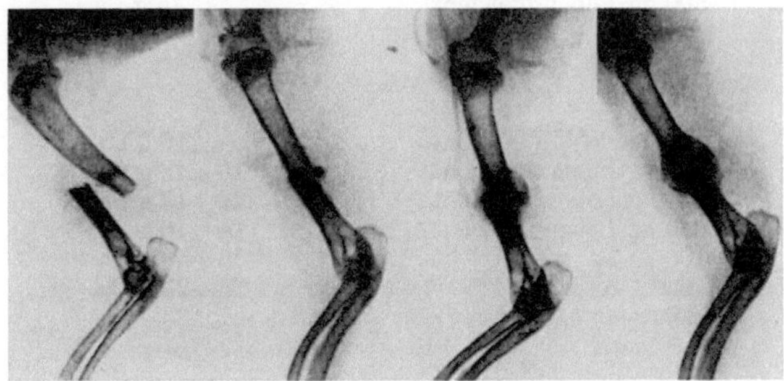

Abb. 21

E. Tabellen

I. Bedarfstabellen

Anschließend sei noch eine Übersicht über den allgemeinen Bedarf der Elemente und chemischen Verbindungen angeführt, die in vorstehenden Kapiteln besprochen wurden und von denen der Nachweis geführt wurde, daß sie auf das Skeletsystem einwirken. Die angeführten Zahlen sind nur Annäherungswerte, da ja, wie bekannt, der individuelle Bedarf je nach Umwelt und Konstitution außerordentlichen Schwankungen unterworfen ist. Besondere Quellenangaben sind hierbei unterblieben. Die Mineralstoffwerte für den Menschen sind den Empfehlungen des Ausschusses für Nahrungsbedarf der deutschen Gesellschaft für Ernährung e.V. 1. Mitt. entnommen, die anderen Werte entstammen der einschlägigen Fachliteratur.

Tabelle 10. *Calcium*

Mensch:	*je Tag*
Erwachsener	1,0 g Ca
Schwangere	1,5 g Ca
Lactierende	2,0 g Ca
Brustkind	0,3 g Ca
Kind (1—10 Jahre alt) . . . etwa	1,0 g Ca
Kind (10—14 Jahre alt)	1,2 g Ca
Jugendliche (15—18 Jahre alt)	1,0 g Ca

Rind:	*je Tier und Tag:*
während der Trockenzeit	35— 40 g Ca
bei 20 kg Milchleistung	85— 90 g Ca
bei 30 kg Milchleistung	110—120 g Ca
je 1 kg Milchleistung	2—2,5 g Ca
weibliche Jungrinder:	
50 kg Lebendgewicht	20 g Ca
100 kg Lebendgewicht	20 g Ca
200 kg Lebendgewicht	25 g Ca
400 kg Lebendgewicht	30 g Ca
500 kg Lebendgewicht	35 g Ca

Schwein:	
20 kg Lebendgewicht	10 g Ca
40 kg Lebendgewicht	10—12 g Ca
60 kg Lebendgewicht	12—15 g Ca
80 kg Lebendgewicht	14—16 g Ca
100 kg Lebendgewicht	15—18 g Ca
trächtige Sau	18—20 g Ca
laktierende Sau	35 g Ca

Geflügel:

Küken und Junghühner 0,6—1% Ca im Futter
Lege- und Zuchthühner 2,25—3,5% im Futter.

Kaninchen, *Albinoratte*, *Albinomaus* } 0,4% im Futter (Tr. Subst.)

Tabelle 11. *Phosphor*

Mensch:

Die wünschenwerte Relation von Ca zu P in der Nahrung liegt zwischen 1 : 1 bis 1 : 2. Danach ist der Phosphorbedarf beim Menschen zu errechnen.

Rinder:	*je Tier und Tag*
weibl. Jungvieh bis 50 kg	7 g P
weibl. Jungvieh bis 100 kg	12 g P
weibl. Jungvieh bis 500 kg	15 g P
Kühe Erhaltungsbedarf	20 g P
Kühe je 1 kg Milchleistung	2 g P
Mastrinder	20 g P

Schweine:	
trächtige Sau	12—15 g P
laktierende Sau	25—30 g P
wachsende Schweine	
20 kg Lebendgewicht	6 g P
40 kg Lebendgewicht	10 g P
80 kg Lebendgewicht	12 g P

Geflügel:

Küken und Junghennen im Gesamtfutter 0,4—0,6%
Legehennen und Zuchthühner im Gesamtfutter 0,6%.

Verschiedene Tiere:

Nerz im Futter (Trock.Subst.) 0,3%

Kaninchen, *Albinoratte*, *Albinomaus*: 0,3% im Futter (Trock.Subst.)

Tabelle 12. *Mangan*

Rind	400—600 mg pro Tier und Tag
erwachsenes Rind	40—100 mg je kg Futter (Trock.Subst.)
wachsendes Rind bis	100 mg je kg Futter (Trock.Subst.)
Schwein	40 mg je kg Futter (Trock.Subst.)
Küken	60 mg je kg Futter (Trock.Subst.)
Zuchthühner	35—50 mg je kg Futter (Trock.Subst.)
Albinoratte	0,03 mg pro Tier und Tag
Albinomaus	0,01 mg pro Tier und Tag

Tabelle 13. *Zink*

Mensch	etwa 20 mg pro Tag
Schwein	50—100 mg auf 1 kg Futter (Trockensubstanz)
Hühner	etwa 60 mg auf 1 kg Futter (Trockensubstanz)

Tabelle 14. *Vitamin D-Bedarf* (iE). Nachstehende Zahlen sind Annäherungswerte. Angabe ganz genauer Bedarfszahlen ist nicht möglich, da je nach Reaktionslage des Körpers, nach Mineralstoffangebot und evtl. bei Anwesenheit resorptionshemmender Stoffe Änderungen auftreten. Für allgemeine Versuche wird deshalb ein Sicherheitszusatz von 25—50% empfohlen

Tierart	pro Tier und Tag	pro 1 kg Lebendgewicht	pro 100 kg Lebendgewicht	pro 1 kg Futter (bei 90% Tr. S.)
Fisch (Forelle)		30		650
Albinoratte	1			
Goldhamster	1			
Albinomaus	0,8			
Meerschweinchen		10		
Kaninchen	100—200	50		850
Hund	200—300	20		600
Katze	100—150	20		800
Rhesusaffe		40		
Ziege	300—400		650	500
Schaf	250—400		650	500
Schwein				
Ferkel bis 5 kg	50—100	20—30		500
bis 20 kg	100—200	20—30		500
bis 25 kg	100—200	15—25		400
Aufzucht und Mast				
bis 50 kg	300— 500			400
bis 75 kg	500— 700			400
bis 100 kg	500— 700			400
tragend jung	800—1000		650	300—500
alt	800—1000		650	300—500
säugend jung	800—1000		650	400—600
alt	1000—1200		800	400—600
Eber	500—1000		400	
Rind				
Kälber bis 10 Wochen alt	500—1000			750
Jungrind Aufzucht	800—2000			
Mast	1000—2000		650	250
Milchkühe	5000		900	
Pferde				
Fohlen	1000—2000			750
Jährlinge	1000—1500		650	750
Reit- und Arbeitspferd	3000—6000		750	
Geflügel (D_3)				
Huhn				
Küken 0—4 Wochen alt	20— 50			750
Masthähnchen				
5—10 Wochen alt	50— 75			1000
Junghennen				
bis 20 Wochen alt	50—100			500
Lege- und Zuchthennen	75—100	70		1000
Truthuhn				
0— 8 Wochen alt	30— 75	70		1500
8—16 Wochen alt	75—150	70		1500
Enten				
0—18 Wochen alt	20— 75	45		750
Mensch	400—800			

Vorstehende Liste ist zusammengestellt nach Angaben verschiedener Arbeiten über Vitamin D_2 und D_3 sowie nach Fütterungsanweisungen und Empfehlungen der pharmazeutischen Industrie.

II. Gehaltstabellen

Tabelle 15. *Gehalt an Calcium, Phosphor, Magnesium, Mangan und Zink der am häufigsten gebrauchten Futtermittel a) und Nahrungsmittel, b) zur Überschlagsberechnung bei Versuchen und in der Praxis.* (Durchschnittswerte), zusammengestellt aus Futterwerttabellen der DLG — Mineralstoffe — 1960; KELLNER-BECKER 1959, KIRCHGESSNER 1958, SCHALL 1958, SCHARRER u. Mitarb. 1959 u. a.

	Trocken-substanz %	Calcium g/kg	Phosphor g/kg	Magnesium g/kg	Mangan mg/kg	Zink mg/kg
a) Futtermittel						
A. Grünfutter						
Weidegras, jung von guter Weide	17,5	1,44	0,70	0,40	200	30
Weidegras, altes von guter Weide	20,0	1,56	0,70	0,40		
Weidegras von schlechter Weide	25,0	1,05	0,25	0,25	70	
Gras von Moorwiese (gut gedüngt)	25,0	1,1	0,5	0,15		
Futterhafer, jung Schnittbeginn.	19,0	0,6	0,6	0,2		
Futterroggen (älter) . . .	23,4	0,8	1,0	0,3		
Grünmais in Blüte . . .	18,0	1,0	0,42	0,31	20	10
Rotklee, sehr jung. . . .	15,7	2,9	0,49	0,52	10	5
Rotklee, Beginn der Blüte	19,2	3,6	0,67	0,56	12	7
Stoppelklee, jung	17,4	3,5	0,61	0,52	140	
Futterwicken, sehr jung .	15,0	2,4	0,89	0,32	50	
Landsberger Gemenge etwas älter	20,7	2,1	0,58	0,43	80	
Markstammkohl	12,8	2,2	0,49	0,23	42	35
Futterrübenblätter . . .	10,5	1,76	0,29	0,84		
Winterraps, sehr jung . .	10,0	2,2	0,5	0,27	120	
Zuckerrübenblätter mit Kopf	15,5	1,8	0,45	0,5	180	65
B. Heu						
(alle Heuarten 85% Trockensubstanz)						
Wiesenheu, beste Qualität	85,0	11,1	3,2	3,0	1100	45
sehr gut		6,2	2,6	2,3		
gut		6,0	2,2	2,0	120	39
mittel		5,0	2,2	1,5		
gering		2,7	1,2	1,0	18	10
Wiesenheu 1. Schnitt in der Blüte		6,2	2,8	1,7	120	26
Wiesenheu 2. Schnitt vor der Blüte		8,4	2,8	2,3	60	24
Marschwiesenheu		5,1	2,3	3,6		
Alpenheu		5,0	1,2	1,4		
Luzerneheu, gut.	85,0	12,0	2,4	1,9	35	23
Rotkleeheu, gut.		14,8	2,6	2,8	55	25
C. Grünfuttersilage und Trockengrünfutter						
(bei gutem Trockengrün ist der Mineralstoffgehalt des frischen Grünfutters praktisch voll erhalten)						
Grassilage (jung geschnitt.)	19,4	0,8	0,66	0,43	65	21
Zuckerrübenblattsilage .	18,0	2,5	0,43	0,5	140	

Tabelle 15 (Fortsetzung)

	Trocken-substanz %	Calcium g/kg	Phosphor g/kg	Magnesium g/kg	Mangan mg/kg	Zink mg/kg
Kleegrastrockengrün . . .	90,0	11,3	2,6	2,4	106	
Landsberger Gemenge-Trockengrün	90,0	8,7	3,2	1,9	115	25
D. Wurzeln, Knollen u. dgl.						
Kartoffeln (16% Stärke) .	22,0	0,18	0,53	0,26	2	4
Futterrüben	10,0	0,2—0,6	0,3—0,7	0,1—0,2	25	25
Gehaltsrüben, mittel . . .	13,5	0,51	0,39	0,24	80	44
Zuckerrüben, mittel . . .	23,3	1,0	0,35	0,6	20	37
Kartoffelflocken, mittel .	90,0	0,46	2,1	1,0		
E. Stroh						
Haferstroh	85,7	3,5	0,6	1,2	100	130
Sommerweizenstroh . . .	85,7	2,3	0,5	0,7 }	47	10
Winterweizenstroh . . .	85,7	2,1	0,4	0,8 }		
Sommergerstenstroh . .	85,7	2,8	0,5	0,8 }	52	50
Wintergerstenstroh . . .	85,7	2,6	0,4	0,6 }		
Maisstroh	85,0	5,0	2,2	1,8		
Roggenstroh	85,7	2,3	0,8	0,7	24	25
Erbsenstroh	86,4	11,5	1,6	2,1		
Futterwickenstroh	86,7	11,5	1,4	2,4		
F. Körnerfrüchte u. Samen						
Roggen, mittel	86,6	0,4	3,7	1,2	20	30
Weizen, mittel	86,6	0,5	3,4	1,4	35	50
Gerste, mittel	86,6	0,5	3,9	1,1	20	10
Hafer, mittel	86,6	1,6	3,6	1,3	45	30
Milocorn	87,0	0,3	3,1	1,8	16	12
Mais, mittel	87,0	0,2	3,6	1,1	11	23
Ackerbohnen	85,5	1,1	5,3	1,3	94	47
Sojabohnen	90,0	2,8	5,9	3,5		
Erbsen	86,0	1,0	4,8	1,2	28	15
Futterwicken	86,7	2,0	4,5	1,4		
Leinsamen	91,0	2,0	6,1	3,1	25	91
G. Industrielle Nebenprod.						
Roggenkleie	87,5	1,8	12,0	5,0	130	80
Roggenschälkleie	88,5	1,8	7,2	1,8		
Weizenkleie, mittel . . .	87,5	1,7	12,0	5,0	125	75
Haferschälkleie	88,5	2,4	2,7		120	56
Gerstenfuttermehl	86,8	0,6	4,8	1,7		
Gerstenkleie	86,6	1,3	3,9	1,8		
Gerstenschälkleie	89,5	2,9	2,6			
Reisfuttermehl	87,5	0,8	10,1	5,5	40	40
Trockenschnitzel	90,0	8,3	1,0	2,2	75	24
Melasse	79,1	2,2	0,2	0,2	33	25
Kartoffelschlempe, frisch .	6,0	0,2	0,5	0,3		
Trockenhefe (Torula) . .	90,0		7,8		30	70
Kartoffelpülpe, frisch . .	14,0	0,4	0,1	0,1		
Erdnußkuchen	90,0	1,1	5,1	3,1	35	40
Kokoskuchen	90,0	4,0	6,0	1,9	60	40
Leinkuchen	90,0	3,4	7,8	5,1		
Palmkernkuchen	90,0	2,2	4,8	2,7	170	50
Erdnußextraktionsschrot .	90,0	1,7	5,8	3,4		
Leinsaatextraktionsschrot	90,0	3,7	9,2	5,2	50	55
Palmkernschrot	90,0	2,5	6,8	3,2	160	30
Sojaschrot	89,0	2,8	7,3	3,0	40	25

Tabelle 15 (Fortsetzung)

	Trocken-substanz %	Calcium g/kg	Phosphor g/kg	Magnesium g/kg	Mangan mg/kg	Zink mg/kg
H. Futtermittel tierischer Herkunft						
Magermilch, frisch. . . .	8,9	1,21	0,92	0,11	0,2	3,1
Trockenmagermilch . . .	96,0	13,1	10,0	1,2	2	
Molke, frisch	7,0	0,7	0,5	0,1	5	
Trockenmolke	90,0	9,0	6,4	1,3		7,0
Blutmehl.	90,0	0,3	0,8		25	50
Fleischmehl, rein	90,0	2,7	3,1	0,5	12	90
Tierkörpermehl, eiweißreich, aschearm	90,0	44,0	19,4		5	70
aschereich	90,0	100,0	45,0		6	75
Fischmehl, aschearm . .	90,0	48—55	30—33	}	30	95
aschereich	90,0	70—100	35—52	10—20 }	30	95
Dorschmehl	88,0	86,0	37,2	2,0	1,5	80
Colostrum 1. Tag		1,6	1,4	0,23	0,13	13,5
6. Tag		1,3	1,2	0,13	0,03	6,0
I. Mineralien und deren Salze, die üblicherweise dem Futter beigegeben werden						
primäres Calciumphosphat		15,9%	24,6%			
sekundäres Calciumphosphat		23,3%	18,0%			
tertiäres Calciumphosphat		38,8%	20,0%			
primäres Natriumphosphat		16,7%	22,4%			
sekundäres Natriumphosphat		12,8%	8,7%			
tertiäres Natriumphosphat		18,1%	8,1%			
Calciumcarbonat		40,1%				
Calciumchlorid (wasserfrei)		36,1%				
Calciumlactat		18,4%				
Calciumactat		25,3%				
Calciumacetochlorid (wasserfrei) . .		29,8%				
Mangansulfat					22%	
Zinksulfat						22,7%
Zinkcarbonat						52,1%
phosphorsaurer Futterkalk		23—27%	17—18%			
Knochenfuttermehl		30—35%	13,5-15%			
Chlorcalcium für Futterzwecke . . .		25%				

Tabelle 15 (Fortsetzung)

100 g enthalten	CaO mg	P_2O_5 mg	Mn mg	Zn mg
b) Nahrungsmittel (Frischsubstanz)				
Fleisch- und Fischwaren				
Rindfleisch	17	550	0,015	4,8
Kalbfleisch	23	555	—	—
Schweinefleisch	79	465	—	—
Leber	45	607	0,3	15
Schinken, geräuchert	31	307	—	—
Hering, gesalzen	156	780	—	—
Schellfisch	31	373	—	—
Milch- und Milchprodukte				
Frauenmilch	38	32	—	—
Kuhmilch	175	168	0,004	0,28
Ziegenmilch	179	237	—	—
Magermilchkäse	1658	1796	—	—
Quark	88	441	—	—

Tabelle 15 (Fortsetzung)

100 g enthalten	CaO mg	P_2O_5 mg	Mn mg	Zn mg
Ei und Fette				
Hühnerei (ohne Schale) . . .	96	515	0,04	1,0
Schweineschmalz	0,9	7,6	—	—
Kokosfett	4,6	2,1	—	—
Getreide und Hülsenfrüchte				
Weizengrieß	57	239	2,7	2,0
Weizenmehl	3,3	221	0,17	—
Weißbrot	41	320	—	—
Makkaroni, Nudeln	20	132	—	—
Hafergrütze	122	795	—	—
Hafermehl, Flocken	100	462	4,9	6,9
Vollkornbrot	28	334	—	—
Linsen (reif)	115	656	—	—
Reis (halbpoliert)	124	844	—	—
Erbsen (grün).	47	283	1,0	3,4
Kartoffeln (geschält)	22	180	0,15	0,23
Obst				
Äpfel	11	22	0,08	—
Birnen	25	49	—	—
Pflaumen	22	43	—	—
Apfelsinen	208	96	—	—
Bananen	22	98	—	—
Gemüse				
Möhren	77	88	0,23	—
Spinat	83	376	0,53	0,28
Salat	151	94	0,67	0,15
Weißkohl	70	216	0,14	—
Blumenkohl	139	132	—	—
Schnittbohnen	59	52	2,1	—
Tomaten	60	93	—	0,05

Literatur

ACKERMANN, H.: Die biologische Vitamin D-Bestimmung. Nahrung **2**, 583—587 (1958).

ADOLPH, H., and CHENG: J. Nutrit. **5**, 379 (1931), zit. nach LANG, K., u. O. RANKE: Stoffwechsel und Ernährung. Berlin-Göttingen-Heidelberg: Springer 1950.

AMDUR, M. O., L. C. NORRIS, and G. F. HEUSER: J. biol. Chem. **164**, 783 (1946); Proc. Soc. exp. Biol. (N. Y.) **59**, 254 (1954); zit. bei KOLB 1959.

AUHAGEN u. KOLLSTEDE: Z. Naturforsch. **4**, 219 (1949); zit. Prospekt D_3-Vigantol E. Merck, Darmstadt.

BÄHRECKE, G.: Über die Möglichkeit einer Verkürzung des prophylaktischen Röntgentestes für Vitamin D. Vitam. u. Horm. **7**, 280—289 (1956).

BAKER and WRIGHT: Biological assay of vitamin D_3. Analyst **65**, 326—335 (1949).

BANERJEE, S.: Nature (Lond.) **153**, 344 (1944); zit. bei ROCHE 1959.

—, and N. C. GHOSH: J. biol. Chem. **166**, 25 (1946); zit. bei ROCHE 1959.

BARNES, L. L., G. SPERLING, and L. A. MAYARD: Proc. Soc. exp. Biol. (N. Y.) **46**, 562 (1941); zit. bei KOLB 1959.

BELLAIRS, R.: The effects of tetra-sodium 2-methyl 1,4 naphtohydroquinone diphosphate on early chick and amphibian embryos. Brit. J. Cancer 8, 685 (1954); ref. Arch. Geschwulstforsch. **12**, 263 (1958).

BERLA u. SANDBERG: Zit. bei LENKEIT 1953.

BETHKE, KICK, and WILDER: J. biol. Chem. **98**, 389 (1932); zit. nach LANG, K., u. O. RANKE: Stoffwechsel und Ernährung. Berlin-Göttingen-Heidelberg: Springer 1950.

BETTE, H.: Extremitätenmißbildungen nach Leuchtgasvergiftung der Mutter. Münch. med. Wschr. **100**, 1507 (1958).

BICKNELL, F., and F. PRESCOTT: The vitamins in medicine, 3. Ed., p. 456. London: W. Heinemann 1953; zit. bei ROCHE 1959.

Blamberg, D. L., U. B. Blackwood, W. C. Supplee u. G. F. Combs: Die Wirkung von Zinkmangel bei Hennen auf Schlupffähigkeit und Embryonalentwicklung. Proc. Soc. exp. Biol. (N. Y.) **104**, 217 (1960).

Boelter, M., and D. M. Greenberg: J. Nutr. **21**, 61, 75 (1941); zit. nach Lang, K., u. O. Ranke: Stoffwechsel und Ernährung. Berlin-Göttingen-Heidelberg: Springer 1950.

Branion, H. D.: Sci. Agricult. **18**, 217 (1938); Rona **106**, 64; zit. bei O. Eichler 1950.

Brock, J. F., and L. K. Diamond: Rickets in rats by iron feeding. J. Pediat. **4**, 442 (1934).

Bronsch, K.: Zur Wirkung von Thyroxin auf rachitische Ratten. Z. ges. exp. Med. **124**, 118—130 (1954).

Brüggemann, J., K. Blunk, W. Kraus u. H. Karg: Beitrag zur Vitamin D-Bestimmung. Pharmazie **9**, 446 (1954).

— K. Bronsch, K. Lörcher u. H. Seuss: Resorptionsstudien an Nutztieren, III. Mitt.: Die Bestimmung der Phosphorresorption aus Mineralfuttern. Z. Tierphysiol. Tierernähr. Futtermittelkde. **14**, 224 (1959).

—, u. H. Zucker: Wachstumsleistung von Küken mit einer halbsynthetischen Diät. Arch. Geflügelkd. **24**, 279—283 (1960).

Brune, H.: Zur röntgenologischen Technik bei der biologischen Vitamin D-Bestimmung mit Ratten. Z. Tierphysiol. Tierernähr. Futtermittelkde. **10**, 1—64 (1955).

— Der biologische Wert von Mineralstoffzusätzen in der Tierernährung. Futter u. Fütterung **12**, 9—12 (1961).

—, u. K. Günther: Die Beeinflussung der experimentellen Rattenrachitis durch Änderung der Anionenbindung für Calcium. I. Mitt. Z. Tierphysiol. Tierernähr. Futtermittelkde. **11**, 365—370 (1956).

— — Kritische Betrachtungen zur Methodik der Untersuchungen zur Beeinflussung der experimentellen Rattenrachitis durch Änderung der Anionenbindung für Calcium. II. Mitt. Z. Tierphysiol. Tierernähr. u. Futtermittelkde. **12**, 380—393 (1957) III. Mitt., **13**, 267—284 (1958).

— — Die Anwendung der Variabilität des physiologischen Indikatorsystems Wachstum und Ossifikation bei der Ratte zur biologischen Wertbestimmung von Calcium- und Phosphorsalzen. V. Mitt. Z. Tierphysiol. Tierernähr. Futtermittelkde. **14**, 1—128 (1959).

Brunsch, A.: Mißbildungen beim Hausgeflügel. Dtsch. Wirtschaftsgeflügelzucht **8**, 401 (1956).

Büchner, Fr.: Von den Ursachen der Mißbildungen und Mißbildungskrankheiten. Münch. med. Wschr. **97**, 1673 (1955).

Bürger, M., u. K. Seidel: Innere Sekretion. Münch. med. Wschr. **101**, 345 (1959).

Burchert, J.: Ernährungseinflüsse auf Ratten unter chronischer Bleivergiftung. Vet. Diss. Gießen, 1957.

Burgisser, H., C. Jaquier u. M. Leuenberger: Hypervitaminose D beim Schwein. Schweiz. Arch. Tierhkd. **106**, 714—718 (1964).

Campbell, J. R., and T. A. Douglas: The effect of low calcium intake and vitamin D supplements on bone structure in young growing dogs. Brit. J. Nutr. **19**, 339 (1965).

Campbell, L. K.: J. Lab. clin. Med. **23**, 448 (1938); zit. nach Lang, K., u. O. Ranke. Stoffwechsel und Ernährung. Berlin-Göttingen-Heidelberg: Springer 1950.

Causi, N., e A. Romano: Boll. Soc. ital. biol. sper. **34**, 476 (1958); zit. bei Roche 1959.

Chen, P. S., and H. B. Bosmann: Effect of vitamins D_2 and D_3 on serum calcium and phosphorus in rachitic chicks. J. Nutr. **83**, 133 (1964).

Cohlan, S.: Übermäßige Gaben von Vitamin A während der Trächtigkeit als Ursache angeborener Anomalien bei Ratten. Amer. J. Dis. Child. **86**, 345 (1953).

Cohrs, P.: Embryo- und Fetopathien. Mh. Vet.-Med. **12**, 369 (1957).

— R. Jaffé u. H. Meessen: Pathologie der Laboratoriumstiere. Berlin-Göttingen-Heidelberg: Springer 1958.

Copp, D. H., M. D. Chack, and F. Duffy: Fed. Proc. **6**, 245 (1947); zit. nach Lang, K., u. O. Ranke: Stoffwechsel und Ernährung. Berlin-Göttingen-Heidelberg: Springer 1950.

Cox, G. J.: Vitam. and Horm. **2**, 255 (1944); zit. bei Roche 1959.

Crampton et al.: A new procedure for the bioassay of vitamin C. Science **100**, 599 (1944).

Creek, C. D., H. E. Parker, S. M. Hauge, F. N. Andrews u. C. W. Carrick: Der Einfluß des Körpergewichtes auf die experimentelle Erzeugung von Perosis durch Manganmangel. Poultry Sci. **39**, 96 (1960).

Cuveland, E. de: Angeborene Fehlbildungen des Fuß- und Handskelets. Med. Monatsspiegel **9**, 77 (1960).

Dyer, I. A., u. M. A. Rojas: Manganbedarf und Manganfunktion beim Rind. J. Amer. vet. med. Ass. **147**, 1393—1396 (1965).

Edwards, H. M., R. J. Young u. M. B. Gillie: Untersuchungen über Zink in der Geflügelernährung. 1. Der Einfluß von Futter, Wasser und Haltungsbedingungen auf Zink-Mangel-Erscheinungen bei Hühnerküken. Poultry Sci. **37**, 1094 (1958).

Eichler, O.: Die Pharmakologie anorganischer Anionen. Handb. der exp. Pharmakolog. Ergänzungswerk 10. Band, S. 1012. Berlin-Göttingen-Heidelberg: Springer 1950.

Fanconi, G.: Das Vitamin D als Heilmittel und als Gift — die idiopathische Hypercalcämie und die Vitamin D-resistenten Rachitisformen. Schweiz. med. Wschr. **85**, 1253 (1955).

Feige, E. R.: Beitrag zur Frage der Osteomyosklerose der Hühner. Vet. Diss. Leipzig 1957.

Fischgold, H., J. Bernard, J. Baudey u. M. Nadaud: Nutzen und Möglichkeiten des Logetron. Münch. med. Wschr. **101**, 1243 (1959).

Freese, H. H.: Untersuchungen über den Calcium-Phosphor-Magnesium- und Stickstoffumsatz des Ferkels in Beziehung zum Wachstum bei Muttermilch und Muttermilchersatz. Arch. Tierernähr. **8**, 330 (1958).

Freudenfeld, G.: Das Problem der Aneucephalie und der Rhachischisis im Lichte der modernen Mißbildungsforschung. Münch. med. Wschr. **100**, 2019 (1958).

Futter, O. J., A. Schürch u. E. Grasemann: Über die Bedeutung des Cholins in der Kükenmast. Arch. Geflügelk. **23**, 257 (1959).

Gall, Ch.: Der unter Verwendung von P^{32} studierte Phosphorstoffwechsel bei gesunden und rachitischen Ratten. Vet. Diss. München 1955.

Gardner, A. F.: Severe spinel curature in rats injected with a waterdispersible Vit. D_3-Prepation. Toxicol. appl. Pharmacol. **8**, 438—446 (1966).

Garkina, J. N.: Eine chromatographische Methode zur Trennung von Provitaminen und Vitaminen der Gruppe D. Vitaminquellen und ihre Ausnutzung. 3. Sammlung, Moskau 1955, S. 53—73.

—, u. W. N. Bukin: Eine chemische Methode zur Bestimmung von Vitamin D, Vitaminquellen und ihre Ausnutzung. 3. Sammlung, Moskau 1955, S. 22—52.

Gaster, D., E. Havivi u. K. Guggenheim: Wechselbeziehungen zwischen Calcium, Fluor und Vitamin D im Knochenstoffwechsel. Brit. J. Nutrit. **21**, 413—418 (1967).

Gebauer, H.: Durch Umwelt- und Ernährungseinflüsse bedingte Krankheiten (einschl. Avitaminosen) in Pathologie der Laboratoriumstiere, 2. Band, S. 293. Berlin-Göttingen-Heidelberg: Springer 1958.

— Zur A-Hypervitaminose und Schwangerschaft. Pharm. **9**, 684—685 (1954).

— Pathologische Veränderungen an Niere, Herz und Gefäßen nach Hypervitaminosen D_2 u. D_3 bei Albinoratten. Vitam. u. Horm. **7**, 129—147 (1956).

— Über das Vitamin E. Beiheft zur Intern. Z. Vitaminforsch. Nr. 8 (1960b).

— O. Fuhrich u. K. Nickisch: Über die Zucht und Vorbereitung von Albinoratten zum prophylaktischen Vitamin D-Test. Vitam. u. Horm. **7**, 269—279 (1956).

—, u. H. Lyhs: Untersuchungen verschiedener Verkalkungsstadien der Trachea von jungen Albinoratten. Vitam. u. Horm. **7**, 316—322 (1956b).

—, u. C. H. Plathner: Caries am Versuchstier und Ernährung. Dtsch. zahnärztl. Z. **14**, 1693—1701 (1959).

Gershoff, S. N., M. A. Legg, F. J. O'Connor, and D. M. Hegsted: The effect of vitamin D-deficient diets containing various Ca : P ratios on cats. J. Nutr. **63**, 79 (1957).

Glasunow, M.: Virchows Arch. path. Anat. **299**, 120 (1937); zit. bei Roche 1959.

Goldstejn, B. I., V. V. Gerasimova u. L. Kondrat'cva: Biochim., Moskva. **19**, 531—542 (1954); ref.: Excerpta med. II **9**, 24 (1956); zit. bei Roche 1959.

Gorlin, R. J.: Beryllium rickets; its effects on the teeth, the mandibular joint and the bones of the skull of the albino rat. Oral Surg. **4**, 197 (1951).

Gould, B. S.: Biosynthese von Kollagen. III. Die direkte Wirkung von Ascorbinsäure auf die Bildung von Hydroxyprolin und Kollagen bei subkutaner Polyvinylschwamm-Implantation an Meerschweinchen. J. biol. Chem. **232**, 637 (1958); zit. Lit.-Dienst Roche, Apr. 1959, S. 16.

Grainger, R. B., B. L. O'Dell, and A. G. Hogan: Congenital malformation as related to deficiencis of riboflavin and vitamin B_{12}, source of protein, calcium to phosphorus ratio and skeletal phosphorus metabolism. J. Nutr. **54**, 33 (1954).

Greenberg, D. M., and J. Miller: J. Nutr. **22**, 2 (1942); zit. nach Lang, K., u. O. Ranke: Stoffwechsel und Ernährung. Berlin-Göttingen-Heidelberg: Springer 1950.

Grier, R. S., M. B. Hood, and M. B. Hoagland: Observations on the effects of beryllium on alkaline phosphatase. J. biol. Chem. **180**, 289 (1949).

Groth, W.: Zur Pathogenese der Perosis des Huhnes. Dtsch. Tierärztl. Wschr. **70**, 295—301 (1963).

GÜNTHER, K.: Ernährungsphysiologische Studien über Magnesium-Wirkungen auf die Calcium- und Phosphor-Verwertung. Zbl. Veterinärmed., R. A. **13**, 1—25 (1966).

— Zur Mineralstoffverwertung. Vortrag März 1966, aus Mineralstoffversorgung und Tiergesundheit (V), Fachverb. Futterm.-Industrie, Hamburg.

GUGGENHEIM, K., S. HALEVY, H. NEUMANN u. K. USIECI: Biochem. J. **62**, 281 (1956); zit. bei ROCHE 1959.

— V. LEIBOWITZ u. D. RAKOVER: Biochim. J. **55**, 388 (1953); zit. bei ROCHE 1959.

HARKINGS, G. E. JR., G. H. WISE, G. MATROME, R. H. WAUGH, and W. L. LOTT: Manganese in the nutrition of young dairy fed different levels of calcium and phosphorus. J. Dairy Sci. **38**, 536—547 (1955).

HARRIS, L. J.: Brit. med. Bull. **12**, 57 (1956); zit. bei ROCHE 1959.

HARTENBACH, W.: Experimentelle und klinische Erfahrungen über den Einfluß von Hormonen auf die Knochenbruchheilung. Münch. med. Wschr. **100**, 1357—1359 (1958).

HAVERMANN, H., u. W. HARTFIELD: Bestätigt der Röntgentest den Einfluß von Antibiotica (Oxytetracyclin) auf die Ca- und P-Aufnahme bei Küken ? Arch. Geflügelkde. **20**, 90 (1956); ref. Mitt. Tierhltg. **1957**, H. 34, S. 25.

HEIGNER, H., A. MICHNA, H.-J. NEUMANN, H. BEHRENS u. K. HAMANN: Einfluß differenzierter Zinkgaben bei unterschiedlichem Ca/P-Verhältnis auf die Entwicklung wachsender Schweine Landwirtsch. Forsch. **11**, 185—201 (1958).

HELGEBOSTAD, A.: Experimentelle A-Hypervitaminose bei Pelztieren. Nord. Vet.-Med. **7**, 297 (1955).

HELLBRÜGGE, TH.: Über Virusembryopathien. Münch. med. Wschr. **101**, 17 (1959).

HOEFER, J. A., E. R. MILLER, D. E. ULLREY, H. D. RITCHE u. R. W. LUECKE: Wechselbeziehung zwischen Calcium, Zink, Eisen und Kupfer bei Schweinen. J. Animal Sci. **19**, 249 (1960).

HOLMES, I. M.: Cerebrale Symptome bei Vitamin B_{12}-Mangel. Brit. med. J. **1956 II**, 1394; ref. Schweiz. med. Wschr. 88, 199 (1958).

HORST, V. D., C. J. G.: Bestimmung von Mangan im Blutserum von Rindern. Tijdschr. Diergeneeskd. **85**, 633 (1960).

HURLEY, L. S., and T. G. EVERSON: Influence of timing of short-term supplementation densing gestation on congenital abnormalities of mengenese-deficient rats. F. Nutr. **79**, 23—27 (1962).

IDELBERGER, K.: Ätiologie, Pathogenese und Prophylaxe menschlicher Mißbildungen. Med. Klin. **53**, 859 (1958).

ITO, H., u. T. HATANO: Ein Vergleich des Calciumstoffwechsels verschiedener Knochen bei wachsenden Küken, die in verschiedenem Maße mit Vitamin D versorgt wurden. Poultry Sci. **43**, 70—76 (1964).

JANDL, J. H., u. G. J. GALUPDA: Proc. Soc. exp. Biol. (N. Y.) **84**, 452 (1953); zit. bei ROCHE 1959.

JESSERER, H.: Über die Wirkungsunterschiede verschiedener Lösungen von Vitamin D_2 und D_3 bei peroraler, intravenöser und intramuskulärer Zufuhr. Wien. klin. Mschr. **1955**, 49.

JONES, J. H.: Experimental rickets in the hamster. J. Nutr. **30**, 143 (1945).

—, and C. FOSTER: A salt mixture for use with basal diets either low or high in phosphorus. J. Nutr. **24**, 245 (1942).

— P. REHM, and S. C. WINTERS: J. Physiol. **124**, 230 (1938); J. Nutr. **20**, 367 (1940); zit. nach LANG, K., u. R. SCHOEN: Die Ernährung. Berlin-Göttingen-Heidelberg: Springer 1952.

KARG, H.: Über die Wirkung kondensierter Phosphate bei der experimentellen Rattenrachitis — mit einer Notiz über eine modifizierte Diät für den biologischen Vitamin D-Test. Die Nahrung **6**, 430 (1962).

KEANE, K. W., R. A. COLLINS, and M. B. GILLIS: Isotopie tracer studios on the effect of vitamin D on calcium metabolism in the chick. Poultry Sci. **35**, 1216—1222 (1956).

KELLNER, O., u. M. BECKER: Grundzüge der Fütterungslehre, 12. Aufl. Hamburg: Parey 1959.

KIKKAWA, H.: Metalle bestimmen die Farbe menschlicher Haare. Human. Biol. **28**, 59 (1956); ref. Umschau Wissensch. u. Tech. **58**, 476 (1958).

KLEIBER, M., M. BOELTER, and M. D. GREENBERG: J. Nutr. **30**, 517 (1946); **31**, 363 (1947); zit. nach LANG, K., u. O. RANKE: Stoffwechsel und Ernährung. Berlin-Göttingen-Heidelberg: Springer 1950.

KNOX, W.: Internat. Kongr. f. Biochemie, Wien, Sept. 1958, M. Symposium; zit. bei ROCHE 1959.

KOETSVELD, VAN E. E.: Der Mangan- und Kupfergehalt des Haares als Maßstab der Futterkondition von Rindern in bezug auf Mangan und Kupfer. T. Diergeneesk. **63**, 229 (1958).

KOLB, E.: Die Bedeutung des Mangans in der Tierernährung. Tierärztl. Umschau **1959**, 265.

KREYBIG, v., TH.: Tierexperimentelle Teratologie und Arzneimittelprüfung. Med. Klin. **61**, 1449—1454 (1966).

KRISCH, K., u. HJ. STAUDINGER: Biochem. Z. **331**, 195 (1959); zit. bei ROCHE 1959.

KRONE, H.-A.: Die Bedeutung der exogenen Ursachen angeborener Mißbildungen im Rahmen der Schwangerenberatung. Münch. med. Wschr. **100**, 1417 (1958).

KRÜGER, W., u. H. NEUHOFF: Über die Wirkung kleiner Mangandosen auf den Blutstatus und das Wachstum junger Tiere. Kieler Milchw. Forschber. **7**, 77 (1955).

KUNERT, B. L., and M. S. PITTMANN: A long-time-study of nitrogen, calcium and phosphorus metabolism on a low protein diet. J. Nutr. **17**, 161 (1939).

LAHIRI, S., and S. BANERJEE: Proc. Soc. Biol. (N. Y.) **91**, 545 (1956); zit. bei ROCHE 1959.

LANG, K., u. O. RANKE: Stoffwechsel und Ernährung. Berlin-Göttingen-Heidelberg: Springer 1950.

LEACH, R. M., u. A. M. MUENSTER: Untersuchungen über die Bedeutung von Mangan bei der Knochenbildung. I. Wirkung auf den Mucopolysaccharidgehalt vom Hühnerknochen. J. Nutrit. **78**, 51ff. (1962).

LECOQ, R.: C. R. Soc. Biol. (Paris) **108**, 399 (1931); zit. nach LANG, K., u. O. RANKE: Stoffwechsel und Ernährung. Berlin-Göttingen-Heidelberg: Springer 1950.

LENKEIT, W.: Einführung in die Ernährungsphysiologie der Haustiere. Stuttgart: Enke 1953.

— J. O. GÜTTE, W. KIRCHHOFF u. F. K. SOENHAGEN: Zur Abhängigkeit des Mineralumsatzes unter Beachtung der negativen Ca/P-Anfangsbilanz während der Laktation von der Mineralstoffversorgung während der Gravidität. Z. Tierphysiol. Tierernähr. u. Futtermittelkde. **14**, 3 (1959).

LEWIS, P. K., JR., W. G. KOEKSTRA, and R. H. GRUMMER: The action of high calcium and self-feeding in aggravatin parb-keratosis. J. Anim. Sci. **15**, 1265 (1965); ref. Mitt. Tierh. **1957**, H. 35, 18.

LEWIS, W., R. TAYLOR, A. SJODIN u. C. A. GUNNS: Die gasförmige Umwelt des Kükenembryos in ihrer Beziehung zur Entwicklung und Schlupffähigkeit. 1. Mitt. Poultry Sci. **35**, 1206 bis 1215 (1956).

LUECKE, R. W., J. A. HOEFER, W. S. BRAMMEL, and D. A. SCHMIDT: Calcium and zinc in parakeratosis in swine. J. anim. Sci. **15**, 1249 (1956); ref. Mitt. Tierh. **1957**, H. 33, 16.

MARIE, J., u. G. SEE: Sem. Hôp. Paris **27**, 1744 (1951); zit. Lit.-Dienst ROCHE 1958.

— u. Mitarb.: Sem. Hôp. Paris **1955**, H. 5/1, 251; ref. E. Mercks Jahresber. **67**, 244 (1954/55).

MAUVERNAY, B. Y.: Spurenelemente im menschlichen Körper. Wien. klin. Wschr. **69**, 867 (1957).

MAY, C. D., A. HAMILTON, and C. T. STEWART: J. Nutr. **49**, 121 (1953); zit. bei ROCHE 1959.

McCANCE, R. A., E. M. WIDDOWSON, and H. LEHMANN: Biochem. J. **36**, 686 (1943); zit. nach LANG, K., u. O. RANKE: Stoffwechsel und Ernährung. Berlin-Göttingen-Heidelberg: Springer 1950.

McCHESNEY: Proc. Soc. exp. Biol. (N. Y.) **52**, 147 (1943).

McCOLLUM, E. V.: J. biol. Chem. **130**, 269 (1939).

— N. SIMMONDS, P. G. SHIPLEY, and E. A. PARK: Experimental rickets in the rat. J. biol. Chem. **51**, 41 (1922).

MELLANBY, E.: Experimental rickets. Spec. Rep. Ser. No. 61, P. Council Med. Res. Comm. (1921).

— Experimental rickets. The effect of cereals and their interaction with other factors of diet and environment in producing rickets. Spec. Rept. Ser. Med. Res. Council (London) No. 93 (1925).

Merck, E. A.G.: Vitamine. Darmstadt: Merck 1957.

— Vitamine in der ärztlichen Praxis. Darmstadt 1959.

MEYNERT, F.: Makronährstoffe-Mikronährstoffe. Bauernblatt/Landpost **13**/109, 320 (1959).

MILLEN, J. W.: Experimenteller Hydrocephalus. Vet. Bull. **27**, 605 (1957) u. Proc. K. Soc. Med **49**, 980 (1956).

— u. Mitarb.: Lancet **1954 II**, 679. Ref. E. Merck's Jahresber. **67**, 245 (1954/55).

—, and D. H. M. WOOLLAM: Influence of cortisone on teratogenic effects of hypervitaminosis A. Brit. med. J. **1957 II**, 196; ref. Int. Z. Vitamin-forsch. **28**, 330 (1958).

MILLER, J. K., and W. J. MILLER: Development of zinc deficiency in Holstein calves fed a purified diet. J. dairy Sci. **43**, 1854 (1960).

MILLER, R. C., T. B. KEITH, M. A. McCARTY, and W. T. THORP: Proc. Soc. exp. Biol. (N. Y.) **45**, 50 (1940).

MINDER, W., u. T. GORDONOFF: Über den Einfluß von Vitamin D_2 auf den Calciumstoffwechsel im Knochen. 2. Mitt. Versuche mit 45 Ca an normalen, rachitischen und mit Vitamin D_2, mit und ohne Fluor behandelten Ratten. Int. Z. Vitaminforsch. **28**, 434—441 (1958).

MURAKAMI, U.: Studies on mechanisms manifesting congenital anomalies. Jap. J. hum. Genet. **8**, 202—226 (1963).

— Entwicklungsstörungen und Nervenkrankheiten. Fortschr. Med. **82**, 47—52 (1964).

—, and Y. KAMEYAMA: Vertebral malformation in the mouse foetus caused by maternal hypoxia during early stages of pregnancy. J. Embryol. exp. Morph. **11**, 107—118 (1963).

— —, and H. NOGAMI: Skeletal malformation in the mouse fetus caused by maternal hypoxia during early stages of pregnancy. Ann. report of the research inst. Envir. Med. Nagoya Univ. **10**, 45—55 (1962).

— — — Malformation of the extremity in the mouse foetus caused by X-radiation of the mother during pregnancy. J. Embryol. exp. Morph. **11**, 549—569 (1963).

MURRAY, H. C.: Proc. Soc. exp. Biol. (N. Y.) **69**, 351 (1948); zit. bei ROCHE 1959.

NACHTSHEIM, H.: Erbpathologie der Nagetiere. Aus: Pathologie der Laboratoriumstiere, II. Band, S. 317 und 388. Berlin-Göttingen-Heidelberg: Springer 1958.

NESENI, R., u. B. PIATKOWKI: Zur Frage der Paraketatose der Schweine. Mhfte. Vet. Med. Leipzig **13**, 461 (1958).

NEY, R. L., W. Y. W. AU, G. KELLY, I. RADDE, and F. C. BARTTER: Actions of parathyroid hormone in the vitamin D-deficient dog. J. clin. Invest. **44**, 2003 (1965).

NICHOL, C. A.: J. biol. Chem. **204**, 469—475 (1953); zit. bei ROCHE 1959.

NICKISCH, K.: Über das Ca/P-Verhältnis beim Ansatz und im Futter der Tiere. Tierzucht **1949**, 27.

NORRIS, L. C., and T. R. ZEIGLER: Studies on the zinc requirements of chicks and turkey poults. Proc. Cornell Nutr. Conf. 12.—14. XI. 1958, 71; ref. Mitt. Tierh. H. 54, S. 33.

O'DELL, B. L., P. M. NEWBERNE u. I. E. SAVAGE: Die Bedeutung von Zink im Futter für heranwachsende Küken. J. Nutr. **65**, 503—518 (1958).

PAHLKE, G., u. K. H. DROGULA: Vorkommen und Entstehung kalzigenischer Osteopathien. Münch. med. Wschr. **101**, 325—333 (1959).

PAPENDICK, K.: Spurenelemente und Mangelkrankheiten. Berlin: Akademie-Verlag 1955.

PARKER, H. E., E. N. ANDREWS, C. W. CARRICK, C. D. CREEK u. S. M. HAUGE: Der Einfluß des Mangans auf die Knochenbildung, untersucht mit radioaktiven Isotopen. Poultry Sci. **34**, 1154—1158 (1955).

PATAKY, Z., E. KENDELENYI u. L. NAGY: Über die Wirkung von lokal verabreichtem Vitamin C auf die Heilung von Knochenfrakturen. Zbl. Chir. **1963**, 1659—1663.

PFALTZ, H.: Einfluß von Vitaminmangel auf Fertilität, Trächtigkeitsverlauf und Entwicklung der Embryonen bei der Ratte. Münch. med. Wschr. **97**, 1677—1681 (1955).

PIETKOWSKI, B.: Der Wassergehalt im Futter und das Auftreten der Parakeratose beim Schwein. Tierzucht **13**, 164—166 (1959).

PLUMLEE, M. P., D. M. THRASHER, W. M. BEESON, F. N. ANDREWS, and H. E. PARKER: J. Anim. Sci. **15**, 352 (1956).

RAHMAN, M. M., R. E. DAVIES, C. W. DEYOE, B. L. REID u. J. R. COUCH: Die Bedeutung von Zink in der Ernährung wachsender Junghennen. Poultry Sci. **40**, 195ff. (1961).

REIN, H., Physiologie des Menschen. Hrg. von M. SCHNEIDER. 13./14. Aufl., S. 375ff. Berlin-Göttingen-Heidelberg: Springer 1960.

— u. M. SCHNEIDER: Physiologie des Menschen, 11. Aufl., S. 316ff. Berlin-Göttingen-Heidelberg: Springer 1955.

RETT, A.: Exogene Ursachen angeborener Mißbildungen (unter besonderer Berücksichtigung des Zusammenhanges zwischen Mißbildung und Abortus). Wien. klin. Wschr. **70**, 37 (1958).

RETTIG, H.: Patho-Physiologie angeborener Fehlbildungen der Lendenwirbelsäule und des Lendenwirbelsäulen-Kreuzbein-Überganges. Stuttgart: Enke 1959.

RINDFLEISCH-SEYFARTH (1950): Zit. in „Verhütung und Bekämpfung der Geflügelkrankheiten" von H. BAUER u. P. ZIMMERMANN, S. 65. Stuttgart: E. Ulmer 1958.

ROBERSON, R. H., u. PH. J. SCHAIBLE: Verfügbarkeit von Zink aus verschiedenen Salzen. Zinkbedarf und Ca/P-Konzentrationen. Verträglichkeit von Zink für Küken. Poultry Sci. **39**, 835, 837, 893 (1960).

ROJAS, M. A., I. A. DYER u. W. A. CASSATT: Manganmangel bei Rindern. J. Anim. Sci. **24**, 664—667 (1965).

ROKKONES, T.: Int. Z. Vitamin-forsch. **26**, 1 (1955); ref. E. Merck's Jahresber. **67**, 245 (1954/55).

RUDAS, B.: Acta physiol. Acad. Sci. hung. 8, 253—258 (1955); zit. bei ROCHE 1959.

RÜBSAMEN, H.: Mißbildungen durch Sauerstoffmangel im Experiment und in der menschlichen Pathologie. Naturwissenschaften **42**, 319 (1955).

— Mißbildungen durch Sauerstoffmangel im Experiment und in der menschlichen Pathologie. Naturwissenschaften **42**, 319 (1955); Arch. Geschwulstforsch. **12**, 250 (1958).

SCHALL, H.: Nahrungsmitteltabelle. 17. Aufl. Leipzig: Barth 1958.

SCHARRER, K., u. G. K. JUDEL: Über den Mineralstoffgehalt der Futtermittel. Z. Tierphysiol. Tierernähr. Futtermittelkde. **14**, 34 (1959).

SCHEFFER, F., u. E. WELTE: Lehrbuch der Agrikulturchemie und Bodenkunde. II. Teil. Stuttgart: Enke 1955.

SCHETTLER, G., u. H. JOBST: Experimenteller Beitrag zur subakuten Vitamin D-Intoxikation. Z. ges. exp. Med. **126**, 338—352 (1955).

SCHMID, F., u. H. MOLL: Atlas der normalen und pathologischen Handskeletentwicklung. Berlin-Göttingen-Heidelberg: Springer 1960.

SCHOOP, G.: Die Bedeutung des Vitamin A für die Entwicklung der Ferkel vor und nach der Geburt. Tierärztl. Umsch. **10**, 193 (1955).

—, u. J. SCHMITT: Zur Prophylaxe des pränatalen Fruchttodes beim Schwein. Vet. med. Nachr. **1958**, 147.

SCHULZE, E.: Überempfindlichkeit gegen Vitamin D. Dtsch. med. Wschr. **81**, 1364—1365 (1956).

SHERMAN, H. C., and A. M. PAPPENHEIMER: J. biol. Chem. **34**, 189 (1921); zit. nach LANG, K., u. O. RANKE: Stoffwechsel und Ernährung. Berlin-Göttingen-Heidelberg: Springer 1950.

SHILS, M. E., and E. N. MCCOLLUM: J. Nutr. **26**, 1 (1943); zit. bei KOLB 1959.

SMITH, S. E., M. MECLICOTT, and G. H. ELLIS: Arch. Biochem. **4**, 281 (1944); zit. bei KOLB 1959.

SOBEL, A. E., J. COHEN, and B. KRAMER: The nature of the injury to the calcifying mechanism in rickets due to strontium. Biochem. J. **29**, 2640 (1935).

STANČEV, CH., u. T. DARDŽANOV: Der Kadmium-Einfluß auf den Gehalt und Umsatz einiger Makro- und Mikroelemente im Knochengewebe erwachsener Hühner. Živótnovůdni nauki Sofija **4**, 97—103 (1967); ref. Landw. Zbl. III **13**, 901 (1968).

STEENBOCK, H., and A. BLACK: Fat soluble vitamins. XXIII. The induction of growth-promoting and calcifying properties in fats and their unsaponifiable constituents by exposure to light. J. biol. Chem. **64**, 263 (1925).

STEPP u. GYÖRGY: Avitaminosen und verwandte Krankheitszustände, S. 51ff. Berlin: Springer 1927.

STEVENSON, I. W., u. I. P. EARLE: Parakeratose beim Schweine. Vet. Bull. **27**, 27 (1957); Anim. Sci. **15**, 1036 (1956); ref. Vet. Med. **11**, 234 (1958).

STRAUCH, G., u. G. GEILER: Experimenteller Vitamin-C-Mangel und Frakturheilungen. Bruns' Beitr. Klin. Chir. **207**, 260—272 (1963).

STREAN, L. P.: Über die Beziehungen von pränatalen Faktoren zu angeborenen Mißbildungen. Ärztl. Wschr. **13**, 110 (1958).

STURKIE, P.: Hereditary congenital baldness in the domestic fowl. J. Morph. **69**, 517 (1941); zit. bei GRZIMEK, B.: Krankes Geflügel, 7. Aufl. Berlin: Pfennigsdorff 1957.

SULLIVAN, T. W.: Die Verfügbarkeit von Zink aus verschiedenen Verbindungen für breitbrüstige Bronze-Puten. Poultry Sci. **40**, 334—340 (1961).

TAKEDA, Y., and M. HARA: J. biol. Chem. **214**, 657 (1955); zit. bei ROCHE 1959.

THISSEN, E.: Extremitätenmißbildungen. Münch. med. Wschr. **104**, 2282—2288 (1962).

TÖNDURY, G.: Entwicklungsgeschichte und Fehlbildungen der Wirbelsäule. Stuttgart: Hippokrates 1959.

TSCHAPKE, H., u. H. PLESSING: Chromatographische Trennung der Vitamine A und D mit Hilfe von Bolus alba als quantitative Schnellmethode. Pharmazie **12**, 262 (1957).

UHLIG, H.: Geburtsh. u. Frauenheilk. **19**, 346 (1959); ref. Münch. med. Wschr. **101**, 1471—1473 (1959).

VALLEE, B. L., u. J. H. R. KÄGI: Schweiz. med. Wschr. **88**, 132 (1958); ref. Umschau Wissensch. Tech. **1958**, S. 412.

WILGUS, T. S., L. C. NORRIS, and G. F. HEUSER: J. Nutr. **14**, 155 (1937); zit. bei O. EICHLER 1950.

WOLBACH, S. B., and D. M. HEGSTED: Arch. Path. **56**, 437 (1953).

WOOLLAM, D. H. M., and J. W. MILLEN: Effect of cortisone on the incidence of cleft-palast induced by experimental hypervitaminosis A. Brit. med. J. **1957 II**, 197; ref. Int. Z. Vitaminforsch. **28**, 330 (1958).

— C. W. M. PRATT, and J. A. F. FOZZARD: Influence of vitamins upon some teratogenic effects of radiation. Brit. med. J. **1957**, 1219; ref. Int. Z. Vitamin-forsch. **28**, 361 (1958).

YOUNG, R. J., H. M. EDWARDS u. M. B. GILLIE: Untersuchungen über Zink in der Geflügelernährung. 2. Zinkbedarf und Mangelerscheinungen bei Hühnerküken. Poultry Sci. **37**, 1100 (1958).

ZINGG, W.: Hypervitaminosen (Vit. A). Lit.-Dienst Roche Nr. 6, Juni 1958.

— Rachitis und Tetanie. Med. Monatsspiegel **5**, 225 (1956).

— Vitamine in der Viehfütterung. Ons Vee v. Febr. 1959, S. 157.

— Feedstuffs Nr. **5**, 20 (1959).

— Nutr. Rev. 8, 52 (1950); zit. bei ROCHE 1959.

— Nutr. Rev. **11**, 17 (1953); zit. bei ROCHE 1959.

— Nutrient requirements of domestic animals. Number 3. Nutr. Requir. of Dairy Cattle, 1958. Nat. Acad. Sci.-Nat. Res. Council Publ. 464.

— Nutrient requirements of domestic animals. Number 5. Nutr. Requir. of Sheep, 1957. Nat. Acad. Sci.-Nat. Res. Council publ. 504.

— Nutrient requirements of domestic animals. Number 4. Nutr. Requir. of Beef Cattle, 1958, Nat. Acad. Sci.-Nat. Res. Council publ. 579.

— Nutrient requirements of domestic animals. Number 4. Nutrient Requirements of Swine, 1959. Nat. Acad. Sci.-Nat. Res. Council publ. 648.

ZYCH-BZOWSKA, B., u. A. SCHÜRCH: Untersuchungen über den Einfluß der Umgebungstemperatur auf das Wachstum des Kükens mit und ohne Vitamin-C-Anreicherung des Futters. Schweiz. landwirtsch. Mh. **43**, 468—473 (1965).

Erzeugung von Krankheiten des Skeletes durch Strahlung

Von

Walter Seelentag und Georg Kistner

Mit 23 Abbildungen

Zum Thema dieses Kapitels existiert ein recht ausführliches Schrifttum. Doch sind viele Mitteilungen widersprüchlich, vor allem soweit sie die Beziehungen zwischen Dosis und Wirkung betreffen. Es soll hier nicht auf die Theorien der Strahlenwirkung eingegangen werden, ob und für welche Wirkungen ein Schwellenwert existiert oder nicht, ob eine lineare Dosis-Wirkungs-Proportionalität vorliegt oder eine E- vielleicht auch eine kompliziertere Funktion. So können in vielen Fällen nur die Behauptungen verschiedener Autoren gegenübergestellt werden.

Es werden im folgenden eine Reihe radiologischer und radiobiologischer Definitionen und Termini Technici verwendet werden müssen, die nicht jedem Pharmakologen ohne weiteres geläufig sein können. Sie sind im Anhang dieses Kapitels kurz erläutert.

A. Historischer Überblick

Schon 1896, im Jahre nach der Entdeckung Röntgens, berichtete Leppin über diffuse Schwellungen und Blasenbildungen an seiner Hand, die er für Röhrenprüfungen benutzte, und machte damit auf die zerstörenden Wirkungen der neuentdeckten Strahlen aufmerksam. Die Beobachtungen häuften sich, und 1902 konnte Codmann schon 172 vorwiegend in den USA beobachtete Fälle von Röntgenverbrennungen hauptsächlich nach diagnostischen Anwendungen zusammenstellen.

1897 bereits hatte Kümmel (zit. nach Perthes 1903) Röntgenstrahlen therapeutisch verwandt, 1900 fanden sie Eingang in die Therapie von Hautcarcinomen. Ob die Röntgenstrahlen aber auch in die Tiefe und auf andere Organe wirkten, war damals noch weitgehend unklar.

Perthes führte deshalb 1903 seinen klassisch gewordenen Versuch durch, bei dem er den linken Flügel von Eintagsküken, deren übriger Körper durch eine Bleifolie geschützt war, mit einer Dosis von 12 Holzknecht-Einheiten (entsprechend etwa 600 R) bestrahlte. Schon nach 7 Tagen stellte er Wachstumsunterschiede zwischen bestrahltem und nichtbestrahltem Flügel fest, nach 12 Tagen war der bestrahlte Flügel 3 cm, rd. 25%, kürzer als der Kontrollflügel. Die Verkürzung betraf alle Röhrenknochen, auch die Schwungfedern waren weniger, ihre Seitenäste reduziert (Abb. 1). Die Tiefenwirkung der Röntgenstrahlen und auch ihre Wirkung auf das Knochenwachstum war damit bewiesen.

In den folgenden Jahren häuften sich ähnliche Beobachtungen. Récamier und Tribondeau (1905, zit. nach Gauwerky 1960) fanden bei Halbseitenbestrahlungen des Kopfes von Katzen Schädelasymmetrien, bei Hühnchen Wachstumshemmungen der Extremitäten mit Deformierungen der Knochen am Kniegelenk.

Histologisch waren eindeutige Störungen der Osteogenese festzustellen. FÖRSTERLING (1906/1909) erzeugte durch Ganzkörperbestrahlung von jungen Kaninchen eine allgemeine Wachstumshemmung mit Gewichtsreduktion und geringerer Skeletentwicklung, bei halbseitiger Bestrahlung Hemiatrophien. Die stärksten Wachstumshemmungen fand er an den Tibien von Kleintieren, die ihm deshalb ein besonders gutes Versuchsobjekt erschienen. Er folgerte bereits aus Versuchsreihen, daß die Wirkung der Strahlen um so stärker sei, je jünger das Tier ist, und warnte deshalb vor Bestrahlung kleiner Kinder. Auch am Hund und 1909 an Ziegen stellte er bei isolierter Extremitätenbestrahlung Wachstumsstörungen mit

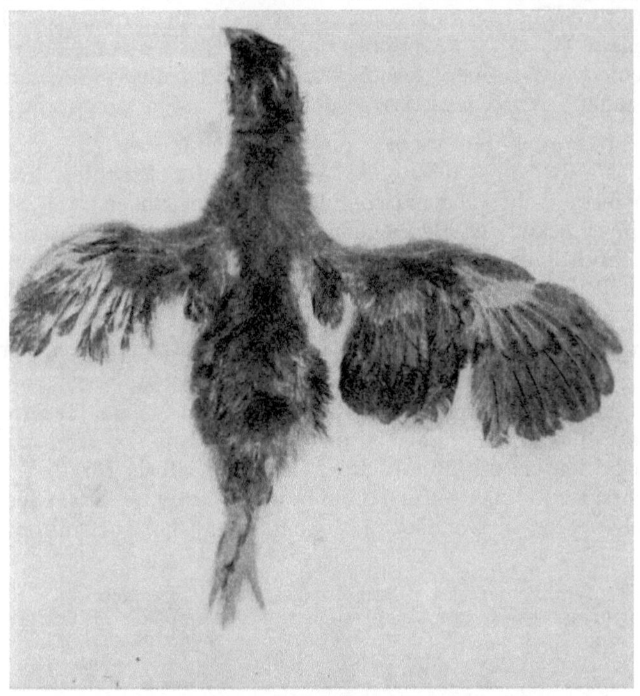

Abb. 1. *Wachstumsschädigung des lokalbestrahlten Flügels* eines 1-Tags-Kükens [aus PERTHES: Arch. klin. Chir. **71**, 955 (1903)]

Verbildungen der Hornhufe und ebenso bei Kopfbestrahlung Hemmung des Knochenwachstums und Entwicklungsstörung des bestrahlten Hornes fest. Weitere Beobachtungen in dieser Richtung stammen von KRUKENBERG (1909), PLAGEMANN (1910), ISELIN und DIETERLE (1910), ISELIN (1913) u. a.

Die Umdeutbarkeit dieser Tierversuche auf den Menschen hatte allerdings HOLZKNECHT (1907, zit. nach GAUWERKY) wegen der geringeren Wachstumsgeschwindigkeit des Menschen bezweifelt. Fünf Fälle von Knochenwachstumsstörungen nach therapeutischen Einwirkungen, die 1910 von einer Kommission der Deutschen Röntgengesellschaft (zit. nach GAUWERKY) zusammengestellt worden waren, wurden heftig diskutiert und z. B. von WALTER (zit. nach FLASKAMP) bis auf einen Fall bezweifelt. Der gleiche Autor sah 1912 an Kaninchen, Hunden, Meerschweinchen und Schafen keine Skeletschädigungen, gab allerdings auch keine Dosen an. Bei älteren Tieren hatte RÉCAMIER (1906) keine Veränderungen gesehen. ISELIN glaubte 1913 bei kleinen unterteilten Dosen sogar eine geringe Wachstumsförderung festzustellen.

Nachdem schon Récamier (1906) auf die Knorpelschädigung in der Form einer Verbreiterung des Epiphysenknorpels, die fälschlicherweise als stimulierende Wirkung aufgefaßt werden könne, hingewiesen hatte und Segale (1920, zit. nach Gauwerky) bei isolierten Bestrahlungen der Hinterpfoten von Ratten mit verschiedenen Dosen Verzögerungen des Längen- und Dickenwachstums mit Unregelmäßigkeiten am Gelenk- und Säulenknorpel fand, wobei der Epiphysenknorpel histologisch doppelt so dick wie normal und die enchondrale Ossifikation aufgehoben war, glaubte 1923 Hoffmann bei isolierter Bestrahlung der Tibia von Kaninchen und Katzen mit kleineren Dosen eine Wachstumsförderung zu sehen. Neben der Verlängerung der bestrahlten Tibia um 8–10% (rd. 2 mm) fand er histologisch breitere Knorpelwachstumszonen und eine „kräftigere" Entwicklung der Knorpelzellen. W. Müller (1923, zit. nach Gauwerky) hatte dagegen im Experiment keine wachstumsfördernde Wirkung feststellen können. Segale hatte den Schluß gezogen, daß die Aktivität der Osteoblasten vermindert worden sei.

Immerhin hatte auch Hoffmann bei Dosen von über 25% der HED (entsprechend rd. 150 R) eine lähmende Wirkung der Strahlen auf wachsende Knochenzellen festgestellt. Die ersten Schädigungen sah er nach 3 Wochen, sie nahmen aber im Verlauf der Beobachtungszeit zu. Einen vollständigen Wachstumsstillstand fand er nur bei Dosen über 3 HED. Hoffmann stellte schon die Dosisabhängigkeit der Wachstumsschädigung fest, die allerdings nicht linear verlief. Im übrigen hatten Fränkel und auch Salvetti (1914, zit. nach Gauwerky) Verzögerungen der Frakturheilung durch Röntgenbestrahlung mit großen Dosen gesehen.

Flaskamp (1930) zieht folgende Schlußfolgerungen: „Dem heranreifenden und jungen Knorpel- und Knochengewebe droht die Gefahr der Röntgenschädigung. Nach Literaturberichten muß man die Schädigungsdosis für den Säugling auf 25% (entsprechend rd. 150 R), für das Kind auf 50% der HED festsetzen. Der gesunde Knochen des Erwachsenen scheint eine hohe Strahlenresistenz zu besitzen."

Ausführlichere zusammenfassende Darstellungen der historischen Entwicklung der Auffassungen bringen neben Flaskamp (1930) auch Ellinger (1935), Meier (1951) und Gauwerky (1960).

B. Beobachtungen über Einwirkungen ionisierender Strahlen auf den Knochen am Menschen

Unser Thema zielt zwar auf experimentelle Untersuchungen am Tier. Die Widersprüchlichkeit mancher Auffassungen und Ergebnisse, die in den folgenden Kapiteln zu schildern sein wird und die klare Darstellung zweifelsfreier Gesetzmäßigkeiten außerordentlich erschwert, läßt es, ebenso wie gewisse Unterschiede in der Strahlensensibilität verschiedener Tierarten, geraten erscheinen, auch Beobachtungen am Menschen ausführlicher in die Darstellung einzubeziehen.

Wie schon im 1. Abschnitt erwähnt, wurden Störungen in der Entwicklung des kindlichen oder jugendlichen Knochens schon relativ früh beobachtet. Die frühere Annahme einer weitgehenden Strahlenresistenz des erwachsenen Knochens dagegen mußte einige Jahrzehnte später revidiert werden, als die verbesserte Bestrahlungstechnik mit Fraktionierung und Mehrfeldbestrahlung und damit höheren integrierten Tiefendosen es ermöglichte, dem Erwachsenenknochen höhere Dosen zu verabfolgen. Mit zunehmender Beobachtungszeit zeigte sich dann, daß die Reaktion des Knochens auf Bestrahlung auch in der Entwicklung von Tumoren bestehen kann. Wir können also aus den Beobachtungen am Menschen drei

Hauptgruppen der Wirkung herausgreifen: die Wachstumsstörungen des jugendlichen Knochens, die Strukturveränderung des erwachsenen Knochens und die Entwicklung von Knochentumoren.

I. Wachstumsstörungen des kindlichen Knochens nach Bestrahlung von außen

Für unsere Fragestellungen sind die frühen Beobachtungen nur teilweise zu verwerten, da die zur Beurteilung erforderlichen Dosis- und Qualitätsangaben der Strahlung z. T. fehlen, zum andern nur schwer reproduzierbar sind. Immerhin sind seit 1907 bis heute zahlreiche Wachstumsstörungen bei Kindern im Alter von wenigen Monaten bis zum Abschluß des Wachstumsalters beschrieben. In fast allen Fällen handelte es sich um therapeutische Bestrahlungen eines Lupus, einer Gelenks- oder Knochentuberkulose, von Angiomen und Naevi, gelegentlich auch von kindlichen Tumoren. Neben ELLINGER (1935) faßt auch DI RIENZO (1956) die Mitteilungen dahingehend zusammen, daß vor allem die Epiphysenfugen durch 150 R beim Säugling und 300 R beim Kleinkind schon empfindlich gestört werden können. In der ausgedehnten Übersicht von GAUWERKY (1960) und auch von MEIER (1951) werden Zerstörungen vor allem von Kniegelenken, Handgelenken, Fingergliedern, Vorderarmen und Unterschenkeln geschildert. In den letzten $1^1/_2$ Jahrzehnten treten Schädigungen vor allem bei Bestrahlung von Hämangiomen mit epiphysennaher Lage in den Vordergrund (MONTAG 1951, MEIER 1951, NEUHAUSER u. Mitarb. 1952, MAU 1953, SCHAAF 1954, FISCHER 1955, BARILLA und RAFFEALLI 1956, WEISHAAR und KOSLOWSKI 1959, KOLÁŘ und BEK 1959, GAUWERKY 1960, WEISS und GREGL 1961, SCHREIBER 1964, VAN NES 1966). Die Bestrahlung war mit Tiefentherapie, Radium-Kontaktbestrahlung oder auch Chaoulscher Nahbestrahlung durchgeführt worden. Die verabreichten Dosen bewegten sich in der Größenordnung von 2000 bis 4000 R an der Hautoberfläche, entsprechend etwa 1500–3000 R an den Epiphysenfugen, verabreicht im Zeitraum von einigen Monaten bis zu $1^1/_2$ Jahren. Die Größe der Einzeldosen variierte von 300–800 R an der Oberfläche, das Alter der Kinder bei Bestrahlung von 2 Monaten bis zu einigen Jahren. Das größte statistische Material überblickt GAUWERKY mit 1025 bestrahlten Fällen, von denen 44, also rd. 4,4%, Knochenwachstumsstörungen mit Verkürzungen und Verkrümmungen der langen Röhrenknochen, grobe Deformationen des Epiphysenabschnittes und wabige Spongiosastrukturen aufweisen. Spätfolgen traten bei Nahbestrahlung seltener auf als bei Radium, der Unterschied war jedoch gering und kann teilweise aus der Dosierung erklärt werden, die bei Radium in 3–5 Behandlungen in größeren Abständen mit je 800 R, bei Nahbestrahlung in ebensoviel Behandlungen, jedoch unterteilt in je 2 Sitzungen mit 400 R, bestand. Bei 7 Fällen von Wachstumsstörungen waren Oberflächendosen von 1000–2000, bei 14 Fällen solche von 2000–3000, bei 13 Fällen von 3000–4000 und bei 10 Fällen über 4000 R verabreicht worden. GAUWERKY hebt hervor, daß die verschiedenen Epiphysen offensichtlich unterschiedlich radiosensibel seien, und daß die inhomogene Bestrahlung einer Epiphyse ein ungleichmäßiges Wachstum mit schrägen Gelenkflächen zur Folge habe.

KOLÁŘ und BEK (1959) fanden unter 760 nahbestrahlten Kindern in 69 Fällen, also rd. 9%, Knochenveränderungen im Röntgenbild, davon allerdings nur 14 = 2% klinisch erkennbar. BARILLA und RAFFEALLI (1956) stellten unter 310 Kindern mit Angiomen, die mit Radium behandelt worden waren und von denen 30 ihren Sitz in Nähe von Epiphysenfugen oder Knochenkernen hatten, nur 6 Fälle von Wachstumsstörungen fest, entsprechend 2% aller, aber 20% der epiphysennahen Angiome. FISCHER (1955) mußte bei 73 behandelten Kindern in 19% Wachstumsschädigungen sehen. Bei allerdings ziemlich kleinen Zahlen betrug die

Schädigungsrate bei Bestrahlung des Armes 16%, der Hand 40%, des Beines 20%. Weishaar und Koslowski (1959) dagegen fanden bei Nachuntersuchung von 83 ihrer 565 behandelten Patienten bei allerdings nur äußerlicher Längen- und Umfangsmessung ohne Röntgenkontrolle keine Wachstumsstörung. Die Schätzungen der Schädigungsdosis an den Epiphysen liegen im Schrifttum zwischen 80 und 2000 R. Die Ergebnisse sind deshalb etwas schwer vergleichbar, da nicht nur verschiedene Strahlenqualitäten und unterschiedliche Gesamtdosen sondern auch eine unterschiedliche Art der Fraktionierung verwendet wurde. Fraktionierung und vor allem das Alter des Kindes sind jedenfalls von gleicher oder noch größerer Bedeutung als die absolute Dosishöhe.

Doch nicht nur an Extremitäten, auch an der Wirbelsäule von Kindern wurden Knochenveränderungen entdeckt, wobei sich nach Tumorbestrahlungen der Wirbelsäule in der näheren Umgebung bei Herddosen von 1000–2000 R kalkdichte, horizontal verlaufende Doppelkonturen, bei Herddosen über 2000 R unregelmäßige Epiphysenlinien und bei solchen über 3000 R grobe Deformierungen der ganzen Wirbelkörper, Keilwirbel mit Kyphosen und Skoliosen ergaben (Neuhauser, Wittenburg, Bergmann und Cohen 1952, zit. nach Gauwerky).

Whitehouse (1953) empfiehlt, bei Kleinkindern keine größeren Felder als etwa 10 × 12 cm zu wählen, die Einzeldosen nicht über 150–200 R pro Tag und die Gesamtdosen nicht über 2300 R/Feld auszudehnen, da er nach Bestrahlung von Nierentumoren mit etwas höheren Dosen Schädigungen der Wirbelsäule und des Darmbeines gesehen hat.

Die besonders große Empfindlichkeit der fetalen Skeletentwicklung wird von di Rienzo (1956) betont. In der älteren Literatur sind bei Unterleibsbestrahlungen der Mütter mit etwa 50% der HED, entsprechend etwa 300 R, Veränderungen des Knochenwachstums und Mißbildungen beobachtet worden. Die Strahlendosen am Feten dürften dabei in der Größenordnung von 100–200 R gelegen haben.

II. Strukturveränderungen und Schädigungen des erwachsenen Knochens nach Tumorbestrahlung beim Menschen

Zwar hatte 1927 Baensch (zit. nach Greve) schon über eine Spontanfraktur im Gefolge einer Tumorbestrahlung berichtet, doch galt der erwachsene Knochen in weiten Kreisen noch als strahlenresistent. Die Beurteilung der Frage ist dadurch kompliziert, daß beim Vorliegen eines Tumors und einer späteren Spontanfraktur immer an die Möglichkeit von Knochenmetastasen gedacht werden muß und auch die röntgenologische Differenzierung zwischen einer osteolytischen Metastase und einer radiogenen Auflockerung der Knochenstruktur außerordentlich schwierig ist und häufig erst aus dem Verlauf getroffen werden kann. Vor allem in den letzten beiden Jahrzehnten häufen sich jedoch die Mitteilungen von Spontanfrakturen, zu einem erheblichen Teil Schenkelhalsfrakturen einseitig oder doppelseitig, nach Bestrahlung gynäkologischer Carcinome (Philipp 1932, Gratzek u. Mitarb. 1945, Greve 1952, Nevinny-Stickel und Mignani 1953, Kirchhoff und Imholz 1953, Fritz 1954, Kritter und Vigneau 1955, Gros und Keiling 1956, Wieland 1956, Kolář und Vrabec 1956/60, Oelssner 1960, Woodard 1957, Bickel u. Mitarb. 1961, Finder und Post 1960, Wachtler 1961, Herzog und Bartel 1964, Cerwenka 1965, Fries 1967). Gratzek u. Mitarb. fanden 5–22 Monate nach gynäkologischer Bestrahlung an 568 Patienten in 3,2% der Fälle Rarefizierungen und Sklerosen der Knochenstruktur bis zu Frakturen des Schenkelhalses. Greve stellt 1952 51 Fälle bisher bekannt gewordener Spontanfrakturen zusammen, davon 11 doppelseitig. Kirchhoff und Imholz finden dagegen im Material der Göttinger Frauenklinik von 1944–1951 unter

15000 Frauen nur 14 Schenkelhalsfrakturen, also nur 0,1%, während KRITTER und VIGNEAU am Material Pariser Krankenhäuser in 2% Schenkelhalsfrakturen nach Bestrahlung von Uteruscarcinomen mit einer Latenzzeit um 30 Monate fanden. WACHTLER gibt aus der Literatur eine Frakturhäufigkeit von 0,2–7,5% der bestrahlten Fälle an. Eine Dosisabhängigkeit zeigt sich auch hier: So sind bei Herddosen im Schenkelhals von 1500–2000 R Frakturen sehr selten, treten aber bei 4000–10000 R in 1–2% der Fälle auf, Röntgenologisch finden sich nach FRITZ u. a. ovaläre, der Knochenrinde parallele Aufhellungsfiguren am Kopf-Hals-Übergang, eine Rarefizierung der Spongiosa, kleinere und größere Cysten, Sklerosierungen, lokale Osteoporosen, Nekrosen und Infraktionen.

Doch auch über Nekrosen, Infraktionen und Frakturen von Clavicula und Rippen nach Bestrahlung von Mammacarcinomen und anderen Tumoren im Thoraxbereich wird mehrfach berichtet. BIRKNER und SCHAAF (1954) berichten über 9 Fälle bei Herddosen am Knochen von 4000–10000 R. KRITTER und VIGNEAU (1955) sehen bei 28 Rippen- und Claviculafrakturen unter 80 Fällen von Spontanfrakturen nach Bestrahlung keine eindeutige Dosisbeziehung, auch keinen Einfluß des Alters des Patienten. Jedoch treten Frakturen meist an Stellen von Feldüberschneidungen, damit also höherer Dosis, auf und zeigen auch eine geringere Latenzzeit bis zum Auftreten der Fraktur als Schenkelhalsfrakturen. OELSSNER (1960) findet Rippenfrakturen frühestens 10 Monate, meist 1–2 Jahre nach hochdosierter Mammabestrahlung. Osteoradionekrosen im Bereich der Hand, meist mit strahlenbedingten Hautveränderungen vergesellschaftet, berichten NEUMEISTER (1965), KOLAR, JIRASEK und VRABEK (1966).

Bei anderen Lokalisationen, am Calcaneus, an Radius und Tibia, sehen KOLÁŘ und VRABEK (1958) Frakturen mit sehr langer Latenzzeit von 3—35 Jahren. Hier dürfte jedoch die u. a. von KIRCHHOFF und IMHOLZ angeschuldigte Gefäßschädigung eine Rolle spielen.

Seit Jahren bekannt sind auch Unterkiefernekrosen nach Bestrahlung mit oder ohne Frakturen, mit Periostverdickungen, Fisteln, Abstoßung kleinerer Sequester usw., über die u. a. SLAUGHTER (1942), GAISFORD und RUECKERT (1956), WACHTLER (1961) und DODSON (1962) berichten. Als Häufigkeit gibt WACHTLER 8–13% der bestrahlten Fälle an, bei Herddosen von 4000–5000 R. Eine Komplikation durch Infektion des Knochens scheint hier aber eine Rolle zu spielen, da übereinstimmend angegeben wird, daß durch Gebißsanierung vor Bestrahlung und sorgfältige Mundpflege die Häufigkeit der Nekrosen zu senken ist (HESS 1965). In diesem Zusammenhang wären auch Nekrosen des knorpeligen Kehlkopfgerüstes anzuführen, die früher häufiger gesehen wurden und bei denen wahrscheinlich auch die Öffnung einer Infektionspforte durch den Zerfall ausgedehnter Tumoren neben den allein radiogenen Faktoren eine Rolle spielt. Nach REGAUD (zit. nach OELSSNER) können im Unterkiefer schon 3600 R Oberflächendosis eine Osteoradionekrose auslösen, GREVE findet in der Literatur die Schädigungsgrenze bei 3800–4300 R am Herd angegeben.

Als Ursache der Knochenschädigung wird von fast allen Autoren die Verminderung und der Untergang der Osteoblasten mit der Folge vermehrten Knochenabbaues und der Atrophie von Knochenbälkchen angegeben, die zuerst zu aseptischen Knochennekrosen mit Zelluntergang führen. Zu diesen kommen dann degenerative Gefäßveränderungen mit der Folge von trophischen Störungen.

III. Knochentumoren am Menschen nach Bestrahlung von außen

Gegenüber Berichten über andere Schädigungen durch Röntgen- oder Radiumstrahlen sowie gegenüber den zahlreichen Mitteilungen über die Erzeugung von Tumoren der Haut sind Berichte über Knochentumoren nach Bestrahlung von außen am Menschen ziemlich selten. Ausführlichere Zusammenstellungen geben CAHAN u. Mitarb. (1948), SABANAS u. Mitarb.

(1956), Cruz u. Mitarb. (1957) und Cater u. Mitarb. (1960). Beck (1922) sah 3 Fälle von Knochensarkomen nach Bestrahlung einer Gelenktuberkulose, Cahan u. Mitarb. finden 1948 17 Fälle von Knochensarkomen nach Bestrahlung in der europäischen Literatur und fügen 11 Fälle aus dem Memorial-Center hinzu. Die Latenzzeit betrug 3—11 Jahre nach Behandlung. Cane und Glahn (1949) sahen ein osteogenes Sarkom der Mandibula nach Radiumbestrahlung wegen eines Zahnfleischepithelioms, Wolfe und Platt (1949) 2 Fälle im Nasenbereich nach Radiotherapie wegen einer Dermatose, Cade (1952) 2 osteogene Sarkome nach Bestrahlung eines Weichteilsarkoms und eines Riesenzelltumors, Gregl und Kienle (1967) ein Sarkom des Schultergürtels nach radikaler Mastektomie mit Röntgen-Nachbestrahlung. Die Fälle von Cruz u. Mitarb. (1957) waren meist wegen entzündlicher Erkrankungen (Tuberkulose) bestrahlt worden. Es handelte sich um 7 Männer und 4 Frauen im Alter von 12—67 Jahren. Die Latenzzeit zwischen Bestrahlung und Auftreten des Tumors betrug 4—24 Jahre. In 6 Fällen trat der Tumor im normalen Knochen, in 5 Fällen in einem entzündlich veränderten Knochen auf. Es dürfte hier schwierig sein, in allen Fällen einen eindeutigen Kausalzusammenhang nachzuweisen, da auch ein Zusammenhang zwischen entzündlicher Knochenerkrankung und Tumor nicht ausgeschlossen werden kann. Tumoren im Bereich des Schädeldaches nach Bestrahlung berichten Skolnik (1956) und Wende (1962), Berg, Landberg und Lindgren (1966). Maurer (1953) stellt im deutschen Schrifttum bisher 12 Sarkome nach Bestrahlung eines M. Paget bis 1930 fest, wobei im Mittel um 16000 R im Knochen verabfolgt wurden. Cohen (1961/62) fand bei 8321 Kindern, meist wegen eines Hämangioms im Alter von unter 13 Jahren mit Knochendosen von unter 500 bis maximal 1000 R bestrahlt, keine Tumorentstehung, auch nicht bei 898 Kindern, die wegen maligner Prozesse 1000 R und mehr auf verschiedene Knochen erhalten hatten.

Phillips und Sheline (1963) berichten, daß nach der Bestrahlung von fast 6000 Patienten, von denen 2300 die 5-Jahresspanne überlebten, nur 2 Knochensarkombildungen beobachtet werden konnten. Über ähnliche Fälle berichtet Steiner (1965) und Solheim (1967).

Wachtler (1961) stellt in einer Literaturübersicht fest, daß Tumoren nur bei hohen Dosen, wie sie bei Tumorbestrahlung verwendet werden, im Mittel mit einer Latenzzeit von $8^1/_2$ Jahren, auftraten. Die Dosis am Sitz des späteren Sarkoms betrug dabei meist 5000–6000 R, minimal 3000 R, auf 3 Wochen fraktioniert.

Als strahlenbedingte gutartige Neubildungen in den Knochen sind, erstmalig von Frantz (1950) beschrieben, im Laufe der Jahre eine Reihe von Osteochondromen nach Strahlenbehandlung von Hautangiomen beobachtet worden. Strahleninduzierte Osteochondrome bilden sich in der Nähe der Knochenwachstumszone, d. h. in der Metaphyse oder in der benachbarten Diaphyse, wohin sie beim Längenwachstum abgeschoben werden. Nicht nur an Röhrenknochen, sondern auch an Rippen und Beckenknochen, besonders an Beckenkamm, Schulterblatt und Schlüsselbein können Neubildungen auftreten. Kolář und Bek (1966) haben 8 Fälle beschrieben.

Bestrahlungsdaten: Alter zum Zeitpunkt der Bestrahlung 4 Wochen bis 5 Jahre, Dosis 900 bis 4200 R, Zeitpunkt des Auftretens nach der Bestrahlung 7—14 Jahre.

Zusammenfassend kann daher gesagt werden, daß für eine Tumorentstehung erhebliche Strahlendosen erforderlich sind, sicherlich weit über den Dosen, bei denen Wachstumsstörungen bei Kindern zu erwarten sind, jedoch etwa in der Größenordnung derjenigen, bei denen Strukturstörungen und Frakturen im Erwachsenenknochen gesehen werden. Nachdem die Latenzzeit erheblich lang zu sein scheint, ist durchaus mit der Möglichkeit zu rechnen, daß die Tumorincidenz bei Erwachsenen höher wäre, wenn die zur Bestrahlung führende Grundkrankheit die Lebenserwartung nicht verkürzen würde.

IV. Entstehung von Knochentumoren nach Inkorporation radioaktiver Stoffe im Menschen

Schon bald nach der Entdeckung des Radiums durch Becquerel wurde dieses industriell zur Herstellung von Leuchtfarben verwendet. Die Leuchtzifferblattmaler pflegten dabei die Pinsel mit den Lippen anzuspitzen und nahmen auf diese

Weise Radium in den Körper auf, das wegen seiner chemischen Verwandtschaft zu Calcium im Knochen abgelagert wird. Schon nach einigen Jahren traten die ersten Todesfälle auf, meist unter den Erscheinungen der Markaplasie. Nach einigen Jahrzehnten erschienen dann die ersten Berichte über Knochensarkome bei Leuchtzifferblattmalern. 1932 konnte MARTLAND (zit. nach SCHÜRCH und UEHLINGER 1935) 9 Fälle von Leuchtzifferblattmalerinnen mit Knochentumoren zusammenstellen. EVANS (1933, 1937) und FLINN (1934) sowie AUB u. Mitarb. (1952) und ROWLAND (1960) steuerten weitere Fälle bei. Die Latenzzeit der Fälle der letztgenannten Autoren betrug 37 bzw. 35 Jahre. Der Fall von ROWLAND enthielt im Gesamtkörper 3,8 μCi Radium, ungleichmäßig in den Knochen verteilt, wobei sich an den aktivsten Stellen 16 rad/Tag, im allgemeinen um 0,4 rad/Tag berechnen ließ. Histologisch zeigten sich Verstopfungen der Haversschen Kanäle im ganzen Knochen, nicht nur an den stärker radiumhaltigen Stellen.

Über klinische Untersuchungen an den in den Jahren 1915—1931 im Raum Chicago therapeutisch mit Radiumverbindungen behandelten Patienten berichten LOONEY, BRUES und SKIRMONT (1955). Darunter befindet sich auch das Material der seiner Zeit von SCHLUNDT u. Mitarb. (1929) mit Radiumsalzen behandelten Patienten des Elgin State Hospital. HASTERLIK (1965).

FINKEL (1959) untersuchte die Verteilung von Radium in 200 Personen, von denen 7 früher mit Radium innerlich behandelt worden, die übrigen in der Leuchtzifferblatt-Industrie und in der Radiochemie beschäftigt gewesen waren. Es fanden sich 0,001 – 4,2 μCi Radium im Körper. Skeletveränderungen waren deutlich dosisabhängig: Unter 0,01 μCi Radium im Gesamtkörper fanden sich kaum Veränderungen, Veränderungen von klinischer Bedeutung waren nur bei Gesamtmengen von über 0,3 μCi Radium festzustellen. Bei Radiummengen von über 1,0 μCi fanden sich im gesamten Skelet erhebliche Veränderungen. Auf diesen Erfahrungen und Überlegungen beruht auch die den Empfehlungen der ICRP zugrunde liegende Aktivität für Knochensucher, die derzeit durch die Erfahrungen an etwa 700 Radiuminkorporationen begründet ist (EVANS 1966, 1967).

MARINELLI (1958) stellt Dosisüberlegungen zur Inkorporation von Radium auf. Die heute als höchstzulässige Menge Radium im Gesamtkörper von beruflich strahlenexponierten Personen angesehene Aktivität von 0,1 μCi entspricht nach seiner Angabe $^1/_{10}$ der niedrigsten Menge, bei der bei Leuchtzifferblattmalern Spätschädigungen auftraten. Eine Abhängigkeit der Krebshäufigkeit vom Radiumgehalt der Knochen stellt MARINELLI zwar fest, die Wirkungsbeziehung verlaufe jedoch nicht linear.

Risikoüberlegungen an Hand britischer Radiumfälle haben zu dem Ergebnis geführt, daß die Wahrscheinlichkeit für das Auftreten von Knochentumoren innerhalb dieses nur begrenzten Materials sehr gering ist. Bisher wurden auch keine Knochentumoren festgestellt (HEMS 1967).

Berichte über Entstehung von Knochentumoren des Menschen bei Inkorporation künstlicher radioaktiver Isotope liegen Verf. nicht vor, auch LANGENDORFF und KRIEGEL (1963) konnten bei Durchmusterung der Literatur keine Mitteilungen über die Erzeugung von Neoplasmen im Menschen durch Strontium-90 eruieren. Die gleiche Auffassung vertreten HASTERLIK und FINKEL (1965).

V. Zusammenfassung der Strahlenwirkung auf den menschlichen Knochen

Der hier gegebene kurze und geraffte Überblick über die Wirkung ionisierender Strahlen auf den menschlichen Knochen zeigt, daß der wachsende Knochen ziemlich strahlenempfindlich ist, daß vor allem die Osteoblasten leicht geschädigt werden und es dadurch schon bei relativ geringen Dosen von 150 R und darüber zu Entwicklungshemmungen und Wachstumsstörungen, vor allem im Bereich der

Epiphysenfugen kommen kann. Es zeigt sich weiter eine eindeutige Dosisabhängigkeit der Wirkung, ein Fraktionierungseffekt, d. h. eine geringere Wirkung unterteilter Dosen im Vergleich zu einer einzeitig gegebenen, und schließlich eine starke Abhängigkeit der Strahlenwirkung vom Alter des Patienten. Es zeigt sich weiter, daß durchaus auch am erwachsenen Knochen Schädigungen in Form von Nekrosen, Knochenumbauten und sogar Frakturen auftreten können. Diese Schädigungsdosen liegen in der Größenordnung des 10–20fachen der Schädigungsdosis für Wachstumsstörungen. Etwa in der gleichen Größenordnung, vielleicht etwas höher, liegen diejenigen Dosen, die nach relativ langer Latenzzeit von zehn und mehr Jahren zu Knochentumoren führen können. Die Verhältnisse bei Inkorporation radioaktiver Stoffe natürlichen oder künstlichen Ursprungs dürften etwa ähnlich liegen. Unser Erfahrungsmaterial ist hier allerdings sehr gering, zumal es außerordentlich schwierig ist, Dosisabschätzungen in der Mikroverteilung radioaktiver Stoffe im Knochen zu geben.

C. Tierexperimentelle Untersuchungen zur Beeinflussung des Mineralstoffwechsels

Die modernen Untersuchungsmöglichkeiten mit Radioisotopen als Leitsubstanzen (Tracer-Methoden) haben es ermöglicht, wesentlich tiefere Einblicke in Stoffwechselvorgänge zu gewinnen als bisher. So lassen sich heute schon geringgradige Änderungen in Aufnahme und Einbau von Mineralien sowie in ihren Austauschvorgängen erfassen, die u. a. auch durch Einwirkung ionisierender Strahlen entstehen. Wenn sich dabei auch noch kein klinisches Krankheitsbild ergeben muß, so scheint es doch berechtigt, solche Studien hier aufzunehmen, da auch diese z. T. nur vorübergehenden Änderungen als Vorstufe oder als abortive Form einer Krankheit aufgefaßt werden müssen.

I. Zur Methodik der Untersuchungen

Für Mineralstoffwechselstudien des Knochens sind neben Calcium auch die verschiedenen Strontium-Isotope verwendbar, die sich im Knochen konkurrierend zu Calcium verhalten. Man wird dabei dasjenige verwenden, das sich nach seinen physikalischen Daten, d. h. nach seiner Strahlung und seiner physikalischen Halbwertszeit am besten eignet. Es ist dabei auch die Möglichkeit gegeben, durch Doppeluntersuchungen beispielsweise mit ^{45}Ca und ^{90}Sr oder mit ^{85}Sr und ^{90}Sr mehrere Phasen oder die Beeinflussung des Stoffwechsels durch das jeweils vorher gegebene Radioisotop zu studieren. Zur Untersuchung der organischen Knochensubstanz und des Knorpels eignen sich Schwefel und auch Phosphor. Die physikalischen Eigenschaften der in Frage kommenden Radioisotope sind im Anhang dargestellt. Zu technischen Einzelheiten der Präparation und Messung sei auf die Spezialliteratur verwiesen.

Nach Minder und Gordonoff (1953), Zuppinger und Minder (1960, 1962) wird der Calciumstoffwechsel im Knochen z. T. durch Ionenaustausch, zum anderen durch aktive Zelltätigkeit bewerkstelligt. Ein Teil des Calciums ist dabei relativ leicht, ein anderer fest gebunden. Die Prüfung des rasch austauschbaren Calcium-Anteils erlaubt Rückschlüsse auf die Zelltätigkeit.

Bei Verabreichung von 2–3 μCi ^{45}Ca mit der Magensonde an Ratten in Form einer $CaCl_2$-Lösung mit 3,5 mg Ca/cm^3 und einer spezifischen Aktivität von 2 μCi/cm^3 zeigt die proximale Hälfte der Tibia einen raschen Anstieg des Radiocalcium-Gehaltes am 1. Tag mit darauffolgendem schnellen Abfall. Zwischen dem 2. bis 7. Tag nach Verabfolgung liegen die Werte ziemlich konstant. Für die rasch austauschbare Portion des Calciums wird eine mittlere Verweildauer von 4 Tagen, für die langsam austauschbare eine solche von 36 Wochen angegeben.

Nach KOLÁŘ und BABICKY (1959, 1961) steigt der ^{45}Ca-Gehalt bei intraperitonealer Verabfolgung von 20 μCi $^{45}CaCl_2$ in 1 cm^3 physiologischer Kochsalzlösung an junge Wistar-Ratten von 120–130 g Gewicht in den Epi-Metaphysen innerhalb von 6 Std auf rd. 1‰ des verabfolgten ^{45}Ca/mg Gesamtcalciums. 48 Std nach Verabreichung enthält die Epiphyse der Tibia 0,9‰ der zugeführten Aktivität pro mg Ca, die Diaphyse 0,3‰. Die Aktivität fällt dann in den ersten 3 Wochen steil, bis zum 60. Tag langsamer ab und bleibt dann bis zum 110. Tag nach Verabfolgung unverändert. Nach 28 Tagen finden sich rd. 2,5% der insgesamt verabfolgten Aktivität in der Epi-Metaphyse der Tibia, 0,7% in der Diaphyse. Nach 112 Tagen enthält die Diaphyse 1,5% der applizierten Menge, die Epiphyse nur noch 0,75% (KOLÁŘ und BABICKY 1962).

Methodik: Nach Tötung der Tiere werden die Tibien ausgelöst, von Weichteilen gereinigt, in Epi-Metaphyse und Diaphyse getrennt, 1—2 Tage bei 80° C getrocknet und 5 Std bei 600—800° C verascht. Nach Lösung der Asche in HCl wird das Calcium als Oxalat gefällt, der Niederschlag filtriert und getrocknet, mit dem GM-Zählrohr gemessen und dann das vorhandene Calcium quantitativ bestimmt, so daß nach entsprechender Eichung der Zählanordnung das Ergebnis in ‰ des zugeführten ^{45}Ca/mg Knochen-Ca angegeben werden kann.

NILSSON (1962) fand bei intraperitonealer Verabfolgung trägerfreien ^{90}Sr in Mengen von 0,67 pCi/g Körpergewicht an 75–85 Tage alte CBA-Mäuse schon 5 min nach Injektion erhebliche Mengen im Knochen, den Rest im Bauchraum, in Blut und weichen Geweben. 20 min nach Injektion befindet sich kein Strontium mehr im Abdomen, dagegen größere Mengen in Darm- und Harnblase. Nach 4 Std ist Radiostrontium nur noch in Knochen und exkretorischen Organen feststellbar. Die größte Menge wird in der Epiphysenregion der Knochen abgelagert, in den Diaphysen werden die periostalen und endostalen Oberflächen bevorzugt.

Der Mineralstoffwechsel des gesamten Skeletes kann auch durch Aufnahme der Serum-Cleareance bestimmt werden, die nach COHN (1961) aus drei Exponentialfunktionen zusammengesetzt ist: Die erste spiegelt den Vorgang der Exkretion wider, die zweite die Phase des schnell-austauschbaren und die dritte diejenige des langsam-austauschbaren Anteils des Skeletcalciums. Die Werte der biologischen Halbwertszeit liegen für die drei Funktionen bei 0,33/2,6/27,3 Std. Abb. 2a und b zeigt vergleichend den Verlauf der Speicherung nach den Angaben der genannten Autoren.

^{85}Sr eignet sich als γ-Strahler besonders gut zur Untersuchung der Retention und Verteilung von Strontium. Die Resorption erfolgt wie bei Calcium vornehmlich im Dünndarm (LENGEMANN 1963), während im Coecum und Colon nur sehr wenig resorbiert wird (BATES, DYMOND, CHAPMAN und SMITH 1965). Im vorhinaus oral gegebene Fluoride (150 ppm) beeinflussen den Skeleteinbau von Strontium-90. Natriumcitrat bzw. Natriumcarballylat verringern den Strontium-Gehalt des Körpers am 21. Tag nach Verabfolgung um 50 bzw. 12%. Inaktives Strontium als Träger wirkt durch Isotopenverdünnung, Calcium dagegen nicht auf den Radionuklidgehalt des Körpers ein; Natriumsalicylat steigert die Ausscheidung (SMITH und BATES 1965).

Am devitalisierten Knochen von Hunden untersuchten GONG, BURGESS und BACALAO (1966) den Austausch von Strontium-85. Zuwachs und Austausch sind dabei in der Spongiosa mit dem Faktor 5 bzw. 7 größer als im kompakten Knochen. Eine Einlagerung von Strontium erfolgt ähnlich wie bei Calcium überall dort, wo die Knochengrundsubstanz überwiegend saure Mucopolysaccharide enthält, wie E. BERGER und EGER (1965) histochemisch in Versuchen nachweisen konnten.

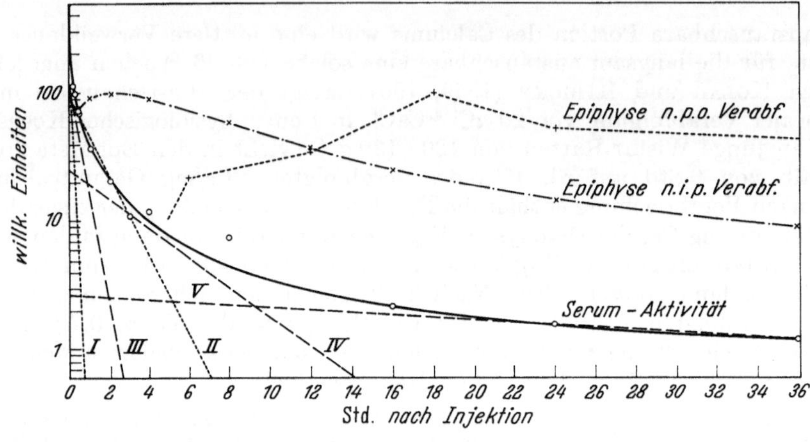

a

a) *Abfall der Aktivität in Serum* von Ziege (n. MINDER 1965, Verabfolgung von ^{45}Ca intravenös) und Ratte (n. COHN 1961, Verabfolgung von ^{85}Sr intraperitoneal). Ordinatenangabe in willkürlichen Einheiten, als 100% die Serumaktivität 15 min nach Injektion gesetzt. Die aus den Angaben beider Autoren interpolierte Kurve ist in 3 Abschnitte verschiedener Steigung zu gliedern, wobei die Kurvenneigung nach COHN auf biologische Halbwertszeiten von 0,33 (III), 2,6 (IV) und 27,3 (V) hinweist. Für die ersten beiden Komponenten hat MINDER biologische Halbwertszeiten von 0,15 (I) bzw. 2,3 (II) gefunden. Nach etwa 24 Std verläuft die Abnahme der Serumaktivität rein exponentiell. Strichpunktiert zum Vergleich austauschbarer Anteil des Calciums bzw. Strontiums in der Epiphyse nach intraperitonealer Verabfolgung (n. COHN 1961), punktiert Gesamtaktivität der Epiphyse nach peroraler Verabfolgung von ^{45}Ca (n. ZUPPINGER und MINDER 1960). Bei beiden Kurven ist der Wert höchster Aktivität = 100% gesetzt

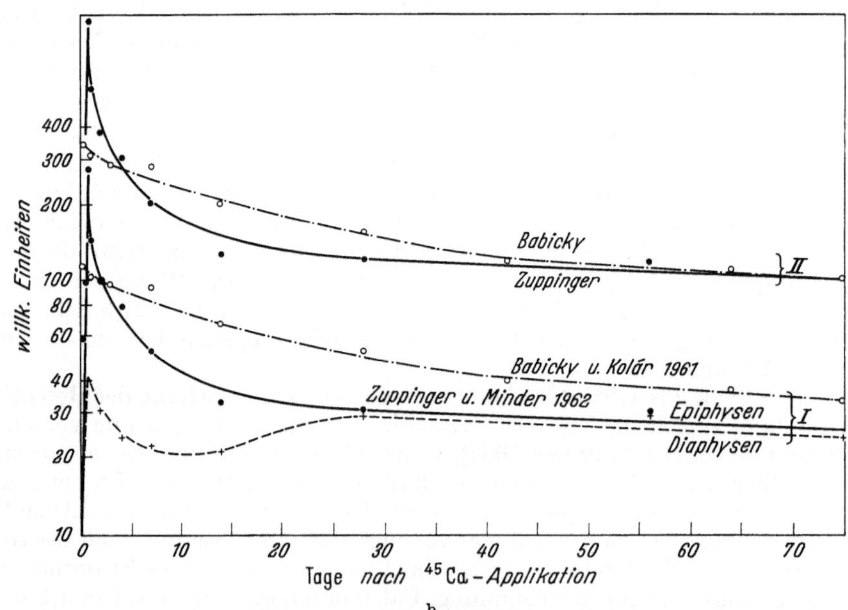

b

b) *Aktivität in Epiphyse und Diaphyse* der Rattentibia nach intraperitonealer oder peroraler Verabfolgung von ^{45}Ca. Ordinate in willkürlichen Einheiten. Für Kurvenschar I ist der Aktivitätsgehalt der Diaphyse 2 Tage nach Verabfolgung = 100% gesetzt. Bei peroraler Verabfolgung (ZUPPINGER und MINDER 1960, 1962) tritt ein steiler Gipfel nach 18 Std auf. Bei intraperitonealer Verabfolgung (BABICKY und KOLÁR 1961) nimmt die Aktivität schon nach 6 Std laufend ab, der Anstieg bis zum Gipfelwert liegt innerhalb der ersten 2 Std. Die Unterschiede in den Kurvenformen sind zum Teil Ausdruck der unterschiedlichen Verabreichungsart, zum Teil wohl auch der Methodik und Interpretation. Als Kurvenschar II sind dieselben Werte nochmals aufgetragen, wobei der Wert 75 Tage nach Applikation = 100% gewählt wurde. In den Diaphysen ist nach ZUPPINGER und MINDER nach dem ersten Anstieg ein Abfall, dann wiederum von 10—30 Tagen ein Anstieg der Aktivität festzustellen, wobei von etwa 30 Tagen an praktisch kein Unterschied zwischen Aktivität und Epiphysen und Diaphysen mehr vorhanden ist

Abb. 2a u. b. *Serum-Clearance und Einbau von ^{45}Ca in den Knochen: Serum:* ● MINDER 1956, ^{45}Ca, Ziege, i.v., ○ COHN 1961, ^{85}Sr, Ratte, i.p. *Epiphysen:* + ZUPPINGER u. MINDER 1960, ^{45}Ca, Ratte, peroval, × ^{85}Sr, Ratte, l.p.

Bawden und McIver (1964) finden, daß bei Ratten mit Calcium-Mangeldiät eine ausreichende Calciumversorgung der Placenta nur durch die Erhöhung des Calciumspiegels im Blut z. B. durch verstärkte Retention aus der Nahrung oder erhöhte Rückresorption aus den Knochen gewährleistet werden kann. Ein spezifischer Anreicherungsmechanismus in der Placenta besteht nicht.

Eine Überprüfung der Stoffwechselaktivität der organischen Knochenanteile und des Knorpels wird nach Gottschalk und Beers (1958), Rubin u. Mitarb. (1957), Wilson (1956) und Babicky und Kolář (1963) mit ^{35}S durchgeführt, das vorwiegend im Epiphysenknorpel, im schleimbildenden Epithel und im Gelenkknorpel in Form der Chondroitinschwefelsäure eingebaut wird. Auch in basalen Periostschichten und diffus im neugebildeten Knochen ist es zu finden. Schon 2 Std nach Zufuhr ist es in den Chondroblasten nachzuweisen, nach 24 Std ist das Maximum der Speicherung erreicht. Es werden jungen Mäusen 0,01–5 oder 10 μCi $^{35}S/g$ Körpergewicht als Sulfat in 1 cm^3 physiologischer Kochsalzlösung intraperitoneal injiziert. Bei höheren Dosen über 1 mCi $^{35}S/g$ Körpergewicht treten schwere Störungen der Blutbildung und Todesfälle auf. Präparation und Messung sowie Angabe der gespeicherten Radioaktivität erfolgt wie bei anderen Isotopen.

Auch Phosphor eignet sich zur Prüfung der Stoffwechselaktivität des Knochens. Wilson (1960) injiziert 3 Wochen alten Albino-Mäusen intraperitoneal 0,4 μCi $^{32}P/g$ Körpergewicht in physiologischer Kochsalzlösung 2 Std vor der Tötung. In diesem Zeitraum erfolgt auch die maximale Speicherung des Phosphors im wachsenden Knochengewebe, vor allem in Meta-Epiphysen.

II. Effekte lokaler Röntgenbestrahlung auf den Mineralstoffwechsel

Die Calciumaufnahme wird im lokalbestrahlten Knochen zumindest für einige Wochen deutlich dosisabhängig gestört. Aus dem Verlauf der Aufnahmekurven ist zu schließen, daß es sich hier um eine Störung in der rasch austauschbaren Portion handelt. Zuppinger und Minder (1961, 1962) fanden bei ausgewachsenen, 4 Monate alten Ratten bei Untersuchung von 1 Tag bis zu 6 Wochen nach einer Lokalbestrahlung der linken hinteren Extremität Ca-Aufnahmereduktionen auf rund 60% der Kontrollen schon in der 1. Woche nach Bestrahlung, mit einem folgenden kurzen Anstieg auf etwa 70% und eine mehrere Wochen anhaltende Reduktion auf 50% der Aufnahmewerte in Kontrolltieren. Interessanterweise tritt auch in den nichtbestrahlten Extremitäten der bestrahlten Tiere eine konsensuelle Reaktion mit anfänglicher Aufnahmereduktion auf 75% der Aufnahme von Kontrolltieren auf, die sich in der Folgezeit jedoch völlig normalisiert.

Methodik: Bestrahlung mit 250 kV, 1,2 mm Cu-HWS, Oberflächendosen von 5000—3000 R einzeitig, entsprechend einer errechneten Dosis im Knochen von maximal 4300 rad. ^{45}Ca-Verabfolgung 2 Tage vor Tötung mittels Magensonde.

Die Ermittlung der Dosisabhängigkeit zeigt eine nicht lineare Beziehung, die einem Grenzwert zustrebt, der auch bei Erhöhung der Dosis konstant bleibt. Die Dosis-Effekt-Kurve ist empirisch von Minder nach:

$$K = K_a + K_z \cdot e^{-\alpha D}$$

bestimmt, wobei

K = Calcium-Aufnahme in den bestrahlten Knochen in Prozent der Calciumaufnahme vergleichbarer Knochenpartien von Kontrolltieren,

K_a = den nicht oder schwer austauschbaren Anteil des Calciums,

K_z = den austauschbaren Anteil des Calciums,

α = eine Konstante, die für verschiedene Strahlenarten und unterschiedliche Strahlenhärten unterschiedliche Werte annehmen kann, und

D = die verabfolgte Dosis in R

bedeuten. Unter der Annahme, daß der Wert K_a dem auch durch eine extreme Erhöhung der Dosis nicht mehr beeinflußbaren Grenzwert der Calciumaufnahme entspricht, lautet die Formel nach Einsetzen der empirischen Konstanten:

$$K = 64 + 36 \cdot e^{-0{,}00048 D} .$$

Die Ergebnisse von ZUPPINGER und MINDER zeigt Abb. 3.

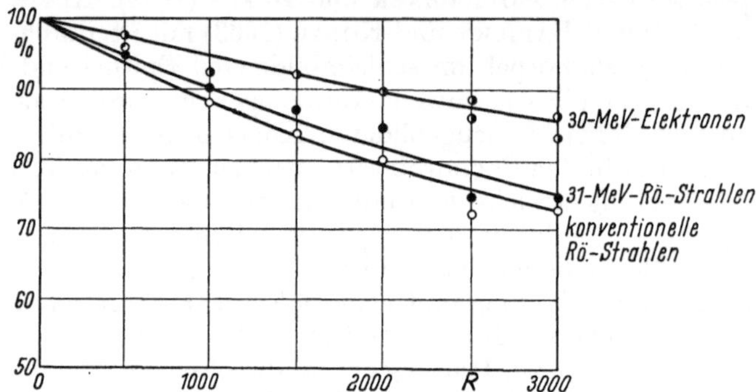

Abb. 3. *Reduktion des Ca-Einbaues* in die Ratten-Tibia nach Lokalbestrahlung mit verschiedenen Dosen von Röntgenstrahlen, ultra-harter Strahlung und schnellen Elektronen. [Nach ZUPPINGER und MINDER: Strahlentherapie **117**, 63 (1962)]

Auch bei jungen Wistar-Ratten von 120 g Gewicht fanden KOLÁŘ und BABICKY (1962) eine dosisabhängige Verringerung des Calciumeinbaues in den lokalbestrahlten Tibien und ebenfalls eine vorübergehende konsensuelle Reaktion der unbestrahlten Extremitäten. Die Herabsetzung des Einbauvermögens verläuft dabei zeitlich nicht gleichmäßig, sondern mit mehreren Schwankungen. Zwei Tage nach Bestrahlung des rechten Kniegelenkes mit einzeitig 2000 R (50 kV, 1 mm Al-Filter) war die 48 Std-Aufnahme von Calcium in bestrahlten und unbestrahlten Knochen mit 2,4% der verabfolgten Menge gleich, nahm dann bei bestrahlten Tieren, und zwar in den bestrahlten Extremitäten stärker als in den unbestrahlten, zunächst ab und zeigte einen vorübergehenden Anstieg um den 42. Tag. Bei Kontrolltieren war kein Absinken festzustellen, dagegen ein Anstieg etwa nach 21 Tagen mit einem Maximum nach 42 und einem abschließenden Absinken. Änderungen der Calciumaufnahme mit dem Alter der Versuchstiere spielen hier offensichtlich eine Rolle. Die Autoren folgern jedoch, daß Unsicherheiten in der Beurteilung dadurch gegeben seien, daß es sich nicht um reine Einbauvorgänge, sondern auch um Resorptionsvorgänge handele. In einer späteren Mitteilung (1962) stellen die gleichen Autoren nach 750 R Lokalbestrahlung eine Erniedrigung der 48 Std-Aufnahme im bestrahlten Knochen bis zum 84. Tag nach Bestrahlung mit einer stärkeren Depression zwischen 14 und 28 Tagen fest. Nach 3000 R finden sich in den Epiphysen auch später noch deutliche Unterschiede, das Maximum der Depression liegt dabei am 28. Tag. Auch frühere Versuche (1961) mit 750 bis 5000 R hatten ähnliche Ergebnisse gezeigt, bei 750 R allerdings nur ein geringes Absinken der spezifischen Aktivität in den Epiphysen mit Normalisierung nach 110 Tagen, bei höheren Dosen größere Unterschiede zwischen bestrahlter und nichtbestrahlter Extremität auch noch nach 110 Tagen. Es muß noch erwähnt werden, daß (1959, 1961) bei Dosen von 1500–5000 R einzeitig in den Epiphysen gegenüber den Kontrollen ein verlangsamtes dosisabhängiges Absinken der Aktivität, in den Diaphysen dagegen kein Unterschied zu den unbestrahlten Extremitäten gefunden wurde, wobei insgesamt der ^{45}Ca-Gehalt in bestrahlten Beinen größer war. Die Autoren schlossen hieraus auf eine verringerte Austauschrate.

Die Ergebnisse von KOLÁŘ und BABICKY zeigen doch einige Widersprüche in sich und zu anderen Autoren. Einige der Probleme harren sicherlich noch der endgültigen Aufklärung.

An Sprague-Dawley-Ratten konnte COHN (1961) nach Lokalbestrahlung des rechten Beines mit 800–2000 R einzeitig (250 kV, 0,5 Cu-Filter) durch Verabreichung von 5 μCi ^{85}Sr intraperitoneal 15 min bis 48 Std vor der Tötung eine geringere Mineralanlagerung in der bestrahlten Tibia mit verringerter Zuwachsrate an den Enden und am Schaft, dagegen einem Anstieg der Austauschkapazität an den Enden der bestrahlten Tibia bei höheren Dosen feststellen. Bei 800 R war ein Effekt nicht feststellbar.

Die Aufnahme von ^{32}P im Kniegelenk ist nach Lokalbestrahlung eindeutig reduziert. WILSON (1956 u. 1960) fand bei 3 Wochen alten Albino-Mäusen nach Bestrahlung eines Kniegelenkes mit schmalem Strahlenbündel (200 kV, 1,0 mm Cu-HWS) bei Radiophosphorgabe 2 Std vor der Tötung in verschiedenen Zeitabständen nach Bestrahlung mit 1000–2000 R eine mit dem Abstand von der Bestrahlung zunehmende Aufnahmeverminderung mit einem Minimum in der 4. bis 6. Woche. Das Ausmaß der Aufnahmeverminderung ergab im untersuchten Dosisbereich eine lineare Dosis-Wirkungs-Funktion.

Auch die Aufnahme von ^{35}S in die Epi-Metaphyse bestrahlter Kniegelenke junger Wistar-Ratten von 130 g Körpergewicht mit Einzeldosen von 2000 R (50 kV, 1 mm Al-Filter) ist schon 2 Tage nach Bestrahlung gering vermindert (BABICKY 1963). Der Unterschied zwischen bestrahlter und nichtbestrahlter Extremität ist nach 8 Tagen eindeutig signifikant und zeigt ein Maximum am 16. Tag nach Bestrahlung. Im Vergleich zu Kontrolltieren zeigt sich jedoch auch beim Schwefeleinbau eine deutliche Allgemeinreaktion mit gewisser Verminderung der Mineralaufnahme im ganzen bestrahlten Tier. Diese Allgemeinreaktion ist nach BABICKY mit ^{35}S etwas früher, am 16. bis 28. Tag, bei ^{45}Ca etwas später, um den 40. Tag, festzustellen.

Methodik: Tötung der Tiere 1—44 Tage nach der Bestrahlung, kurz vor dem Tod intraperitoneale Injektion von 200 μCi ^{35}S als Natriumsulfat in 1 cm^3 physiologischer Kochsalzlösung. Die einzelnen Knochenabschnitte werden nach Tötung isoliert, gesäubert und verascht und unter genormter Anordnung gemessen. Die Angabe der ^{35}S-Aufnahme erfolgt in Prozent des applizierten ^{35}S. Sie beträgt normalerweise 2 Tage nach Applikation 0,2% in der Epi-Metaphyse einer Tibia.

Nach Doppelmarkierung mit ^{85}Sr und ^{47}Ca konnten FINSTON, ROLAND und WOODARD (1965) nachweisen, daß auch eine Bestrahlung mit 15 MeV-Elektronen sowohl den Mechanismus des Einbaues als auch des Ausbaues in Abhängigkeit von Dosis und Zeit nach der Exposition schädigt.

Methodik: 5 Hunde, intravenös 4—15 μCi/kg ^{85}Sr, 15—86 Tage danach wurde jeweils eine der vorderen und hinteren Extremitäten mit Dosen von 870—2980 rad bestrahlt. Zwischen dem 1. und dem 448. Tag nach der Bestrahlung erhielten die Hunde jeweils etwa 50 μCi Calcium-47. Die Retention und Verteilung beider Isotope wurde durch Scanning verfolgt.

Mit chemischen Untersuchungsmethoden stellte BIANCHI (1940) nach Lokalbestrahlung mit 1000 und 1500 R eine relative Erhöhung des Mineralstoff- und absolute des Wassergehaltes sowie eine Verringerung der organischen Substanz im Knochengewebe fest. Parallel dazu kam es zum Schwund hämatopoetischen Gewebes, vor allem der Markzellen und Granulocyten. Auch HORVATH (1962) konnte an 6 Wochen alten belgischen Riesen-Kaninchen von 600 g Körpergewicht nach Lokalbestrahlung beider Kniegelenke (90 kV, 3 mm Al-Filterung) mit Dosen von 1200–4050 R, allerdings fraktioniert in tägliche Einzeldosen von 150 R, eine dosisabhängige Abnahme des Knochengewichts, der Länge, des Anteils an Trockensubstanz und Aschengehaltes, umgekehrt eine Zunahme des Wassergehaltes des Knochens feststellen. Die regressiven Vorgänge waren nach etwa 30 Tagen zum

Abschluß gekommen, sie zeigten dann eine eindeutige Reversibilität. Bei hohen Dosen resultierten allerdings auch chronische persistierende Schädigungen.

Die Analyse der alkalischen Phosphatase, die bei Mäusen lange Zeit sehr hoch ist, nachdem sich die Epiphysenfugen erst relativ spät schließen, zeigt nach Woodard (1953) bei 900–2500 R Lokalbestrahlung einen Abfall des Phosphatasegehaltes der Gewebe mit einem Minimum nach 18–30 Tagen. Nach einer vorübergehenden Erholung folgt ein neuerlicher Abfall 30–50 Tage nach Bestrahlung. Der Verlauf und das Ausmaß des Abfalls sind eindeutig dosisabhängig. Gewisse Restschädigungen sind schon bei 900 R noch nach 1 Jahr feststellbar.

Zusammenfassend ist festzuhalten, daß lokale Strahlendosen schon von einigen 100 R (750–900 R Oberflächendosis) auf die Epiphysenregionen von Extremitäten eine deutliche Verringerung des Mineralstoffwechsels zur Folge haben, deren Ausmaß und Dauer dosisabhängig sind. Die primären Strahleneffekte erfolgen in den weichen Geweben, den Osteoblasten und den knorpeligen Elementen der Wachstumszonen, nicht dagegen im stark mineralisierten Knochengewebe (Wilson 1957, Woodard und Spiers 1953).

III. Einfluß von Fraktionierung, Dosisleistung und Strahlenqualität auf den Effekt lokaler Röntgenbestrahlung

Vergleichende Untersuchungen über den *Fraktionierungseffekt* auf die Beeinflussung des Mineralstoffwechsels hat vor allem Wilson (1960) durchgeführt und die klinisch-radiologische Erkenntnis bestätigt, daß die Wirkung der Gesamtdosis um so stärker reduziert wird, in je mehr Einzelfraktionen und kleinere Einzeldosen die Bestrahlung zerlegt und je größer die Abstände zwischen den einzelnen Bestrahlungen gewählt werden. Er verabreichte auf das linke Hinterbein von Mäusen einmalig 2000, auf das rechte Hinterbein gleichzeitig 1000 R und im Abstand von 1 Std bis zu 2 Wochen nochmals 1000 R. Wenn die ^{32}P-Aktivität des Kniegelenkes als Zeichen für das Ausmaß der Strahlenschädigung gewählt und das Verhältnis der Aktivitäten beider Kniegelenke als Ausdruck einer Wirkungsminderung verwendet wird, ergibt sich nach Wilson bei einer Zeitdifferenz zwischen 1. und 2. Bestrahlung von 1 Std eine Wirkungsminderung auf 0,896, bei einer Differenz von 5 Std eine solche auf 0,612, bei 2 Tagen auf 0,668 und bei 2 Wochen auf 0,618. Die Wirkung sinkt also bei Fraktionierung bis zur Zeitspanne von 5–6 Std, bleibt dann jedoch bis zu einem Intervall der beiden fraktionierten Bestrahlungen von 2 Wochen mit rund 0,6 weitgehend konstant. Es läßt sich hieraus die Strahlenwirkung in eine restitutionsfähige und eine nicht restitutionsfähige Komponente zerlegen. Wenn für die hier geprüfte Strahlenschädigung auch keine weiteren Angaben vorliegen, so ist nach Erfahrungen an anderen biologischen Objekten jedoch mit Sicherheit anzunehmen, daß die Verteilung auf restitutionsfähige und nichtrestitutionsfähige Strahlenschädigung auch eine Abhängigkeit von der Größe der Gesamtdosis zeigt.

Ein Einfluß der *Dosisleistung* zwischen 150 und 50 R/min im Sinne einer Wirkungsverringerung bei geringerer Dosisleistung glaubt Zuppinger (1962) bei Bestrahlung mit konventioneller Röntgenstrahlung und mit schnellen Elektronen nachgewiesen zu haben. Sonst finden sich über den sogenannten Protrahierungseffekt bei Strahlenwirkung auf den Knochen kaum Schrifttumshinweise. Bei Reaktionen anderer biologischer Gewebe, insbesondere der Haut, ist er jedoch bekannt und mit Sicherheit nachgewiesen, vor allen Dingen, wenn die Dosisleistung auf 10 R/min und weniger gesenkt wird.

Über den Einfluß der *Strahlenqualität* bei den verschiedensten Wirkungen ionisierender Strahlen auf biologische Materie finden sich im radiobiologischen

Schrifttum der letzten Jahre eine große Zahl von Mitteilungen. Eine gewisse Vorsicht ist bei ihrer Bewertung immer am Platz, da allein der physikalische Dosisvergleich zwischen Strahlungen sehr stark unterschiedlicher Energie Schwierigkeiten bereiten kann.

Wilson (1957) fand bei seinen Versuchen mit 6 Wochen alten Albino-Mäusen, wobei er ein Hinterbein mit einer 2 MeV-Strahlung aus einem van de Graaff-Generator (7,4 mm Pb-HWS), das andere mit konventioneller 200 kV-Strahlung (1,0 Cu-HWS, 200 R/min) mit 2000 R in Nembutal-Narkose bestrahlte, einen etwas geringeren Effekt der hochenergetischen Strahlung. Das Verhältnis der ^{32}P-Aktivität der Extremitäten, mit 2 MeV/200 kV bestrahlt, betrug beim Kniegelenk 1,17, bei der Tibia 1,08. Die geringe Differenz wird von ihm noch nicht als eindeutig signifikant angesehen.

Beim Vergleich konventioneller Röntgenstrahlen, 31 MeV-γ-Strahlung und 30 MeV-Elektronen kommen Zuppinger und Minder (1962) zum Schluß, daß die relative biologische Wirksamkeit von Elektronen bezüglich der Beeinflussung des Calciumeinbaues bei 0,70 liegt. Für die oben schon genannte Formel

$$K = K_a + K_z \cdot e^{-\alpha D},$$

ergibt das Experiment den Wert für α bei Röntgenstrahlen zu 0,00048/R, für 31 MeV-γ-Strahlen zu 0,00035/R und für 30 MeV-Elektronen zu 0,00017/R. Es ist beim Dosisvergleich allerdings zu berücksichtigen, daß die im Knochen absorbierte Energie bei gleicher Ionendosis für konventionelle Röntgenstrahlung etwa das 1,98fache der von 30 MeV-Elektronenstrahlung beträgt.

IV. Beeinflussungsmöglichkeit der lokalen Strahlenschädigung des Mineralstoffwechsels

Um die Frage zu klären, ob die Beeinflussung des Mineralstoffwechsels des Knochens direkt durch eine Schädigung zelliger Elemente, vor allem der Osteoblasten, oder infolge einer Durchblutungsänderung oder anderweitigen nervalen Beeinflussung des Stoffwechsels erfolgt, denervierten Kolář und Babicky (1963) eine hintere Extremität von Wistar-Ratten und verglichen die Strahlenwirkung auf beide Extremitäten.

Methodik: Nach Hautincision in Äthernarkose Entfernung des N. femuralis und N. ischiadicus auf 15—20 mm Länge, Hautnaht. Die Wunden waren nach 8—10 Tagen geschlossen, nur in 12% der Tiere traten Eiterungen auf. 2 Tage nach Operation waren die Tiere wieder voll beweglich, nach 4 Tagen wurde die operierte Extremität wieder belastet. Bestrahlungs- und Untersuchungstechnik wie oben.

Nach Bestrahlung mit 2000 R auf beide Kniegelenke zeigten sich im denervierten Bein zwar größere Schwankungen der Werte, aber ein im Prinzip ähnlicher Verlauf der Aufnahmereduktion wie im nichtdenervierten Bein. Allerdings war auch ohne Bestrahlung bei Prüfung des ^{35}S-Einbaues eine leichte Verringerung vom 8. Tag nach Denervation ab festzustellen. Der Unterschied zwischen denervierter und nichtdenervierter Extremität nach Bestrahlung wird etwa am 28. Tag statistisch signifikant. Auch die Zeichen einer allgemeinen Reaktion sind vorhanden, aber in der denervierten Extremität geringer als in der nichtdenervierten. Weiterhin scheint das Maximum der Speicherungsreduktion nach Denervation etwas später aufzutreten. Nach Hoffmann (1923, zit. nach Kolář und Babicky 1963) soll am Kaninchen nach Denervation eine größere Strahlendosis erforderlich sein, um die gleiche Beinverkürzung zu erzielen.

V. Beeinflussung des Mineralstoffwechsels durch Ganzkörperbestrahlung

Während bei einer Lokalbestrahlung begrenzter Körperbezirke die Strahleneinwirkung auf die betroffenen Zellverbände im Vordergrund steht, ist der Wirkungsmechanismus bei einer Ganzkörperbestrahlung großenteils anderer Art. Durch die Beeinflussung und Schädigung der verschiedensten Gewebe, insbesondere des gesamten lymphatischen und hämatopoetischen Systems, stehen hier hormonale und regulative Störungen weit im Vordergrund. Veränderungen im Knochensystem spielen sich dabei weitgehend im Rahmen der allgemeinen Beeinflussung der Körperfunktionen ab. Cohn (1961) fand bei 2 Monate alten Sprague-Dawley-Ratten nach einer Ganzkörperbestrahlung mit 500 R neben einem temporären Rückgang des Körper- und Knochenwachstums, den er z. T. auf die verminderte Nahrungsaufnahme zurückführt, aber auch eine deutliche Reduktion der Aufnahme und Anlagerung des austauschbaren Anteiles von Knochenmineral. Die Reduktion war am stärksten am 12. Tag nach Bestrahlung in den Rippen, in unterschiedlichem Maße in den Tibien und den Wirbelkörpern ausgeprägt. Die Austauschkapazität schien dagegen 12–75 Tage nach Bestrahlung etwas größer zu sein. Eine Erholungstendenz äußerte sich so, daß 140 Tage nach Bestrahlung kein Unterschied zu den Kontrolltieren festzustellen war. Für die experimentelle Erzeugung von Knochenstörungen ist eine Ganzkörperbestrahlung im allgemeinen doch weniger geeignet.

D. Veränderungen von Wachstum und Struktur des Knochens

I. Die Wirkung lokaler Röntgenbestrahlung auf Knochenstruktur und Wachstum

Wie oben schon erwähnt, werden vor allem *Ratten* sehr gerne zur Prüfung der Strahlenwirkung auf Knochen verwendet, da die offen bleibenden Epiphysenspalten gestatten, die eventuelle Reparationsfähigkeit des Schadens besser zu beurteilen. Die Versuche mit verschiedenen Strahlendosen deuten bei dieser Tierart auf einen Schwellenwert der Dosis hin, die zur dauernden Struktur- oder Wachstumsstörung erforderlich ist. Der Schwellenwert scheint in der Größenordnung von einigen 100 R zu liegen, wenn auch A. L. Meier (1951) an den langen Knochen von jungen Ratten schon mit 80 R Wachstumshemmungen festgestellt haben will. Kolář und Babicky (1959, 1962) fanden bei der geringsten von ihnen verwendeten Dosis von 750 R nur eine geringe, nicht signifikante Verkürzung und Gewichtsabnahme der Tibia 3 Monate nach Bestrahlung. Adachi (1957) konnte bei Lokalbestrahlung der Femur- und Tibia-Epiphysen von jungen Ratten unter Tiefentherapiebedingungen mit 600–3000 R nur bei höheren Dosen, nicht schon bei 600 R Wachstumsstörungen feststellen. Young (1962) dagegen fand bei Einzeitbestrahlung eines Hinterbeines 40 Tage alter Ratten mit 600–2400 R mittels Röntgenaufnahme 4 Monate später Wachstumsverringerungen der Tibia bei 600 R um 6,26% gegenüber dem Wachstum der Kontrollseite, bei 1200 R um 16,06%, bei 1800 R um 24,60%, bei 2400 R um 32,35%. In Abb. 4 sind diese Wachstumsverringerungen graphisch aufgetragen und mit den Ergebnissen anderer Autoren sowie der verringerten Calcium-Austauschkapazität nach Zuppinger und Minder (1962) verglichen. Die Formel der letztgenannten Autoren geht von einer reinen E-Funktion in der Dosiswirkungsbeziehung des leicht austauschbaren Calciumanteils aus, nimmt also keinen Schwellenwert an. Die Kurve verläuft von der Dosis 0 zunächst gestreckt, dann mit zunehmender Krümmung. In die experimentell ermittelten Werte von Zuppinger und Minder könnte jedoch ebenso eine andere Kurve gelegt werden, die in ihrem Anfangsteil eine stärkere Krümmung zeigt und erst bei etwa 2–400 R beginnt. Ähnlich könnten die Verhältnisse auch bei der Wachstumsverringerung liegen. Bei der Streubreite der Messungen kann jedoch auch die Annahme einer linearen Dosiswirkungsfunktion im untersuchten Dosisbereich nicht sicher abgelehnt werden.

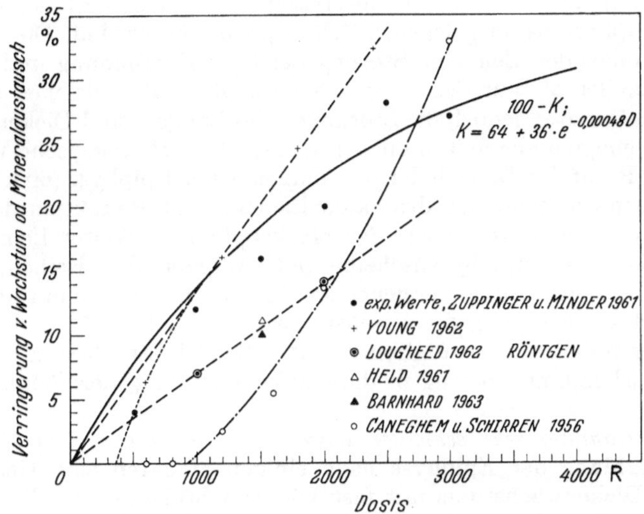

Abb. 4. *Dosisabhängigkeit von Wachstumsstörungen* nach verschiedenen Autoren: durchgezogen die theoretische Kurve für die Verringerung der Ca-Aufnahme nach ZUPPINGER und MINDER (1961). Die beiden gestrichelten Geraden geben die Annahme einer linearen Dosis-Wirkungsbeziehung ohne Schwellenwert für die experimentellen Werte von YOUNG (1962) und LOUGHEED (1962) wieder. Kleingestrichelt ist die Möglichkeit einer Dosis-Wirkungskurve aus den Angaben von YOUNG mit einem Schwellenwert bei etwa 350—400 R angedeutet, strichpunktiert eine Dosis-Wirkungskurve, wie sie etwa aus den experimentellen Werten von CANEGHEM und SCHIRREN (1956) abgeleitet werden könnte. Mit Punkten sind die experimentellen Werte von ZUPPINGER und MINDER (1961) wiedergegeben. Die Möglichkeit einer komplizierteren Funktion mit einem Schwellenwert muß offen gelassen werden

Eindeutig feststellbare und für experimentelle Zwecke geeignete Störungen des Wachstums werden jedoch am zweckmäßigsten mit Dosen zwischen 1000 bis 2000 R hervorgerufen. KOLÁŘ und BABICKY (1959, 1961, 1962) erzielten bei 10–11 Wochen alten Wistar-Ratten durch Lokalbestrahlung des Kniegelenkes (50 kV) bei 3000 R Unterschiede im Längenwachstum der Tibien, die 3 Monate nach Bestrahlung 4–5 mm betrugen. Histologisch fanden sich dabei metaphysäre Bandverdichtungen.

Als Lokalerscheinungen an Haut und Weichteilen können nach 750 R eine vorübergehende Epilation, nach höheren Dosen um 2000 R und mehr außer der Epilation nach 14 Tagen auch Ulcerationen nach 3–4 Wochen auftreten. LOUGHEED (1962) stellte an 4 Wochen alten Ratten nach Lokalbestrahlung des Kniegelenkes (250 kV, 2,5 mm Cu-HWS, 3,5 cm Felddurchmesser) mit Dosen über 4000 R Selbstamputationen innerhalb von 3 Wochen, bei 1000 und 2000 R Verkürzungen der Tibien fest. Weitere Beobachtungen stammen von COHN (1953) bei 2000 R auf den Unterschenkel, GÜNSEL (1953) bei 3000 R auf das Kniegelenk, HELD (1961) bei 1500 R auf die proximale Tibia-Epiphyse, ROSENTHAL (1957) bei 1000 R auf die Femuralregion. Bei Bestrahlung des Kniegelenkes mit einzeitig 500–2000 R und fraktioniert 6000–12000 R in täglichen Fraktionen von 3000 R findet der gleiche Autor 1–7 Wochen nach Bestrahlung histologisch keine eindeutigen Schädigungen bei Dosen unter 2000 R, geringere Schäden an den Osteocyten bei Dosen um 6000 R, völlige Osteocytendesstruktionen, bei denen auch nach 7 Wochen noch keine reparativen Vorgänge festzustellen sind, bei 9000 bis 12000 R.

Nach Günsel (1953) finden sich nach Bestrahlung des Kniegelenkes mit 3000 R (Strahlenqualität 0,5 mm Cu-HWS, 2 cm Felddurchmesser) schon nach wenigen Tagen Destruktionen der Epiphysenknorpel mit Trümmerfeldern, pathologischen Mitosen, ausgedehnten Zelluntergängen, wobei die Zerfallserscheinungen an den der Epiphyse näher gelegenen Zellgruppen stärker sind. Die Metaphysen zeigen in der folgenden Zeit eine Störung der Spongiosabildung und entwickeln sich auch schmäler als auf der Vergleichsseite. Zum Teil gleichen sich in den folgenden 5–6 Monaten jedoch die Störungen des Längen- und Dickenwachstums wieder aus, zu einem anderen Teil blieben sie manifest. Histologische Veränderungen nach 1500 R auf den Bereich der proximalen Tibia-Epiphyse (60 kV) betreffen vor allen Dingen die Zellreihen des Säulenknorpels mit Reduktion der Knorpelzellen und der Osteoblasten sowie der Markcapillaren. Weiter kommt es zum Zusammensinken der Epiphysenscheibe mit Aufgabe des Reihenprinzips im Knorpelbereich, später zu unzureichender Knorpelresorption mit den Zeichen einer Stoffwechselschädigung des Wachstumsknorpels. Abb. 5a und b zeigt den Vergleich einer unbestrahlten und einer mit 1500 R bestrahlten Epiphysenfuge. Die Wachstumshemmung betrug in diesem Versuch 11% der Beinlänge (Held 1961).

Bei *Teilbestrahlung sehr schmaler Knochenabschnitte* mit 2400 R ergibt die isolierte Bestrahlung der Epiphyse nach einigen Monaten eine Hemmung des Längen- und Dickenwachstums mit fast völligem Stillstand des Knorpelwachstums, erhebliche Verkürzung der Extremität, ähnlich der hypoplastischen Form der Achondroplasie. Der Effekt ist ähnlich wie bei Verabfolgung höherer Dosen von ^{35}S (siehe unten). Die Bestrahlung der Metaphyse zeigt in erster Linie die Osteoclasten betroffen und die Knorpelresorption durch den Mangel an einsprossenden Gefäßen gehemmt. Dadurch resultiert eine etwas geringere Wachstumshemmung, leichte Schaftverkrümmungen, wobei der Schaft an dieser Stelle häufig etwas dicker als normal ist. Rubin (1959) führt dies auf den Verlust der „Konstriktion" zurück. Die Teilbestrahlung der Diaphyse stört das Dickenwachstum des Knochens. Es resultiert eine akzentuierte Taille mit abnormer Brüchigkeit. Die Verschmälerung der Diaphyse geht auf Kosten des Markraumes. Demgegenüber führt die Bestrahlung des ganzen Knochens in wenigen Tagen zum völligen Stillstand der Knorpel- und Knochenapposition und nach einigen Monaten zu einem Bild, das der Osteogenesis imperfecta mit Frakturneigung ähnelt.

Methodik: Junge Ratten, 200 kV, 0,25 mm Cu-Filter. Die Tiere sind in einem Bleibehälter untergebracht, aus dem die Extremität hervorgezogen wird. Das Strahlenbündel ist durch einen Spalt in einer Bleiplatte zusätzlich auf wenige Millimeter eingeengt.

Bei Bestrahlung noch *kleinerer Knochenpartien* im Meta- und Epiphysenbereich von Radius und Ulnar junger Hunde im Alter von 8—14 Wochen (220 kV, 7,7 mm Al-HWS, Kleinfeld 5 × 10 mm, einzeitig 800–2000 R) zeigen sich je nach Lage des Feldes ausgesprochen lokale Entwicklungsstörungen mit richtiggehenden Aussparungen, Schrägstellungen der Epiphysenlinien und Deformierungen. Die Versuche von Barnhard (1962, 1963) lassen allerdings auch an die Möglichkeit der unterschiedlichen Strahlensensibilität verschiedener Teile der Epiphysenlinien denken. Die unbestrahlten Teile der Epiphysenlinie wuchsen innerhalb von 20 Tagen 3,8–8,3 mm weiter, während die bestrahlten je nach Dosis einen mehr oder weniger starken Wachstumsrückstand aufwiesen. Auch hier sind die Veränderungen dosisabhängig, sie treten bei höherer Dosis nicht nur stärker sondern auch früher auf und persistieren länger. Die ersten röntgenologischen Zeichen finden

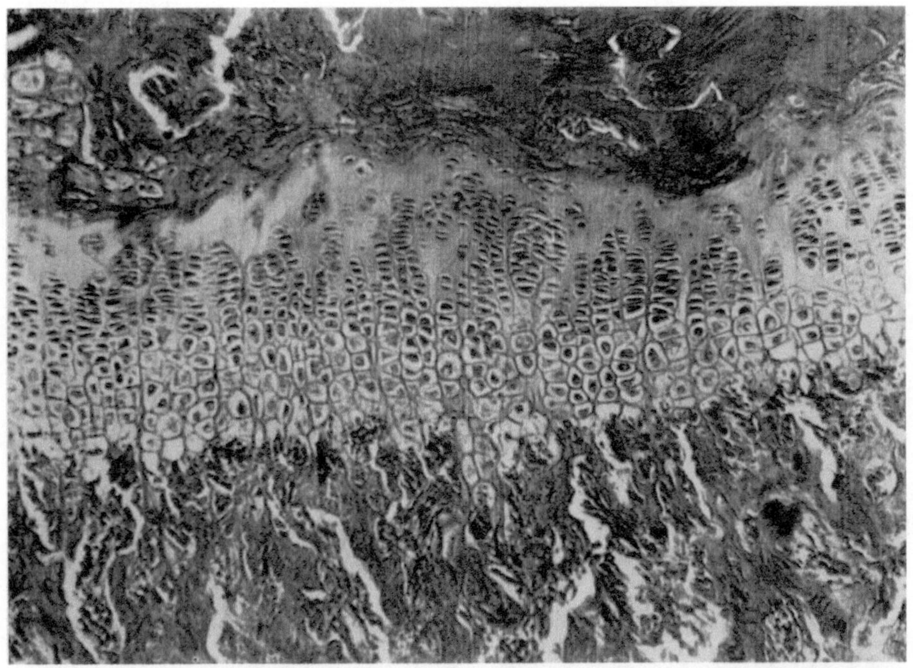

a

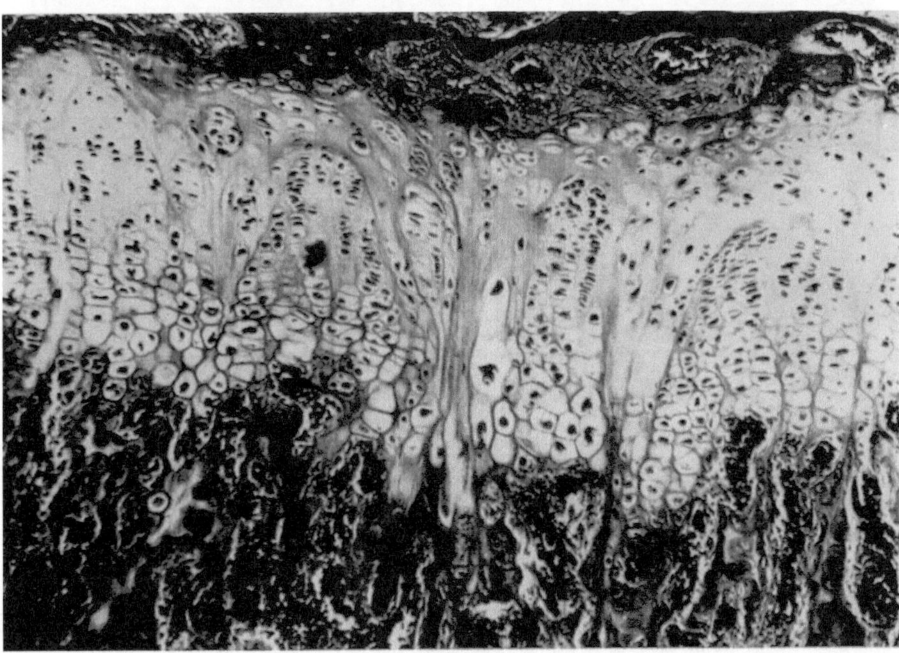

b

Abb. 5a u. b. *Epiphysenschädigung nach Lokalbestrahlung:* a Epiphysenfuge der unbestrahlten, 6 Monate alten Albino-Ratte; b Epiphysenfuge der Ratte 7 Wochen nach Bestrahlung mit 1500 R [aus HELD: Radiobiologia 2, 151 (1961)] sich nach höheren Dosen schon nach 24–48 Std in Form einer gewissen Dichtezunahme mit einem Maximum nach 3–7 Tagen. Nach 10 Tagen ist bereits die begrenzte Zone verhinderten Knochenwachstums zu differenzieren (Abb. 6). Die

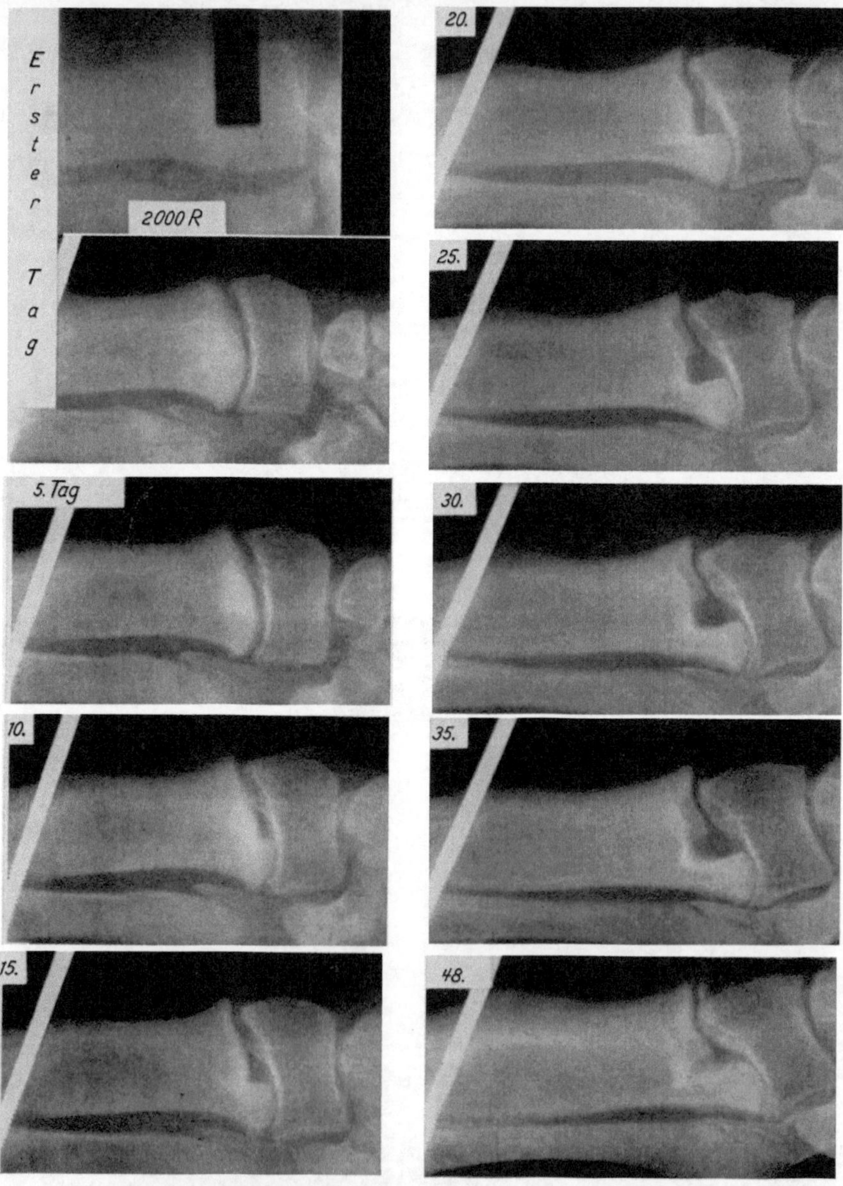

Abb. 6. *Wachstumsschädigung bei Kleinraumbestrahlung der Tibia-Epiphyse* bei jungen Hunden: 2000 R, exzentrische Feldlage, Röntgenbilder bis zu 48 Tage nach Bestrahlung. Die schwarze Stelle im ersten Bildteil zeigt die genaue Lage des Bestrahlungsfeldes [aus Barnhard und Geyer: Radiology 78, 207 (1962)]

Kleinraumbestrahlung der Metaphyse mit höheren Dosen zeigt ebenfalls nach 2 Tagen eine Dichtezunahme, die im Verlauf von 2 Wochen wieder abnimmt und nur geringe Restverdichtungen nachweisen läßt. Eine Beeinflussung des Wachstums fällt bei dieser Anwendung in der Metaphyse nicht auf. Auch die Epiphysenpartie wird nicht etwa indirekt geschädigt. Sehr geeignet zur Prüfung von Wachstumsstörungen sind wegen ihres raschen Wachstums und der methodisch leichten Durchführbarkeit der Bestrahlung auch *Hühnerküken*. Ausführliche Untersuchungen stammen von CANEGHEM und SCHIRREN (1956, 1957). Bei Bestrahlung des Tarsometatarsalgelenkes liegen die distale Wachstumszone der Tibia und die proximale Wachstumszone des Metatarsus im Strahlengang. Bei einem Gelenkdurchmesser von etwa 5 mm in der 1. Lebenswoche wird bei nicht allzu weicher Strahlung eine einigermaßen gleichmäßige Durchstrahlung des ganzen Gelenkes erreicht. CANEGHEM und SCHIRREN konnten bei einmaliger Applikation von 600 oder von 800 R noch keinen meßbaren Unterschied zwischen bestrahlter und nichtbestrahlter Extremität finden, während bei 1200 R eine leichte Verkürzung um etwa 2,5%, bei 1600 eine solche von 5,5%, bei 2000 R bis zu etwa 14% und bei 3000 R bis zu 33% auftrat. Dabei kam es bei 2000 R häufig zu einer Einschränkung der Gelenkbeweglichkeit und bei 3000 R zur völligen Aufhebung der Beweglichkeit, zur Atrophie und gelegentlich Mumifikation der Extremität.Die Wachstumsunterschiede sind etwa 30–35 Tage nach Bestrahlung meßtechnisch gut zu erfassen. Die Autoren beschränkten sich allerdings auf die externe Längenmessung vom Kniegelenk bis zur Nagelwurzel der medialen Zehe. Da jedoch das Längenwachstum eines Knochens in größerem Maße von der proximalen als von der distalen Wachstumszone bestimmt wird, somit die Wachstumshemmung in diesem Fall vorwiegend den Metatarsus betrifft, läßt sich eine Wachstumsstörung genauer feststellen, sie tritt auch prozentual stärker in Erscheinung, wenn nur der Knochen ausgemessen wird, dessen proximale Wachstumszone betroffen wurde. Die Längenmessung auf Röntgenbildern erbringt hier im allgemeinen bessere Ergebnisse.

Methodik: Hahnenküken im Alter von einigen Tagen, der Brutanstalt entstammend. Bestrahlung mit Berylliumfenster-Röhre, 50 kV, entsprechend einer Gewebshalbwertsschicht von 18 mm oder 0,9 mm Al-HWS, 15 cm FHA, Strahlenfeld durch Tubus mit 2 cm Durchmesser begrenzt.

Ähnliche Beobachtungen teilt BONSE (1962) mit, der bei Hühnerküken im Alter von 7–8 Tagen allerdings schon bei 1200–1600 R einzeitig (50 kV, 0,5 mm Al-Filter, 4 cm FHA, Felddurchmesser 1,5 cm) 98 Tage nach Bestrahlung Extremitätsverkürzungen um 2 cm beobachtete. Histologisch zeigte der Knochen Verplumpungen, strähnige Atrophie und Verdünnung der Corticalis. In postmortalen Arteriogrammen zeigten sich vorzeitige venöse Phasen, die als Strahlenfibrose gedeutet wurden. Im übrigen waren auch hier starke Weichteilveränderungen mit Beugekontrakturen, Gelenkversteifungen und Rotationsstellungen vorhanden.

Bei *fraktionierter Bestrahlung* fällt nicht nur eine partielle Erholung von der Strahlenschädigung durch die Einzelsitzung auf, die sich in einer Wirkungsverminderung der Gesamtdosis äußert, sondern es ergeben sich auch gewisse Veränderungen des Krankheitsbildes. So führen bei Bestrahlung der Kniegelenke von 6 Wochen alten Kaninchen mit täglichen Einzeldosen von 150 R und Gesamtdosen von 1200–4050 R die kleinen Dosen 8 Tage nach Bestrahlung höchstens zu einer fraglichen Verringerung des Kalkgehaltes in den Verkalkungszonen des Femur und nach 10 Tagen zu einer leichten Verbreiterung und Verdickung dieser Zonen, die zur Diaphyse hin verschwommen werden. Erst nach 2500 R treten deutliche Symptome mit kelchartigen Vertiefungen und Verbreiterungen der Tibia-Metaphysen auf, die im Röntgenbild etwas an eine Rachitis erinnern. Bei noch höheren Dosen kommt es nach 9–10 Tagen zu ausgesprochen excavierten Verbreiterungen der Metaphysen, zu Verdickungen der provisorischen Verkalkungszone und zur

Strukturauflockerung des Epiphysenkernes (Abb. 7). In der Folge zeigt sich bei diesen Dosen das Köpfchen völlig deformiert, die Verkalkung der Knochenbälkchen unvollkommen und das Knochenmark in Fettmark umgewandelt.

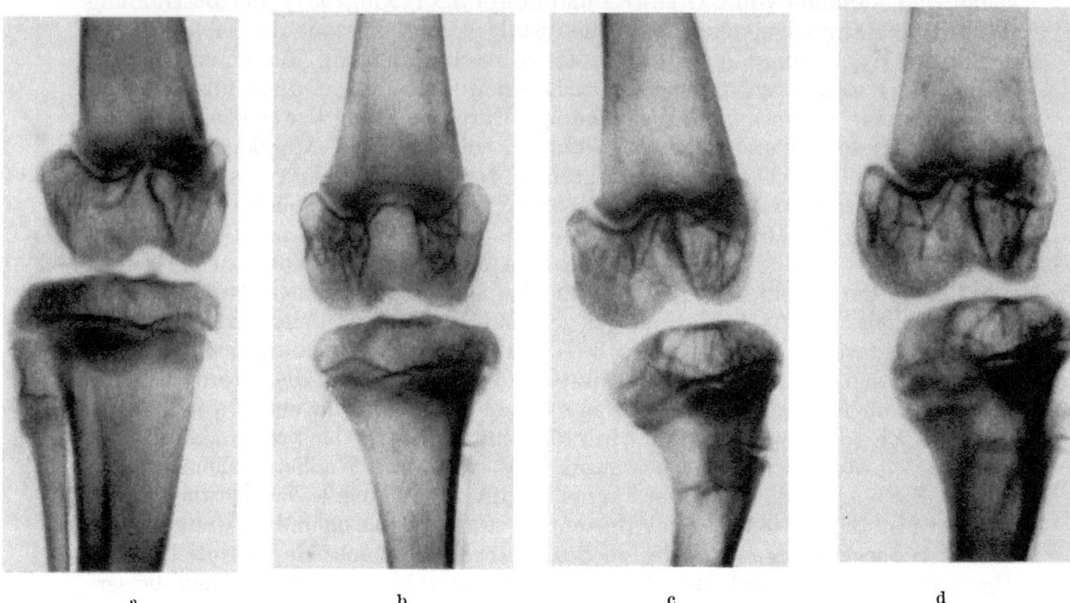

Abb. 7a—d. *Wachstumsschädigung nach Lokalbestrahlung:* Kniegelenk eines 4 Monate alten Kaninchens: a normale Entwicklung; b u. c 45 Tage nach 2550 R; d 28 Tage nach 4050 R: dosisabhängige Atrophie, Krümmung der proximalen Metaphyse der Tibia [aus HORVÁTH, HORVÁTH, JUHÁSZ und URBÁNYI: Strahlentherapie **118**, 462 (1962)]

Während 4—5 Wochen nach Dosen bis 2500 R eine praktisch völlige Restitution erreicht wird, bleiben nach höheren Dosen schwere Schädigungen und Wachstumsstörungen (HORVATH u. Mitarb. 1962) (Abb. 8).

Die Bestrahlung des Tarsometatarsalgelenkes bei Küken (CANEGHEM und SCHIRREN 1956) zeigt ebenfalls den Fraktionierungseffekt. In einer Serie ergab die einzeitige Bestrahlung mit 2000 R am 1. Tag nach Eintreffen der Küken, also im Lebensalter von 3—5 Tagen, eine Verkürzung gegenüber der unbestrahlten Seite um 11,5 mm, bei Bestrahlung 8 Tage später 9 mm. (Die Signifikanz dieses Unterschieds dürfte fraglich sein.) Die Unterteilung auf 2 × 1000 R an aufeinanderfolgenden Tagen ergab weniger als die Hälfte, nämlich 4 mm, die Fraktionierung auf 4 × 500 R an aufeinanderfolgenden Tagen wiederum etwa die Hälfte, 2,0 mm und die Fraktionierung auf 8 × 250 R täglich keine meßbare Verkürzung mehr. In Tab. 1 sind die Versuchsergebnisse, die auch bei unterschiedlichem Fraktionierungsrhythmus erzielt wurden, dargestellt.

Während die Wirkung auf den wachsenden Knochen schon PERTHES (1903, siehe historischen Überblick) bekannt war, galt der *ausgewachsene Knochen* lange Zeit als weitgehend strahlenresistent. Lokalbestrahlungen erwachsener Meerschweinchen (BIRKNER 1956) mit einzeitigen Dosen von 5000 R lassen jedoch nicht nur, wie früher angenommen, Schädigungen der Osteoblasten und im späteren Verlauf solche der Gefäße erkennen, sondern schon ganz deutliche Frühveränderungen in der 1. Woche nach Bestrahlung mit Schädigungen der Knochengrundsubstanz. Schon 3 Tage nach Bestrahlung tritt eine Körnelung der Grundsubstanz der Compacta mit Quellung und intensiver basophiler Kernfärbung sowie eine deutliche Onkose der Osteocyten auf. Nach 6 Tagen breiten sich diese

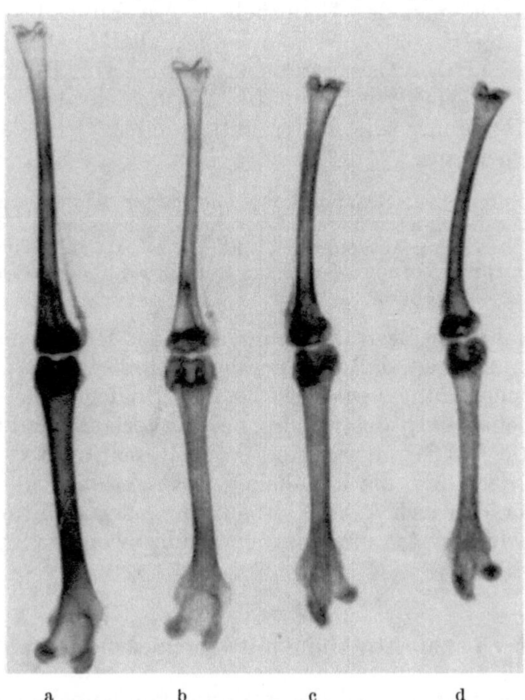

a b c d

Abb. 8a—d. *Wachstumsschädigung nach Lokalbestrahlung.* Kaninchen, 7½ Monate alt: a Kontrolltier; b 6 Monate nach 1200 R auf das Kniegelenk; c u. d 6 Monate nach 2500 R auf das Kniegelenk. Deutlicher Wachstumsrückstand der bestrahlten Knochen gegenüber der Kontrolle [aus HORVÁTH, HORVÁTH, JUHÁSZ und URBÁNYI: Strahlentherapie **118**, 462 (1962)]

Veränderungen über den zentralen Corticalisbereich hinaus auf das gesamte Bestrahlungsgebiet aus, in dem es zum Osteocyten-Tod kommt. Beim Schneiden fällt eine erhöhte Vulnerabilität des Knochens auf. Osteolytische oder reaktive

Tabelle 1. *Wachstumsverkürzung des Hühnchenbeines bei fraktionierter Röntgenbestrahlung* (nach CANEGHEM und SCHIRREN 1956)

50 kV, 0,9 mm Al-HWS, Gesamtdosis 2000 R, Verkürzung des bestrahlten Beines gegenüber unbestrahltem 54 Tage nach Bestrahlung.

Bestrahlung	Bestrahlungstage								Zahl der Tiere	davon Einschränkung der Gelenkbeweglichkeit (Anzahl der Tiere)			Mittelwert der Verkürzung mm
	1.	2.	3.	4.	5.	6.	7.	8.		stark	leicht	ohne	
2000 R	×								4	2	2	—	11,5
2000 R								×	4	1	2	1	9,0
2 × 1000 R	×	×							3	—	1	2	4,0
2 × 1000 R							×	×	3	—	1	2	4,6
2 × 1000 R	×							×	3	—	1	3	4,5
4 × 500 R	×		×		×		×		4	—	—	4	1,5
4 × 500 R	×	×	×	×					4	—	—	4	2,0
4 × 500 R					×	×	×	×	3	—	—	3	2,6
8 × 250 R	×	×	×	×	×	×	×	×	4	—	—	4	0

Prozesse sind zu diesem Zeitpunkt jedoch nicht zu erkennen. Das Periost zeigt in den ersten Tagen eine Nekrobiose der der Compacta anliegenden Osteoblasten. Erst in der 3. Woche werden hier deutlichere Zerstörungen erkennbar. Vom 20. Tage ab beginnt eine zunehmende Devascularisation mit Durchblutungsstörung der Compacta und Ödemen der Endothelien. Am Ende des 1. Monats treten Gefäßreaktionen in den Haversschen Kanälen mit allmählicher Knochenauflösung und Sequestrierung auf. Die Osteoradionekrose wird von Birkner als Folge der Osteocytennekrose aufgefaßt, während für das Schicksal des toten Knochens, Resorption oder Abstoßung, die später auftretenden Gefäßveränderungen verantwortlich zu machen sind.

Methodik: Meerschweinchen. Bleiabdeckung des ganzen Tieres, um die Streustrahlenbelastung bei den hohen Lokaldosen zu reduzieren. Bestrahlung der distalen Femurhälfte einschließlich der Metaphyse, eng ausgeblendet, mit 110 kV, 0,4 mm Cu-HWS, 31 cm FHA, 37 R/min. Zur Untersuchung Tötung 3—30 Tage nach Bestrahlung. Während der Lebenszeit Kontrolle durch Röntgenaufnahmen.

Auch bei fraktionierter Bestrahlung erwachsener Hunde sind Befunde zu erheben, die darauf hindeuten, daß die Strahlensensibilität des Knochengewebes in der gleichen Größenordnung liegt wie die von Bindegewebe und Haut. Bade (1939) sah 4–8 Wochen nach Bestrahlung des Vorderlaufes mit $6 \times 400 = 2400$ R (180 kV, 1,1 mm Cu-HWS) mit nachfolgender Resektion von 2 cm des Radius Ermüdungsbrüche der Ulna, die bei alleiniger Resektion nicht auftraten. In der bestrahlten Ulna fanden sich keine Umbauzonen, der funktionelle Umbau war offensichtlich unterdrückt. Am umgebenden Bindegewebe konnte der Autor keine Veränderungen feststellen.

II. Wirkung der Lokalbestrahlung mit verschiedenen Strahlenqualitäten

Im allgemeinen werden zur Lokalbestrahlung von Knochen Strahlenqualitäten größerer Durchdringungsfähigkeit zu bevorzugen sein, da bei sehr weichen Strahlenqualitäten in den bedeckenden Weichteilen wesentlich größere Strahlenmengen absorbiert werden als in den Knochen, so daß das klinische Bild der Knochenschädigung durch die Weichteilschädigung überdeckt wird. So finden Caneghem und Schirren (1956, 1957, 1961) bei ihren Versuchen an Hahnenküken mit Strahlenqualitäten von 10–50 kV, entsprechend Gewebshalbwertsschichten der Strahlung von 0,3–18 mm, eine Zunahme der Verkürzung mit der Strahlenhärte, während sich bei Strahlenqualitäten von 50–250 kV und bei Radiumbestrahlung keine signifikanten Unterschiede ergaben. Während bei höheren Dosen harter Strahlung mit deutlicher Verkürzung das Gelenk funktionell noch intakt war und Störungen der Motilität durch Weichteilschädigungen mit Gelenkmißbildungen und -versteifungen, Rotationsstellungen und Schrumpfungen erst bei sehr hohen Dosen von 2000–3000 R auftraten, waren bei weicher Strahlung Weichteilveränderungen schon bei wesentlich niedrigeren Dosen und nur sehr geringer Verkürzung des bestrahlten Beines feststellbar.

Der geschilderte sehr geringe Wirkungsunterschied bei Strahlenqualitäten von 50 kV bis zu Radium mag zum Teil in Unsicherheiten der Dosierung und in den Schwierigkeiten liegen, geringere Wirkungsunterschiede zu objektivieren. Zum anderen Teil ist es jedoch sicherlich der Effekt zweier entgegengesetzt verlaufender physikalischer Gesetzmäßigkeiten, nämlich der geringeren prozentualen Tiefendosis bei weicher Strahlung einerseits, die jedoch mit einer wesentlich höheren, spezifisch im Knochen absorbierten Dosis einhergeht, andererseits der größeren Durchdringungsfähigkeit härterer Strahlung, die jedoch mit einer Verringerung der spezifischen Knochendosis einhergeht, welche bei Radiumbestrahlung im Knochen fast denselben Wert besitzt wie in den Weichteilen.

Beim Vergleich zwischen 50 kV- und Telekobalt-Bestrahlung mit 1200–1600 R fand BONSE (1962) in den ersten Wochen eine etwas geringere Wachstumshemmung durch die γ-Strahlung, später jedoch (98 Tage nach Bestrahlung) keinen Unterschied in der Wachstumshemmung zwischen beiden Strahlenqualitäten. Dagegen fanden sich bei γ-Strahlung im Gegensatz zur Röntgenbestrahlung histologisch kaum Veränderungen der Knochenstruktur und auch wesentlich geringere Weichteilveränderungen sowie keine Gefäßveränderungen im postmortalen Arteriogramm. Bei Hühnchen (nach SISSONS 1955, zit. nach CATER 1960) ergeben 3000 R γ-Strahlung, etwa die gleiche Wirkung wie 1200 R 190 kV-Strahlung. LOUGHEED (1962) stellt beim Vergleich zwischen 250 kV- und ^{60}Co-Bestrahlung mit 1000 R eine Wachstumsverminderung von 3,8% bei γ-Strahlung gegenüber 6,9% bei Röntgenstrahlung, mit 2000 R eine solche von 11,2% gegenüber 14,1% und bei 4000 R Selbstamputationen nur bei einigen Tieren gegenüber Selbstamputation bei allen Tieren fest. Unter kritischer Wertung der verschiedenen Befunde wird man im Einklang mit therapeutischen Erfahrungen am Menschen annehmen dürfen, daß zur Erzielung gleicher Wirkung am Knochen zumindest bei relativ dünnen Objekten, um die es sich hier handelt, bei γ-Bestrahlung etwas höhere Dosen erforderlich sein werden als bei weicher Röntgenstrahlung. Auf die verringerte Weichteilschädigung bei härterer Strahlung weisen auch die Untersuchungen von ROSENTHAL (1957) an Ratten, wo histologisch feststellbare Schädigungen bei 6000 R weicher Strahlung stärker als bei 9000 R harter Strahlung waren, während sich in der Wachstumshemmung bei 1000 R kein Unterschied zeigte. (Verwendete Strahlungen: 220 kV, Thoraeus-Filter und 140 kV, 0,25 mm Cu-Filter, entsprechend 2,4 und 0,4 mm Cu-HWS.)

III. Lokalbestrahlung des Knochens durch Einpflanzung radioaktiver Stoffe

Eine in gewissem Sinn ähnliche Wirkung wie durch Lokalbestrahlung ist auch durch lokale Einpflanzung radioaktiver Stoffe zu erzielen. Wirkungsunterschiede bestehen jedoch durch die etwas andersartige geometrische Verteilung der Strahlendosis in der Umgebung und auch die in diesen Fällen andersartige zeitliche Verteilung der Gesamtdosis.

So hat ENGEL (1933) 3–4 Wochen alten Ziegen, Kaninchen und Hunden Radiumnadeln neben die Rückenwirbel implantiert und sie dort einige Tage belassen. Nach Entfernung bildeten sich 4 Wochen später zunehmend Keilwirbel und Skoliosen aus. Die enchondrale Verknöcherung der Epiphysen war völlig zum Stillstand gekommen.

Auch eine lokale Strahlenschädigung des Kehlkopfknorpels ist durch operative Implantation von Radium oder ^{60}Co zu erreichen. Dabei bilden sich je nach der Dosis, mit anderen Worten nach Stärke des Präparates und Verweilzeit, laryngoskopisch und histologisch feststellbare Ödeme, Trübungen und Verdickungen des Perichondriums, Gefäßerweiterungen und punktförmige Blutungen aus. Bei niedrigen Dosen fand MINNINGERODE (1961) mikroskopisch Knorpelzellwucherungen, sogar bis zur doppelten Zellzahl des Normalen. Bei Dosen oberhalb 2500 R traten regressive Veränderungen mit Abnahme der Zellzahl in den Vordergrund. Histologisch war mit zunehmender Dosis eine Vergrößerung der Knorpelzellen mit blasenartiger Auftreibung, schließlich Pyknose, streifige Faserbildung und Homogenisierung der Knorpelstruktur festzustellen. Das anfängliche Ödem klingt nach 1–3 Wochen wieder ab. Spätreaktionen, die bis zur Knorpelsequestrierung führen können, folgen nach 6–10 Wochen. Das Endergebnis besteht bei höheren Dosen in asymmetrischer Kehlkopfform mit Verkürzung und Einziehung der bestrahlten Seite und aseptischen Knorpelnekrosen. Einen vollständigen Knorpeluntergang fand der Autor erst oberhalb 4000 R ^{60}Co-Bestrahlung, dagegen schon ab 2000 R Radium-Bestrahlung, möglicherweise infolge der bei Radium vorhandenen stärkeren zusätzlichen β-Strahlendosis. Die Dosisangaben beziehen sich auf die reine γ-Strahlung.

Methodik: In Lokal- und Leitungsanästhesie mit $^1/_2$%igem Novocain-Suprarenin operative Einbringung des Strahlenträgers in der Höhe des Stimmbandes auf der äußeren Schildknorpelplatte. Als Strahlenträger werden Tubus aus Messing mit 1,4 mm Wandstärke und 21 mm Länge verwendet. Präparate: Radiumzellen zu 2 und 10 mg mit 0,2 mm Platin-Filterung oder ^{60}Co-Kugeln zu 1,2 und 6,0 mC. Dosen zwischen 1000 und 10000 R wurden verwendet.

Die verschiedensten Radionuclide können zur Lokalbestrahlung in Form sog. „Seeds" verwendet werden. Es handelt sich dabei um Präparate, die in den Knochen eingebracht und dort bis zu ihrem völligen radioaktiven Zerfall oder bis zur Tötung des Tieres belassen werden. Geeignet sind kleine Stücke von Draht aus ^{182}Ta, ^{198}Au u. a. Sie werden zweckmäßigerweise in kleine Bohrlöcher im Knochen untergebracht, die nach dem Verfahren von Jowsey (1960) mit einer Mischung aus Knochenmehl und Wachs verschlossen werden. Derselbe Autor hat an erwachsenen Ratten in die Mitte der Tibia und oberhalb der vorderen Tuberositas Seeds mit ^{90}Sr eingeführt, die Knochen 5–10 Wochen später histologisch untersucht und in Phantommessungen auch die verabfolgte Dosis bestimmt. Bei einer Dosisleistung von 50–70 rad/Tag fanden sich Demarkationen des Knochens mit völligem Untergang der Osteocyten im demarkierten Teil und fast völlig erhaltenen Lacunen im umgebenden Gewebe bei akkumulierten Dosen von 35000–45000 rad β-Strahlung.

Methodik: Herstellung der Seeds durch Fällung von ^{90}Sr als Oxalat aus Strontium-Chloridlösung, Veraschung zur Überführung in Carbonat. Das ^{90}Sr-Carbonat wird mit "Scotchcast" gemischt und mittels einer Spritze in Bohrlöcher eines Paraffinblocks eingefüllt, die gleiches Kaliber wie die späteren Bohrlöcher im Knochen besitzen. 24 Std nach Einfüllung ist die Mischung gehärtet, das Paraffin wird mit Xylol gelöst. Es ergeben sich zylindrische Strontium-Präparate von 1 mm Durchmesser und etwa 1 mm Länge.

IV. Beeinflussungsmöglichkeiten der lokalen Strahlenwirkung

Da jede Strahlenwirkung z. T. durch die primäre direkte oder indirekte Einwirkung der absorbierten Energie auf die betroffenen Zellkomplexe, zum anderen Teil jedoch durch die tertiäre und quartäre Beeinflussung des Geschehens aus den umgebenden Geweben und durch hormonale oder neurovegetative Steuerungen entsteht, kann versucht werden, die Strahlenwirkung durch Beeinflussung der primären Energie-Wirkung oder durch Beeinflussung der Steuerungen zu modifizieren. Unter „primärer direkter" Wirkung wird im heutigen Sprachgebrauch eine Veränderung der Struktur organischer Moleküle verstanden, die unmittelbar durch Absorption der Strahlungsenergie zustande kommt. Sie ist selbstverständlich durch keinerlei Einwirkung zu ändern und hängt nur von der im Molekül absorbierten Energie ab. Ein erheblicher Teil der primären Strahlenwirkung entsteht aber nach heutiger Auffassung auf indirektem Wege, entweder dadurch, daß durch die Energieabsorption, z. B. in Wassermolekülen, Radikale gebildet werden, die ihrerseits die organischen Strukturen schädigen, oder dadurch, daß auch in organischen Molekülen durch die Energieabsorption organische Radikale oder andere Zustandsänderungen erzeugt werden, die erst durch die folgenden Stoffwechselprozesse fixiert oder manifest werden. Diese beiden Formen der „primären indirekten Strahlenwirkung" werden nach heutiger, allerdings nicht ganz unwidersprochener Auffassung durch die sog. „Strahlenschutzstoffe" vom Typus des

Cysteins, Cysteamins oder der Serotonin-Gruppe beeinflußt. Im anderen Fall kann die Beeinflussung durch die verschiedensten Gewebs- und sonstigen Hormone versucht werden. Angaben über eine Beeinflussung der Knochenschädigungen sind im Schrifttum sehr spärlich. Hier seien nur zwei zitiert:

Young (1962) untersuchte die Wachstumsverringerung bei isolierter Bestrahlung der hinteren Extremität von Ratten, wobei er 20 min vor Bestrahlung Cysteamin intraperitoneal verabreichte. (Dosierung: 150 mg/kg Körpergewicht bei einer Konzentration von 20 mg/cm³. Die $LD_{50}/_{30}$ liegt nach seinen Angaben bei 175 mg/kg Körpergewicht.) Bei Gabe von Cysteamin ohne Bestrahlung war kein Effekt auf das Wachstum festzustellen. Durch Cysteamin-Verabreichung wurde die Wachstumsverringerung der Tibia nach Bestrahlung mit 2400 R von 31,8 auf 17,4% des Wachstums der Vergleichsseite, bei Bestrahlung mit 1800 R von 24,6 auf 13,8%, bei 1200 R von 16,1 auf 6,5% und bei 600 R von 6,3 auf 3,9% reduziert. Die Knochenwachstumsschädigung wurde durch die Verabreichung von Cysteamin also etwa halbiert.

Irie, Yosihara und Osiumi (1966) untersuchten den Einfluß von 1–2-Merkaptoethylguanidin $\times$ $^1/_2$ H_2SO_4 (MEG $\times$ $^1/_2$ H_2SO_4) auf das Wachstum der Oberschenkelknochen bei Ratten.

Das Längenwachstum der Extremitäten wurde in Intervallen von 5 Tagen über 80 Tage lang kontrolliert, der Abstand zwischen Trochanter major und Condylus femoris lateralis dabei möglichst genau bestimmt. Die Differenz zwischen bestrahltem und unbestrahltem Bein betrug am 80. Tag bei Männchen (15 Tiere) 4,93 $\pm$ 2,73 mm, bei Weibchen (12 Tiere) 3,00 $\pm$ 1,34 mm ohne MEG und bei Vorbehandlung mit MEG bei Männchen (15 Tiere) 2,23 $\pm$ 0,83 mm, bei Weibchen (12 Tiere) 1,78 $\pm$ 1,09 mm. Sowohl die Tiere der MEG-behandelten wie der unbehandelten Gruppe ohne Bestrahlung zeigten bei Männchen und Weibchen keine Wachstumsunterschiede zwischen beiden Hinterbeinen.

Methodik: Bestrahlung des rechten Hinterbeines, Dosis 1000 R, Dosisleistung 69 R pro Minute, MEG $^1/_2$ H_2SO_4: 3,01 mg pro Tier, 30 min vor der Bestrahlung am Rücken subcutan injiziert. 3 Wochen alte männliche und weibliche Ratten mit einem Gewicht von ungefähr 30 g.

Cater (1960) hatte bei der Lokalbestrahlung der Kniegelenke von Ratten mit 3000 R Wachstumshormon, Thyroxin oder zuerst Wachstumshormon und dann Thyroxin nach Bestrahlung verabfolgt. Bei einer Dosierung von 20,6 mg Wachstumshormon/Ratte innerhalb von 10 Wochen oder 1,98 mg Thyroxin/Ratte, ebenfalls innerhalb von 10 Wochen, oder der Kombination beider Medikationen fand er keinerlei Einfluß der beiden Hormone auf histologische und radiographische Veränderungen.

Wie Horváth und Horváth (1968) zeigen konnten, werden Schädigungen der Epiphysen, die nach Röntgenbestrahlung mit 1200 R an den Kniegelenken der hinteren Gliedmaßen 6 Wochen alter Kaninchen auftreten, durch intramuskuläre Injektionen von Durabolin verhindert (2,5 mg je Kaninchen und Woche bis zu einer Gesamtdosis von 25 mg.) Durabolin (19-Nor-Androstenolon-Phenylpropionat) ist ein nur wenig virilisierendes Steroid, dessen Knochenbildung fördernder Effekt bei Osteoporose und protrahierter Callusbildung bekannt ist. Vitamin D_2 zusammen mit Eierschalenpulver vermindert die akute und chronische Strahlenschädigung der Epiphysen wachsender Knochens ebenfalls.

Wachstumshemmung und Strukturstörungen sind demnach nicht nur durch ihre zumindest zum erheblichen Teil auf die lokal bestrahlte Region beschränkte Ausdehnung, sondern auch durch diese Versuche der Beeinflussung als Lokaleffekte in den betroffenen Zellpopulationen bestätigt. Durch andere als sog. „echte Strahlenschutzstoffe“ können nur Effekte beeinflußt werden, die zumindest in teilweisem kausalen Zusammenhang mit hormonalen, neurovegetativen und von der Umgebung her gesteuerten Regulationen stehen, wie z. B. Gefäßsprossungen.

Die in der älteren Literatur zu findenden Behauptungen über die fördernden Effekte kleiner Strahlendosen auf das Skeletwachstum sind ebenso wie die Mitteilungen von Jalcev, der eine Beschleunigung der Frakturheilung durch 75 bis 250 R Röntgenstrahlen beobachtet haben will, Negovski u. a. sowie die Mitteilung von Selcer, der bei Kaninchen durch Bestrahlung des Zwischenhirns eine stimulierende Wirkung auf die Bruchheilung beobachtete, und ähnliche Beobachtungen von Popov und Ivanov bei Bestrahlung anderer Körperabschnitte (alle zit. nach Probedinskij 1955) skeptisch zu beurteilen. Die Möglichkeit ist jedoch nicht völlig von der Hand zu weisen, daß sich auf diese Weise auf dem Wege der Umstimmung und neurovegetativen Stimulierung Effekte erzielen lassen könnten.

V. Die Wirkung einer Ganzkörperbestrahlung auf den Knochen

Bei einer Bestrahlung des gesamten Körpers mit einer Strahlenqualität, die eine einigermaßen gleichmäßige Durchstrahlung des Körpers gewährleistet, stehen naturgemäß die Strahlenwirkungen auf die empfindlichsten Zellarten, denen vor allem das lymphatische Gewebe, das erythropoetische Gewebe und einige Endothelgewebe zugehören, weit im Vordergrund. Bei Gewebsformationen, wie dem Knochen- und Knorpelgewebe, die zu den vergleichsweise weniger empfindlichen zu zählen sind, tritt dagegen die lokale Strahlenwirkung zurück.

Eine ausführliche Darstellung der histologischen und pathologischen Befunde nach Ganzkörperbestrahlung von Mäusen gibt Cottier (1961). Er bestrahlte 3 Monate alte weiße Mäuse eines Inzuchtstammes (250 kV, Thoraeus-Filter, 1,52 mm Cu-HWS, 60 cm FHA, 24 R/min) einzeitig mit 600 R Einfallsdosis.

Die Strahlendosis, die schon in der Größenordnung der $LD_{50}/_{30}$ liegt, führt zunächst nur zu einer Wachstumshemmung, erst nach längerer Zeit zu einem Stillstand des Knochenwachstums. Bei den überlebenden Tieren hatte das Wachstum z. B. der Lendenwirbelsäule nach Beendigung des Wachstumsalters bei Weibchen 89,5, bei Männchen 91,3% der unbestrahlten Kontrollen betragen. Der Autor erklärt dies durch die herabgesetzte Proliferation der Epiphysen und vor allem durch pathogenetische Mechanismen, die sicherlich im Vordergrund stehen.

Histologisch finden sich kurz nach Bestrahlung geschwellte Chondroplasten des Epiphysenknorpels, eine vorübergehende Mitosehemmung, einige Wochen später Kariolysen, Knorpelnekrosen und ungeordneter Abbau des Knorpelgewebes. Die folgenden Wochen zeigen eine zunehmende Osteoblastentätigkeit mit schließlicher knöcherner Abdeckelung der geschädigten Knorpelzone.

Auf Unterschiede in der Strahlenempfindlichkeit verschiedener Skeletteile deuten die unterschiedlich starke Strahlenschädigung verschiedener Knochen. Allgemein erfolgt der Schluß der Epiphysenlinien bei bestrahlten Tieren 2–6 Monate früher als bei Kontrolltieren. Die Spongiosa ist bei bestrahlten Tieren etwas spärlicher und dünner ausgebildet, die Unterschiede zu den Kontrollen sind jedoch sehr gering. Die in höherem Alter zu beobachtende Hyperostosis interna mit Veränderungen der Epithelkörperchen, Vermehrung des Stützgewebes und Verdrängung des blutbildenden Markes finden sich bei bestrahlten Weibchen etwas häufiger als bei unbestrahlten. Das Vorkommen entzündlicher Knochenprozesse mit Osteomyelitiden und auch die histologischen Veränderungen an Knorpeln und Gelenken im Alter zeigen keine signifikanten Unterschiede zwischen bestrahlten Tieren und Kontrolltieren.

PHILLIPS und KIMELDORF (1966) haben in ausgedehnten Untersuchungen die Dosis- und Altersabhängigkeit des Längenwachstums der femores von Ratten quantitativ festgestellt. Die Ergebnisse der Ganzkörper- und parallel dazu durchgeführten Teilkörperbestrahlungen werden so gedeutet, daß der Effekt der Ganzkörperbestrahlung auf das Knochenwachstum die Summe eines lokalen Strahleneffektes und einer Systembeeinflussung des Ganzkörpers ist („Indirekte Strahlenwirkung"). Der „indirekte Effekt" ist die Summe der durch Bestrahlung des Kopfes, des Abdomens und des Thorax hervorgerufenen Schädigungen, die sich jedoch nicht als Funktion des Gewebsgewichtes jeder Region darstellen lassen. CARROLL, PHILLIPS und KIMELDORF (1966) kommen auf Grund parabiotischer Untersuchungen an Rattenpaaren (vasculäre Anastomose) zu dem Schluß, daß die indirekte Wirkung auf das Knochenwachstum das Resultat hormonaler Störungen und nicht die Folge des Auftretens strahleninduzierter Substanzen ist. Bei Bestrahlung eines Partners ist das Knochenwachstum beim geschützten Parabionten normal. Die Schädigung der bestrahlten Ratten ist jedoch in Parabiose mit einem geschützten Partner geringer als ohne Parabiose.

Über die Wirkung fraktionierter Ganzkörperbestrahlungen mit kleinen Dosen siehe ZHIZHINA (1958).

VI. Die Wirkung inkorporierter radioaktiver Substanzen auf das Knochenwachstum

Ähnlich, wie bei Bestrahlungen des Knochens von außen her spezielle Knochenschädigungen in erster Linie durch lokale Anwendungen von Röntgen- oder γ-Strahlen zu erzielen sind, während bei Bestrahlung des gesamten Körpers oder großer Teile davon die Strahlenreaktion anderer Gewebe im Vordergrund steht, diejenige im Skelet überdeckt und mehr zu allgemeinen regulativen Störungen auch des Skeletsystems führt, lassen sich Schädigungen des Skeletes durch Einbringen radioaktiver Substanzen in den Körperkreislauf in erster Linie durch diejenigen Elemente erzeugen, die bevorzugt am Stoffwechsel des Skeletsystems teilnehmen. Es handelt sich hier vor allem um die sog. „Knochensucher", wie Strontium, Radium und Plutonium, die in Konkurrenz zu Calcium in den Mineralstoffwechsel eingehen. Phosphor, der zwar auch am Mineralstoffwechsel des Knochens teilnimmt, eignet sich weniger, da er ebenso an den Stoffwechselvorgängen aller Gewebe, insbesondere der schnellwachsenden, beteiligt ist, so daß von einer eigentlichen Knochenspezifität nicht gesprochen werden kann. Entsprechend dem hohen Schwefelgehalt des Knorpels kann Schwefel als „Knorpelsucher" aufgefaßt und zur Erzeugung von Strahlenwirkungen dort verwendet werden, auch wenn die Anreicherungsvorgänge hier nicht ganz das Ausmaß wie bei Knochensuchern annehmen.

Die Wirkung inkorporierter Radionuclide hängt wie die von Röntgenstrahlen zunächst von der Wachstumstendenz des Knochengewebes und seiner Stoffwechselaktivität ab. So hat SHELDON-PETERS (1956) Kaninchen des Alters von 2 Tagen (Gruppe I), von 5–7 Wochen, (Gruppe II) und von einem Jahr (Gruppe III) intravenös ^{90}Sr verabreicht und die Tiere nach 6 Monaten untersucht. In der Altersgruppe I und III hatten sich keine Veränderungen gegenüber den Kontrolltieren ergeben. Dagegen wiesen die Tiere der Gruppe II ein geringeres Knochengewicht, eine Erhöhung des Hexosamin-Gehaltes in der Diaphyse um 52%, in den Epiphysen um 33% und eine Erniedrigung des Oxyprolins um 10% auf. Es fanden sich Wachstumshemmungen und abnorme Knorpelbildungen als Folge mangelnder Resorption und einer reduzierten Cholagenbildung. Diese Ergebnisse sind so zu deuten, daß in Altersgruppe I ein sehr lebhafter Stoffwechsel mit großer Austauschrate des Minerals besteht, so daß das Radionuclid zwar aufgenommen, aber auch relativ schnell wieder ausgeschieden wird, während die Wachstumsrate in der Altersgruppe III gering ist, ^{90}Sr deshalb in geringerem Maße aufgenommen wird. Im Entwöhnungsalter II wird das Radionuclid dagegen nicht nur aufgenommen, sondern auch stärker retiniert.

Weiter hängt die Verteilung und Fixierung eines Radioisotops und damit die lokale Strahlenwirkung von der Art der Verabreichung ab. So liegt das Verhältnis zwischen den Stellen größter und derjenigen mittlerer Konzentration des Nuclids oder den Partien größer zu denen mittlerer Dosisleistung, der sog. Ungleichmäßigkeitsfaktor, bei Verfütterung von ^{90}Sr an 5–8 Wochen alte Kaninchen über mehrere Wochen um 3,1, das Verhältnis zwischen Stellen höchster und niedrigster Dosisleistung um 4. Bei einmaliger Injektion dagegen ergeben sich Verhältnisse von 6 bzw. 70. Bei einmaliger Injektion an Kaninchen des Alters von über einem Jahr werden die Verhältnisse 7 bzw. 14. Allerdings können die Werte bei verschiedenen Tieren erheblich variieren (Owen und Vaughan 1959). Bei Injektion findet sich das Nuclid vorwiegend im Epiphysenbereich (Abb. 9), bei Verfütterung über eine größere Länge des Knochens verteilt, vor allem an den endostalen Oberflächen (Abb. 10). Im Erwachsenenknochen wird bei aktueller Zufuhr die Anreicherung im Bereich der Knochenlamellen der Spongiosa doppelt und mehrmals so groß wie im Bereich der Compacta.

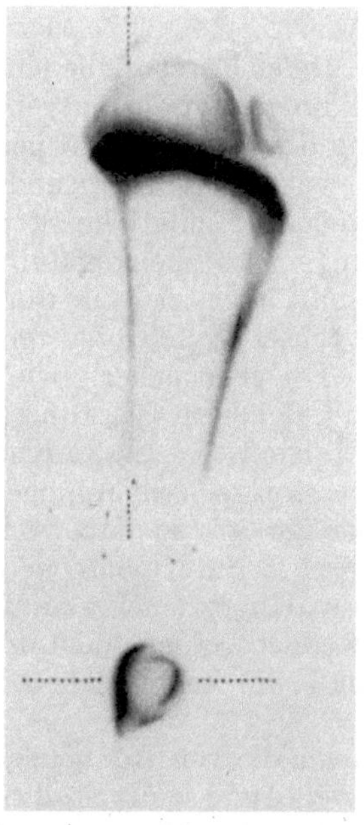

Abb. 9. *Verteilung von Radiostrontium im Knochen.* Autoradiographie des oberen Tibiaendes am jungen Kaninchen, 24 Std nach Injektion von 600 μC ^{90}Sr/kg. Längsschnitt und Querschnitt [nach MacPherson, Owen u. Vaughan: Brit. J. Radiol. **35**, 221 (1962)]

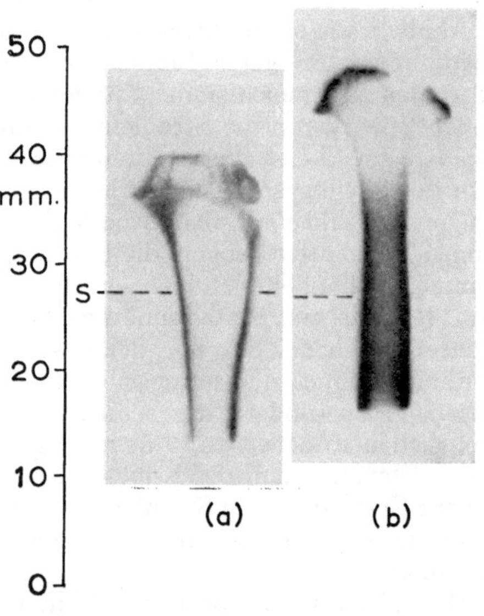

Abb. 10a u. b. *^{90}Sr-Retention in 5—8 Wochen alten Kaninchen:* Autoradiographie der oberen Tibiahälfte, Längsschnitt in Knochenmitte. Die Skala enthält die Längenangabe in Millimetern, mit *O* in Tibiamitte beginnend, *S* = Lage der Epiphysenplatte zu Beginn des Versuches. a nach 30 Tagen ^{90}Sr-Fütterung; b nach 263 Tagen ^{90}Sr-Fütterung [aus Owen und Vaughan: Brit. J. Radiol. **32**, 714 (1959)]

Schließlich bestehen Verteilungs- und Wirkungsunterschiede zwischen verschiedenen Radioisotopen. Sie machen sich auch in Häufigkeit und Lokalisation der durch sie ausgelösten Frakturen bemerkbar (Taylor, Christensen, Jee, Rehfeld und Petermann 1966). Bei gleicher Injektionstechnik und Dosis treten bei ^{228}Ra am meisten, bei ^{226}Ra weniger und bei ^{239}Pu am wenigsten Knochenbrüche auf. Bei ^{239}Pu liegen Rippenfrakturen im allgemeinen im proximalen Viertel der ersten 6 und im distalen Viertel der 7.–13. Rippe. Die Lokalisation der Frakturen ist offensichtlich von der einer Injektion folgenden Entwicklungszeit des Skelets abhängig. Bei gleicher Injektionstechnik treten bei ^{226}Ra und ^{228}Ra die so ausgebildeten Frakturen im 3.Viertel der Rippe auf. ^{90}Sr verursacht auch in wesentlich höheren Aktivitäten nur wenige Brüche, die klinisch kaum erkennbar sind.

Bei ^{228}Th ergeben sich ähnliche pathologische und histologische Bilder wie für ^{228}Ra. Eine Differenzierung zwischen Thorium- und Radiumbrüchen ist im Gebiet der „heißen Zone" der Rippenfrakturen möglich. Andere Frakturen sind jedoch nicht voneinander zu unterscheiden. 0,1 μCi pro kg stellt etwa die Schwelle dar, oberhalb derer es zu Frakturen kommt. Dieser Wert ist etwa 6 mal größer als die Menge, bei der es zur Ausbildung von Osteosarkomen kommt (Taylor, Jee, Christensen, Rehfeld und Nebeker 1966).

Die Wirkungsunterschiede können zum Teil auf die unterschiedlichen Strahlungsarten und Strahlungsenergien zurückgeführt werden. So ist bei α-Strahlern, wie ^{226}Ra oder ^{239}Pu die Energieabsorption dicht um den Einbauort des Isotops sehr groß. Wegen der sehr geringen Reichweite der α-Strahlung können solche Depots jedoch relativ schnell durch weitere Anlagerung von Mineral abgedeckt werden, so daß zumindest Osteoblasten und Osteoclasten an den Oberflächen der Knochenbälkchen vor Bestrahlung abgeschirmt sind. Bei β-Strahlern, wie ^{90}Sr ist selbstverständlich auch noch eine gewisse Abschirmung durch Ablagerung weiteren Minerals möglich; sie kann bei der längeren Reichweite der β-Strahlung jedoch kein solches Ausmaß erreichen (Marshall 1960). Strontium und Radium werden außerdem in das Kristallgitter der mineralischen Struktur eingebaut (F. C. McClean 1958, zit. nach Clarke 1962), während Plutonium an der Kristalloberfläche oder in den kollagenen Strukturen des Knochens verbleibt. Radium konzentriert sich vorwiegend um die Haversschen Kanäle, im periost- und endostnahen Knochen und im calcifizierten Epiphysenknorpel (Hindmarsh und Vaughan 1957, zit. nach Clarke 1962). Strontium dagegen ist mehr diffus verteilt. In Versuchen von Clarke (1962) an 6 Wochen alten Zwergschweinen ergab die einmalige Injektion von Strontium mehr Epiphysenschäden, während die Injektion von Plutonium und Radium zu Nekrosen der Knochenlamellen führte. *Dosisabschätzungen* sind bei den komplizierten Verhältnissen sehr schwierig, die Mitteilungen im Schrifttum deshalb auch widersprüchlich. Libby (1959) hat für mittlere Isotopenkonzentrationen von 1 pCi ^{90}Sr/g Calcium im Knochen für zylindrische Knochenschalen des Radius 1 mm und der Dicke 100 μ eine Dosisleistung im Knochen von 2,04, im Knochenmark von 1,21 mrad/Jahr und für die Annahme einer Knochenschichtdicke von 70 μ und einer Knochenmarkdicke von 900 μ eine Dosisleistung in Knochenmitte von 3,40, in Knochenmarkmitte von 2,57 mrad/Jahr berechnet. Autoradiographisch ermittelten Owen und Vaughan (1959) bei einer ^{90}Sr-Retention von 1,2 μCi/g Knochen in der Epiphysenplatte der Kaninchentibia eine Dosisleistung von maximal 5,7 rad/h. Sie hatten dafür eine mittlere Dosisleistung von 1,62 rad/h berechnet. Einen Auszug ihrer für Dosisabschätzungen sehr wichtigen Versuchsergebnisse gibt Tab. 2 wieder. Nach intravenöser Verabfolgung von 0,6 μCi ^{90}Sr/g Körpergewicht an Kaninchen erhält die Epiphysenplatte eine Stunde nach Injektion rd. 55 rad/h, 250 Tage nach Injektion rd. 8 rad/h. In den übrigen Knochenabschnitten liegt die Anfangsdosis um 4–5 rad/g, sie bleibt jedoch annähernd konstant. Bis zum 250. Tag nach Injektion werden Dosen von maximal 60000, minimal 3000 rad akkumuliert. Bei chronischer Verabreichung mittels Verfütterung liegen die Strahlendosen in der Größenordnung von 8000–26000 rad.

Tabelle 2. *Gemessene und berechnete Dosisleistungen in der Kaninchentibia nach Inkorporation von ^{90}Sr* [aus Owen und Vaughan, Brit. J. Radiol. **32**, 714 (1959)]

Tier Nr.	Verabfolgung und Dosierung[a]	Alter zu Beginn des Versuchs	Zeit zwischen Versuchsbeginn und Tötung	Maximale Dosisleistung gemessen rad/h	Stelle größter Dosisleistung	Verhältnis max/min Dosisleistung gemessen	^{90}Sr-Gehalt der ganzen Tibia (μCi/g Knochen)	mittlere Dosisleistung[b] (rad/h)	Ungleichmäßigkeitsfaktor[c]
969	F (100)	48 d	1 h	5,7	Stelle der Epiphysenplatte zum Zeitpunkt der Injektion	11	1,20	1,62	3,5
934	F (100)	40 d	24 h	5,0		10	1,06	1,43	3,5
968	F (100)	46 d	9 d	1,30		3	0,69	0,95	1,4
1022	F (72)	49 d	30 d	0,63	periostaler und endostaler Knochen	5	0,14	0,18	3,5
1024	F (72)	49 d	$4^1/_2$ m	0,60		40	0,09	0,11	5,4
992	F (100)	55 d	6 m	1,00		70	0,12	0,16	6,3
917	F (100)	3 a 4 m	9 d	0,17	endostaler Knochen		0,08	0,10	1,7
936	F (100)	1 a 9 m	9 d	0,36	endostaler Knochen		0,11	0,14	2,6
920	F (100)	2 a 6 m	6 m	0,10	periostaler Knochen		0,04	0,05	2,0
935	F (100)	1 a 8 m	6 m	0,15	Epiphyse		0,03	0,04	3,7
823	F (200)	1 a 3 m	1 a 7 m	0,34	endostaler Knochen	8,5	0,07	0,10	3,5
851	F (200)	1 a	2 a	0,12	Epiphyse	3,3	0,05	0,06	2,0
871	F (300)	1 a 2 m	2 a 11 m	0,44	periostaler Knochen	10,5	0,06	0,07	6,0
868	F (400)	1 a 1 m	2 a 10 m	0,76	Epiphyse	12,7	0,11	0,14	5,4
859	F (500)	1 a 2 m	2 a	1,17	Epiphyse	13,7	0,13	0,16	7,0
1111	I (11)	45 d	9 d	2,1	unterhalb Epiphysenplatte	2	0,52	0,67	3,1
973	I (8)	45 d	30 d	3,0	Metaphyse und periostaler und endostaler Knochen des Schaftes	2	1,92	2,4	1,2
930	I (8)	51 d	7 m	6,0			3,16	4,0	1,5
932	I (8)	51 d	9 m	5,2		4	1,70	2,1	2,5
918	I (8)	3 a 5 m	1 a 2 m	1,4	Epiphyse	4,3	0,33	0,4	3,5

[a] F = Dauerfütterung (μCi/Tag), *I* = einmalige Injektion (μCi/kg).
[b] Aus ^{90}Sr-Gehalt unter Annahme gleichmäßiger Verteilung für Körper begrenzten Ausmaßes berechnet.
[c] Berechnet aus Spalte 5/Spalte 9 = max. Dosisleistung/mittl. Dosisleistung.

Bei etwa $2^1/_2$ Monate alten Mäusen zeigen sich histologisch 4–8 Tage nach intraperitonealer Injektion von 0,67 μCi ^{90}Sr-Nitrat/g Körpergewicht zunächst Osteoblastenvermehrungen, später auch eine Osteoclastenvermehrung und 16 Tage bis 12 Monate nach Injektion eine Abnahme der Osteoblasten. 2–4 Monate später treten Neubildungen von argyrophilen und kollagenen Fasern auf. Es kommt zur Apposition eines fibrösen, stark basophilen acellulären Knochens (NILSSON 1962). Stärkere Veränderungen treten auch hier im Bereich der Epiphysenplatte auf, wobei es zur Aufgabe des Reihenprinzips im Säulenknorpel, zur Hypertrophie der Knorpelzellen und nach mehreren Monaten zur Störung der enchondralen Ossifikation und zu ausgedehnten Zellnekrosen kommt (Abb. 11a—c).

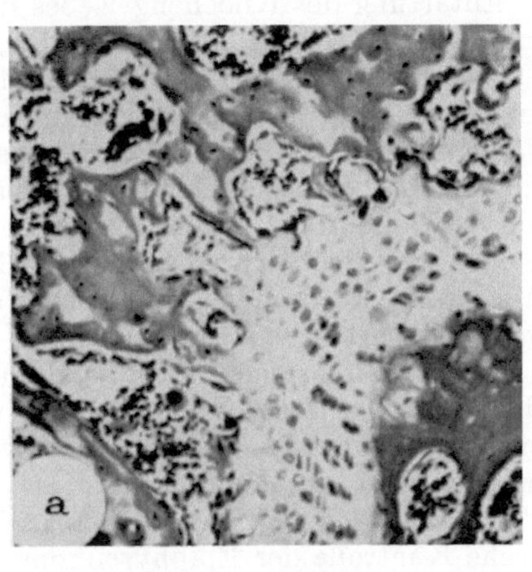

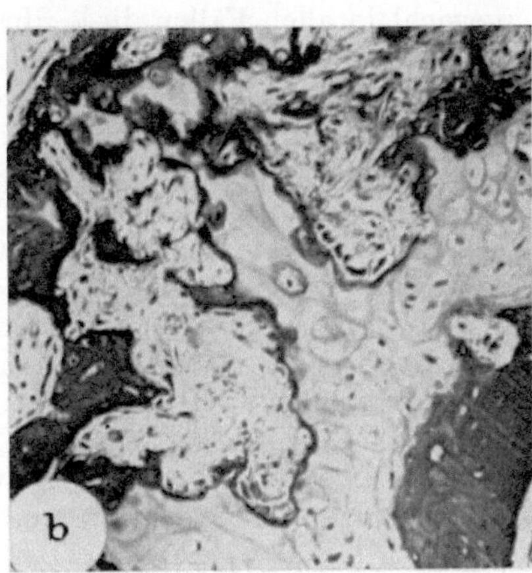

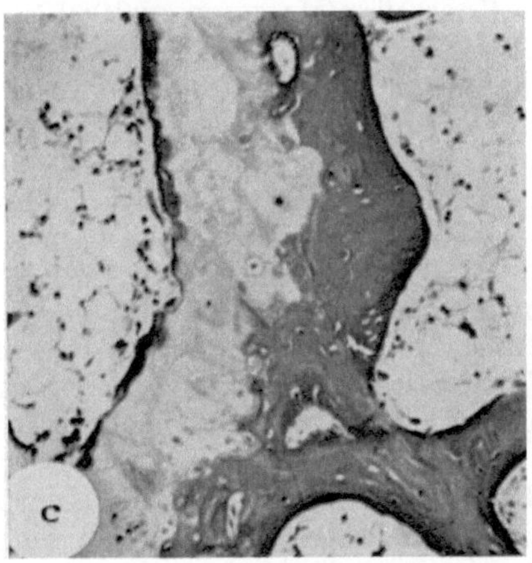

Abb. 11a—c. *Epiphysenplatte der 80 Tage alten Maus:* a Kontrolle, normaler Säulenknorpel (VAN GIESON, Vergrößerung 100mal); b 3 Monate nach Injektion von ^{90}Sr: Aufgabe des Reihenprinzips, Hypertrophie von Knorpelzellen, Verringerung der Osteoblasten an den Primärtrabekeln; c 8 Monate nach Injektion von ^{90}Sr: Störung der enchondralen Ossifikation, ausgedehnte Zellnekrosen ([aus NILSSON: Acta vet. scand. **1962**, 3)

Nach RUBIN (1959) ergeben Knochensucher in großen Dosen eine Unterkonstriktion der Metaphyse durch eine Schädigung der Osteoplasten- und Osteoclastenaktivität. ^{90}Sr wirkt dabei wie eine isolierte Bestrahlung der Metaphyse mit der Folge mäßiger Längsverkürzung und Schaftverkrümmung oder wie eine Bestrahlung der Diaphyse mit folgender akzentuierten Taille (siehe oben). Knorpelsucher dagegen verhindern in erster Linie die chondrogene und enchondrale Knochenentwicklung, so daß die Gabe von ^{35}S das Längen- und Dickenwachstum in gleicher Weise hemmt und Deformationen erzeugt, die einer Achondroplasie ähneln, wie sie nach einer Teilbestrahlung der Epiphyse auftreten. ADACHI (1957) findet bei intraperitonealer Injektion von 0,8–2,0 μCi ^{90}Sr/g Körpergewicht etwa gleiche Wachstumsschäden wie nach Lokalbestrahlung der Epiphysen mit 600 bis 3000 R. Von Litvinov (1957) wurde bei intraperitonealer Injektion von 0,4 μCi ^{90}Sr/g Körpergewicht an Ratten nach 4 Wochen eine Unterdrückung der enchondralen Ossifikation und eine verstärkte Resorption von Knochensubstanz mit Ausbildung eines cellulär-faserigen osteogenen Gewebes beobachtet. Nach 2–4 Monaten erfolgt zunächst eine Normalisierung der enchondralen Ossifikation, später jedoch ein vorzeitiger Stillstand des Längenwachstums. Nach 5–6 Monaten treten unreife Knochenstrukturen in der Metaphyse und den angrenzenden Teilen der Diaphyse auf. Cherkassky (1956) fand bei Dosierungen von 0,25–9 μCi/g Körpergewicht in allen Fällen diese fibröse Entartung des Knochengewebes und Epiphysenveränderungen mit Sequestrationen. Nur Latenzzeit und Entwicklungsgeschwindigkeit der Veränderungen waren dosisabhängig. An 6–8 Wochen alten Kaninchen gibt die intravenöse Verabfolgung von 0,1 μCi ^{90}Sr/g Körpergewicht bis zu 30 Tagen nach Injektion zwar Schädigungen von Knochen- und Markzellen; die Schädigungen sind jedoch reversibel und nach 6 Monaten zeigen sich keine deutlichen Unterschiede zu den Kontrolltieren mehr. Dagegen treten nach 0,6 μCi/g ^{90}Sr die ersten Zellschäden schon nach wenigen Stunden an den Stellen hoher Dosisleistung auf. Es kommt unabhängig von Gefäßschäden meist zur Verödung der Haversschen Kanäle, zu den oben beschriebenen Veränderungen in schwerstem Ausmaß nach 6 Monaten, zu Hypercalcifikationen noch 13 Monate nach Injektion (Macpherson u. Mitarb. 1962). Eine Dosierung von 0,1 μCi/g gibt bei jungen Ratten innerhalb von 6 Monaten eine Zunahme des Tibiagewichtes von nur 80% derjenigen der Kontrolltiere, eine Zunahme des Femurgewichtes von 70% und der Tibialänge von 84%. Bei 0,6 μCi/g werden nur 70% des normalen Tibiawachstums erreicht. Die röntgenologische Kontrolle der Epiphysenknorpelplatten zeigt hier nur 60% des Wachstums der Kontrollen (Macpherson 1960, 1961).

Erscheinungen der chronischen Strahlenkrankheit mit Störung der Osteogenese in den Metaphysen nach 2–3 Monaten und den übrigen Veränderungen, wie sie bei Verabfolgung von ^{90}Sr beobachtet werden, sind auch durch Injektion von ^{91}Y (0,6 mCi/g Körpergewicht bei jungen Ratten) zu erzielen (Litvinov 1958). Die Injektion von 1,0 μCi ^{32}P/g Körpergewicht ergibt eine vorübergehende Schädigung der Metaphyse und das Auftreten von Knorpellinsen in der Diaphyse (Bensted u. Mitarb. 1961, Burstone 1952).

Dosen über 100 μCi ^{35}S/g Körpergewicht bewirken nach 12 Tagen eine Kalkverarmung der Metaphysen und einen Stillstand des Knorpelwachstums mit Degeneration der Knorpelzellen. Nach 1 Monat treten Entwicklungshemmungen der Epiphysen mit verschmälerten, deformierten Gelenken, Epiphysiolysen, dysplastischen Metaphysen und auf längere Zeit gesehen ein disproportionierter Zwergwuchs auf. Dosen unter 100 μCi ergeben nur eine vorübergehende Knorpelschädigung. Bei Dosierungen von 500 μCi und mehr treten die Schädigungen anderer Organe, vor allem des Knochenmarks aber auch der Hoden, in den Vordergrund; die Tiere sterben innerhalb von 30 Tagen (Rubin 1957). In mehrere Einzelgaben fraktioniert sollen übrigens Dosen über 100 μCi nach Rubin deutlichere Effekte als die einzeitige Verabfolgung ergeben. Auch die Schädigungen anderer Organsysteme seien stärker ausgeprägt. Bei Mäusen führen 500–1000 μCi ^{35}S/g Körpergewicht zu zeitweiliger Leukopenie und ein bis mehrere Monate nach Injektion zur Knorpeldegeneration (Gottschalk 1958). Es werden vorwiegend die Chondrocyten in den Epiphysenknorpelplatten zerstört, die Reihenknorpel verschwinden, die Epiphysenplatten werden verbreitert und im Laufe der Regeneration verdoppelt. Am Gelenkknorpel findet Gottschalk jedoch nur geringe zellige Veränderungen, keine Nekrosen.

Bei *peroraler Verabreichung* von 8,5–11,8 μCi ^{90}Sr täglich viele Monate lang findet sich bei Kaninchen das Radionuclid ziemlich gleichförmig in allen während des Versuches neugebildeten Knochen verteilt. Eindeutige Schädigungen des Längen- oder Dickenwachstums treten bei dieser Dosierung noch nicht auf, auch sind die histologisch feststellbaren Schäden ungleich geringer als bei einzeitiger parenteraler Verabfolgung vergleichbarer Mengen des Radionuclids (Owen und Vaughan 1959).

E. Erzeugung von Knochentumoren durch Strahleneinwirkungen

Auch für diesen Abschnitt gilt das gleiche, das schon in den früheren hervorzuheben war: die Möglichkeit einer experimentellen Tumorerzeugung ist eindeutig gesichert, ebenso die Dosisabhängigkeit des Auftretens von Tumoren. Die verschiedenen technischen Methoden einer Bestrahlung, Lokalbestrahlung, Ganzkörperbestrahlung oder Bestrahlung durch Aufnahme radioaktiver Stoffe, sind auch hierfür anwendbar. Die Angaben über die erforderliche Dosierung schwanken jedoch außerordentlich und können nur kritisch einander gegenübergestellt werden.

I. Tumorerzeugung durch lokale Röntgenbestrahlungen

Die Erzeugung von Knochentumoren durch Lokalbestrahlung ist seit Jahrzehnten bekannt. Dabei scheint eine Mindestdosis von 1000 R einzeitig Voraussetzung für eine Tumorerzeugung zu sein. Die Bestrahlungstechnik ist die gleiche wie im Abschnitt über Wachstumsstörungen schon beschrieben, im allgemeinen werden jedoch hier etwas größere Knochenabschnitte oder ganze Extremitäten bestrahlt.

Lacassagne (1929) konnte bei Kaninchen durch Bestrahlung von Weichteilabscessen an den Oberschenkeln mit 1000 R osteogene Sarkome des Femur erzeugen, die nach einer Latenzzeit von 7–13 Monaten auftraten. Auch bei fraktionierter Bestrahlung mit 3 Einzeldosen von je 660 R, die auf einen Zeitraum von 18 Monaten verteilt waren, traten nach einer Latenzzeit von 12–18 Monaten nach Abschluß der Behandlung Sarkome in 18% der Versuchstiere auf (Lacassagne 1930). 8000 R in 40 Sitzungen je 200 R unterteilt und innerhalb von $6^1/_2$ Monaten verabreicht ergaben $6^1/_2$ Monate nach Abschluß der Behandlung ein osteogenes Sarkom der Tibia bei einem Kaninchen (Lüdin 1934, zit. nach Schürch 1937). An 60 Tage alten Ratten, deren beide Kniegelenke mit 3000 R mittels ^{192}Ir bestrahlt wurden, fand Cater (1960) in 29,3% Osteosarkome mit einer mittleren Latenzzeit von 488 Tagen. Außerdem waren in 43% der Tiere Fibrosarkome der Weichteile, in 8% Hautcarcinome und in 10% Mammacarcinome aufgetreten. In wenigen Fällen war eine multiple Tumorbildung (2 Tumoren pro Tier) festzustellen. Es ist besonders zu beachten, daß im allgemeinen die Stelle der Tumorentwicklung nicht in eindeutig räumliche Beziehung zu besonders geschädigten Zonen der bestrahlten Knochen zu setzen ist. Vielmehr dürften es gerade die nur teilweise geschädigten Knochenpartien sein, von denen eine Tumorentwicklung ausgeht (s. a. Brues 1948).

Auch durch Implantation oder lokale Instillation radioaktiver Stoffe können Tumoren hervorgerufen werden. So haben Schürch und Uehlinger (1935) durch Implantation von etwa 5 μg Radium oder Mesothorium in den Trochanter von jungen Kaninchen nach 19 und mehr Monaten in 5 von 22 Tieren osteogene Sarkome des Oberschenkels beobachtet, die auch in die Lunge metastasierten. Beachtenswert ist dabei, daß Röntgenaufnahmen keine nachweisbaren Wachstumsstörungen am Knochen zeigten und histologisch lediglich eine geringe Verödung des blutbildenden Knochenmarkes und die Ausbildung einer Bindegewebskapsel um die Implantationsstelle feststellbar war. Weitere Versuche mit 1–3 μg Radium ergaben unter 18 von 24 Kaninchen, die länger als 8 Monate lebten, in 9 Fällen Knochensarkome, davon 4 periostale und extraperiostale Fibrosarkome, 4 ausdifferenzierte osteogene Sarkome und 1 Ewing-Sarkom. Der Spontantod durch Lungenmetastasierung trat nach 21–36 Monaten ein.

Methodik: Nach Hautschnitt wird der Trochanter des Tieres freigelegt, mit dem Meißel abgeschlagen und etwas Spongiosa ausgelöffelt. In die Höhlung wird mit einer Metallspritze mit Stempel und Schraubgewinde durch eine dicke Nadel $^1/_3$ bis $^1/_2$ g Vaseline eingebracht, in welche die entsprechende Menge von Radium oder Mesothorium eingerührt ist.

Auch mit der oben geschilderten Methode von Jowsey (1960) mit ^{90}Sr-Seeds in Bohrlöchern traten in einigen Fällen Tumorentwicklungen auf, die wahrscheinlich vom Endost ausgingen. Die hier berechneten Maximaldosen liegen um 35000 bis 45000 rad. Ein Dosisbezug ist jedoch auch hier sehr schwierig, da die genaue Stelle des Ausganges der Tumorentwicklung meist nicht zu eruieren ist.

Zur besseren Vergleichbarkeit der verschiedenen Angaben wird in Tab. 3 eine Zusammenstellung der geschilderten Fälle von Tumorerzeugung gegeben.

II. Die Beeinflussung der Tumorentstehung bei Lokalbestrahlung

Erfahrungen über die Beeinflussung der Tumorentstehung bei Lokalbestrahlung sind bisher außerordentlich gering. Da es sich bei der Tumorentstehung jedoch in sehr vielen Fällen um das Zusammenwirken verschiedener Faktoren handeln dürfte, wobei einerseits die partielle Zerstörung von Gewebe durch ionisierende Strahlung, andererseits die dadurch ausgelösten Regenerationsimpulse zusammenwirken, müßte eigentlich die Möglichkeit einer Beeinflussung bestehen. Aus den Versuchen von Lacassagne (siehe oben) kann gefolgert werden, daß entzündliche Begleitreaktionen, in diesem Falle Abscedierungen, das Auftreten von Tumoren fördern. Die Wirkung der hier vergleichsweise geringen Dosis könnte so erklärt werden. Die Wirkung synergistischer Komponenten ist jedoch sehr schwer abschätzbar, so daß mangels weiterer Mitteilungen auf diesem Gebiet die Frage des Zusammenwirkens von Strahlung und Entzündung noch offengelassen werden muß.

Cater (1960) hat bei seinen Versuchen zur Erzeugung von Osteosarkomen durch Lokalbestrahlung der Kniegelenke bei Ratten durch die Verabfolgung von insgesamt 21 mg Wachstumshormon pro Tier innerhalb von 10 Wochen nach Bestrahlung die Osteosarkomrate deutlich steigern können. Die Gabe von rd. 2 mg Thyroxin pro Tier innerhalb von 10 Wochen nach Bestrahlung hatte dagegen keinen Effekt auf die Häufigkeit der Tumoren, schien aber die Latenzzeit bis zum Auftreten von Tumoren zu verringern. Interessanterweise wurde das Auftreten von anderen Tumoren als solchen des Knochens durch beide Medikationen nicht beeinflußt.

III. Erzeugung von Tumoren durch Ganzkörperbestrahlung

Im Tierexperiment ist es bisher nur selten gelungen, Knochentumoren durch Ganzkörperbestrahlung zu erzeugen. Die Ursache scheint darin zu liegen, daß, wie im Abschnitt über Lokalbestrahlungen schon erwähnt, für die Tumorerzeugung doch Schwellenwerte existieren, die in der Größenordnung über 1000 R liegen. Solche Strahlendosen als Ganzkörperbestrahlung verabfolgt, liegen jedoch bei praktisch allen Warmblütern schon oberhalb der letalen Dosis, so daß die Tiere die Tumorentwicklung gar nicht mehr erleben. Es besteht lediglich die Möglichkeit, daß im Zusammenwirken zwischen lokaler Schädigung und der Allgemeinschädigung des Tieres die Tumoranfälligkeit erhöht wird. So hat Cottier bei

Tabelle 3. *Tumorerzeugung durch Bestrahlung von außen oder lokale Implantation radioaktiver Stoffe*

Bestrahlungsart	Dosierung	Tierart, Geschlecht, Alter	Tumorart und -häufigkeit	Latenzzeit Monate	Autor
einzeitig:					
Röntgen	1000 R auf Weichteilabsceß	Kaninchen	osteogenes Sarkom d. Femur	$6^1/_2$	LACASSAGNE u. VINCENT 1929, zit. nach SCHÜRCH u. UEHLINGER 1937
Röntgen	600 R	Kaninchen	Spindelzellsarkome (Organ?)	22—28	BUROFF u. MAYNEORD 1937, zit. nach RAJEWSKY 1956
Röntgen	Ganzkörper 600 R	Maus, ♀ 3 Monate	Osteosarkome auf Boden einer Hyperostosis int., 9 Fälle	9—20	COTTIER 1962
Radium	480 mgEh	Kaninchen	osteogenes Fibrosarkom	18	SCHÜRCH u. UEHLINGER 1931, zit. nach 1937
Radium	—	—	osteogenes Sarkom des Schädels	—	JENTZNER 1936, zit. nach SCHÜRCH u. UEHLINGER 1937
^{192}Ir	Kniegelenk, 3000 R	Wistar-Ratten	Osteosarkome 29,3%	16	CATER u. Mitarb. 1960
fraktioniert:					
Röntgen, mehrere Monate	2 × 1000 R	Kaninchen	Sarkome 3/12 Tiere	7—13	LACASSAGNE u. VINCENT 1929, zit. nach RAJEWSKY 1956
Röntgen, 3 Sitzungen	ges. 1980 R	Kaninchen	periostale Fibrosarkome 18%	6—36	LACASSAGNE u. VINCENT 1933, zit. nach SCHÜRCH u. UEHLINGER 1937
Röntgen, in $6^1/_2$ Monaten	40 × 200 = ges. 8000 R	Kaninchen	Chondrosarkom	$6^1/_2$ nach Ende der Bestrahlg.	LÜDIN 1930, zit. nach RAJEWSKY 1956
Röntgen, Ganzkörper	tägl. 8,8 R, ges. 2200 bis 3500 R	Maus	Fibrosarkome 7/32 Tiere (spontan 2/32 Tiere)	10—16	SPARGO u. Mitarb. 1951, zit. nach RAJEWSKY 1956
Radium	ED 60 mgEh, ges. 1100 bis 1140 mgEh	Ratte	Fibrosarkome 2/5 Überleb.	8—13	MOTTRAM 1931, zit. nach RAJEWSKY 1956
Implantation:					
Radium	Ra 1:110000 in Paraffin und Diatomeenerde	Meerschweinchen	Fibrosarkom	15	DAELS u. BILTRIS 1931, zit. nach SCHÜRCH u. UEHLINGER 1937
Radium	2—5 μg	Kaninchen	intra- u. periostale Fibrosarkome des Femur 5/22 Tiere	19 und mehr	SCHÜRCH u. UEHLINGER 1935
Mesothor	2—5 μg Ra-Äqu.	Kaninchen	intra- u. periostale Fibrosarkome des Femur 9/18 Überleb.	Tod 21 bis 36	SCHÜRCH u. UEHLINGER 1934/37
^{90}Sr	10 μCi, Dosis geschätzt 40 rad/Tag = ges. 35000—45000 rad	Ratte erwachsen	osteogene Sarkome, vom Endost ausgehend	27	JOWSEY u. ROWLAND 1960

seinen Versuchen mit der Bestrahlung von Albino-Mäusen mit 600 R nur sehr selten Knochengeschwülste gesehen. 9 weibliche Tiere entwickelten Osteosarkome im Bereich der Kniegelenkbildenden Knochen. Es handelte sich um typisch osteoplastische Sarkome, die nach einer Latenzzeit von 9–20 Monaten auftraten. Bei allen Tieren war eine Hyperostosis interna festzustellen, die bei weiblichen Tieren in höherem Alter an sich recht häufig vorkommt.

IV. Erzeugung von Knochentumoren durch Inkorporation natürlicher radioaktiver Stoffe

Durch die Beobachtungen am Menschen angeregt wurden schon in den 30er Jahren Versuche unternommen, Knochensarkome durch radioaktive Stoffe zu erzielen. So hatten Sabin u. Mitarb. (1932, zit. nach Schürch 1937) durch intravenöse Injektion von 5 μg Radium, verteilt auf 14 Injektionen in wöchentlichen Abständen, ein intraossales Spindelzellsarkom des Humerus mit einer Latenzzeit von 15 Monaten erzeugen können. Auch 6 $\times$ 7,5 mg Ra-Äqu. Mesothorium ergaben in 2 von 7 Versuchstieren Sarkome osteoplastischer Art.

Auch durch einmalige intraperitoneale Verabreichung von Poloniumfluorid (0,0004 μCi ^{210}Po/g Körpergewicht) lassen sich Osteosarkome in Mäusen mit einer Latenzzeit von 9 Monaten erzielen (Finkel 1947, 1948). Weitere Mitteilungen über die Tumorerzeugung durch Verabfolgung natürlicher radioaktiver Stoffe haben Schürch und Uehlinger (1934, 1937) zusammengestellt.

Im umfangreichen amerikanischen Material haben Hasterlik, Finkel und Miller (1964) bei 400 Personen, vorwiegend ehemaligen Zifferblattmalern, 5 mal Osteosarkome, 11 mal Tumoren cranieller Strukturen, 2 mal myeloische Leukämien und eine chronische lymphatische Leukämie gefunden. Bei weniger als 0,6 μCi ^{226}Ra wurde kein Tumor beobachtet. Patienten, bei denen sich ein bösartiger Tumor entwickelt hatte, zeigten 30–40 Jahre nach der Inkorporation noch einen Radiumgehalt von 0,6–10 μCi.

Nach Rajewsky u. Mitarb. (1939) kann bei Ablagerung von größenordnungsmäßig 1 μg Radium im Skelet des Menschen mit der Möglichkeit von Knochensarkomen gerechnet werden.

V. Tumorerzeugung durch Inkorporation von Radiostrontium

Die Verfügbarkeit künstlich erzeugter Radioisotope mit ihren unterschiedlichen physikalischen Eigenschaften und ihrem unterschiedlichen biologischen Verhalten erweiterte die Möglichkeit experimenteller Tumorerzeugung beträchtlich. So erzeugte Kahn (1959) bei Ratten mit intraperitonealer Injektion von 4,2 μCi ^{89}Sr/g Körpergewicht, 6 mal in monatlichen Intervallen verabfolgt, in einem hohen Prozentsatz Knochentumoren. Lisco (1946) fand bei Ratten 12 Monate nach Injektion von 2,9 μCi ^{90}Sr/g Körpergewicht Osteosarkome. Mit 0,05–5,0 μCi ^{89}Sr/g Körpergewicht einmalig oder wiederholt injiziert konnte er (1957) Knochentumoren mit einer Latenzzeit von 7 Monaten erzeugen. In 84,5% der Tiere stellte Makaricheva (1959, 1963) bei Ratten mit Injektion von 0,4 μCi ^{90}Sr/g Körpergewicht Osteosarkome fest. Typisch waren bei den beobachteten Bildern das multiple Auftreten von Tumorherden in verschiedenen Knochen oder an gegenüberliegenden Enden desselben Knochens sowie ein uneinheitliches Bild des übrigen Knochens, der im Röntgenbild neben Sklerosen auch Auflösungen der Knochenstruktur und ausgedehntere Osteoporosen feststellen ließ. Mit 0,6 μCi ^{90}Sr/g Körpergewicht stellten auch Owen und Vaughan (1959) bei Ratten 6–8 Monate nach Injektion multiple Osteosarkome fest. Litvinov (1956/59) fand bei Ratten und auch beim Hund durch intraperitoneale Injektion von 0,4 μCi ^{90}Sr/g

Körpergewicht nach 5–6 Monaten osteogene Sarkome in den Metaphysen der langen Röhrenknochen. Es handelte sich um osteoplastische und osteolytische Tumoren in 70–80% der Tiere, wobei als erstes Symptom eine gestörte Osteogenese nach 1–2 Monaten feststellbar war. Auch durch 0,6 mCi ^{91}Y/g Körpergewicht intraperitoneal waren ähnliche Befunde zu erzielen. Mit der gleichen Dosierung von 0,4 μCi ^{90}Sr/g Körpergewicht intravenös bei $2^1/_2$ Monate alten Mäusen erzielte MARSHALL (1959) Knochentumoren. Zum Zeitpunkt des Todes nach etwa 250 Tagen war nach seinen Angaben im Femur eine Dosis von etwa 4600–12000 rad erreicht worden. Aus der Dosisangabe ist selbstverständlich wenig für die zur Erzeugung von Tumoren erforderliche Dosis zu entnehmen. Wie oben schon ausgeführt, ist zunächst keine eindeutige räumliche Beziehung zwischen Entstehungsort eines Tumors und der dort akkumulierten Dosis herzustellen, zweitens ist der Zeitpunkt der Tumorentstehung nicht eindeutig festzulegen und damit auch nicht die bis zu diesem Zeitpunkt akkumulierte und den Tumor auslösende Dosis. Dosisangaben in diesem Zusammenhang sind deshalb mehr oder weniger fiktive Werte.

Bei etwa $2^1/_2$ Monate alten CBA-Mäusen sind etwa 4–6 Monate nach intraperitonealer Verabfolgung von 0,67 μCi ^{90}Sr-Nitrat/g Körpergewicht röntgenologisch kleine Osteosarkome festzustellen, die meist in einem gewissen Abstand von den Stellen höchster Dosis, d. h. im Anschluß an die Epiphysenplatten distal im Femur, proximal in der Tibia und im Humerus sich entwickeln. Der größte Teil der Tumoren scheint vom Endost auszugehen. Charakteristisch ist die ausgesprochen multiple Entwicklung. Die Tumoren sind schon in relativ frühem Entwicklungsstadium autonom und transplantabel. Die Tumorhäufigkeit steigt, bei 4 Monaten beginnend, linear mit der Zeit an. Die meisten Tumoren sind in Femur und Tibia lokalisiert, mit fallender Häufigkeit in der Lendenwirbelsäule, dem Sacrum und anderen Wirbeln. Histologisch handelt es sich um osteoplastische und um schwach knochenbildende fibroplastische Osteosarkome, in 83% der Fälle treten beide Arten beim gleichen Tier auf. Im Mittel entwickeln sich 2,2 Sarkome/Maus, in 10% der Tiere sogar 4 und mehr Sarkome. Die genaue Lokalisation der Tumoren im Femur betraf in 71% die distale, in 10% die proximale Portion und in 4% die Diaphyse. In den Tumoren selbst ist nur relativ wenig ^{90}Sr feststellbar. (Abb. 12). Es ist dies als Hinweis aufzufassen, daß das Radiostrontium entweder vermehrt in anderen Knochenpartien lokalisiert war und nur die geringere Dosis in den betroffenen zur Tumorentstehung geführt hat oder daß mit der Zerstörung des strontiumspeichernden Knochens auch das Strontium abtransportiert wurde (NILSSON 1962). Die von KAPLAN und auch von GROSS (zit. nach NILSSON) diskutierte Virusätiologie der Sarkomentstehung findet NILSSON in seinem Versuch nicht bestätigt.

ANDERSON u. Mitarb. (1956) finden bei wöchentlichen Injektionen von 0,06 bis 2,1 μCi ^{90}Sr/g Körpergewicht bei 2 Monate alten Mäusen über 1 Jahr hinweg Tumorentwicklungen bei Einzeldosen von 2,1 μCi in 28,6%, bei Einzeldosen von 1,5 μCi in 11,1% der Versuchstiere. Bei geringeren Dosen stellen sie keine Tumorentwicklungen fest. Bei einzeitiger intravenöser Injektion von rd. 1 μCi ^{90}Sr/g Körpergewicht in 70 Tage alte Mäuse des Stammes CF 1 und CBA entwickeln sich nach FINKEL u. Mitarb. (1959, 1961) in einem erheblichen Prozentsatz der Versuchstiere multiple Tumoren der Knochen, vorwiegend Osteosarkome. Gewisse Unterschiede im Auftreten, in der Latenzzeit und auch in der Zahl der Tumoren pro Tier zwischen beiden Stämmen sind festzustellen. Auch die Lokalisation ist je nach Stamm etwas verschieden und betrifft in erster Linie den Femur, die Lumbalregion, Sacralregion, das Becken, die Tibia, Humerus, Thorakalregion, Cervicalregion, Schädel und Rippen. Die Latenzzeit beträgt je nach Stamm 100 bis 250 bzw. 150 bis über 300 Tage nach Injektion. Die Zahl der Tumoren pro

Versuchstier variiert von 0–10, liegt meist um 3 und beträgt im arithmetischen Mittel 4,3 bzw. 4,0 bei den beiden Stämmen. Bei Dosen unter 0,2 μCi ^{90}Sr/g Körpergewicht konnten die Autoren keine Osteosarkome feststellen.

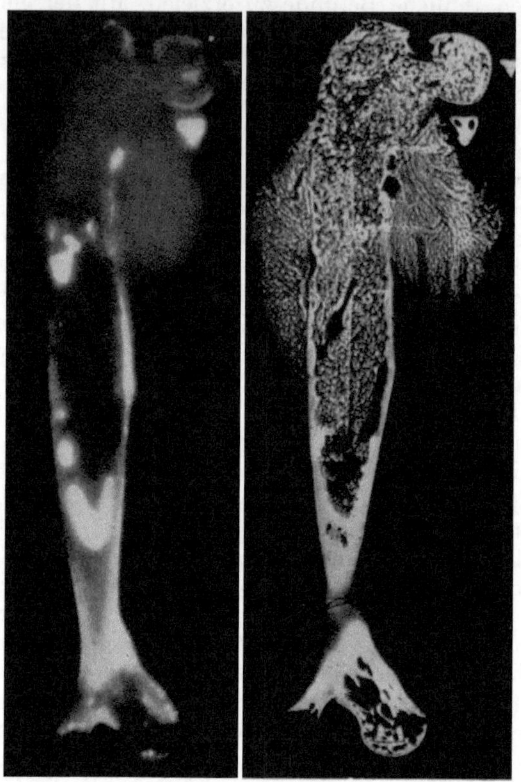

Abb. 12. *Tumor durch Radiostrontium:* Autoradiogramm und Mikroradiogramm des Femur der Maus, 279 Tage nach Injektion von ^{90}Sr. Der Tumor hat die Kompakta durchbrochen, wächst extramural und hat auch die Markhöhle ausgefüllt, Stellen hoher Strontium-Aktivität finden sich nur in den erhaltenen Knochenteilen [aus NILSSON und ULLBERG: Acta radiol. (Stockh.) 58, 171 (1962)]

Eine sehr hohe Tumorincidenz bei einzeitiger Verabfolgung von 0,4–1,0 μCi ^{90}Sr/g Körpergewicht, jungen Kaninchen intravenös injiziert, stellen VAUGHAN u. Mitarb. (1963) fest. Die Tumoren treten vorwiegend in den Extremitäten, nicht dagegen in der Wirbelsäule auf. Aus Dosisabschätzungen schließt der Autor, daß Skeletschädigung und Tumorbildung von der akkumulierten Dosis abhängig sei, nicht so sehr von der Dosisleistung. Die akkumulierte Dosis ihrerseits hängt von der Wachstumsrate des Knochens und von der Art der ausgesandten Strahlung ab. In gleicher Richtung deuten die Beobachtungen von MACPHERSON (1962), der an jungen Kaninchen bei 0,1 μCi ^{90}Sr/g Körpergewicht keine Tumorentwicklung, dagegen bei 0,6 μCi/g 6 Monate nach Injektion in allen Fällen Osteosarkome beobachtete. Die Tumoren entwickelten sich zwar nicht immer im Zentrum der höchsten Dosis, aber doch manchmal in seiner Nähe. Eine gewisse Beziehung zwischen Tumorlage und maximaler akkumulierter Dosis nimmt er an. Ähnliche Beobachtungen erzielten SCORYNA und CAHN (1959, zit. nach MACPHERSON) mit ^{89}Sr. Im Einklang mit den oben genannten Dosisangaben stehen die Beobachtungen von BUDKO und von DOUGHERTY, die bei Dosen unter 0,1 μCi ^{90}Sr/g Körpergewicht keine Tumorentwicklung beobachtet haben. Die Beobachtung von ALEKSEEVA (alle zit. nach LANGENDORFF 1963) mit Knochentumoren beim Hund nach 0,01 μCi ^{90}Sr/g Körpergewicht ist deshalb sehr kritisch zu bewerten. Auch KRIEGEL (1963) konnte an Ratten mit 0,2 μCi ^{90}Sr/g Körpergewicht keine Tumorentwicklung beobachten, während bei 0,4 μCi/g mit einer mittleren Latenzzeit von 300 Tagen bei allen Tieren multiple Osteosarkome auftraten.

Bei fraktionierter parenteraler Verabreichung oder auch bei Verfütterung über längere Zeiträume sind ebenfalls in Abhängigkeit von der verabfolgten Dosis Tumoren erzielbar. Die bisher vorliegenden Mitteilungen geben jedoch noch keine eindeutige Klarheit über die Mindestdosis und die optimale Dosis. Bei täglicher Verfütterung von 0,008 μCi ^{90}Sr/g Körpergewicht an junge Kaninchen über 6 Monate hinweg konnten OWEN und VAUGHAN (1959) in einem großen Prozentsatz multiple Knochentumoren erzeugen. Andererseits überlebte von 4 Hunden, die vom Beginn der Ossifikation bis zum Alter von 18 Monaten täglich 1,83 μCi ^{90}Sr/g Nahrungscalcium erhalten hatten, nur 1 Tier; Tumorentwicklungen waren nicht zu beobachten (ANDERSON 1963). KRIEGEL (briefliche Mitteilung 1963) sah bei Verfütterung von ^{90}Sr an Ratten in 80–90% der Tiere Osteosarkome vom osteoplastischen Typ, überwiegend an den hinteren Extremitäten. Bemerkenswerterweise traten auch in relativ hohem Prozentsatz Tumoren in der Mundhöhle, wahrscheinlich Carcinome der Mundschleimhaut, auf. Durch Verfütterung von Radioyttrium sind anscheinend keine Knochentumoren zu erzielen. SULLIVAN (1962) sah bei Gabe von 90–410 μCi ^{90}Y/Tier, 60 Tage lang mit dem Trinkwasser an weiblichen Ratten verfüttert, zwar eine Verkürzung der Überlebenszeit auf 434–350 Tage gegenüber der Kontrollgruppe mit 626 Tagen und anfänglich erhebliche Darmschäden. Tumoren traten jedoch lediglich im Darm, im Uterus und im Mundhöhlenbereich auf. Über die Verfütterung von ^{89}Sr berichten BRUES und SACHER (1952). Die Tumorentwicklung in Abhängigkeit von Höhe und Dauer der Zufuhr zeigt Abb. 13. Ein Vergleich der hier verwendeten Aktivitäten mit denen

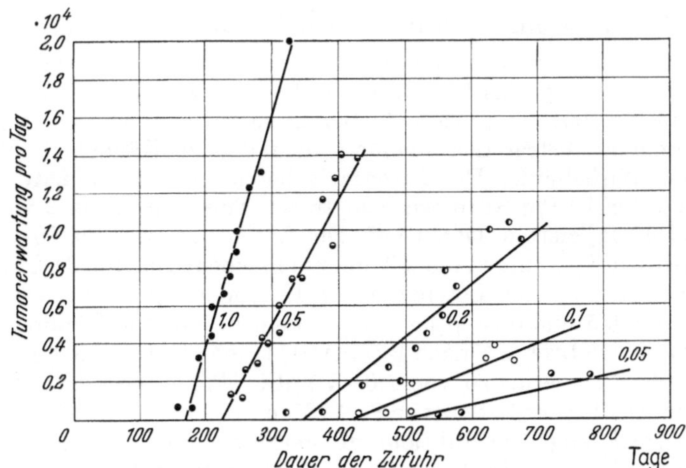

Abb. 13. *Auftreten von Knochentumoren* bei Mäusen durch Dauerzufuhr von ^{89}Sr. (Nach BRUES und SACHER 1952, aus RAJEWSKY: Strahlendosis und Strahlenwirkung 1956)

von ^{90}Sr ist selbstverständlich nicht statthaft, da nicht nur die Strahlungsenergie sondern vor allen Dingen die physikalische Halbwertszeit beider Isotope stark unterschiedlich ist m. a. W. die Einwirkungszeit des eingebauten ^{89}Sr nur einen Bruchteil der von ^{90}Sr beträgt. In einer Zusammenstellung kommt LANGENDORFF (1963) zum Schluß, daß bei einem Schwellenwert, der in der Größenordnung von

1500–2000 rad liegt, die Tumorhäufigkeit mit zunehmender Dosis ein Maximum erreicht, daß sie jedoch bei höheren Dosen, d. h. bei größeren ^{90}Sr-Gaben, wiederum zurückgeht. Auch Langendorff findet keine eindeutig definierte Abhängigkeit der Tumorrate von der zugeführten Dosis, insbesondere keine lineare Dosis-Wirkungskurve. Die von manchen Autoren, z. B. Lewis (zit. nach Langendorff) angegebenen Aktivitätsabschätzungen hält er nicht für schlüssig, da sie vielfach die uneinheitliche Verteilung des Radionuclids im Skelet nicht berücksichtigen.

Auf den Einfluß von Gestation und Lactation auf die Ausbildung Strontium-induzierter Tumoren in Mäusen weisen Nilsson, Nelson, Rönnbäck, Sjödén, Walinder und Hertzberg (1967) hin. Die Lactation führt zu einer erhöhten Ausscheidung von ^{90}Sr und damit zur Senkung der Strahlendosis.

Ausführliche theoretische Überlegungen über die Tumorinduktion bei Mäusen durch ^{90}Sr stellt Mole (1963) an, wozu er das s. Z. von van Putten und De Vries (1962) und van Putten (1962) vorgelegte experimentelle Material verwendet. Die Tumorinduktion soll danach von zwei zeitlich aufeinanderfolgenden Ereignissen abhängig sein, die jeweils durch den Durchgang eines einzelnen Strahlenteilchens hervorgerufen worden sein können.

Röntgenaufnahmen ^{90}Sr-induzierter Skeletveränderungen zeigten, daß von 75 Ratten, die oral fraktioniert 789 μCi ^{90}Sr bis zum Lebensalter von 124 Tagen erhalten hatten, 33 % Knochenveränderungen aufwiesen. Osteogene Sarkome waren in 21,3 % der Fälle vorhanden, leichte Veränderungen der Knochendichte sah man in weiteren 12 %. Intravenös appliziertes ^{90}Sr, insgesamt 75 μCi fraktioniert bis zum 50. Tag, erzeugte 75,8 % Knochentumoren und 24,2 % Veränderungen der Knochendichte. 36 Ratten, die fraktioniert 82 μCi ^{90}Sr intraperitoneal erhalten hatten, wiesen in 47,1 % Knochentumoren und in 52,9 % Veränderungen der Dichte auf. Knochentumoren traten in allen 3 experimentellen Gruppen hauptsächlich in den langen Röhrenknochen auf (Hopkins, Casarett, Baxter und Tuttle 1966).

VI. Erzeugung von Tumoren durch andere Radionuklide

Durch einmalige intraperitoneale Injektion von 3 μCi ^{32}P/g Körpergewicht (als Natriumphosphat der spezifischen Aktivität 1–4 μCi/μg Phosphor) fanden Benstedt u. Mitarb. (1961) in jungen Ratten Tumoren in etwa $^1/_3$ der Tiere. Der häufigste Tumorsitz betraf den Femur, mit fallender Häufigkeit auch Tibia, Humerus und Wirbelsäule. Die Latenzzeit betrug 7,5–13 Monate. Bei einer Dosierung von 2 μCi ^{32}P/g Körpergewicht traten Tumoren nur in 2 von 37 überlebenden und 49 injizierten Tieren auf. Die Latenzzeit war auf 10–19 Monate verlängert. Bei 1 μCi/g konnten nur 2 Tumoren in einem Tier von 34 Überlebenden und 60 Injizierten mit einer Latenzzeit von 13 Monaten gefunden werden. Niedrigere Dosen von 0,5 und 0,25 μCi/g führt in keinem Fall zur Tumorentwicklung. Demgegenüber hatte Litt (zit. nach Benstedt) keinen Unterschied in der Tumorincidenz zwischen Dosierungen von 1,0–3,5 μCi ^{32}P/g Körpergewicht gefunden, lediglich einen Anstieg der Latenz von 8–13 Monaten bei hoher auf 12–25 Monate bei niedriger Dosierung. Die fraktionierte Verabreichung von ^{32}P scheint wirksamer zu sein als die einmalige Gabe. So konnte Benstedt durch eine erste Injektion von 1 μCi und 4 weitere Injektionen von je 0,5 μCi in 2wöchigen Intervallen, insgesamt also 3 μCi ^{32}P/g Körpergewicht, in 19 von 20 Tieren Tumoren erzeugen, während ein gleichzeitig durchgeführter Versuch mit einmaliger Injektion von 3 μCi/g nur in 3 von 20 Tieren Tumoren ergab. Eine hohe Incidenz von Knochensarkomen und auch von Carcinomen fanden auch Koletsky u. Mitarb. (1950), ebenfalls an Ratten mit einmaliger intraperitonealer Injektion von 4,5 μCi ^{32}P/g und ebenso bei fraktionierter Verabreichung von 1,5 μCi/g in 3wöchigen Abständen bis insgesamt 12 μCi/g. Die Latenzzeiten betrugen 7–12 im einen, 4–7 Monate im anderen Fall.

Auch mit Radiocalcium lassen sich Knochentumoren in erheblichen Prozentsätzen erzielen. Bei weiblichen CF 1-Mäusen im Alter von 2 Monaten treten nach einmaliger intraperitonealer Injektion von 5,0 μCi ^{45}Ca/g Körpergewicht unter den Überlebenden in 60% Tumoren mit einer mittleren Latenzzeit von rd. 11 Monaten auf. Bei einer Dosis von 3,5 μCi/g nennen ANDERSSON u. Mitarb. (1956) 50% Tumorincidenz mit einer mittleren Latenzzeit von rd. 15 Monaten. Die hier genannten Prozentzahlen stützen sich allerdings auf sehr kleine Beobachtungszahlen, da bei diesen Dosen sehr viele Tiere innerhalb der Latenzzeit zugrunde gehen.

Die fraktionierte parenterale Zufuhr führte bei wöchentlichen Dosen von 0,6 bis 2,1 μCi ^{45}Ca/g Körpergewicht in 11–43% der Versuchstiere zu Knochentumoren. Bei kleineren Dosen konnte keine Tumorentwicklung festgestellt werden.

Ausführliche Untersuchungen über die Tumorerzeugung durch Verabfolgung von ^{239}Pu führten FINKEL und BISKIS (1962) durch. Ihre Ergebnisse sind in den Tab. 4 und 5 enthalten. Sie verabfolgten einmalig intravenös 0,00004–0,04 μCi/g und fanden vor allem bei Dosierungen von 0,0017–0,0061 einen hohen Prozentsatz von Knochentumoren, der unterhalb und oberhalb dieser Dosen deutlich bis

Tabelle 4. *Veränderungen nach i.v. Injektion von ^{239}Pu* (nach FINKEL und BISKIS 1962) CF 1-Mäuse, bei Versuchsbeginn 10 Wochen alt.

Versuchs-gruppe	Zahl der Tiere	^{239}Pu μCi/kg	Ver-kürzg. d. Lebens-er-wartung	Hämo-globin g/100 cm³	Leuko-cyten pro mm³ [a]	Leberdegeneration par-enchy-matös %	fettig %	Kern-inklu-sionen %	Tumoren außer Knochen % [b]	alle Tumoren % [b]
1	15	40,6	+	2,9	900	79	21	7	0	0
2	15	26,5	+	5,5	4400	22	44	0	0	0
3	30	15,6	+	7,6	8400	86	0	36	46	81
4	45	6,1	+	10,8	6200	21	26	5	36	127
5	45	3,1	+	11,0	12400	33	5	12	47	140
6	60	1,7	?	11,4	7500	21	18	2	53	96
7	75	0,69	?	10,8	15500	21	6	0	59	68
8	90	0,34	0	10,4	16800	28	2	1	121	130
9	90	0,16	0	10,8	11500	15	4	1	134	137
10	105	0,08	0	10,6	25600	24	3	5	136	136
11	120	0,04	0	10,6	27800	19	4	2	124	124
Kontrollen	210	—	0	10,4	27400	19	0	0	116	117
Gesamt	900									

[a] Tiere mit Tumoren des reticuloendothelialen Systems nicht miteinbezogen.

[b] Prozentzahlen enthalten auch verschiedenartige oder multiple Tumoren beim gleichen Tier.

auf 0 abnahm. Bei hohen Dosen hatten die Tiere offensichtlich durch die allgemeine Strahlenschädigung des Körpers das Tumoralter nicht erreicht, bei sehr kleinen Dosen waren keinerlei Schädigungen der Tiere zu beobachten. Es muß allerdings offengelassen werden, ob bei einer noch höheren Zahl von Tieren eine statistisch zu sichernde, sehr geringe Erhöhung der mittleren Tumorerwartung bei sehr kleinen Dosen erfolgen könnte. Der Eindruck des Gegenteils, daß die Tumorerwartung bei Kontrolltieren etwas größer war als bei Verabfolgung sehr geringer Mengen von Plutonium, dürfte im Rahmen der Streuung liegen. Interessanterweise nimmt die Zahl aller anderen Tumoren reziprok zur verabreichten Dosis zu, es handelt sich also weitgehend um Spontantumoren. Ein Gipfel bei den niedrigen Dosisgruppen scheint dem Referenten nicht sicher wertbar. Mit der Verringerung der Lebenserwartung geht auch die Zahl der Spontantumoren bei höheren Dosen von Plutonium zurück. Bei den Knochentumoren steigt übrigens auch die Latenzzeit reziprok zur verabfolgten Dosis an.

Tabelle 5. *Osteosarkome nach i.v. Injektion von* ^{239}*Pu* (nach Finkel und Biskis 1962)

Versuchs-gruppe	^{239}Pu µCi/kg	Zahl der Mäuse mit Tumoren	Zahl der Tumoren	Tumorhäufigkeit in % bezogen auf		mittlere Tumor-erwartung[a]	Latenzzeit Tage
				alle Mäuse der Gruppe	Überlebende d. Gruppe n. 200 Tagen		
1	40,6	0	0	0	—	—	—
2	26,5	0	0	0	—	—	—
3	15,6	6	9	35	60	0,71	200—300
4	6,1	9	41	91	320	4,3	225—400
5	3,1	20	42	93	160	1,9	225—525
6	1,7	12	26	43	93	1,6	400—675
7	0,69	7	7	9	18	0,28	250—650
8	0,34	7	8	9	10	0,16	400—675
9	0,16	3	3	3	4	0,06	500—675
10	0,08	0	0	0	0	0	—
11	0,04	0	0	0	0	0	—
Kontrollen	—	2	2	1	1	0,02	525—650

[a] Berechnet aus Zahl der Tumoren, bezogen auf zu diesem Zeitpunkt lebende Tiere. Mittelwert aus Werten bei 200 und mehr Tagen in 10tägigen Abständen.

Von allen beobachteten 138 osteogenen Tumoren fanden sich 70% in der Wirbelsäule, 17% in den langen Röhrenknochen und 14% in den platten Knochen.

Methodik: Injektion von ^{239}Pu-Citrat, isotonisch in saurer Lösung, bei Kontrollgruppen ebenfalls Injektion ohne Plutonium. Versuchstiere: bei Versuchsbeginn 9—10 Wochen alte CF1-Mäuse, zu je 15 in einem Käfig unter Normbedingungen gehalten. Die Tiere wurden aufmerksam beobachtet und jeweils kurz vor dem Spontantod getötet und histologisch untersucht. Die Blutentnahme zur Blutuntersuchung erfolgte sofort nach Tötung aus einer peripheren Vene.

Lisco (1952) hatte 8 Kaninchen und 3 weiblichen Ratten Plutonium-Draht subcutan eingepflanzt. Das Plutonium-Metall war sehr schnell in Fragmente zerfallen, von denen jedoch nur ein sehr geringer Teil, 0,09–1,2%, resorbiert und in den Knochen eingebaut wurde. Er beobachtete ein osteogenes Sarkom der Wirbelsäule bei einer Ratte nach etwa 320 Tagen. Im Knochen fand sich eine Plutonium-Konzentration von 0,0063 µCi/g Knochen. Einzelne Partien des Knochens konnten dabei bis zu 5000 rad akkumuliert haben.

VII. Vergleich der Wirkung verschiedener Radioisotope bezüglich einer Tumorentwicklung

Aus den im vorigen Abschnitt enthaltenen Angaben geht schon eindeutig hervor, daß Vergleiche der Tumorinduktivität durch verschiedene Radioisotope nur mit äußersten Vorbehalten möglich sind.

Die Erzeugung von Tumoren hängt zunächst von der spezifischen Anreicherung eines bestimmten Radionuclids in bestimmten Teilen des Skeletes ab, die je nach physiologischem Alter des Versuchstieres und auch etwas nach der Tierart unterschiedlich sein kann. Diese spezifische Verteilung wird außerdem durch die Verabreichungsart, ob parenteral oder peroral, ob einzeitig oder fraktioniert, bestimmt. Die spezifische Aktivität, m. a. W. die Menge radioaktiver Substanz pro Volumen- oder Gewichtseinheit des Knochens, hängt nicht nur von der verabfolgten Dosis, sondern von der Stoffwechsellage des Versuchstieres zum Zeitpunkt der Verabfolgung ab. Schließlich wird die biologische Wirkung, hier die Tumorerzeugung, durch Art und Energie der vom Radionuclid ausgesandten Strahlung und die Länge der Wirkungsdauer, ausgedrückt in der effektiven Halbwertszeit, bestimmt. Die Angaben der Aktivität radioaktiver Stoffe, die zur Tumorerzeugung führen, sind deshalb nur mit großen Einschränkungen vergleichbar.

So ist Radium bezogen auf die maximal cancerogene Aktivität wirksamer als Strontium und Calcium. Die Zahl der auftretenden Tumoren bei maximalen cancerogenen Dosierungen ist jedoch bei Strontium 5mal, bei Calcium 3mal so groß wie bei Radium (LANGENDORFF 1963). Auch in der zeitlichen Verteilung der Tumorentstehung nach Applikation sind Unterschiede zwischen verschiedenen Isotopen festzustellen. Der aus manchen Darstellungen abzuleitende Eindruck einer inversen Beziehung zwischen Dosis und Latenzzeit täuscht; bei Inkorporation radioaktiver Substanzen längerer effektiver Halbwertszeit nimmt die Strahlendosis mit der Latenzzeit zu. Eine Zunahme von Tumoren mit der Latenzzeit ist demnach ebenso wie eine dosisabhängige Zunahme der Tumorerwartung zu werten. Fast alle vergleichenden Arbeiten enthalten Hinweise darauf, daß nach Radiostrontium-Verabreichung die entstehenden Tumoren weitgehend in den Extremitäten, vor allem im Femur, lokalisiert sind, während sich Tumoren nach Radium vorwiegend in Wirbelsäule und Becken finden. Bei den Untersuchungen von MARSHALL (1959) mit einzeitiger Verabreichung von 0,03 μg ^{226}Ra/g Körpergewicht, 0,4 μCi ^{90}Sr/g oder 6,0 μCi ^{45}Ca/g an CF 1-Mäusen des Alters von 80 Tagen waren im Femur 35% der ^{90}Sr-Tumoren, 90% der ^{45}Ca- und 8% der ^{226}Ra-Tumoren lokalisiert. Der Tumoranteil in der Lendenwirbelsäule war bei allen 3 Isotopen etwa gleich. In den Rippen traten dagegen wesentlich mehr Ca- und Ra-Tumoren auf. Die optimale cancerogene Dosis betrug (nach FINKEL 1953) bei Mäusen 0,03 μCi ^{226}Ra/g Körpergewicht, 0,9 μCi ^{90}Sr/g Körpergewicht oder 25 μCi ^{45}Ca/g Körpergewicht. Das Überschreiten dieser Dosen ließ die Tumorerwartung geringer werden. Als kleinste eben noch cancerogene Aktivität nennt FINKEL etwa 0,001 μg ^{226}Ra, 0,05 μCi ^{90}Sr oder 1,0 μCi ^{45}Ca/g Körpergewicht.

MARSHALL (1959, 1960) erklärt diese Beobachtungen dadurch, daß das für eine Tumorerzeugung empfindliche Volumen, m. a. W. die Zellen oder Zellverbände, von denen bei entsprechenden Strahlenschädigungen Tumoren ausgehen können, an den Oberflächen der knöchernen Substanz oder nahe an dieser liegen. Nach dieser Annahme sind Corpuscularstrahlen geringer Reichweite, also α-Strahlen oder sehr weiche β-Strahlen, in dünnen Knochen, die ein relativ großes Oberflächen-Volumen-Verhältnis besitzen, wesentlich effektiver als solche längerer Reichweite (z. B. β-Strahlen des Strontiums). Als sensitive Regionen, die allein für die Carcinogenese verantwortlich zu machen sind, sind nach MARSHALL die endostalen und periostalen Knochenoberflächen anzusprechen, auch die Oberflächen der Knochenbälkchen und die Wände der Haversschen Kanäle.

Im übrigen ist nicht zu vergessen, daß bei fast allen Dosen radioaktiver Isotope, bei denen eine Tumorentwicklung beobachtet wurde, in der ersten Zeit nach Verabfolgung deutliche Veränderungen des peripheren Blutbildes und des Knochenmarkes auftreten, und daß sich in den späteren Stadien meist eine diffuse Myelofibrose und die im vorigen Kapitel geschilderten Strukturstörungen des Knochens im histologischen Bild finden. Es muß hier offen gelassen werden, ob und inwieweit die Tumorentstehung als reine Strahlenreaktion oder als komplexes Geschehen aufgefaßt werden muß, das sich aus Strahlenreaktion und restitutiven bzw. reaktiven Tendenzen zusammensetzt.

Eine Zusammenstellung der verschiedenen Angaben über die Tumorerzeugung durch Verabfolgung radioaktiver Stoffe zeigen die Tab. 6–8.

Tabelle 6. *Tumorerzeugung durch Verabfolgung von natürlichen radioaktiven Stoffen*

Nuclid und Form	Art der Verabfolgung	Dosierung μCi/g	Tierart, Alter, Geschlecht	Tumorart	Tumorhäufigkeit	Latenzzeit Monate	Autor
einzeitig:							
^{226}Ra	intravenös	0,017—8,0	Ratte	Osteosarkome	bei 0,017 bis 0,051 μCi/g	10—13	METCALF u. Mitarb. 1950, zit. nach RAJEWSKY 1956
^{226}Ra	intravenös	0,03—0,3	Maus	Sarkome		2—12	BLOOM u. BLOOM 1949, zit. nach RAJEWSKY 1956
^{226}Ra	intravenös	0,0006—4,17	Maus CF 1, ♀, 70 Tg.	Osteosarkom meist i. Wirbelsäule	max. bei 0,0288 μCi/g min. bei 0,001 μCi/g		FINKEL u. BISKIS 1959
^{226}Ra	intravenös	0,003/0,03	Maus CF 1, ♀, 80 Tg.	Osteosarkom meist i. Wirbelsäule, 8% d. Tum. i. Femur			MARSHALL u. FINKEL 1959
^{230}Th (Ionium)	intravenös	0,25 mg	Ratte	Fibroblast. Sa. (Organ ?)			MAISIN 1939, zit. nach RAJEWSKY 1956
^{210}Po	intravenös	0,00046 μCi/g	Maus	Osteosarkome		9	FINKEL u. HIRSCH 1948/50, zit. nach RAJEWSKY 1956
fraktioniert:							
^{226}Ra	1 × /Woche	3 × 1:7500 Ra-Bromid	Meer-schweinchen	osteogenes Sarkom		22	DAELS u. BILTRIS 1931, zit. nach SCHÜRCH u. UEHLINGER 1937
^{226}Ra	1 × /Woche	14 × 5 μg	Kaninchen	intraossale Spindelzellsarkome d. Femur		15	SABIN u. Mitarb. 1932, zit. nach SCHÜRCH u. UEHLINGER 1937
^{226}Ra	1 × /Monat	6 × 5 μg Ra-Chlorid	Kaninchen	Myelo- u. Osteosarkome		11—19	SABIN 1932, zit. nach RAJEWSKY 1956
^{228}Ra (Mesothor)	intravenös 1 × /Monat	6 × 7,5 μg Ra-Äqu.	Kaninchen	osteogene Femursarkome	2 von 7 Tieren	11	SABIN u. Mitarb. 1932, zit. nach SCHÜRCH u. UEHLINGER 1937
fraktioniert peroral							
^{226}Ra	als Chlorid innerhalb 10—20 Tagen	ges. 25 bis 100 μCi	Ratte	Osteosarkome		12	EVANS 1944, zit. nach RAJEWSKY 1956
Anhang: (nur Angaben „Sarkome", wahrscheinlich nicht vom Knochen ausgehend)							
Thorotrast	i.v. u. i.p.	2,5—3 cm³	Ratte	—		10—17	ROUSSY u. OBERLING 1934, zit. nach RAJEWSKY 1956
Thorotrast	fraktioniert i.p. u. s.c.	5 × 0,5 cm³	Ratte			14	ROUSSY u. OBERLING 1936, zit. nach RAJEWSKY 1956
Thorotrast	fraktioniert i.p.	2 × 0,3 + 1 × 0,1 m³	Ratte, Maus	fibroblast. Sarkome		9—19	SELBIE 1938

Tabelle 7. *Tumorerzeugung durch fraktionierte oder chronische Verabreichung künstlich erzeugter radioaktiver Stoffe*

Nuclid und Form	Art der Verabfolgung	Dosierung μCi/g	Tierart, Alter, Geschlecht	Tumorart	Tumorhäufigkeit	Latenzzeit Monate	Autor
parenteral:							
^{239}Pu	Draht s.c. eingepflanzt	resorbiert rd. 0,0063 μCi/g Knochen	Ratte, Kaninchen	Osteosarkome der Wirbelsäule	1/3 der Tiere 0/8 der Tiere	12	LISCO 1952
^{89}Sr	mehrmalig intravenös	0,05—5,0	Ratte, Maus, Kaninchen	Knochentumoren		7	LISCO 1947, zit. nach RAJEWSKY 1956
^{89}Sr	wöchentlich 1 Jahr lang	je 0,06—2,1	Maus, CF 1, ♀, 8 Wochen	Osteosarkome der Extremitäten	unter 1,5 μCi/g keine Tum. bei 1,5 μCi/g 11,1% bei 2,1 μCi/g 28,6%		ANDERSSON u. Mitarb. 1956
^{89}Sr	monatlich	6 × 4,2	Ratte	Knochentumoren			KAHN 1959, zit. nach LANGENDORFF 1963
^{45}Ca	wöchentlich 1 Jahr lang	je 0,06—2,1	Maus, CF 1, ♀, 8 Wochen	Osteosarkome in Wirbelsäule und Becken	bei 0,6—2,1 μCi/g 11—43% Tumoren		ANDERSSON u. Mitarb. 1956
^{32}P	intraperitoneal alle 3 Wochen	8 × 1,5	Ratte	Knochensarkome		4—7	KOLETZKY 1950, zit. nach RAJEWSKY 1956
^{32}P	i.p. alle 2 Wochen	1 × 1,0, 4 × 0,5 gesamt 3,0	Ratte, ♂, 6 Wochen	Osteosarkome, meist im Femur	19/20 Tiere (einzeitig: 3/20 Tiere)		BENSTEDT u. Mitarb. 1961
peroral:							
^{89}Sr	Dauerzufuhr täglich	0,05—1,0 pro Monat	Maus	Knochentumoren	bei 0,5 μCi/g Mon. 15 Tum. bei 0,05 μCi/g Mon. 4 Tum.	8—15 18—26	BRUES u. SACHER 1952, zit. nach RAJEWSKY 1956
^{90}Sr	Dauerzufuhr täglich	—	Ratte	Knochentumoren	80—90%		KRIEGEL 1963
^{90}Sr	tägl. 1/2 Jahr lang	je 0,008	Kaninchen, jung	multiple Tumoren			VAUGHAN in MCLEAN, Radioisotopes and bone 1962
^{90}Y	tägl. 2 Monate lang	je 90/410 μCi	Ratte, ♀	keine Knochentumoren, dagegen in anderen Organen, besonders Mundhöhle			SULLIVAN u. Mitarb. 1962

Tabelle 8. *Tumorerzeugung durch einzeitige Verabfolgung künstlich erzeugter radioaktiver Stoffe*

Nuclid und Form	Art der Verabfolgung	Dosierung μCi/g	Tierart, Alter, Geschlecht	Tumorart	Tumorhäufigkeit	Latenzzeit Monate	Autor
^{239}Pu	intravenös	0,00004—0,04	Maus	Osteosarkome	bei 0,00016 μCi/g 3,3% Tumoren unter allen Tieren der Gruppe	17—23	Finkel u. Biskis 1962
				spontan 1%	bei 0,0031 μCi/g 93% Tumoren in 44% der Tiere	7—10	
					bei 0,0156 μCi/g 35% Tumoren unter allen Tieren der Gruppe	8—18	
^{90}Sr	intraperitoneal	2,9	Ratte	Osteosarkome		12	Lisco u. Mitarb. 1946
^{90}Sr	intraperitoneal	0,4	Ratte 130—150 g	osteoplast. u. osteolyt. Sarkome	70—80% der Tiere	5—6	Litvinov 1956/58
^{90}Sr	intraperitoneal	0,4	Ratte	osteogene Sarkome, multipel	84,5% der Tiere		Makarycheva 1959
^{90}Sr	intraperitoneal	0,6	Ratte 5—8 Wochen	multiple Osteosarkome		6—8	Owen u. Vaughan 1959
^{90}Sr	intraperitoneal	0,2	Ratte		keine Tumoren		Kriegel, zit. nach Langendorff 1963
		0,4			in 100% der Tiere	10	Kriegel, zit. nach Langendorff 1963
^{90}Sr	intravenös	0,0013—9,33	Maus, CF 1, ♀, 70 Tage	Osteosarkome, vorwiegend in Extremität.	maximal bei 0,88 μCi/g minimal bei 0,05 μCi/g darunter keine Tumoren	6—8	Finkel u. Biskis 1959
^{90}Sr	intravenös	0,04/0,4	Maus, CF 1/ ♀, 80 Tage	Osteosarkome 35% im Femur		8 u. mehr	Marshall u. Finkel 1959
^{90}Sr	intravenös	0,81/1,03	Maus, CF 1/ CBA, 70 Tg.	multiple Osteosarkome (0—10 pro Tier, MW 3!)	sehr große Tumorhäufigkeit	3—11	Finkel u. Mitarb. 1961
^{90}Sr	intraperitoneal	0,67	CBA, ♂, 80 Tage	multiple, fibroblast. Sa, meist vom Endost	90% der Tiere	6—15	Nilsson 1962

^{90}Sr	intravenös	0,1—1,0	Kaninchen jung u. alt	Osteosarkome nicht in Wirbelsäule	große Tumorhäufigkeit ab 0,4 μCi/g bei jungen u. alten Tieren		VAUGHAN 1962 in MC LEAN u. a., Radioisotopes and Bone
^{90}Sr	intravenös	0,1—0,6	Kaninchen	6—8 Wochen	bei 0,1 μCi/g keine Tumoren, bei 0,6 μCi/g in allen Tieren	6	MACPHERSON u. Mitarb. 1962
^{91}Y	intraperitoneal	600	Ratte	Osteosarkome	17/70 Tiere	5 u. mehr	LITVINOV 1958/59
^{45}Ca	intraperitoneal	3,5 5,0	Maus, CF 1, ♀, 8 Wochen	Osteosarkome, vorwiegend in Wirbelsäule u. Becken	2/28 Tiere = 50% d. Überl. 6/30 Tiere = 60% d. Überl.	15 12	ANDERSSON u. Mitarb. 1956
^{45}Ca	intravenös	0,016—49,6	Maus, CF 1, 0,70 Tage	Osteosarkome in Wirbelsäule u. Extrem.	minimal bei 1,0 μCi/g maximal bei 24,8 μCi/g		FINKEL u. BISKIS 1959
^{45}Ca	intravenös	0,25—6,0	Maus, CF 1, ♀, 0,80 Tage	90% der Tumoren im Femur			MARSHALL u. FINKEL 1959
^{32}P	intraperitoneal	4,5	Ratten	Knochensarkome und Carcinome		7—12	KOLETSKY 1950, zit. nach RAJEWSKY 1956
^{32}P	intraperitoneal	0,25—0,5 1,0—3,5	Wistar-Ratten	keine Tumoren, große Häufigkeit, kein Unterschied	1,5–3,5 μCi/g, bei 1,5μ Ci/g, bei 3,5 μCi/g	12—15 2—13	LITT, zit. nach BENSTEDT 1961
^{32}P	intraperitoneal	0,5 u. weniger 1,0 2,0 3,0	Ratten, ♂, 6 Wochen	Osteosarkome meist in Femur	kein Tumor 6% Tu/Überlebende 5% Tu/Überlebende 33% Tu/Überlebende	13 10—19 7,5—13	BENSTEDT u. Mitarb. 1961

VIII. Die Dosisabhängigkeit der Tumorentwicklung bei Inkorporation radioaktiver Stoffe

Es ist nach unseren heutigen Erkenntnissen praktisch unmöglich, eine eindeutige Beziehung zwischen Dosis oder Dosisbereich und Tumorentstehung herzustellen.

Die z. T. durch Berechnung, z. T. mit Hilfe der Autoradiographie ermittelten Dosen in der Umgebung des Tumorbettes liegen nach Marshall (1959, 1960) bei Mäusen in der Größenordnung von 580–2500 rad bei einer Verabfolgung von 0,044 μCi ^{226}Ra/g, bei Dosen von 4600–12000 rad bei einer Verabfolgung von 0,4 μCi ^{90}Sr/g und bei Dosen von 15000–40000 rad bei Verabfolgung von 2,2 μCi ^{45}Ca/g. Eine genaue Dosisgrenze ist jedoch nach Marshall nicht zu bestimmen, da, wie oben schon erwähnt, die Dauer der Induktionsperiode nicht bekannt ist. Abb. 14 zeigt im Diagramm die von Marshall (1959) ermittelten Dosen in Metaphysen und im Schaft von langen Röhrenknochen sowie bei diffuser Verteilung im Knochen für verschiedene Radionuclide und unterschiedliche Zeit nach Injektion.

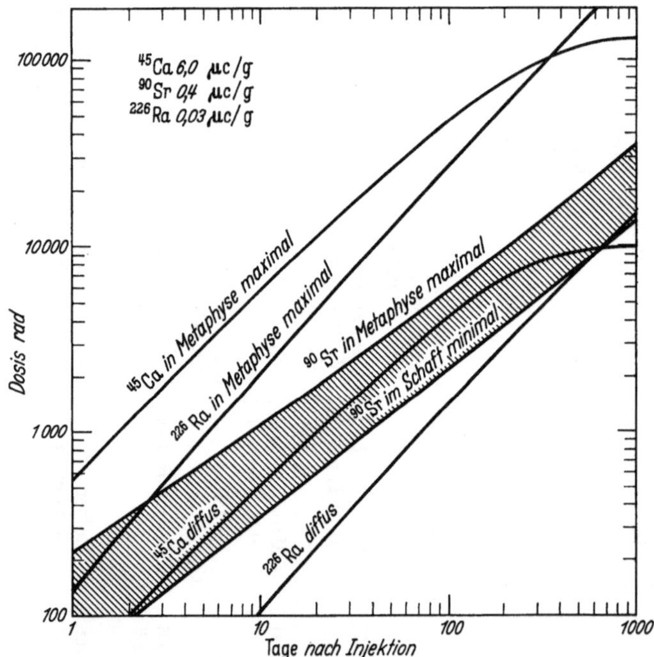

Abb. 14. *Akkumulierte Dosis im Femur der Maus* zu verschiedenen Zeiten nach Injektion von ^{45}Ca, ^{90}Sr oder ^{226}Ra [aus Marshall und Finkel: ANL-6104 (1959), 48]

Nach Finkel (1961) ist bei einzeitiger intravenöser Verabfolgung von 0,81 bis 1,3 μCi ^{90}Sr/g Körpergewicht bei Mäusen mit der Folge multipler Tumoren nach 80 Tagen mit einer akkumulierten Mindestdosis von 5000–14000 rad, nach 200 Tagen mit einer solchen von 10000–23000 rad zu rechnen. Aus verschiedenen Versuchsserien ist zu schließen, daß keine eindeutige Korrelation zwischen Auftreten von Tumoren, Sterblichkeit der Versuchstiere und der Gesamtdosis zu finden ist. Es muß angenommen werden, daß die carcinogenetische Dosis schon erhebliche Zeit vor der ersten Tumorfeststellung erreicht war. Als solche muß in diesem Sinn nicht nur die palpatorische, sondern auch die röntgenologische oder histologische Tumordiagnose gelten. Es ist anzunehmen, daß nicht die gesamte bis zum Tode oder bis zur ersten Tumordiagnose akkumulierte Dosis für die Entstehung eines Tumors von Bedeutung ist, sondern nur die in der allerersten Zeit nach Verabfolgung eines Radionuclids akkumulierte Strahlenmenge.

So läßt sich aus den verschiedenen Mitteilungen schließen, daß die Erzeugung von Knochentumoren nicht nur eine akkumulierte Dosis von mehreren Tausend rad erfordert, sondern daß auch eine gewisse Mindestdosisleistung in der Größenordnung von 100–200 rad/Tag wenigstens in den ersten Tagen am Ort der Tumorentstehung erforderlich ist. Ausführlichere Erläuterungen der Beziehungen zwischen Tumor und Dosis sind den Mitteilungen von Marshall (1959, 1960), Finkel (1961), Vye (1961), Benstedt u. Mitarb. (1961) u. a. zu entnehmen. Spiers (1966) gibt neueste Berechnungsunterlagen für die Dosisberechnung in Spongiosa und Compacta bei Einlagerung von ^{90}Sr.

Auch die relative Toxicität von ^{226}Ra, ^{239}Pu und ^{90}Sr in bezug auf eine Tumorinduktion im Knochen werden von Hems und Mole (1966) eingehend diskutiert und auf die Bedeutung hingewiesen, die derartige Vergleiche für die Festsetzung maximal zulässiger Mengen radioaktiver Stoffe, hier vor allem langlebiger Knochensucher, haben.

F. Störungen der embryonalen Knochenentwicklung durch ionisierende Strahlen

Schon 1905 hatte Burckhard bei Bestrahlung von Mäusen in der ersten Hälfte der Schwangerschaft eine Verlangsamung des Furchungsprozesses und allgemeine Verzögerung der Eientwicklung feststellen können. Es folgen im Schrifttum verschiedenste Berichte über Fruchtresorptionen, Aborte und intrauterinen Fruchttod am Menschen. Auch Mißbildungen wie Mikrocephalie u. a. wurden, meist nach therapeutischen Bestrahlungen des Unterleibes während der Schwangerschaft, mitgeteilt (Flatau 1921, siehe auch Flaskamp). Schon die Erfahrungen am Menschen zeigten, daß im Frühimplantationsstadium bis zum 10. Tag post conceptionem vorwiegend der Eitod eintrat, während in der Hauptorganbildungsperiode, vom 11. bis 41. Tag der Schwangerschaft, am häufigsten Organmißbildungen beobachtet wurden. Nach Flaskamp waren jedoch beim Kinde selten so ausgesprochene Skeletschädigungen zu finden, wie sie das Tierexperiment erbrachte.

I. Störungen der embryonalen Skeletentwicklung nach Röntgenbestrahlung

Die systematischen Studien der letzten beiden Jahrzehnte, vor allem von L. B. Russel u. Mitarb. zeigten, daß die Bestrahlung von Mäusen in utero zu Mißbildungen verschiedenster Art in allen Skeletabschnitten führen kann. Neben Segmentverschiebungen, Blockwirbelbildungen, Spaltbildungen, reduzierten oder überzähligen Extremitätenstrahlen kommen in großer Zahl auch geringe, nur histologisch nachweisbare Schädigungen vor. Von größter Bedeutung für das Auftreten der einzelnen Schädigungstypen ist der Zeitpunkt der Bestrahlung innerhalb der Organbildungsperiode. Der Zeitraum höchster Strahlensensibilität, in der durch eine relativ geringe Dosis ein hoher Prozentsatz einer bestimmten Schädigung erzielt werden kann, beträgt häufig nur $^1/_2$ oder 1 Tag und ist meist von einer weiteren 1–2 Tage dauernden Periode geringerer Sensibilität gefolgt, in der höhere Dosen erforderlich sind, um die Schädigung zu erzielen. Noch später können auch durch relativ hohe Dosen Schädigungen der betreffenden Art nicht mehr erzeugt werden.

An über 1000 Tieren genetisch homogener Inzuchtstämme konnte L. B. Russel (1954) bei einmaliger Bestrahlung schwangerer Tiere $^1/_2$–$13^1/_2$ Tage nach der

Konzeption mit einmaligen Dosen von 25–400 R 3 Perioden der Strahlenempfindlichkeit unterscheiden:

1. die Präimplantations-Periode bis zu $5^1/_2$ Tagen nach Konzeption mit einer großen pränatalen Mortalität jedoch ohne Entwicklung von Abnormalitäten,
2. die Periode der Organogenese, $6^1/_2$–$12^1/_2$ Tage nach Konzeption, mit dem Auftreten einer großen Zahl von Mißbildungen und auch erhöhter Letalität der Neugeborenen,
3. die Periode des Fetus $13^1/_2$ und mehr Tage nach Konzeption mit vergleichsweise geringer Strahlensensibilität.

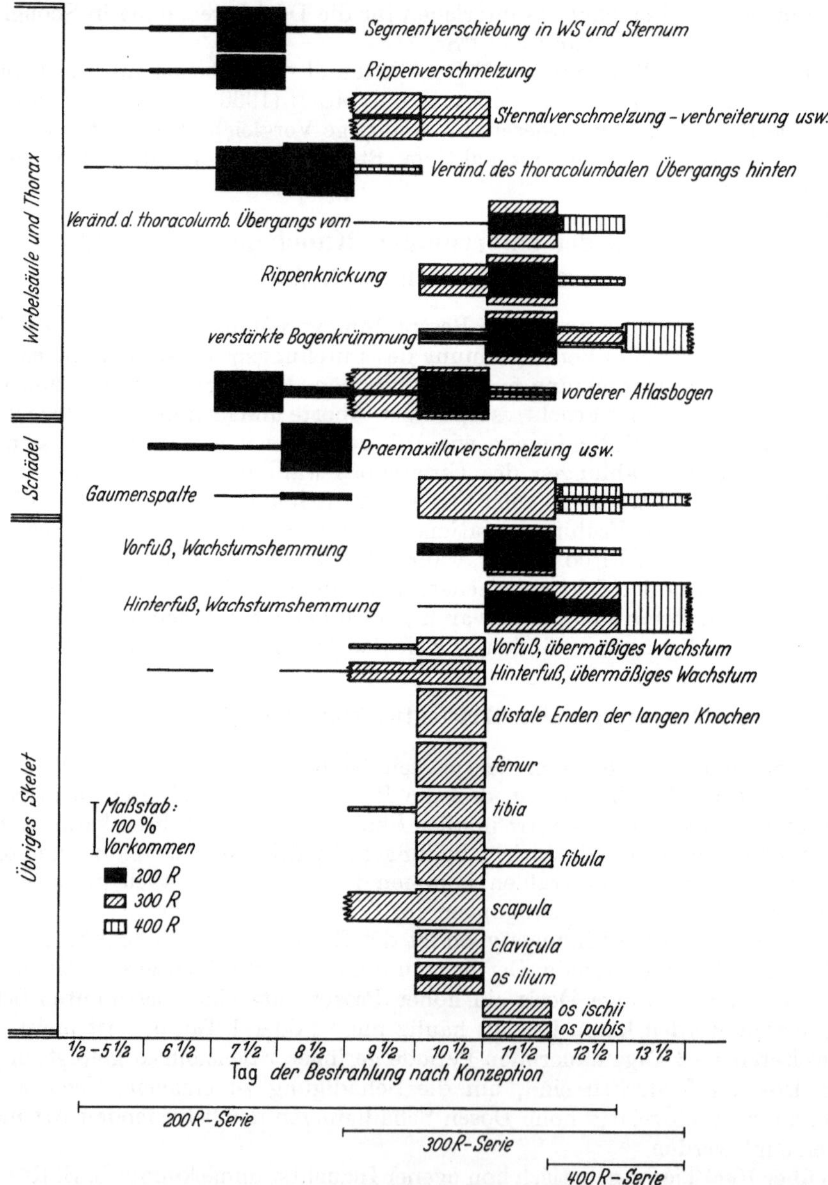

Abb. 15. *Kritische Perioden der Gestationszeit* zur Auslösung verschiedener Mißbildungen durch Röntgenstrahlung bei der Maus [aus Russell und Russell: J. cell. comp. Physiol. 43, Suppl. 1, 103 (1954)]

Die LD_{50} für Neugeborene liegt bei Bestrahlung in der Präimplantations- und Implantationsperiode ($5^1/_2$–$8^1/_2$ Tage nach Konzeption) über 200 R, in der Mitte der Organbildungsperiode $9^1/_2$–$10^1/_2$ Tage nach Konzeption bei 100–200 R, in der späten Organbildungsperiode $11^1/_2$–$12^1/_2$ Tage nach Konzeption bei 200–300 R und in der Periode des Fetus bis $15^1/_2$ Tage über 300 R. Es kann berechnet werden, daß bei Bestrahlung im frühen Präimplantationsstadium mit entsprechenden Dosen ein erheblicher Teil des Blastomeres zerstört wird, daß die prospektive Valenz des unzerstörten Teiles jedoch in einem Teil der Fälle die Zerstörungen wieder ausgleichen kann. Es zeigt sich eine Reduktion der Wurfgröße $^1/_2$–$4^1/_2$ Tage p.c. durch 200, in geringem Maße auch schon durch 100 R. $5^1/_2$–$8^1/_2$ Tage p.c. sind mehr als 200 R erforderlich, um eine statistisch gesicherte Reduktion der Wurfgröße zu erzielen. $9^1/_2$–$15^1/_2$ Tage p.c. ist kein Effekt auf die Wurfgröße mehr feststellbar. Grobe Mißbildungen sind $^1/_2$–$5^1/_2$ Tage p.c. durch 200 R nicht zu beobachten, $6^1/_2$–$12^1/_2$ Tage p.c. bei 200 R sehr häufig, wobei zwischen $7^1/_2$ und $11^1/_2$ Tagen an fast allen Früchten Mißbildungen festgestellt werden können. Abb. 15 zeigt schematisch die verschiedenen kritischen Perioden in der Gestationszeit nach den Angaben von L. B. RUSSELL.

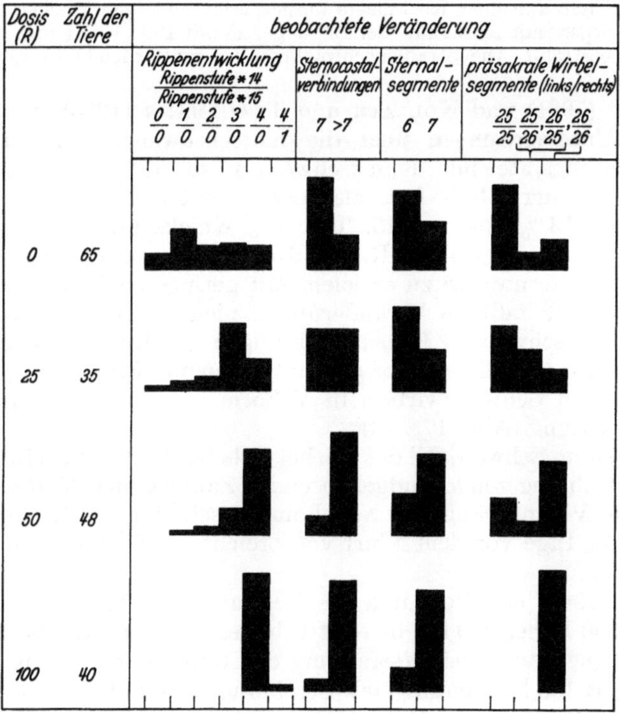

Abb. 16. *Strahlenwirkung auf das Skeletschema* der BALB/c-Maus bei Bestrahlung $8^1/_2$ Tage nach Konzeption mit verschiedenen Dosen [nach RUSSELL: Proc. Soc. exp. Biol. **95**, (N. Y.) 174 (1957)]

$7^1/_2$–$8^1/_2$ Tage p.c. konnte L. B. RUSSELL (1957) schon mit kleinen Dosen von 25 R Mißbildungseffekte feststellen, vor allem Veränderungen der Achsenskeletformel, der Zahl der Sternum-Segmente und der Zahl der costosternalen Verbindungen. Die Achsenskeletformel ist zwar bei verschiedenen Stämmen unterschiedlich, für einen bestimmten genetisch homogenen Inzuchtstamm jedoch charakteristisch. Abb. 16 gibt diese Ergebnisse wieder.

Methodik: Ganzkörperbestrahlung schwangerer Mäuse in flachen Plexiglaskäfigen, durch welche der Abstand zwischen Tier- und Strahlenquelle konstant gehalten wird. 250 kV, 0,4 mm Cu-HWS, 80 R/min. Die neugeborenen Tiere werden innerhalb von 24 Std getötet, gewogen, gemessen, inspiziert und seziert. Die histologische Skeletuntersuchung erfolgt nach der modifizierten Alizarin-S-Technik von Dawson.

Ein sehr einfach zu beobachtendes Kriterium für die Skeletschädigung des Embryo sind Entwicklungsstörungen am caudalen Körperende bei Mäusen, d. h. Knickschwänze, Kurzschwänze und Stummelschwänze. Kaven (1938) berichtet über solche Veränderungen nach Bestrahlung zwischen dem 7. und 9. Graviditätstag. Die zweckmäßigste Dosis, welche eine hohe Mißbildungsrate ohne zu starke Herabsetzung der Lebensfähigkeit ergibt, liegt zwischen 200–250 R frei Luft gemessen, entsprechend 170–230 R am Embryo selbst. Die Bestrahlung am 9. Tag p.c. ergab unter den Neugeborenen 11% Schwanzveränderungen, 19% Totgeburten, am 10. Tag 80% Stummelschwänze, 40% Totgeburten, am 11. Tag 60% Stummelschwänze und 29% Totgeburten, am 12. Tag 11% Kurz- und Knickschwänze sowie 75% Totgeburten, am 13. Tag 18% Knickschwänze und 15% Totgeburten, am 14. Tag 1,3% Knickschwänze und 5,3% Totgeburten. Bestrahlungen zu späterem Zeitpunkt ergaben keine Schwanzveränderungen mehr.

Methodik: Um die allgemeine Strahlenbelastung des Muttertieres zu verringern, werden die schwangeren Tiere auf einer Korkplatte ausgespannt und vom Rücken her unter Bleiabdeckung des Körpers mit Ausnahme der Bauchpartie mit 100 kV, 3,4 mm Al-HWS, 19 cm FHA, 50 R/min bestrahlt. Die Strahlenschwächung im mütterlichen Gewebe beträgt hier etwa 11%.

Trautmann (1961) und Kollath und Trautmann (1965) stellten bei ihren ausführlichen Untersuchungen über die Knickschwanzbildung der Maus die höchste Mißbildungsrate mit Knickschwänzen in 50% der Embryonen am 13. Tag der Schwangerschaft fest, also etwas später als Kaven. Am 14. Tag finden sich noch 13% und am 15. Tag 6% Knickschwänze. Auch hier liegt die günstigste Dosierung bei 200 R. Mit 100 R sind am 13. Schwangerschaftstag noch 7% Knickschwänze zu erzielen. Mit geringeren Dosen konnte Trautmann makroskopisch faßbare Veränderungen nicht finden. Histologisch finden sich bei den Knickschwänzen Fehlentwicklungen der Epiphysen und Zwischenwirbelscheiben, wobei zwei einander gegenüberliegende Epiphysen je eines proximalen und distalen Schwanzwirbels in V-Form stehen, nicht parallel wie bei normaler Entwicklung (Abb. 17a–d).

Schädigungen im Schwanzteil der Wirbelsäule fand Penners (1956) auch nach Ganzkörperbestrahlung von lebendgebährenden Zahnkarpfen. Während bei Dosen bis 400 R keine Veränderung der Nachkommenschaft auftrat, wurden mit 400 bis 700 R 26–32 Tage vor dem Wurf verabreicht bei 55% der Jungtiere Schädigungen gesehen.

Handford (1949) erzielte durch die Bestrahlung früher Larvenformen von Fröschen mit 250 R bei 220 kV in relativ hohem Prozentsatz Reduktionen der Fingerzahl, Schinz (1954) bei Bestrahlung der Embryonen von Krallenfröschen mit 1000–1200 R 180 kV- und 31 MeV-Strahlung Extremitätenmißbildungen mit Verdoppelungen der vorderen Extremitäten, Polydaktylie und Polymelie sowie Zeichen der Chondrodystrophie am Skelet. Im übrigen traten auch andere Mißbildungen, wie Störungen der Augenentwicklung und Ödeme der hinteren Extremitäten auf. Ein Teil der bestrahlen Embryonen entwickelte sich überhaupt nicht weiter, andere wiederum zeigten keine Veränderungen.

Methodik: Schinz bestrahlte die Embryonen in verschiedenen Tiefen eines Wasserphantoms (für andere Fragestellungen als sie hier zur Debatte stehen). Die Embryonen wurden in kleine Grübchen in einer Plexiglasplatte eingebracht, diese mit Wasser gefüllt und mit einer weiteren Plexiglasplatte abgedeckt. Die ganze Anordnung wurde dann in verschiedene Tiefen in einen Wasserbehälter eingehängt.

Über die relative Empfindlichkeit des Fetus liegen jedoch nicht nur tierexperimentelle Untersuchungen vor; DRISCOLL, HICKS, COPENHAUER und EASTERDAY (1963) berichten über Beobachtungen an zwei menschlichen Feten, die während der Behandlung von Cervixcarcinomen bestrahlt worden waren. Die

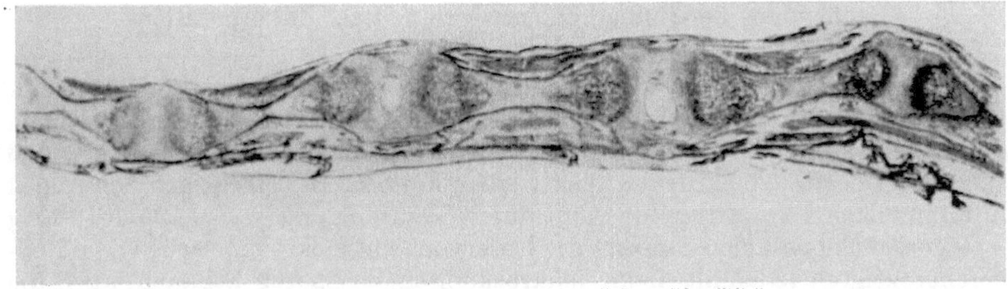

a

b

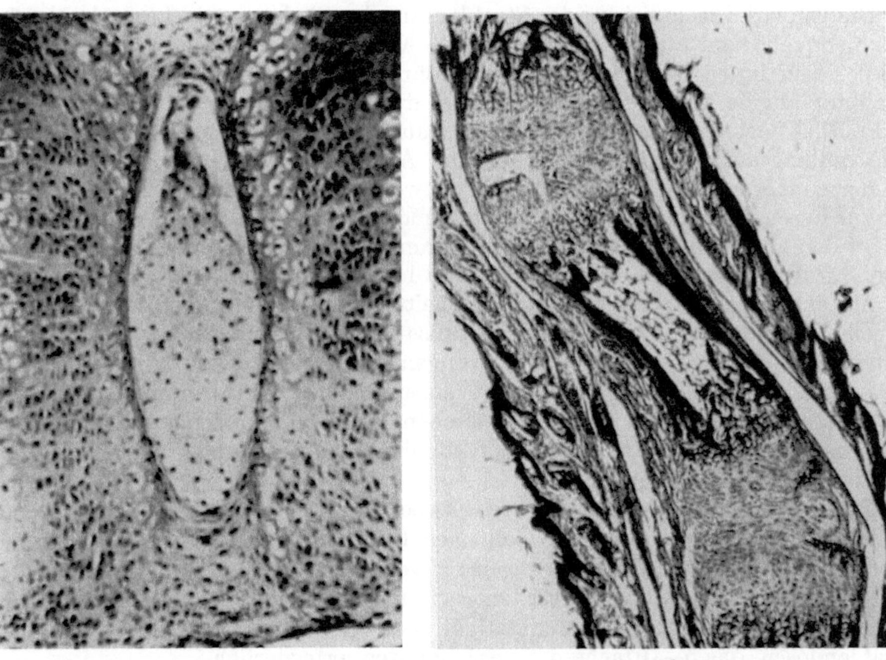

c d

Abb. 17a—d. *Schwanzwirbelschädigung nach Bestrahlung des Fetus.* a *Schwanzwirbel* der weißen Maus, in utero mit 200 R bestrahlt; b *nichtbestrahlte Kontrollen* [aus KNOPP und TRAUTMANN: Strahlentherapie **117**, 161 (1962)]; c *normale Zwischenwirbelscheibe* der neugeborenen weißen Maus; d *Zerstörung der Zwischenwirbelscheibe* nach 200 R Ganzkörperbestrahlung des Muttertieres am 13. Gestationstag [aus TRAUTMANN: Strahlentherapie **114**, 535 (1961)] histologischen Veränderungen waren ähnlich denen, wie sie auch bei Tierexperimenten zu beobachten sind.

Eine Übersicht über die bisher erzielten experimentellen Daten einschließlich der klassischen Russelschen Versuche gibt Hulse (1966).

II. Störungen der Embryonalentwicklung nach Inkorporation radioaktiver Stoffe

Aus den vorigen Abschnitten geht hervor, daß auch durch Verabfolgung radioaktiver Stoffe an Muttertiere Störungen der Skeletentwicklung in den Embryonen erzielbar sein müssen. Mitteilungen im Schrifttum sind jedoch so spärlich, daß brauchbare Dosisangaben nicht zitiert werden können. Bei trächtigen Schweinen wurde (zit. nach Langendorff 1963) durch Verabfolgung von 0,125 μCi ^{90}Sr/g Körpergewicht noch keine Störung der Embryonalentwicklung gesehen. Die Neugeborenen zeigten jedenfalls keine makroskopisch sichtbaren Schäden, auch die Wurfgröße war unverändert.

Für experimentelle Zwecke ist die Verabfolgung von Knochensuchern an Muttertiere wohl weniger geeignet, da sie, nach früheren Untersuchungen von Langendorff, erst im letzten Drittel oder Viertel der Schwangerschaft, also erst mit dem Beginn der Calcifikation im fetalen Skelet, im Fetus eingebaut werden. Möglicherweise eignen sich Knorpelsucher besser.

G. Zusammenfassende Schlußbetrachtungen

Ein Überblick über das Gesamtgebiet der Erzeugung von Krankheiten des Skeletes durch ionisierende Strahlung läßt einige hervorstechende Ergebnisse herausheben:

Die Einwirkung ionisierender Strahlen auf das Skeletsystem kann durch eine Strahlenquelle von außen her oder durch Aufnahme radioaktiver Stoffe in den Körper von innen her geschehen. Sie kann lokal durch Begrenzung der Einstrahlung auf bestimmte Körperteile oder durch Ablagerung von Radioisotopen an Prädilektionsstellen erfolgen. Jedoch ist auch eine allgemeine Einwirkung durch Einstrahlung auf den ganzen Körper oder Ablagerung von Radioisotopen diffus im ganzen Körper möglich. Im allgemeinen werden die lokalen Strahleneinwirkungen zur Erzeugung von Skeletkrankheiten und -schäden bevorzugt werden müssen, da bei den allgemeinen Einwirkungen Störungen anderer Organsysteme meist im Vordergrund stehen und das klinische Bild beherrschen.

Als experimentell erzeugbare Krankheiten in unserem Sinne können funktionelle Veränderungen wie Transmineralisationen, Veränderungen der Mineraleinbau- und -austauschraten, Verringerungen der mechanischen Belastbarkeit des Knochens, weiter Störungen seines Wachstums mit Verformungen und Veränderungen der Struktur bis zu aseptischen Knochennekrosen, schließlich Entwicklung von Knochentumoren und Erzeugung von Mißbildungen bei Bestrahlung im Embryonalstadium gelten.

Für pharmakologisch-experimentelle Zwecke ist vor allen Dingen das wachsende Skelet geeignet, das schon kurze Zeit nach Einwirkung von wenigen 100 R ausgeprägte pathologische Veränderungen aufweisen kann. Ausgewachsene Knochen sind zwar keineswegs strahlenresistent, wie früher vielfach angenommen wurde, jedoch sind zur Erzeugung nachhaltiger Schäden bei ihnen wesentlich höhere Strahlendosen, das 5–10fache der vorgenannten, erforderlich.

Die Erzeugung von Knochentumoren gelingt bei ähnlichem Vorgehen wie bei der Erzeugung von Wachstumsstörungen. Während für diese jedoch im allgemeinen eine einzeitige und relativ kurzzeitige Bestrahlung zu bevorzugen ist, gelingt die Tumorerzeugung vielfach besser durch Bestrahlungen, die auf mehrere Sitzungen verteilt sind, oder durch Verabfolgung von Radioisotopen über eine längere Zeitspanne. Auch hier sind besonders junge, noch wachsende Tiere geeignet.

Sollen Mißbildungen während der Embryonalentwicklung hervorgerufen werden, so sind kleinere Dosen erforderlich als für Wachstumsstörungen postnatal. Die Strahleneinwirkung muß jedoch zum Zeitpunkt der Hauptorganbildungsperiode geschehen.

H. Physikalisch-technischer Anhang

Der zweckmäßige Einsatz ionisierender Strahlen erfordert die Kenntnis einiger physikalischer Eigenschaften, technischer Möglichkeiten und allgemeiner radiobiologischer Gesetzmäßigkeiten, von denen hier nur die allerwichtigsten kurz orientierend dargestellt werden sollen.

Zur Gruppe der ionisierenden Strahlen gehören zunächst Röntgen- und γ-Strahlen. Beide sind wesensverwandt; es handelt sich um elektromagnetische Wellen ähnlich denen des sichtbaren Lichtes, lediglich von erheblich kürzerer Wellenlänge und damit wesentlich größerer Energie. Sie unterscheiden sich untereinander ebenfalls durch ihre Energie und vor allen Dingen durch die Art ihrer Entstehung: γ-Strahlen entstehen beim radioaktiven Kernzerfall natürlicher oder künstlich erzeugter Radioisotope. Ihre Energie wird heute fast ausschließlich in „Elektronenvolt" oder Vielfachen davon angegeben ($1\,\text{eV} = 1{,}6 \times 10^{-12}$ erg, $1\,\text{keV} = 10^3\,\text{eV}$, $1\,\text{MeV} = 10^6\,\text{eV}$). Röntgenstrahlen dagegen werden dadurch erzeugt, daß in einer evakuierten Röhre Elektronen durch ein Spannungsfeld beschleunigt und dann auf einer Anode aus schweratomigem Material abgebremst werden. Die Energie der hierbei entstehenden „Bremsstrahlung" bildet ein breites Spektrum, ähnlich wie im weißen Sonnenlicht Lichtquanten verschiedenster Energie und damit Farbe enthalten sind. Die maximale Energie ist durch die an der Röhre liegende Hochspannung bestimmt, die Energieverteilung kann durch Filter verschiedenen Materials beeinflußt werden. Als Faustregel kann gelten, daß bei sog. „Normalstrahlungen" nach Wachsmann die mittlere Energie der Röntgenstrahlung in keV numerisch etwa der Hälfte der angelegten Hochspannung in kV entspricht. (So hätte eine Strahlung, mit 200 kV und 1,2 mm Cu-Filter erzeugt, eine mittlere Energie von etwa 100 keV. Physikalisch exakt muß allerdings definiert werden: sie hat die gleiche Halbwertsschicht wie eine monochromatische Strahlung von 100 keV.) Da in der Praxis aber nicht immer Normalstrahlungen verwendet werden, wird die Energie der Röntgenstrahlung meist durch Angabe der Erzeugerspannung (kV) und der Filterung (z. B. mm Cu) und/oder der Halbwertschicht (HWS, bei harten Strahlungen angegeben in mm Cu, bei weichen in mm Al, bei sehr weichen und insbesondere in der Dermatologie häufig angegeben in mm Wasser oder Gewebe, sog. Gewebshalbwertsschicht, GHWS) definiert. Unter Halbwertschicht versteht man die Dicke des betreffenden Materials, welche die Strahlung auf die Hälfte schwächt. Im übrigen haben sowohl Röntgen- wie auch γ-Strahlung keine begrenzte Reichweite oder Durchdringungsfähigkeit, sondern werden exponentiell nach der Formel

$$D_x = D_0 \cdot e^{-\mu x}$$

geschwächt, wobei

D_0 = Dosis vor der absorbierenden Schicht,
D_x = Dosis hinter der absorbierenden Schicht,
e = Basis des natürlichen Logarithmus,
μ = Schwächungskoeffizient und
x = Dicke der absorbierenden Schicht

bedeuten.

Von der anderen Gruppe der ionisierenden Strahlen, den Corpuscular-Strahlen, interessieren uns in der Praxis vor allen Dingen die α- und β-Strahlung der natürlichen und künstlichen Radioisotope, die bei deren Kernzerfall entstehen. Es handelt sich hier um Kernteilchen. Neutronen, künstlich beschleunigte schnelle Elektronen, Protonen usw. sollen in diesem Rahmen unbeachtet bleiben, auch wenn sie in Biologie und Medizin schon Anwendungsgebiete gefunden haben. Wesentlich für Corpuscular-Strahlung ist, daß sie nicht rein exponentiell geschwächt wird, sondern daß die Teilchen eine begrenzte Reichweite besitzen, die, je nach Energie, bei β-Teilchen zwischen etwa 0,1—22 mm, bei α-Teilchen um 0,05 mm in Wasser beträgt.

I. Dosis und Dosisbegriff

Der Dosisbegriff bei Anwendung ionisierender Strahlen entspricht nicht ganz dem in der Pharmakologie üblichen. Während dort unter „Dosen" bestimmte Gewichts- und Volumenmengen von Substanzen, die dem Körper einverleibt werden, verstanden werden, faßt der Dosisbegriff hier nicht die gesamte vorhandene Strahlung, sondern nur denjenigen Teil von ihr, der im Körper absorbiert wird; und auch hier nicht etwa die im bestrahlten Körper insgesamt absorbierte Strahlung, sondern bezogen auf die Einheit des Volumens oder der Masse, also die Energiekonzentration. Während es für Lokalwirkungen der Strahlen vorwiegend auf diese im pharmakologischen Sinne als „spezifisch" zu bezeichnende Dosis ankommt, ist für Fern- oder Allgemeinwirkungen vielfach die insgesamt im Körper absorbierte Energie von Bedeutung. Zu ihrer Abschätzung oder Berechnung ist nicht nur die Kenntnis der verabfolgten „Dosis" von Bedeutung, sondern auch diejenige der Größe des bestrahlten Feldes und der Qualität bzw. Durchdringungsfähigkeit und damit Tiefenwirkung der verwendeten Strahlung. Unter Kenntnis dieser 3 Parameter kann die „Volumendosis" in der Einheit Kilogramm-Röntgen (kgR, früher verwendete Einheit auch „Röntgenliter") angegeben werden. Abb. 18 und 19a u. b zeigen schematisch die Definition der (spezifischen) Dosis und der Volumendosis.

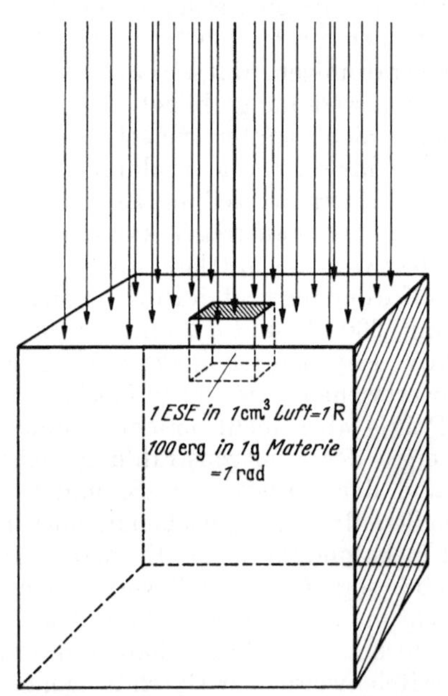

Abb. 18. *Schematische Darstellung des Dosisbegriffs.* Der Begriff der Dosis bezieht sich nur auf die in 1 cm³ Luft (Ionendosis, exposure dose = Bestrahlungsdosis) oder in 1 g Materie (Energiedosis, absorbed dose = absorbierte Dosis) absorbierte Strahlenmenge, ohne jede Berücksichtigung der Größe des bestrahlten Volumens oder der bestrahlten Masse

Die international eingeführte Einheit der absorbierten Strahlendosis ist das „rad". Es ist so definiert, daß durch die verabfolgte Strahlung an je 1 g der bestrahlten Materie die Energie von 100 erg abgegeben wird. Diese Einheit ist allerdings meßtechnisch nur in Spezialfällen realisierbar und bedeutet mehr eine Recheneinheit. In der Praxis wird zur Dosismessung die Ionisation der Luft durch die in ihr absorbierte Strahlungsenergie verwendet. Die Einheit dieser „Ionendosis" ist das „Röntgen" („r", nach dem letzten Beschluß der ICRU 1963 wird als Symbol „R" verwendet). Es ist definiert als diejenige Strahlung, die in 1 cm³ trockener Luft von °C und 760 mm Hg (= 0,001293 g) Ionen beiderlei Vorzeichens erzeugt, welche insgesamt eine elektrostatische Ladungseinheit tragen (entsprechend rd. 2,08 × 10^9 Ionenpaaren). Auf 1 g Luft bezogen entspricht dies einer Energieabsorption von 83,5 erg/g (in neuerer Zeit werden 88 erg/g angenommen).

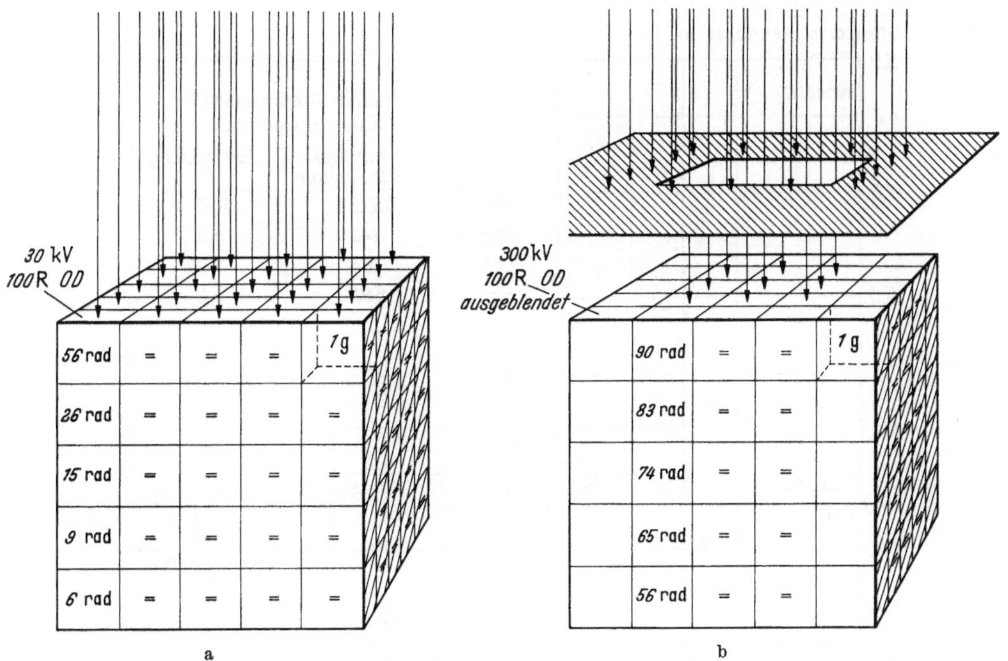

Abb. 19a u. b. *Schematische Darstellung der Integraldosis.* Die Integral- oder Volumendosis ergibt sich als Integral der Produkte aus bestrahlter Fläche und Dosis, integriert von der Oberfläche bis zur Unterfläche des bestrahlten Körpers. Nach WACHSMANN wird in der Praxis die Berechnung über eine Summierung der Flächen-Dosis-Produkte der einzelnen Schichten durchgeführt. a *Bestrahlung eines wasseräquivalenten Körpers mit einer 30 kV-Strahlung* und 100 R Oberflächendosis: im oberen Zentimeter des Körpers werden 5 × 5 × 56 rad absorbiert (nicht 93 rad, da die Dosis schon im ersten Zentimeter von der Oberfläche bis zu 1 cm Tiefe abfällt!), im letzten Zentimeter 5 × 5 × 6 rad. Die Integraldosis beträgt 2800 g-rad; b *Bestrahlung mit 300 kV*, 100 R Oberflächendosis, stärker eingeblendet: bei Einblendung und härterer Strahlung wird in der obersten Schicht 3 × 3 × 90 rad, in der untersten 3 × 3 × 56 rad, insgesamt also trotz Einblendung über 3300 g-rad. In Wirklichkeit sind die Verhältnisse jedoch komplizierter, da wegen der Streuvorgänge abhängig von der Härte der verwendeten Strahlung die Dosis am Rand des bestrahlten Feldes geringer ist als in Feldmitte, außerhalb des bestrahlten Feldes ebenfalls Streustrahlendosen auftreten und schließlich wegen der Divergenz des Strahlenbündels bei endlichem Abstand das primär bestrahlte Feld mit der Tiefe im Körper größer wird. Die genaue Berechnung der Volumendosis erfordert die Lösung eines Mehrfach-Integrals

In einem Gramm weichen Gewebes würde die gleiche Strahlung rd. 93 erg abgeben. Rein numerisch ist also die Einheit „rad" etwa 10% größer als die Einheit „R". Da die Absorption der Strahlung in Luft unabhängig von der Strahlenqualität proportional der Strahlenabsorption in Wasser und damit auch in weichem Gewebe verläuft, kann die Ionendosis durchaus als Maß für die dem Gewebe applizierte Strahlungsernergie gelten. Dies gilt allerdings nicht für Gewebe, deren effektive Atomzahl sich von der von Luft oder Wasser wesentlich unterscheidet, wie z. B. für Knochen mit seinem hohen Gehalt an Elementen höherer Ordnungszahl. So zeigt Abb. 20 die spezifische Absorption, d. h. die Absorption in Gewebe bezogen auf diejenige in Luft von Knochen, Fett und Muskelgewebe für Strahlungen verschiedener Qualität. Es ist danach die Energieabsorption im Knochen bei einer 35 kV-Strahlung etwa 5mal, bei einer 150 kV-Strahlung 2mal so groß wie in Wasser, während bei harter γ-Strahlung fast kein Unterschied besteht und bei ultraharter Strahlung über 10 MeV hinaus sich das Verhältnis etwas verschlechtert.

Jede Dosisangabe muß auch einen Hinweis darauf enthalten, wo sie gemessen oder für welchen Punkt sie genannt wurde. So kann die Dosis in der Form gemessen werden, daß anstelle des Objektes die Meßkammer der Strahlung ausgesetzt wird.

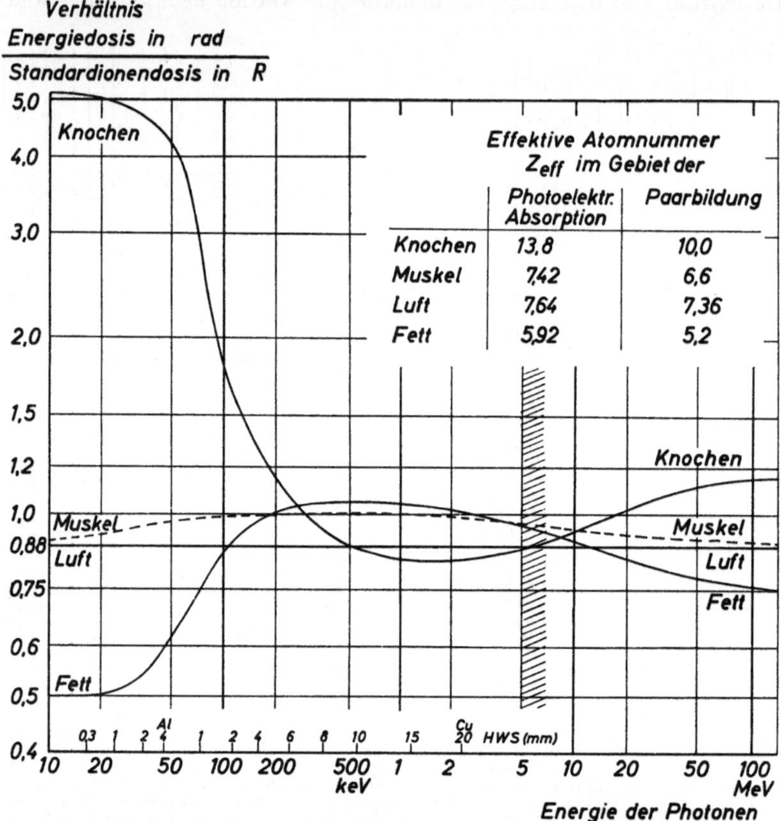

Abb. 20. *Verhältnis zwischen absorbierter Dosis und Ionendosis in Luft* für Knochen, Muskel und Fettgewebe in Abhängigkeit von der Photonenenergie nur bis zu Energien von einigen MeV (Schraffur) gültig. Der Wert für Luft (0,88) liegt rund 10% niedriger als 1 wegen der numerischen Unterschiede in der Energiedefinition von R und rad (1 R entspricht einer Energiedosis von 88 erg/g Luft, 1 rad einer solchen von 100 erg/g) (aus Wachsmann u. Dimotsis, 1957)

Es wird in diesem Fall die „Freiluft-Dosis" [Abkürzung: R (L)] gemessen. Es kann die Meßkammer auch auf das Objekt aufgelegt werden; sie mißt in diesem Falle nicht nur die einfallende Strahlung sondern auch vom Objekt rückgestreute Strahlungsteile. Diese „Oberflächendosis" [OD, Dosisbezeichnung: R (0)] ist je nach Strahlenqualität und Größe des Einfallsfeldes bis zu etwa 30% höher als die Einfallsdosis oder Freiluft-Dosis. Es kann auch die Dosis angegeben werden, die in einer bestimmten Tiefe des Objektes gemessen oder berechnet wurde. Man spricht hier von „Tiefendosis" oder „Herddosis". In Abb. 21 sind diese Begriffe schematisch dargestellt. Die Tiefendosis setzt sich aus 2 Parametern zusammen: einem geometrischen Faktor und der Schwächung durch die durchsetzten Gewebsschichten. Bei punktförmigen, d. h. im Vergleich zu den sonstigen Abständen sehr kleinen Strahlenquellen, um die es sich bei Röntgenstrahlenquellen immer handelt, folgt die Abnahme der Strahlenintensität und damit der Dosis dem sog. quadratischen Abstandsgesetz. Das heißt, die Strahlungsintensität ist umgekehrt proportional dem Quadrat des Abstandes zwischen Strahlenquelle und Meßort. Dies ist ohne weiteres verständlich, da sich die Strahlung flächig, genauer gesagt in Form

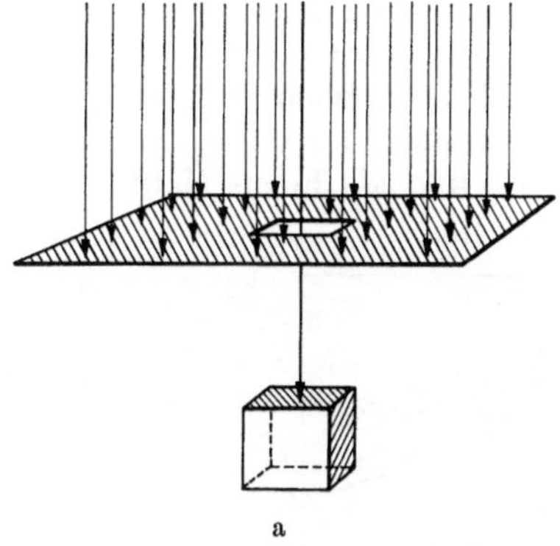

a

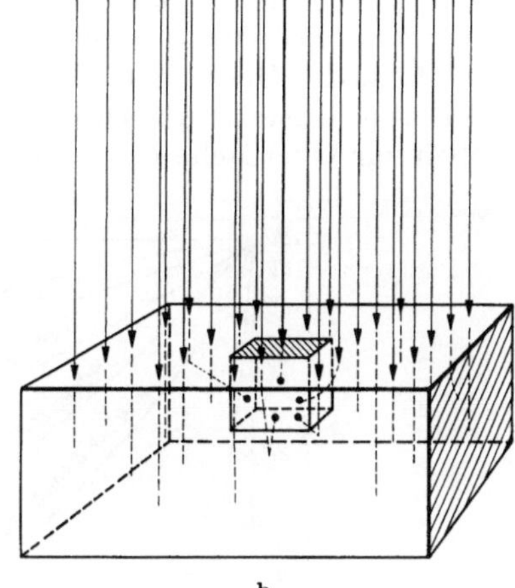

b

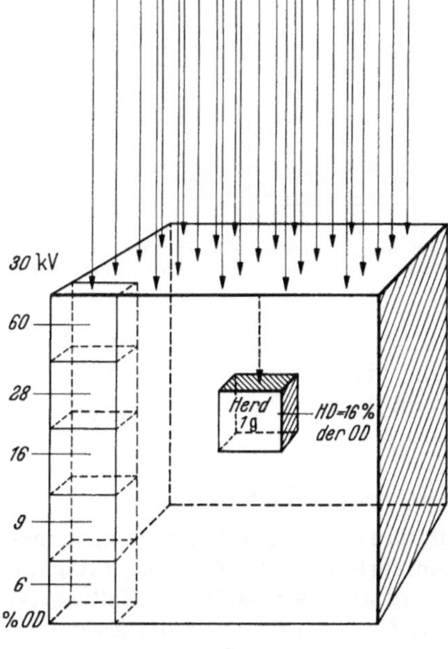

c

Abb. 21a—c. *Schematische Darstellung in der Radiologie konventioneller Dosisbezeichnungen.* a *Dosis frei Luft*, angegeben in R (*L*): der ausgeblendete Strahl fällt nur auf das Meßobjekt, es wird nur Strahlung gemessen, die von der Röntgenröhre kommt; b *Oberflächendosis* (*OD*), angegeben in R (*o*): die Strahlung fällt auf eine Körperoberfläche, ebenso ausgeblendet wie bei Bestrahlung selbst, das Meßvolumen liegt in der Oberfläche und erhält Strahlung nicht nur von der Röhre her, sondern auch Streustrahlung von den getroffenen Partien des Objektes; c *Tiefen- oder Herddosis* (*HD*), berechnet meist in Prozent der Oberflächendosis oder am Herd selbst gemessen, bezeichnet als R (*T*) oder R (*H*): hier ein Rechenbeispiel für 30 kV-Strahlung. Das Meßvolumen erhält Strahlung von der Röhre her, durch dazwischenliegende Gewebsschichten geschwächt, jedoch auch Streustrahlung aus der ebenfalls strahlengetroffenen Umgebung

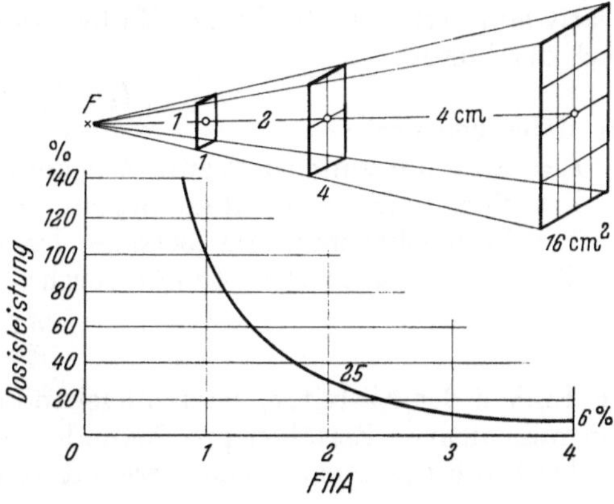

Abb. 22. *Quadratisches Abstandsgesetz.* Abnahme der Dosisleistung mit dem Abstand von der Strahlenquelle. (Aus WACHSMANN und SEELENTAG in: Handbuch der gesamten Arbeitsmedizin 1963)

einer Kugelschale um die Strahlenquelle, ausbreitet. Abb. 22 zeigt schematisch diesen Vorgang. Die Dosis, die eine bestimmte Tiefe eines Objektes erreicht und als Prozentsatz der Oberflächen- oder Einfalls-Dosis angegeben wird, hängt demnach u. a. vom Abstand des Objektes zur Strahlenquelle ab. Der Abstand wird gewöhnlich zur Oberfläche des Objektes gemessen und als Focus-Haut-Abstand

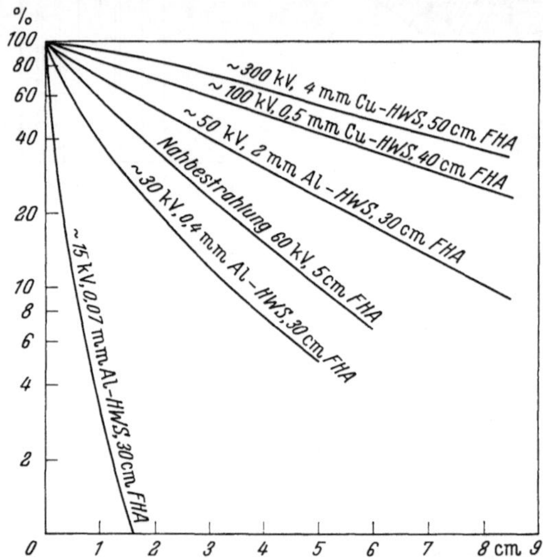

Abb. 23. *Relative Tiefendosen verschieden harter Röntgenstrahlung* (Werte entnommen aus Wachsmann und Dimotsis 1957). Je nach Strahlenqualität ist die in eine bestimmte Tiefe gelangende Dosis bei gleicher Oberflächendosis verschieden

(FHA) bezeichnet. Andererseits wird Strahlung unterschiedlicher Energie durch Gewebe unterschiedlich stark geschwächt. In Tiefendosiskurven, von denen Abb. 23 einige Beispiele zeigt, wird der Einfluß beider Parameter dargestellt. Weitere Einzelheiten siehe Wachsmann und Dimotsis.

II. Gesetzmäßigkeiten der Strahlung radioaktiver Stoffe

Das Wesen der Radioaktivität besteht darin, daß die vorhandenen Atome eines bestimmten Isotops nach statistischen Gesetzen zerfallen. Die Zeit, nach der die Hälfte aller vorhandenen Atome zerfallen ist, wird als ,,physikalische Halbwertszeit'' bezeichnet. Mit dieser Halbwertszeit (HWZ oder T) nimmt die Zahl vorhandener und zerfallender Atome und damit die Strahlungsintensität ab. Bei langer Halbwertszeit bleiben also Strahlungsintensität und damit Strahlenwirkung relativ lange erhalten, bei kurzer Halbwertszeit sinken sie sehr schnell exponentiell nach der Formel

$$I_t = I_0 \cdot e^{-\lambda t}$$

ab; dabei bedeuten:

I_t = Strahlungsintensität zum Zeitpunkt t,
I_0 = Strahlungsintensität zu Beginn der betrachteten Zeitspanne t,
λ = Zerfallskonstante des betreffenden Radioisotops.

Die Zerfallskonstante ist bestimmt durch:

$$\lambda = \frac{\ln 2}{\mathrm{T}}\,.$$

Die Einheit der Aktivität, die dahingehend definiert ist, daß eine bestimmte Zahl von radioaktiven Zerfällen pro Sekunde stattfindet [Einheit der Radioaktivität ist das Curie (,,c''; nach dem Beschluß der ICRU 1963 wird jetzt das Symbol

„Ci" verwendet). Ein Curie entspricht $3{,}7 \times 10^{10}$ Zerfällen/Sekunde, etwa ebensoviel, wie in 1 g Radium Radiumatome pro Sekunde zerfallen.], sagt also noch relativ wenig über die über einen längeren Zeitraum abgegebene Strahlungsenergie aus. Diese hängt außer von der Aktivität und der Halbwertszeit noch von der Strahlenart und der Strahlungsenergie pro Zerfall ab. Für die biologische Wirkung ist schließlich nicht die physikalische Halbwertszeit, sondern die effektive Halbwertszeit maßgebend, die sich aus der physikalischen und der biologischen m. a. W. der Verweilzeit des radioaktiven Stoffes im Organismus, nach der Formel

$$\frac{1}{T_{eff}} = \frac{1}{T_{phys.}} + \frac{1}{T_{biol.}}$$

zusammensetzt. Eine Zusammenstellung der hier interessierenden physikalischen und biologischen Daten der wichtigsten für unsere Fragestellung bedeutsamen Radioisotope zeigt Tab. 9.

Tabelle 9. *Physikalische und biologische Daten der wichtigsten knochen- und knorpelsuchenden Radioisotope*

Nuclid	Strahlenart	Eα oder Eγ oder $E\beta_{max}$ MeV	(max) Reichweite in Wasser mm	Physikalische HWZ	biologische[a] HWZ in Knochen oder Knorpel	effektive[a] HWZ in Knochen oder Knorpel	Dosisleistung[b] rad/h	akkumulierte[c] Dosis in 1 Jahr rad
^{32}P	β^-	1,71	8,2	14,3 d	3,17 a	14,1 d	1,2	590
^{35}S	β^-	0,167	0,31	87 d	600 d	76,1 d	0,12	310
^{45}Ca	β^-	0,25	0,59	164 d	49 a	162 d	0,18	800
^{85}Sr	(K) γ	0,51	—	65 d	49 a	64,8 d	—	—
^{89}Sr	β^-	1,46	7,0	50,5 d	49 a	50,4 d	1,0	1800
^{90}Sr	β^-	0,54	1,8	28 a	49 a	17,5 a	0,38 } 2,0	} 17000
^{90}Y[d]	β^- (γ)	2,27	11,1	64,8 h	49 a	64,8 h	1,61 }	
^{91}Y	β^-, γ	1,54	7,2	58 d	49 a	58 d	1,1	2200
^{210}Po[e]	α (γ)	5,3	0,046	138,4 d	24 d	20 d	10,2	7000
^{226}Ra[e]	α (γ)	4,78	0,039	1620 a	45 a	44 a	9,2	82000
^{239}Pu[e]	α (γ)	5,15	0,043	24300 a	200 a	200 a	9,9	87000

[a] Für den Menschen nach ICRP 1959.
[b] Bei gleichmäßiger Verteilung von 1 μC in 1 g weichem Gewebe.
[c] Unter Berücksichtigung der effektiven HWZ.
[d] Als Tochter von ^{90}Sr meist mit diesem im Gleichgewicht.
[e] Ohne Folgeprodukte.

Die Zahl der Zerfälle, die ausgesandte oder die absorbierte Energie oder auch die zeitlich integrierte Dosis an einer Stelle ist für den Zeitraum t aus Kenntnis der Anfangsaktivität oder Dosis zum Zeitpunkt t_0 nach:

$$D = D_0 \cdot \frac{1}{\ln 2} \cdot T_{eff} \cdot \left(1 - e^{-\frac{0{,}693 \cdot t}{T}}\right)$$

zu berechnen. Dabei bedeuten

D = Dosis oder ausgesandte Energie usw. innerhalb des Zeitraums t,
D_0 = Dosis usw. zum Zeitpunkt t_0,
T_{eff} = Effektive Halbwertszeit,
t = Zeitraum, für den die Dosis usw. berechnet werden soll.

Die Maßeinheit für T und t muß dieselbe sein und dem Zeitbezug in der Dosisleistung oder Anfangsaktivität (hier = sec) D_0 entsprechen. Vor allem bei kürzeren effektiven Halbwertszeiten ist vielfach die Dosis bis zum vollständigen Zerfall oder bis zur vollständigen Ausscheidung des Radioisotopes zu berechnen. Die angegebene Formel vereinfacht sich in diesem Fall zu:

$$D = D_0 \cdot \frac{1}{\ln 2} \cdot T_{eff} = D_0 \cdot 1{,}44 \cdot T_{eff} \,.$$

III. Die biologische Wirksamkeit verschiedener Strahlenarten

Aus energetischen Betrachtungen ist abzuleiten, daß durch die verschiedenen Strahlenarten und die verschiedenen Energien der Strahlung zwar in der Volumen- oder Masseeinheit (cm^3 oder g) eine definierte, durch die Dosis bezeichnete Energiemenge abgegeben wird. Aus den unterschiedlichen Reichweiten von Corpuscularstrahlen geht jedoch hervor, daß die Mikroverteilung, in der Fachsprache "Linear Energy Transfer" (LET) genannt, durchaus verschieden sein kann. Die Wirkung von Strahlen auf biologische Materie hängt z. T. von dieser Mikroverteilung oder LET ab. Sie ist, m. a. W., bei Strahlungen kurzer Reichweite, bei denen die einzelnen Ionisationen sehr dicht beieinander liegen, im allgemeinen wesentlich größer als bei weniger dichter Ionisation. Allerdings gibt es auch biologische Wirkungen, bei denen diese „Ionisationsdichte" keine oder nur eine geringe Rolle spielt. Der Begriff der „relativen biologischen Wirksamkeit" (RBW) ist deshalb umstritten, da er nur für die jeweils geprüfte biologische Reaktion charakteristisch ist. Immerhin ist zu sagen, daß die RBW bei α-Strahlen im allgemeinen etwa 10mal so hoch ist wie bei β-, γ- oder Röntgenstrahlen, m. a. W., daß bei gleicher physikalischer Dosis, gemessen in rad oder R, die biologische Wirkung von α-Strahlen 10mal so groß ist wie die von β- oder γ-Strahlen.

(Biologische Wirkungsdosis = physikalische Dosis × RBW.)

IV. Einfluß der Fraktionierung und Protrahierung

Ganz allgemein ist zu sagen, daß durch jede Einwirkung ionisierender Strahlung auf lebende Materie eine Schädigung dieser Materie herbeigeführt wird. Die vor vielen Jahrzehnten diskutierte Möglichkeit einer lebensfördernden Wirkung ionisierender Strahlen wird heute abgelehnt; sie kann jedoch dadurch vorgetäuscht werden, daß Reaktionen des Organismus auf eine primäre Schädigung überschießen und so der Eindruck einer stimulierenden Wirkung der Bestrahlung entsteht.

Nachdem aber alle Lebensvorgänge in Aktionen und Reaktionen bestehen, kann auch die Einzelzelle und der ganze Organsmus auf eine Strahlenschädigung unterschiedlich reagieren: sie können einen Teil der Schädigungen reparieren, müssen einen anderen Teil als nicht reparierbar hinnehmen. Es soll hier nicht auf die verschiedenen Theorien der Ein- und Mehrtreffer-Vorgänge und der im einen Fall abzulehnenden, im anderen Fall anzunehmenden partiellen Reparationsfähigkeit von Schäden eingegangen werden. Bei den im Zusammenhang mit unserem Problem zu beobachtenden Strahlenwirkungen ist jedenfalls die Möglichkeit einer partiellen Erholung vorhanden. Das besagt, daß im allgemeinen eine Strahlendosis, physikalisch genau definiert, eine geringere Gesamtwirkung entfaltet, wenn sie in mehrere Portionen verteilt oder auf einen längeren Zeitraum verdünnt verabreicht wird, weil in den Pausen oder während der verlängerten Zeit der Strahleneinwirkung Erholungsvorgänge ablaufen können. Eine zahlenmäßige Abschätzung der Erholungsvorgänge ist allerdings schwer möglich, so daß Angaben über einzeitige oder fraktionierte Bestrahlung empirisch gegenübergestellt werden müssen.

Bei pathologischen Reaktionen, in die nicht nur die Energieabsorption und damit die zerstörende Wirkung der strahlenden Energie, sondern auch die Reaktion des Organismus eingeht, wie z. B. bei der Tumorentwicklung, können in bezug auf Fraktionierung oder Protrahierung (= zeitlich verdünnte Applikation der Strahlungsenergie) sogar inverse Effekte entstehen. Es ist möglich, daß eine Strahlendosis, die einzeitig gegeben zum Tod der betroffenen Zellkomplexe führt, bei fraktionierter Verabreichung nur Teile des Zellkomplexes tödlich schädigt, in anderen Teilen jedoch Metaplasien hervorruft, wieder andere durch die Schädigung der Umgebung zu überstürzten Reparationen provoziert, und so schließlich zur Tumorentstehung führt.

Im übrigen sei auf die im Schrifttumsverzeichnis enthaltene Spezialliteratur verwiesen.

Literatur

ADACHI, T., T. KAGAWA, A. MURAYAMA, and T. YONAGA: Effect of radiation on the hard tissues. I. Effect of radiation on bones. Bull. Tokyo med. dent. Univ. **4**, 31 (1957).

ANDERSON, W. A. D., G. E. ZANDER, and J. F. KUZMA: Cancerogenic effects of ^{45}Ca and ^{89}Sr on bone of DF mice. Arch. Path. **62**, 262 (1956).

ARNOLD, J. S., and S. J. WEBSTER: Bone growth and osteoclastic activity as indicated by radioautographic distribution of plutonium. Amer. J. Anat. **101**, 367 (1957).

AUB, J. C., R. D. EVANS, L. H. HEMPELMANN, and H. S. MARTLAND: The late effects of internally-deposited radioactive materials in man. Medicine **31**, 221—329 (1952).

BABICKY, A., u. J. KOLÁR: Untersuchungen zum Knochenkalziumstoffwechsel in der Epi- und Metaphyse nach lokaler Röntgenbestrahlung. II. Mittlg. Strahlentherapie **114**, 270 (1961).

— — ^{35}S-Stoffwechsel in bestrahlten wachsenden Knochen. Strahlentherapie **120**, 300 (1963).

BADE, H., u. G. KÜNTSCHER: Wirkungen von Röntgenstrahlen auf den Knochen (Experimentelle Untersuchungen an Hunden). Fortschr. Röntgenstr. **60**, 235 (1939).

BARILLA, M., e M. RAFFEALLI: Alterazioni dell'accrescimento osseo in corso di radiumterapia per affeuioni angiomatose della cute nell'infanzia. Radiologia (Roma) **12**, 447 (1956).

BARNES, L. L., G. SPERLING, C. M. MCCAY, and C. E. BROWN: The production of osteogenic sarcomas in rats with radioactive calcium. A.M.A. Arch. Path. **66**, 529—535 (1958).

BARNHARD, H. J., and R. W. GEYER: Effects of X-radiation on growing bone. Radiology **78**, 207 (1962).

— M. E. DAVIS, and G. H. KAMP: Effects of roentgen radiation on growing bone. Relative sensitivity of epiphysial line and metaphysis. Radiology **80**, 306 (1963).

BATES, T. H., B. DYMOND, I. V. CHAPMAN, and H. SMITH: Metabolism of radioactive strontium in rat. Part. I: The whole-body retention and tissue distribution characteristics of ^{85}Sr. UK-AEA-PG-662 (1965).

BAWDEN, J. W., and F. T. MCIVER: Distribution of ^{45}Ca during pregnancy under conditions of calcium deficiency in rats. J. dent. Res. **43**, 563—567 (1964).

BENSTED, J. P. M., N. M. BLACKETT, and L. F. LAUWTON: Histological and dosimetric considerations of bone tumour production with radioactive phosphorus. Brit. J. Radiol. **34**, 160 (1961).

BERG, N. O., T. LANDBERG, and M. LINDGREN: Osteonecrosis and sarcoma following external irradiation of intracerebral tumors. Acta radiol. (Stockholm) **4**, 417—436 (1966).

BERGER, H. J., and W. EGER: Mechanism of strontium deposition in bone tissue. Acta histochem. (Jena) **22**, 298—308 (1965).

BIANCHI, C.: Sulle modificazioni chimiche e istologiche nelle ossa dopo irradiazione Roentgen in dose di 1000 e 1500 r. Ateneo parmense II. s. **12**, 69 (1940).

BICKEL, W. H., D. S. CHILDS, and C. M. PORRETTA: Schenkelhalsbrüche nach Röntgenbestrahlung. J. Amer. med. Ass. **175**, 204 (1961).

BIRKNER, R., u. J. SCHAAF: Neun Fälle von Strahlenschädigungen der knorpelig-knöchernen Brustwand. Strahlentherapie **93**, 454 (1954).

— J. FREY, K. u. H. UEBERSCHÄR: Frühveränderungen am Knochen erwachsener Meerschweinchen nach Röntgenbestrahlung. Strahlentherapie **100**, 574 (1956).

BLACKETT, N. M., N. F. KEMBER, and L. F. LAMERTON: J. Lab. Invest. **8**, 171 (1959).

BONSE, G., u. W. BOHNDORF: Untersuchungen über die Einwirkung verschiedener Strahlenqualitäten auf die Extremitäten von Hühnerküken. Strahlentherapie **119**, 564 (1962).

BRUES, A. M.: Carcinogenic effects of radiation. Advanc. biol. med. Phys. **2**, 171—191 (1948).
— Biological hazards and toxicity of radioactive isotopes. J. clin. Invest. **28**, 1286 (1949).
—, and G. A. SACHER: Analysis of mammalian radiation injury and lethality. 441—465. Symp. on Radiobiology. J. J. NICKSON, ed. New York: John Wiley & Sons 1952.
BURCKHARD, G.: Über den Einfluß der Röntgenstrahlen auf den tierischen Organismus, insbesondere auf die Gravidität. Volkmanns Sammlg. klin. Vortr. 404 Gyn. 1905 Nr. 150, 469—480.
BURSTONE, M. S.: A histochemical study of irradiated bone. Amer. J. Path. **28**, 1133 (1952).
CAHAN, W. G., H. Q. WOODARD, N. L. HIGINBOTHAM, F. W. STEWART, and B. L. COLEY: Sarcoma arising in irradiated bone. Cancer **1**, 3 (1948).
CANEGHAM, P. VAN, u. C. G. SCHIRREN: Tierexperimentelle Untersuchungen zur Frage der Röntgenstrahlenempfindlichkeit von Knochenwachstumszonen. Strahlentherapie **100**, 433 (1956).
— — Tierexperimentelle Untersuchungen zur Frage der Röntgenstrahlenempfindlichkeit von Knochenwachstumszonen. Arch. klin. exp. Derm. **206**, 104 (1957).
— — Über den Einfluß der verwendeten Strahlenqualität auf das Ausmaß von Knochenwachstumsschädigungen bei Bestrahlungen von Kükenbeinen im Tarso-Metatarsal-Gelenk. Strahlentherapie **114**, 370 (1961).
CARROLL, H. W., R. D. PHILLIPS, and D. J. KIMELDORF: Effects of irradiation on bone-growth of rats during protracted parabiosis. Int. J. Radiat. Biol. **11**, 205—208 (1966).
CATER, D. B., R. BASERGA, and H. LISCO: Radiographic appearances of bone lesions in rats exposed to local external irradiation from gamma rays. Acta radiol. (Stockh.) **54**, 273—288 (1960).
CERWENKA, W.: Radiogene Frakturen. (Eine Auswertung des Krankengutes der OUK Leipzig.) Zbl. Chir. **90**, 1998—2003 (1965).
CHERKASSY, L. A.: Bone changes in rats after radioactive strontium injections. Vop. Onkol. **2**, 275 (1956).
—, and A. G. BARANOVA: On roentgenological aspects of presarcomatous bone changes in rabbits. Vop. Onkol. **4**, 284 (1958).
CLARKE, W. J.: Comparative histopathology of ^{239}Pu, ^{226}Ra and ^{90}Sr in pig bone. Hlth Phys. **8**, 621—627 (1962).
CODMANN: zit. n. FLASKAMP: A study of the cases of accidental X-ray burns hitherto recorded. Philad. Med. VIII, May (1902).
COHEN, J., and G. J. D'ANGIO: Unusual bone tumors after roentgen therapy of children: Two case reports. Amer. J. Roentgenol. **86**, 502 (1961).
COHN, S. H., and J. K. GONG: Effect of 2000 roentgens local x-irradiation on the growth of bone. Growth **17**, 7 (1953).
— Effect of aging and X-irradiation on the kinetics of skeletal metabolism in the rat. Radiat. Res. **15**, 355 (1961).
CRUZ, M., B. L. COLEY, and F. W. STUART: Post-irradiation bone sarcoma; report of eleven cases. Cancer **10**, 72—88 (1957).
DAELS, F.: Beitrag zur experimentellen Hervorrufung von Tumoren mittels Radium. Strahlentherapie **25**, 675—678 (1927).
DIETHELM, L.: Schwere Strahlenschäden nach Röntgen- und Radiumbestrahlung eines ausgedehnten Hämangioms am Oberschenkel vor 26 Jahren. Strahlentherapie **85**, 594 (1951).
DIRIENZO, S.: Radiosensibilität des Knochens. Fortschr. Röntgenstr. **85**, 643 (1956).
DODSON, W. S.: Irradiation osteomyelitis of the jaws. J. oral Surg. **20**, 467—474 (1962).
DONGEN, J. A. VAN, G. MONTANARI, and E. A. VAN SLOOTEN: Bone sarcoma following intensive X-ray therapy. Ned. T. Geneesk. **105**, 1128 (1961).
DOWNIE, E., S. MACPHERSON, E. RAMSDEN, H. SISSONS, and J. VAUGHAN: Brit. J. Cancer **13**, 408 (1959).
DRISCOLL, S. G., S. P. HICKS, E. H. COPENHAUER, and C. L. EASTERDAY: Arch. Path. **76**, 113 (1963).
DUHAMEL, H. L.: Mem. Acad. roy. Sci **55**, 354 (1942).
ENGEL, D.: Experiments on the production of spinal deformities by radium. I. Amer. J. Roentgenol. **42**, 217—234 (1939).
EVANS, R. D.: A review of present knowledge. Amer. J. Publ. Hlth. **23**, 1017—1023 (1933).
— Radium poisoning. II. The quantitative determination of the radium content and radium elimination of living persons. Amer. J. Roentgenol. **37**, 368—378 (1937).
— The effect of skeletally deposited alpha-ray emitters in man. The Silvanus Thompson Memorial Lecture, delivered at the British Institute of Radiology, 9th June, 1966. Brit. J. Radiol. **39**, 881—895 (1966).
— The radium standard for boneseekers — Evaluation of the data on radium patients and dial painters. Hlth Phys. **13**, 267—278 (1967).

EVANS, R. D., R. S. HARRIS, and J. W. BUNKER: Radium metabolism in rats and the production of osteogenic sarcoma by experimental radium poisoning. Amer. J. Roentgenol. 52, 353—371 (1944).
FINDER, J. G., and M. POST: Spontaneous femoral neck fracture pelvic irradiation. Report of three cases. Arch. Surg. 81, 545 (1960).
FINKEL, M. P.: Some further studies on the mice treated with plutonium before weaning. AECD-2024-H (1947/48) 11 S. (NSA-1-40-H)
— Radiology 67, 665 (1956).
— P. J. BERGSTRAND, and B. O. BISKIS: The consequences of continuous ingestion of ^{90}Sr by mice. Radiology 74, 458 (1960).
— — — The latent period, incidence and growth of ^{90}Sr-induced osteosarcomas in CF_1 and CBA mice. Radiology 77, 269 (1961).
— B. O. BISKIS and P. J. BERGSTRAND: The induction of malignant bone tumors in mice by radioisotopes. Acta Un. int.Cancr.15, 99 (1959).
— — Toxicity of plutonium in mice. Hlth Phys. 8, 565 (1962).
— — and G. M. SCRIBNER: The influence of strontium-90 upon life span and neoplasms of mice. Second Internat. Conf. Peaceful Uses Atomic Energy Geneva, 1958 & Progress Nuclear Energy. Series VI, Biol. Science 2, 199—209. New York: Pergamon Press 1959.
— G. HIRSCH, D. GARDINER, and R. McNINIS: Progress of the long-term polonium-mouse experiment. ANL-4401 78—95 (NSA-5-2009)
— C. E. MILLER, and R. J. HASTERLIK: Status report of study of long-term effects of radium in humans. ANL-6104, 87 (1959). (NSA-14-1649i)
— H. LISCO, and A. M. BRUES: ANL-5378, 106 (1955). (NSA-9-2538)
FINSTON, R. A., and HELEN Q. WOODARD: Effects of external irradiation on the metabolism of the bones of adult dogs. Radiat. Res. 25, 188 (1965).
FISCHER, E.: Zur Häufigkeit der Skelettwachstumshemmung bei Strahlenbehandlung der Hämangiome. Strahlentherapie 97, 599 (1955).
FLATAU, W. S.: Schwangerschaft und Röntgenbestrahlung. Bayer. Gesellsch. f. Geb. u. Frauenheilk. Nürnberg 30. 1. 1921. s. Münch. med. Wschr. 1921, Nr. 8, 254.
FLINN, F. B.: Stimulating action of radioactive deposits in the body. Radiology 23, 331—338 (1934).
FÖRSTERLING, K.: Über allgemeine und partielle Wachstumsstörungen nach kurzdauernden Röntgenbestrahlungen von Säugetieren. Arch. klin. Chir. 81, II, 505 (1906).
— Wachstumsstörung infolge Röntgenisierung. Verh. dtsch. Röntg. Ges. 3, 126 (1907).
— zit. n. FLASKAMP: Wachstumsstörungen nach Röntgenbestrahlung. Verh. dtsch. Röntg.-Ges. 5, (1909).
FRANTZ, C. H., zit. n. KOLÁR u. BEK (1966): Radiology 55, 720 (1950).
FRIES, G.: Zur Röntgen-Diagnostik osteoradionekrotischer Hüftveränderungen nach Röntgen-Radiumbestrahlung weiblicher Genitalkarzinome. Strahlentherapie 132, 113—127 (1967).
FRITZ, H.: Strukturveränderungen des Knochens nach Röntgentiefenbestrahlungen bei gynäkologischen Karzinomen. Strahlentherapie 95, 630 (1959).
GAISFORD, J., and F. RUECKERT: Osteoradionecrosis of the mandible. Plast. Reconstr. Surgery 18, 436 (1956).
GAUWERKY, F.: Über die Strahlenschädigung der wachsenden Knochen. I. Strahlentherapie 113, 325—350 (1960).
GONG, J. K., E. BURGESS, and P. BACALAO: Accretion and exchange of strontium-85 in trabecular and cortical bones. Radiat. Res. 28, 753—765 (1966).
GOTTSCHALK, R. G., and H. N. BEERS: Selective toxicity of radioactive sulfate for mouse cartilage and bone marrow. Arch. Path. 65, 298 (1958).
GRATZEK, F. R., E. G. HOLMSTRÖM, and L. G. RIGLER: Post-irradiation bone changes. Amer. J. Roentgenol. 53, 62 (1945).
GREGL, A., u. J. KIENLE: Sarkom des Schultergürtels nach radikaler Mastektomie und Röntgenbestrahlung. Strahlentherapie 132, 546—552 (1967).
GREVE, W.: Spontanfraktur nach Röntgentiefenbestrahlung. Strahlentherapie 86, 617 (1962).
GROS, CH. M., et R. KEILING: Fracture du col du fémur post-roentgenthérapeutique. J. Radiol. Électrol. 37, 643 (1956).
GÜNSEL, E.: Strahlenschäden an wachsenden Knochen. Strahlentherapie 91, 595 (1953).
HAMMER-JACOBSEN, E., and T. MUNKNER: Foetal malformation in a technician at a clinical radioisotope laboratory. Brit. J. Radiol. 34, 351 (1961).
HASTERLIK, R. J.: Late effects of radioactive materials deposited in man. Postgrad. Med. 37, 642—649 (1965).
— and A. J. FINKEL: Diseases of bones and joints associated with intoxication by radioactive substances, principally radium. Med. Clin. N. Amer. 49, 285—296 (1965).
— —, and C. E. MILLER: The cancer hazards of industrial and accidental exposure to radioactive isotopes. Ann. N. Y. Acad. Sci. 114, 832—837 (1964).

Held, F.: Die Bedeutung der Strahlenqualität für die schädigende Wirkung ionisierender Strahlung auf die Tibia-Epiphysenfuge der Albinoratte. Radiobiol. Radiotherap. **2**, 151 (1961).

Hems, G.: The risk of bone cancer in man from internally deposited radium. Brit. J. Radiol. **40**, 506—511 (1967).

—, and R. H. Mole: The relative toxicities of radium-226, plutonium-239 and strontium-90 for bone tumour induction. Brit. J. Radiol. **39**, 719—726 (1966).

Herzog, K. H., u. M. Bartel: Radiogene Schenkelhalsfrakturen. Mschr. Unfallheilk. **67**, 453—464 (1964).

Hess, F.: Ursache, Häufigkeit und Prophylaxe der Osteoradionekrose am Unterkiefer. Strahlentherapie, Sdbd. **62**, 6—9 (1966).

Hieronymi, H., u. S. Sandkühler: Knochenmarkinsuffizienz 11 Jahre nach Thorotrastapplikation. Dtsch. Arch. klin. Med. **200**, 561 (1953).

Hoffmann, V.: Über Erregung und Lähmung tierischer Zellen durch Röntgenstrahlen. II. Experimentelle Untersuchungen am wachsenden Knochen von Kaninchen und Katzen. Strahlentherapie **14**, H. 3, 516 (1922).

Hopkins, B. J., G. W. Casarett, R. C. Baxter, and L. W. Tuttle: A roetngenographic study of terminal pathological changes in skeletons of strontium-90 treated rats. Radiat. Res. **29**, 39—49 (1966).

Horváth, F., u. J. Horváth: Untersuchungen zur Verminderung von Strahlenschäden der Ossifikationszonen bei in Entwicklung begriffenen Kaninchen durch Verabreichung von Duratolin, Vit. D 2 und Eierschalenpulver. Strahlentherapie **135**, 38—47 (1968).

Horváth, J., F. Horváth, E. Juhász u. L. Urbányi: Über die Strahlenschädigungen wachsender Knochen. Strahlentherapie **118**, 462 (1962).

Hulse, E. V.: The effects of ionising radiation on the embryo and foetus: a review of experimental data. Clin. Radiol. **15**, 312—319 (1964).

Irie, Hideo, Hidetosi Yosihara u. Yosihiko Osiumi: Über den Einfluß einer Strahlenschutzsubstanz auf die Schädigung des Knochenwachstums bei Ratten. Strahlentherapie **129**, 112—117 (1966).

Iselin u. Dieterle: Einfluß des Röntgenbildes auf den wachsenden Organismus. Medizin. Gesellsch. Basel Sitzg. 16. 6. 1910 s. Fortschr. Röntgenstr. **19**, 397 (1910/11).

Jowsey, J., and R. E. Rowland: Point-source beta irradiation of bone. ANL-6199 August, 1960, 21.

Kahn, D. S., and S. C. Skoryna: Effects of long-term cortisone administration on the skeletal tissue of the rat and on the bone tumors produced by radioactive strontium. Lab. Invest **8**, 763 (1959).

Kaven, A.: Röntgenmodifikation bei Mäusen. Z. menschl. Vererb.- u. Konstit.-Lehre **22**, 238 (1938).

Kirchhoff, H., u. G. Imholz: Spontanfrakturen des Schenkelhalses nach Röntgenbestrahlung wegen Genitalkarzinom. Strahlentherapie **90**, 199 (1953).

Knopp, J., u. J. Trautmann: Zur Frage der Fruchtschädigung durch ionisierende Strahlen. Strahlentherapie **117**, 161 (1962).

Kok, G.: Spontaneous fractures of the femoral neck after the intensive irradiation of carcinoma of the uterus. Acta radiol. (Stockh.) **40**, 511 (1953).

Kolář, J.: Gliedmaßenanomalien als Strahlenschaden? Fortschr. Röntgenstr. **96**, 283 (1962).

—, u. A. Babicky: Untersuchungen zum Knochenkalziumstoffwechsel in der Epi- und Metaphyse nach lokaler Röntgenbestrahlung. I. Mitt. Strahlentherapie **109**, 483 (1959).

— — Die Ermittlung der Strahlenempfindlichkeit verschiedener Knochenwachstumszonen mit Hilfe des ^{45}Ca-Stoffwechsels. Strahlentherapie **114**, 265 (1961).

— — Untersuchungen zum Kalziumstoffwechsel in der Epi- und Metaphyse nach lokaler Röntgenbestrahlung. III. Mitt. Der Einbau von ^{45}Ca. Strahlentherapie **119**, 236 (1962).

— — Untersuchungen zum Kalziumstoffwechsel in der Epi- und Metaphyse nach lokaler Röntgenbestrahlung. IV. Mitt. Die Resorption. Strahlentherapie **119**, 435 (1962).

— — Whole-body skeletal metabolicmresponse on local skin burns. Nature (Lond.) **195**, 1107 (1962).

— — Untersuchungen zum Kalziumstoffwechsel in der Epi- und Metaphyse nach lokaler Röntgenbestrahlung. V. Mitt. Einfluß der Denervation auf die Allgemeinreaktion. Strahlentherapie **120**, 98 (1963).

—, and V. Bek: The influence of irradiation of angiomes in children with X-rays from a short distance on the bones. Csl. Rentgenol. **13**, 379 (1959).

— — Gutartige Neubildungen in bestrahlten wachsenden Knochen. Fortschr. Röntgenstr. **104**, 226—230 (1966).

— — u. R. Vrabec: Zur röntgenologischen Symptomatologie der Strahlenschäden an den wachsenden Knochen. Radiol. diagn. (Berlin) **1**, 616 (1960).

KOLÁR, J., L. JIRÁSEK: and R. VRABEC: Bone changes on the hands in radiologists. Čs. Radiol. 20, 64R—171, (1966).
—, and R. VRABEC: Bone lesions in patients with ulcers after X-ray and radium therapy. Acta Chir. orthop. Traum. čech. 23, 214 (1956).
— — Einige ungewöhnliche Beobachtungen von Strahlenschädigung des Knochens. Fortschr. Röntgenstr. 88, 571 (1958).
— — The clinical picture of radiation injuries of the bones in X-ray therapy. Vestn. Rentgenol. Radiol. 34, 2, 43 (1959).
— — Schwere Knochenwachstumshemmung nach Kontakt-Röntgenbestrahlung eines ausgedehnten Hämangioms. Fortschr. Röntgenstr. 91, 669 (1959).
— — Damage to ripe bone by radiation and its sings. Acta Chir. orthop. Traum. čech. 27, 361 (1960).
KOLETSKY, S., F. J. BONTE, and H. L. FRIEDELL: Production of malignant tumors in rats with radioactive phosphorus. Cancer Res. 10, 129—138 (1950).
—, and J. H. CHRISTIE: Proc. Soc. exp. Biol. (N. Y.) 86, 266 (1954).
KOLLATH, J., u. J. TRAUTMANN: Wirkungen von 200 R 200 kV-Röntgen- sowie 200 R ^{60}Co-Gammaganzkörperbestrahlung auf in utero bestrahlte Mäuse. I. Mittlg.: Hirn- u. Skelettmißbildungen nach Einzeitbestrahlungen am 10. Schwangerschaftstag. Strahlentherapie 126, 253—257 (1965).
KOSCHITZ-KOSIC, H.: Über Schenkelhalsfrakturen als Folge von Strahlenschäden. Klin. Med. (Wien) 16, 277 (1961).
KRITTER, H., et J. VIGNEAU: Contribution à l'étude des altérations osseuses postradiothérapiques consécutives aux traitements de certain cancers. Bull. Ass. franç. Cancer 42, 57 (1955).
— — Contribution à l'étude des altérations osseuses postradiothérapiques à propos de 79 observations. J. Radiol. Électrol. 36, 786 (1955).
KROKOWSKI, E., u. W. RÜBE: Die Bedeutung des Elektronenumsatzes im Knochen für die Strahlenbelastung des Osteozyten. Fortschr. Röntgenstr. 87, 650 (1957).
KRUKENBERG: zit. n. FLASKAMP: Gehirnschädigung durch Röntgenbestrahlung. Verh. dtsch. Röntg.-Ges. 5 (1909).
LACASSAGNE, A.: Tumeurs malignes provoquées, chez le lapin, par l'irradiation de foyers inflammatoires. C. R. Acad. Sci. (Paris) 196, 69—71 (1933).
—, et R. VINCENT: Sarcomes provoqués chez des lapins par l'irradiation d'abcès à Streptobacillus Caviae. R. C. R. Soc. Biol. (Paris) 100, 249—251 (1929).
LANG, F.-J., u. TH. WENSE: Über den Einfluß der Radiumemanation auf die Knochenkallusbildung der Maus. Wien. klin. Wschr. 72, 685 (1960).
LANGENDORFF, H., u. H. KRIEGEL: Zur Frage des Strahlenspätschadens bei höheren Organismen durch inkorporierte radioaktive Spaltprodukte (^{131}J, ^{90}Sr, ^{137}Cs). 1963 im Druck.
LENGEMANN, F. W.: The transfer of Ca and Sr across biological membranes, p. 89. New York-London: Acad. Press 1963.
LEPPIN, O.: Dtsch. med. Wschr. 1896, Nr. 28.
LIBBY, W. F.: Bone doses from strontium-90. Proc. nat. Acad. Sci. (Wash.) 45, 245 (1959).
LISCO, H., M. P. FINKEL, and A. M. BRUES: Carcinogenic properties of radioactive fission products and of plutonium. Radiology 49, 361—363 (1947).
—, and W. E. KISIELESKI: The fate and pathologic effects of plutonium metal implanted into rabbits and rats. AECI-2236; UAC-622 (1952) 28 S.; Amer. J. Path. 29, 305—321 (1953).
LITVINOV, N. N.: Bone sarcomas originating under the influence of radioactive substance and the dynamics of their development. Vop. Onkol. 2, 285—294 (1956).
— A further study of the appearance and development of bone sarcoma in cases of injury by radioactive strontium-90 and by yttrium-91. AEC-tr-4473, 157.
— Morphological changes of bone tissue in chronic intoxication by radioactive strontium. Arch. Path. 19, 26 (1957).
— Morphological changes in the bones of rats affected by radioactive yttrium-91. Med. Radiol. (Moskau) 3, 1, 41 (1958).
— Osteogenic sarcomas in dog induced with ^{90}Sr. Vop. Onkol. 5, 675 (1959).
—, and R. I. MAKARICHEVA: A roentgenmorphological study of the development of osteogenic sarcomas in animals poisoned by radioactive strontium. Vestn. Rentgenol. Radiol. 33, 5, 36 (1958).
LOONEY, W. B., R. J. HASTERLIK, A. M. BRUES, and E. SKIRMONT: A clinical investigation of the chronic effects of radium salts administered therapeutically (1915—1931). Amer. J. Roentgenol. 73, 1006—1037 (1955).
LOUGHHEED, M. N., and B. S. J. BROWN: Comparison of the effect of cobalt-60 and 250-kv radiation on the bones of the rat. Radiology 78, 278 (1962).
MACPHERSON, S., M. OWEN, and J. VAUGHAN: The relation of radiation dose to radiation damage in the tibia of weanling rabbits injected with strontium-90. Brit. J. Radiol. 35, 221 (1962).

MACPHERSON, S., and J. VAUGHAN: The stunting of bone growth in young rabbits injected with strontium-90. Brit. J. Radiol. **33**, 656 (1960).
— — The stunting of growth in young rabbits injected with strontium-90. Int.J. Radiat. Biol. **3**, 515 (1961).
MAKARICHEVA, R. I.: Dynamics of the development of osteogenic sarcoma in experiments. AEC-tr-**4473**, 147.
MARINELLI, L. D.: Radioactivity and the human skeleton. Janeway lecture, 1958. Amer. J. Roentgenol. **80**, 729—739 (1958).
MARSHALL, J. H., Radioactive hotspots, bone growth, and bone cancer. Self-burial of calcium-like hotspots. ANL-6297, 16 (1960).
—, and M. P. FINKEL: Autoradiographic dosimetry of mouse bones containing ^{45}Ca, ^{90}Sr, and ^{226}Ra. ANL 6104, 48 (1959).
— — Autoradiographic dosimetry of mouse bones containing ^{45}Ca, ^{90}Sr, or ^{226}Ra. II. The sensitive region in the induction of osteogenic sarcomas. ANL-6199, 44 (1960).
MAU, H.: Knochenwachstumsstörungen nach Hämangiombehandlung und die Beziehungen zwischen angiomatösen Haut- und Knochenveränderungen. Strahlentherapie **89**, 227 (1953).
MAURER, H. J.: Zur Frage der Ätiologie des sogenannten Strahlensarcoms unter besonderer Berücksichtigung des osteogenen Sarcoms auf dem Boden der Ostitis deformans Paget. Strahlentherapie **92**, 395 (1953).
MCCRORIE, W. D. C.: Fractures of the femoral neck following pelvic irradiation. Brit. J. Radiol. **23**, 587—592 (1950).
MEIER, A. L.: Strahlentherapie **84**, 587 (1951).
— Einwirkungen der Radiumstrahlen auf den wachsenden menschlichen Knochen. Strahlentherapie **85**, 587 (1951).
MINDER, W.: Neue Ergebnisse der Kalzium-Magnesium-Stoffwechselforschung. Dtsch. med. J. **7**, H. 9/10 (1956).
—, u. T. GORDONOFF: Modellversuche über den Calciumeinbau im Knochen. Schweiz. med. Wschr. **83**, 825 (1953).
MINNIGERODE, B.: Experimentelle Untersuchungen über die Wirkung der γ-Strahlen von Radium und ^{60}Co auf den Knorpel des Kaninchenkehlkopfes. Arch. Ohr-, Nas.- u. Kehlk.-Heilk. **177**, 485 (1961).
MOLE, R. H.: Bone tumour production in mice by ^{90}Sr. Further experimental support for a two event hypothesis. Brit. J. Cancer **17**, 524 (1963).
MONTAG, C.: Schädigungen des wachsenden Knochens bei der Röntgenbestrahlung und ihre Vermeidung. Strahlentherapie **84**, 314 (1951).
MURRAY, R. G.: The effects of single and divided doses of X-radiation on bone marrow of partially shielded rats. Radiat. Res. **10**, 347 (1959).
NES, C. P. VAN: Impaired skeletal development following X-ray or radium therapy in children. Ned. T. Geneesk. **110**, 1904—1911 (1966).
NEUHAUSER, E. B. D., M. H. WITTENBORG, C. Z. BERMAN, and J. COHEN: Irradiation effects of roentgen therapy on the growing spine. Radiology **59**, 637 (1962).
NEUMEISTER, K.: Osteoradionekrosen im Handbereich. Radiobiol. Radiother. (Berl.) **6**, 701—706 (1965).
NEVINNY-STICKEL, H. B., u. G. MIGNANI: Knochenschädigung nach Röntgenbestrahlung (Osteoradionekrose). Geburtsh. u. Frauenheilk. **13**, 303 (1953).
NILSSON, A.: Strontium-90 induced bone and bone-marrow changes. Uppsala, 1962.
— Histogenesis of ^{90}Sr-induced osteosarcomas. Acta vet. scand. **3**, 185 (1962).
— ^{90}Sr-induced osteosarcomas. Acta vet. scand. **3**, 1—24 (1962).
— A. NELSON, C. RÖNNBÄCK, A.-M. SJÖDÉN, G. WALINDER, and O. HERTZBERG: Influence of gestation and lactation on radiostrontium-induced malignancies in mice. II. Retention of radiostrontium and relation between tumour incidence and excretion rate. Acta radiol. (Stockholm) **6**, 129—144 (1967).
—, and S. ULLBERG: Uptake and retention of strontium-90 in mouse tissues studied by whole animal autoradiography and impulse counting. Acta radiol. (Stockh.) **58**, 81—98 (1962).
— — II. Uptake and retention of strontium-90 in strontium-90-induced osteosarcomas. Acta radiol. (Stockh.) **58**, 168 (1962).
OELSSNER, W.: Strahlenschäden des erwachsenen Knochens. Med. Klin. **55**, 1819—1824 (1960).
OWEN, M., J. JOWSEY, and J. VAUGHAN: J. Bone. Jt. Surg. **37 B**, 324 (1955).
— H. SISSONS, and J. VAUGHAN: Brit. J. Cancer **11**, 229 (1957).
—, and J. VAUGHAN: Radiation dose and its relation to damage in the rabbit tibia following a single injection and daily feeding of ^{90}Sr. Brit. J. Cancer **13**, 424—438 (1959); Brit. J. Radiol. **32**, 714 (1959).
— — Dose-rate measurements in the rabbit tibis following uptake of Strontium 90. Brit. J. Radiol. **32**, 714 (1959).

PENNERS, R.: Durch Röntgenstrahlen verursachte Mißbildungen an der Wirbelsäule. Verh. dtsch. orthop. Ges. (Beil. Z. Orthop. 87), 115 (1956).
PERTHES, G.: Über den Einfluß der Röntgenstrahlen auf das epitheliale Gebilde, insbesondere auf das Carcinom. Arch. klin. Chir. 71, 955 (1903).
— cit. n. FLASKAMP: Die biologischen Wirkungen der Röntgenstrahlen. Strahlentherapie 14, (1922).
PHILIPP, E.: Knochenerkrankungen bei wegen Uteruskarzinom mit Röntgenstrahlen bestrahlten Frauen. Strahlentherapie 44, 363 (1932).
PHILLIPS, R. D., and D. J. KIMELDORF: Age and dose dependence of bone growth retardation induced by X-irradiation. Radiat. Res. 27, 384—396 (1966).
— — Lone and systemic effects of ionising radiation on bone growth. Amer. J. Physiol. 210, 1096—1100 (1966),
PHILLIPS, T. L., and G. E. SHELINE: Bone sarcomas following radiation therapy. Radiology 81, 992 (1963).
PLAGEMANN, H.: cit. n. FLASKAMP: Wie weit beeinträchtigen multiple kurzzeitige diagnostische Röntgenaufnahmen das Wachstum der Extremitätenknochen, insbesondere der üblichen wiederholten Röntgenaufnahmen während der konservativen Behandlung der kongenitalen Hüftgelenksluxation des Kindes? (Tierexperiment) Verh. dtsch. Röntg.-Ges. (1910).
PROBEDINSKIJ, M. N.: Reaktionen des Knochengewebes auf Bestrahlung mit Röntgenstrahlen und radioaktiven Substanzen. Vestn. Khir. 76, 11, 116 (1955).
PUTTEN, L. M. VAN: Int. J. Radiat. Biol. 5, 477 (1962).
—, and M. J. DE VRIES: J. nat. Cancer Inst. 28, 587 (1962).
RAJEWSKY, B.: Bericht über die Schneeberger Untersuchungen. Z. Krebsforsch. 49, 315—340 (1939).
— A. SCHRAUB u. E. SCHRAUB: Experimentelle Geschwulsterzeugung durch Einatmen von Radiumemanation. Naturwissenschaften 31, 170—171 (1943).
RÉCAMIER: zit. n. FLASKAMP: Actions des rayons X sur le développement des l'os. Arch. Élect. méd. 1906, No. 186.
ROSENTHAL, L., and J. F. MARVIN: The effect of roentgen-ray quality on bone growth and cortical bone damage. Amer. J. Roentgenol. 77, 893 (1957).
ROWLAND, R. E.: Late observations of the distribution of radium in the human skeleton. ANL-6104, 16 (1959).
— Detailed autoradiographic and microradiographic studies of bone from human radium cases. ANL-6398, 5 (1961).
— Plugged Haversian canals in a radium case. ANL-6199, 36 (1960).
RUBIN, P., J. R. ANDREWS, R. SWARM, and H. GUMP: Radiation induced dysplasias of bone. Amer J. Roentgenol. 82, 206 (1959).
— K. C. BRACE, H. GUMP, R. SWARM, and J. R. ANDREWS: The radiotoxic effects of ^{35}S in growing cartilage. Consideration of radioactive sulfur (^{35}S) as a possible radiotherapeutic agent in chondrosarcomas. Radiology 69, 711 (1957).
RUSSELL, L. B.: J. exp. Zool. 114, 545 (1950).
— Radiology 131, 329 (1956).
— Effects of low doses of X-rays on embryonic development in the mouse. Proc. Soc. exp. Biol. (N. Y.) 95, 174 (1957).
— Radiation Hazards during embryonic development. 9. int. Congr. Radiol. 1212 (1960).
—, and W. L. RUSSELL: Radiology 58, 369 (1952).
— — An analysis of the changing radiation response of the developing mouse embryo. J. cell. comp. Physiol. 43, 103 (1954).
SABANAS, A. O., D. C. DAHLIN, D. S. CHILDS, and J. C. IVINS: Postradiation sarcome of bone. Cancer 9, 528 (1956).
SABIN, F. R., A. C. DOAN, R. FLORENCE, and C. E. FORKNER: The production of osteogenic sarcomata and the effects on lymph nodes and bone marrow of intravenous injections of radium chloride and mesothorium in rabbits. J. exp. Med. 1932, 267—289.
SCHAAF, J.: Ausgedehntes kavernöses Hämangiom mit Knochenwachstumshemmung. Fortschr. Röntgenstr. 81, 222 (1954).
SCHINZ, H. R., u. H. FRITZ-NIGGLI: Mißbildungen adulter Krallenfrösche (Xenopus laevis Daud.) nach Röntgenbestrahlung im Embryonalstadium. Strahlentherapie 94, 147 (1954).
SCHLUNDT, H., H. H. BARKER, and F. B. FLINN; Detection and estimation of radium and mesothorium iu living persons. I. Amer. J. Roentgenol. 21, 345—354 (1929).
— J. T. NERANCY, and J. P. MORRIS: Detection and estimation of radium in living persons. IV. The retention of soluble radium salts administered intravenously. Amer. J. Roentgenol. 30, 515—522 (1933).
SCHREIBER, A.: Spätschaden nach Radiumbestrahlung eines gelenknahen Hauthämangioms. Radiol. clin. (Basel) 33, 300—306 (1964).

SCHÜRCH, O., u. E. ÜHLINGER: Schweiz. med. Wschr. **1934 I**, 664.
— — Über experimentelle Knochentumoren. Arch. klin. Chir. **183**, 704—719 (1935).
— — Experimentelles Knochensarkom nach Radiumbestrahlung bei einem Kaninchen. Z. Krebsforsch. **45**, 240—251 (1937).
SHELDON-PETERS, J., and J. VAUGHAN: An analysis of certain chemical constituents of rabbit bone following deposition of ^{90}Sr. Brit. J. exp. Path. **37**, 553 (1956).
SINCLAIR, W. K., J. D. ABBOTT, H. E. A. FARRAN, E. B. HARRIS, and L. F. LAMERTON: Brit. J. Radiol. **29**, 36 (1956).
SKOLNIK, E. M., E. J. FORNATTO, and J. HEYDEMANN: Osteogenic sarcoma of the skull following irradiation. Ann. Otol. (St. Louis) **65**, 915 (1956).
SKORYNA, S. C., and D. S. KAHN: Cancer **12**, 306 (1959).
SLAUGHTER, D. P.: Radiation osteitis and fractures following irradiation. Amer. J. Roentgenol. **48**, 201 (1942).
SMITH, F. M.: Fracture of the femoral neck as a complication of pelvic irradiation. Amer. J. Surg. **87**, 339—346 (1954).
SMITH, H., and T. H. BATES: Metabolism of radioactive strontium in rat. Part II: Attempts to influence elimination by physiological and other procedures. UK-AEA-PG-662 (1965).
SOLHEIM, Ö. P.: Bone sarcomas following external irradiation. Acta radiol. (Stockolm) **6**, 197—201 (1967).
SPIERS, F. W.: Dose to bone from ^{90}Sr: Implications for the setting of the maximum permissuble body burden. Radiat. Res. **28**, 624—642 (1966).
STAMPFLI, W. P., and H. D. KERR: Fractures of the femoral neck following pelvic irradiation. Amer. J. Roentgenol. **57**, 71—83 (1947).
STEINER, G. C.: Postradiation sarcoma of bone. Cancer (Philad.) **18**, 603 (1965).
STEPHENSON, W. H., and B. COHEN: Post-irradiation fractures of the neck of the femur. J. Bone Jt. Surg. **38 B**, 830 (1956).
SULLIVAN, M. F., S. MARKS, and R. C. THOMPSON: Delayed effects of ^{90}Y ingestion. HW-72500, 88 (1962).
TAYLOR, G. N., W. R. CHRISTENSEN, W. S. S. JEE, C. E. REHFELD, and P. PETERMANN: Intercomparison of pathological fractures in beagles injected with ^{226}Ra, ^{228}Ra, ^{239}Pu or ^{90}Sr. Hlth. Phys. **12**, 361—367 (1966).
— W. S. S. JEE, W. R. CHRISTENSEN, C. E. REHFELD, and N. NEBEKER: Thorium-228 induced fractures in beagles. Hlth Phys. **12**, 889—893 (1966).
TRAUTMANN, J.: Wirkungen subletaler Strahlendosen auf Organe hoher Strahlenempfindlichkeit. Strahlentherapie **114**, 535—551 (1961).
— Wirkungen subletaler (kleiner) Röntgendosen auf Organe hoher Strahlenempfindlichkeit, insbesondere die weiblichen Keimdrüsen und die in utero heranreifende Frucht. Habilitationsschrift Med. Fakult. d. Freien Universität Berlin 1961; s. Fortschr. Med. **79**, 633 (1961).
— u. C. KRAFT: Die Schädigung der in utero heranreifenden Frucht durch ionisierende Strahlen. Med. Klin. **56**, 465—471 (1961).
TUTT, M., B. KIDMAN, B. RAYNER, and J. VAUGHAN: Brit. J. exp. Path. **33**, 207 (1952).
VYE, M., G. E. ZANDER-PRINCIPATI, and J. F. KUZMA: The distribution of cancerogenic doses of ^{89}Sr in the skeleton of rats and mice. Lab. Invest. **10**, 514 (1961).
WACHTLER, F.: Über strahlenbedingte Schäden im knöchernen Skelett. Radiol. aust. **12**, 253 (1961).
— Über Schädigungen im zervikalen Abschnitt des Rückenmarkes nach therapeutischen Röntgenbestrahlungen in der Halsregion. Strahlentherapie **119**, 97 (1962).
WALTER, R.: Über Wachstumsschädigungen junger Tiere durch Röntgenstrahlen. Fortschr. Röntgenstr. **19**, 123 (1910/11).
WEISS, J. W., u. A. GREGL: Knochenwachstumsstörungen nach Röntgen- und Radiumbestrahlung von Hämangiomen im Kindesalter. Bruns' Beitr. klin. Chir. **203**, 28 (1961).
WEISHAAR, J., u. K. KOSLOWSKI: Zur Frage der Hämangiombehandlung unter besonderer Berücksichtigung von Spätschäden in Form von Knochenwachstumsstörungen bei Hämangiomsitz in Epiphysennähe. Strahlentherapie **108**, 173 (1959).
WENDE, S.: Sarkom der Schädelkalotte nach Röntgentherapie. Fortschr. Röntgenstr. **96**, 278 (1962).
WHITEHOUSE, W. M., and I. LAMPE: Osseous damage in irradiation of renal tumors in infancy and childhood. Amer. J. Roentgenol. **70**, 721 (1953).
WIELAND, C.: Röntgenstrahlenschäden am Knochen. Dtsch. Gesundh.-Wes. **1956**, 1311—1314.
WILKINS, W. E., and E. M. REGEN: The influence of Roentgen rays on the growth and phosphatase activity of bone. Radiology **22**, 674—677 (1934).
WILSON, C. W.: The effect of x-rays on the uptake of phosphorus-32 by the knee joint and tibia of six-week-old mice: relation of depression of uptake to x-ray dose. Brit. J. Radiol. **29**, 571 (1956).

WILSON C. W.: The effect of x-rays on the uptake of ^{32}P by the knee joint and tibia of six-week-old mice. A comparsion of the effects produced by equal doses of 200 kV and 2 MeV x-rays. Brit. J. Radiol. **30**, 92 (1957).
— Effect of X-rays on the uptake of phosphorus-32 by the mouse knee joint. Dependence upon the spacing interval of the effect produced by two spaced equal dose fractions. Brit. J. Radiol. **33**, 636 (1960); **29**, 86 (1956); **31**, 384 (1958); **32**, 547 (1959).
— The uptake of radioactive sulphur by the mouse knee joint and by the soft tissues of the mouse hind limb. Brit. J. Radiol. **35**, 622 (1962).
WOODARD, H. Q.: Some effects of X-rays on bone. Clin. Orthop. **9**, 118 (1957).
—, and F. W. SPIERS: The effect of x-rays of different qualities on the alkaline phosphatase of living mouse bone. Brit. J. Radiol. **26**, 38—46 (1953).
YOUNG, L. W., R. RUBIN, and G. CASARETT: Cysteamine protection against irradiation effects on growing cartilage. Radiology **79**, 569 (1962).
ZHIZHINA, N. A.: The effect of repeated general irradiation by small doses of X-rays on bone tissue. Med. Radiol. (Mosk.) **3**, 4, 25 (1958).
ZÖLLNER, F.: Osteoporose und Spontanfrakturen nach Rötgenbestrahlungen durch elektive Schädigungen der Osteoblasten. Strahlentherapie **70**, 537 (1941).
ZUPPINGER, A., u. W. MINDER: Zur Beeinflussung des Calcium-Stoffwechsels des Knochens durch ionisierende Strahlen. 9. int. Congr. Radiol. **2**, 1058—1060 (1961).
— — Neue Versuche über den Strahleneinfluß auf die Kalziumaufnahme im Knochen. Strahlentherapie **117**, 63 (1962).

Zusammenfassende Werke

BACQ, Z. M., u. P. ALEXANDER: Grundlagen der Strahlenbiologie. Stuttgart: Georg Thieme 1958.
BÜCHNER, F., E. LETTERER u. F. ROULET: Handbuch der allgemeinen Pathologie. Bd. X/1. Berlin-Göttingen-Heidelberg: Springer 1961.
COTTIER, H.: Strahlenbedingte Lebensverkürzung. Berlin-Göttingen-Heidelberg: Springer 1961.
ELLINGER, F.: Die biologischen Grundlagen der Strahlenbehandlung. Berlin: Urban & Schwarzenberg 1935.
FLASKAMP, W.: Über Röntgenschäden und Schäden durch radioaktive Substanzen. Berlin: Urban & Schwarzenberg 1930.
FRITZ-NIGGLI, H.: Strahlenbiologie. Stuttgart: Thieme 1959.
HOLLAENDER, A.: Radiation Biology. New York: McGraw Hill Book Comp., Inc. 1956.
JAEGER, R. G.: Dosimetrie und Strahlenschutz. Stuttgart: Thieme 1959.
MCLEAN, F. C., P. LACROIX, and A. M. BUDY: Radioisotopes and Bone. Oxford: Blackwell Scient. Publ., Ltd. 1962.
LIECHTI, A., u. W. MINDER: Röntgenphysik. Wien: Springer 1955.
MINDER, W.: Dosimetrie der Strahlungen radioaktiver Stoffe. Wien: Springer 1961.
RAJEWSKY, B.: Strahlendosis und Strahlenwirkung. Stuttgart: Thieme 1956.
SCHWIEGK, H., u. F. TURBA: Künstliche radioaktive Isotope in Physiologie, Diagnostik und Therapie. Bd. 1 u. 2. Berlin-Göttingen-Heidelberg: Springer 1961.
WACHSMANN, F., u. A. DIMOTSIS: Kurven und Tabellen für die Strahlentherapie. Stuttgart: Hirzel 1957.
—, u. W. SEELENTAG: Strahlenanwendung und Strahlenschutz in Handbuch der gesamten Arbeitsmedizin, IV. Band, 1. Teil. Berlin: Urban & Schwarzenberg 1963.

Erzeugung von Gelenkerkrankungen

Von

P. Stern

Mit 3 Abbildungen

I. Einleitung

Die Suche nach experimentellen Methoden, die erlauben, Krankheiten der Humanpathologie adäquat am Versuchstier zu reproduzieren, war seit jeher eine wichtige Aufgabe der Pharmakologie. Eine gute „Modellkrankheit", d. h. ein solcher am Versuchstier herbeizuführender Zustand, der weitgehend, womöglich vollständig einer bestimmten Erkrankung des Menschen entspricht, bietet in erster Linie dem Pharmakologen die Möglichkeit, neue Arzneimittel zu suchen und auszuprobieren und dient ferner dem Pathophysiologen dazu, bessere Einsicht in die Natur der betreffenden Krankheit zu gewinnen. Die Durchführung von Versuchen am Menschen kommt a priori nicht in Betracht, obwohl wir manchmal gezwungen sind auch diesen Weg einzuschlagen. Ich gebe meinen Studenten oft die Hormonologie und Vitaminologie als Beispiel zweier Gebiete , die ihre rasche und vielseitige Entwicklung dem Umstand verdanken, daß sich Hormon- bzw. Vitaminmangelerkrankungen an verschiedenen Versuchstieren leicht herstellen lassen. Als entgegengesetztes Beispiel könnte man die lange Zeit vergebliche Suche nach dem antiperniziösen Prinzip der Leber hervorheben, das erst nach der Entdeckung eines geeigneten Modells von Erfolg gekrönt wurde. Natürlich gibt es auch solche Beispiele, die zu gegenteiligen Schlüssen hinleiten. Maligne Umbildungen können schon seit langer Zeit an Versuchstieren erzeugt werden. Das erstrebte Ziel, nämlich eine zufriedenstellende Krebstherapie, steht aber noch immer aus.

Die Erkrankungen der Gelenke sind schon seit uralten Zeiten bekannt – sie sind in den Schriften aller Klassiker der Medizin erwähnt — ja sie finden sich in geologischen Zeiträumen, z. B. bei den Sauriern. Diese Gruppe von Krankheiten verschiedenster Herkunft ist auch heutzutage immer noch ein schweres medizinisch-soziales Problem, und die Therapiemöglichkeiten dieser Krankheiten können keineswegs als befriedigend angesehen werden, obwohl die Antipyretika-Analgetika seit Jahrzehnten gute Dienste bei verschiedenen Gelenkalterationen leisten und die Entdeckungen der Glucocorticoide und der Antibiotica entschieden einen großen Fortschritt der Therapie bedeuten. Wir können sogar sagen, daß die jüngsten Erkenntnisse und die Ansichten, welche durch die Aufstellung des Begriffs kollagener Krankheiten inauguriert wurden, nur die Größe und Schwierigkeit des Problems noch mehr hervorgehoben haben. Das Betonen der Wichtigkeit und der weiten Verteilung sog. autoimmuner Prozesse hat zwar neue Gesichtspunkte eröffnet und einige Probleme auf dem Gebiet der Gelenkkrankheiten klargestellt, uns jedoch auch auf die Schwierigkeiten aufmerksam gemacht, welche uns auf dem Gebiet der Therapie erwarten.

Die Gelenkerkrankungen sind keineswegs auf den Menschen, ja sogar bloß auf Primaten beschränkt, sie sind im Gegenteil als spontane degenerative, oder als

Infektionskrankheiten, bei vielen Säugern und Vögeln weit verbreitet. Dank den Arbeiten LEO SOKOLOFFS (1958, 1959, 1960) besitzen wir zur Zeit eine gute Übersicht der vergleichenden Pathologie der Arthritis. Im zuletzt angeführten, äußerst interessanten und wichtigen Referat hat SOKOLOFF einen Abschnitt sogar den Gelenkerkrankungen ausgestorbener Tierarten gewidmet. VAN PELT (1965) veröffentlichte neulich einen Artikel über die vergleichende Arthrologie von Mensch und Haustieren und wies auf die großen Ähnlichkeiten hin, die bei Gelenkerkrankungen des Menschen und — beispielsweise — des Schweins zu beobachten sind.

SOKOLOFF (1960), einer der besten Kenner des Problems der experimentellen Arthritis, teilte seine Arbeit in die folgenden Abschnitte auf:

I. Infektiöse Arthritis
II. Nichtinfektiöse Entzündungsarthritis
III. Degenerative und traumatische Arthritis
IV. Wirbelsäulekrankheiten
V. Erbliche Gelenkkrankheiten
VI. Aseptische Knochennekrosen
VII. Gelenkgicht der Vögel und Reptilien
VIII. Hypertrophische Osteoarthropathie.

Diese Aufteilung ist nicht bloß vom Standpunkt der Didaktik, sondern auch von jenem der allgemeinen Pathologie und der Pathogenese sehr gut geeignet. Wir haben sie deshalb auch in diesem Bericht — in etwas modifizierter Form- verwendet, da das Referat nur von experimenteller Arthritis von Labortieren handelt.

RADOŠEVIĆ (1966) teilte die Gelenkveränderungen beim Menschen folgendermaßen auf:

Arthritis
- Febris rheumatica
  - Arthritis rheumatoides
  - Morbus Still
  - Morbus Felty
  - Arthritis psoriatica
- Spondylarthritis ankylopoetica
- Arthritis ex infectione
  - (Tbc, Lues, Gonorrhoe, Brucellosis, pyogener, Pneumokokken — und Meningokokkeninfektion usw.)
- Arthritis urica
- Arthritis allergica
- Collagenosis-Arthritis

Arthrosis
- Osteoarthrosis
- Spondylarthrosis
- Ochronosis
- Arthropathia neurogenes

Alles kann selbstverständlich nicht an Versuchstieren imitiert werden, noch treten all diese Veränderungen spontan im Tierreich auf. Wir werden aber zeigen, daß einige von ihnen sich entweder experimentell erzeugen lassen, oder bei gewissen Tierarten spontan auftreten.

Die experimentelle Arthritis ist keineswegs neu. Schon vor mehr als hundert Jahren wurden Versuche in dieser Richtung gemacht. Gewisse frühere Eingriffe scheinen uns heute grob und die erzeugten Veränderungen sind gewiß kein ädaquates Modell, welches mit humanpathologischem Geschehen verglichen werden könnte. Aber gerade diese alten Versuche bewiesen, daß das Problem der Gelenkkrankheiten schon sehr zeitig das Interesse von Experimentalmedizinern und Klinikern erweckte.

Es sind, außer des schon erwähnten Sokoloffschen (1960)Referats, zumal neulich, mehrere ausgezeichnete Arbeiten über Methoden zur Erzeugung experimenteller Arthritis veröffentlicht worden. So, z. B. gab GARDNER (1960) einen vollständigen Überblick mit erschöpfenden Literaturangaben. Es ist besonders hervorzuheben, daß diese Arbeit Aufschluß über die ältesten Versuche zur künstlichen Herstellung der Arthritis gibt. Es wird erwähnt, daß REIFERR bereits im Jahr 1850 bei Tieren eine Arthritis hervorrief. HUETER (zitiert nach RATHKE u. HIENZ 1959) hat im Jahr 1865 experimentell eine Skoliose bei Kaninchen erzeugt.

GARDNER (1960) teilte die Arten experimenteller Arthritis folgendermaßen auf:

I. Infektive Arthritis
II. Durch chemische Verbindungen erzeugte Arthritis
III. Durch endokrine Mechanismen erzeugte Arthritis
IV. Durch immunologische Eingriffe erzeugte Arthritis
V. Durch physikalische Methoden erzeugte Arthritis.

Ein besonderer Vorteil von GARDNERS Übersicht sind chronologische Tabellen zu jedem Abschnitt, welche den Zeitverlauf der Entstehung der einzelnen Methoden darstellen. Seine Aufteilung ist ebenfalls didaktisch sehr nützlich und gibt einen vorzüglichen Überblick der Zustände auf diesem Gebiet. Praktisch gleichzeitig, nur ein Jahr früher, erschien die Monographie ,,Rheumatismus als Problem der experimentellen Medizin" von STUDER u. REBER (1959), die auch einen hervorragenden Überblick des Gebiets bietet. Das Ziel dieser Arbeit war nicht so sehr, die Methodik zu schildern, als die Zusammengehörigkeit von experimentell erzeugten Gelenkveränderungen und von Alterationen anderer Organe, die in erster Linie rheumatische Krankheiten, aber auch Krankheiten der Gelenke schlechthin begleiten. Nichtsdestoweniger ist diese Arbeit eine wertvolle Quelle experimenteller Methoden und kritischer Rückblick auf dieselben zugleich. Die Aufteilung des Stoffes unterscheidet sich kaum von jener in den Arbeiten SOKOLOFFS (1960) und GARDNERS (1960).

Eine kürzere, aber außerordentlich gute Darstellung der Pathogenese von Osteoarthritis wurde neulich von SILBERBERG u. SILBERBERG (1964) veröffentlicht. MESSOW (1963) befaßte sich mit den Polyarthritis der Haustiere, wobei er auch gewisse Versuchstierarten besprach. Hier soll noch auf einen wichtigen Beitrag GARDNERS (1959b) auf dem Gebiet der vergleichenden Arthrologie hingewiesen werden, die für ein besseres Verständnis der experimentellen Arthritis von Bedeutung ist. Diese Arbeit erschien in Bd. VIII. der "Laboratory investigation", welches gänzlich der Osteoarthritis von Mäusen und anderen Labortieren gewidmet ist. Manche der darin erschienen Referate werden im weiteren besprochen. An dieser Stelle sei nur noch die Arbeit JOHNSONS (1959) über die Kinetik der Osteoarthritis hervorgehoben.

STERN (1965) verfaßte einen Übersichtsartikel über die Methoden zur Erzeugung des experimentellen Arthritis bei der Ratte. JASMIN (1966) meint, daß die Ratte ein besonders geeignetes Versuchstier für die experimentelle Arthritis ist. Im Zusammenhang damit wünschen wir die Aufmerksamkeit des Lesers auf eine Arbeit von GOFF u. Mitarb. (1957) zu lenken, die nachgewiesen haben, daß Maus und Ratte sehr gute Objekte für die orthopädische Forschung sind, daher auch zum Studium von Gelenkveränderungen, die durch aufrechtes Stehen verursacht werden. Als sie nämlich wenige Tage alten Wistar-Ratten oder DBA-Mäusen die Vorderextremitäten amputierten, bewegten sich die Tiere darauffolgend auf den

Hinterextremitäten. Hund, Katze, Ziege, Schwein und Kalb erwiesen sich als ungeeignet.

Es ist nicht unsere Aufgabe, hier alle Quellen und geringere referierende Artikel über experimentelle Arthritis anzuführen. Es ist jedoch notwendig, auf verschiedene Handbücher pharmakologischer Arbeitsmethoden hinzuweisen, die gerade in jüngster Zeit erschienen sind. Verwunderlicherweise bringen diese Handbücher uns wenige pharmakologische Methoden zum Erzeugen experimenteller Arthritis (MARKOVITZ u. Mitarb. 1959; HABERLAND 1960; TURNER 1965; NODINE u. SIEGLER 1964; THER 1965; GAY 1965; MANTEGAZZA u. PICCININI 1966). Diese Werke bringen hauptsächlich Methoden zu „Screening Tests" oder trachten dieselben besonders hervorzuheben, da diese Methoden für schnelles Arbeiten bei Prüfung großer Substanzserien unumgänglich nötig sind. Wir werden gelegentlich zeigen, daß aber gerade die "Screening Test"-Methode für Arthritis, das sog. Formalinödem, die sich so schnell verbreitet hat, und man kann wohl sagen auf der ganzen Welt akzeptiert wurde, keineswegs allgemein akzeptabel erscheint und daß dieselbe zu falschen Schlüssen führen kann. Diese Methode wurde des öfteren der Kritik unterzogen, da sie eigentlich kein adäquates Modell menschlicher Gelenkerkrankung ist (BÜCH u. WAGNER-JAUREGG 1960; VARGA u. Mitarb. 1962). Es wird gezeigt werden, daß es noch viele andere Methoden gibt, die zwar mehr Zeit erfordern, dafür aber weit spezifischer sind als die Formalinarthritis.

Eine ausgezeichnete Übersicht über die verschiedenen Methoden (diese allerdings nur nebenbei) und die Wirkung von Medikamenten stammt von WHITEHOUSE (1965).

Als Ziel der vorliegenden Arbeit betrachten wir die Beschreibung der Methoden zur Erzeugung experimenteller Arthritis. Weil die Arthritis so eng mit rheumatischen Erkrankungen verbunden ist, haben wir auch auf Veränderungen an Herz und anderen Organen Rücksicht genommen. Wenn eine Methode, deren Ziel Erzeugung von Herzveränderungen ist, auch zu Gelenkveränderungen führt, haben wir dies natürlich ebenfalls in Betracht gezogen.

Spontane Gelenkerkrankungen, ob degenerativ oder infolge Alterns entstanden, sind ebenfalls öfter beschrieben worden. Wir haben ihnen hier einen Platz eingeräumt, weil sie sehr wohl zu Experimentalzwecken oder zur Suche nach neuen Arzneimitteln dienen können. Dagegen kann allerdings eingewendet werden, daß es sich um Spontanerkrankungen, nicht also um experimentelle Arthritis handele. Es hat sich fernerhin als notwendig erwiesen, daß wir den Leser auf Gelenkkrankheiten einiger Tierarten aufmerksam machen, die nicht so häufig als Labortiere verwendet wurden. So sind, z. B. die Gelenkveränderungen, die entweder spontan oder infolge von Infektionen beim Schwein auftreten, eines der besten Modelle, über die wir zur Zeit für das Studium rheumatischer Gelenkerkrankungen verfügen. Es soll hervorgehoben werden, daß auch beim Rind schwere Gelenkveränderungen anzutreffen sind (SHUPPE 1959), doch ist schwerlich anzunehmen, daß diese als Modell zu pharmakologischen Untersuchungen verwendet werden.

Bei dieser Analyse soll daran erinnert werden, daß es öfters wesentliche Unterschiede im Stoffwechsel und anderen physiologischen Merkzeichen verschiedener Tierarten gibt. So kommt z. B. der Skorbut, der von großer Bedeutung für die Pathologie der Knorpel ist, wohl beim Meerschweinchen, nicht aber bei der Ratte vor. Von wesentlicher Bedeutung ist auch der Körperbau. Bei der Ratte z. B. sind es die Hinterextremitäten, die mehr belastet sind, beim Meerschweinchen hingegen die Vorderextremitäten (SILVERSTEIN u. SOKOLOFF 1958). Außerordentlich interessante Angaben sind im Schrifttum über Wildtiere zu finden (SOKOLOFF 1960). Letztere sind natürlich zu Versuchen viel weniger zugänglich.

Große Probleme bietet auch die Terminologie, die sehr variiert, je nachdem eine Arbeit der einen oder der anderen Schule entstammt, z. B. aus Amerika oder Europa. Es ist gewiß verständlich, daß es am schwierigsten ist, die experimentelle Arthritis mit humaner Arthritis zu vergleichen, obwohl eigentlich dies das wichtigste Ziel bei der Erzeugung experimenteller Arthritis ist. Die biochemischen Prozesse sind bei Veränderungen an verschiedenen Geweben des Gelenks die gleichen. Oft sind auch die Erreger die gleichen, z. B. Streptokokken. PPLO[1] wurde auch bei Menschen gefunden (Jessar 1958). Van Felt (1965) hat, wie schon gesagt, auf große Ähnlichkeiten bei Gelenkerkrankungen von Mensch und Tier hingewiesen, hat aber auch auf deren Unterschiede aufmerksam gemacht.

II. Die Anaphylaktoide Reaktion auf lokale Injektionen in das Sprung- und Kniegelenk

Diese Methode ist die am häufigsten zu "Screening Test" und zur Suche nach Mitteln für die Behandlung von rheumatischen Erkrankungen und der eigentlichen Arthritis gebrauchte. Es wird hier nicht untersucht, ob die einzelnen hier aufgezählten Substanzen wirklich auf diesem Wege oder durch direkten Reiz einwirken.

Formalin. Selye hat im Jahre 1949 Formalin in die Pfoten von Ratten injiziert und damit eine neue Ära derartiger pharmakologischer Methoden inauguriert.

Selye et al. (1968) fassen diese Methode nicht als ein anaphylaktoides Ödem auf, wie es nach Hühnereiweiß, Dextran u. ä. erzeugt wird, aber in einigen Stunden verschwindet. Bei Formalinarthritis handelt es sich um eine regelrechte Entzündung von längerer Dauer.

Auf diesem Gebiet wurde eine sehr große Anzahl von Arbeiten veröffentlicht, und es ist unnötig, sie alle anzuführen, da viele von diesen Arbeiten nur Wiederholungen schon früher ausgeführter Versuche mitteilen. Einige Arbeiten jedoch, befassen sich auch mit eingehenden Untersuchungen über die Arthritis. So hat Bourne (1951) die Formalin-„Arthritis" der Ratte eingehend histologisch studiert. Zur Erzeugung der Arthritis erhielten die Tiere 0,1 ml einer 2 %igen Lösung von Formaldehyd in die plantäre Aponeurose der Hinterextremität. (Über Einzelheiten der theoretischen Auffassungen über hier genannte Substanzen zur Erzeugung einer anaphylaktoiden Reaktion siehe Erspamer: 5. Hydroxytryptamine and related Indolealkylamines. Handbuch der exp. Pharm. Bd. 19 (1966) S. 366ff). Einige Stunden nach der Injektion hatte sich eine periartikuläre Entzündung mit Ödem nebst Zellinfiltration in die Hautfascia entwickelt. Der Entzündungsprozeß weitert sich im späteren Verlauf nicht mehr aus, aber im Gelenk sammelt sich eiweißhaltige Flüssigkeit an. Dugal (1951) hat die Formalinarthritis durch die gleiche Dosis in die Sohle des Hinterbeins von Ratten erzeugt: er beobachtete, daß niedrige Temperatur die Arthritis stark verschlimmerte und ferner, daß Vitamin C bei alten Ratten die Schwellung herabsetzte, bei jungen Ratten aber unwirksam blieb. Orecchia (1952) konnte zeigen, daß eine Injektion von 10 %igem Formaldehyd in die plantäre Aponeurose beim Meerschweinchen nicht bloß eine Entzündung des Tibiotarsalgelenks, sondern öfters auch eine solche des Kniegelenks hervorruft. Zorn (1953) fand, daß die durch Formalininjektion in die plantäre Aponeurose erzeugte Arthritis sich zwar spontan zurückbildet, der spontane Heilungsprozeß nimmt aber mehrere Wochen in Anspruch, welcher Zeitabschnitt zur Prüfung eines entzündungshemmenden Stoffes genügt. Das wurde auch in Versuchen von

[1] PPLO = Pleuropneumonia like Organismus. Nicht genau definierte Mikroorganismen. Mischinfektion von Pleura- und Lungeninfektionen.

EICHLER u. KOCH (1968) beobachtet. VIKIDAL u. Mitarb. (1959) wurden durch histologische, wie auch durch Durchstrahlungsuntersuchen der durch Formalin erzeugten Rattenarthritis zum Schluß geführt, daß dieses Modell lediglich zum Studium lokaler, unspezifischer Entzündungen dienen könne. Diese Autoren beobachteten, daß die Entzündung in erster Linie das Periarticulärgewebe erfaßt.

STENGER (1959 b) rief arthritische Veränderungen bei Ratten hervor, die 24 Std zuvor mit Thyroidextrakt, Thyroxin oder 4-Methyl-2-thiouracil behandelt wurden, durch subplantäre Injektion von 0,1 ml 3%iger Formaldehydlösung in das Hinterbein. Keine der genannten Substanzen übte irgendwelchen Einfluß auf die Stärke der Formalinarthritis.

In Versuchen von LÖFGREN (1959) wurde der Formaldehyd in mehreren Dosen verabreicht und 10 min vor der jeweiligen Formalininjektion 2,5 Einheiten Hyaluronidase vorausgeschickt. 1%iges Formaldehyd wurde viermal in Abständen von 4 Tagen und nachher noch einmal nach 5 Monaten in die plantäre Aponeurose injiziert. Hyaluronidase ließ das akute Ödem unbeeinflußt, setzte aber makroskopische Veränderungen am Gelenk herab. Histologisch konnte keine Besserung festgestellt werden. Mehrfache Verabreichung von Formaldehyd wurde auch von MAROS u. Mitarb. (1964) durchgeführt. In deren Versuchen erhielten Ratten 4—7 Tage lang täglich eine Injektion von 0,1 ml 4%iger Formaldehydlösung in die plantäre Aponeurose. Die Tiere wurden nach 4 Wochen bzw. nach 3 und 6 Monaten geopfert und nutersucht. Es ergab sich, daß in 73,3% der untersuchten Fälle auch auf der nichtinjizierten Seite eine Gelenkschwellung auftritt. Im Periartikulärgewebe entstehen Hyperämie und Ödem, Rundzelleninfiltration und in der Muskulatur auch vacuoläre Degeneration, zunächst mit Nekrose, später auch mit Fibrose. An den motorischen Hörnern des Rückenmarks fanden sich breite ballonförmige Eröffnungen mit Schmid-Langermannschen Einkerbungen. Letzteren Befund führen die Autoren auf dauernde Nervenreizung zurück. Die Veränderungen an der nicht infizierten Extremität sind ihrer Meinung nach durch Angiospasmus reflektorisch bedingt. In vergleichenden Versuchen an Mäusen (s. u.) erwies sich Formalin immer noch als eine der am besten geeigneten Substanzen (WEIS 1963).

GIORDANO u. JUNGE-HÜLSING (1963) erzeugten durch 0,2 ml 7%iger Formaldehydlösung in die plantäre Aponeurose eine Arthritis bei 150—170 g wiegenden Rattenmännchen. Die Tiere wurden am 4., 10., 15., 22., 31. und 90. Tag nach der Injektion geopfert. 24 Std vor dem Opfern erhielten die Tiere 1 ml radioaktiven Schwefels in Form von steriler $Na_2\,{}^{35}SO_4$-Lösung (1 ml i.p.). Bei Formalinarthritis der Ratte wurden bedeutende Änderungen des Sulfomucopolysaccharidstoffwechsels beobachtet, indem der Einbau radioaktiven Schwefels in die Sulfopolysaccharidmolekel gefördert wurde. Es wird ausdrücklich hervorgehoben, daß diese Änderungen des Sulfomucopolysaccharidstoffwechsels die Ursache der sog. lokalen unspezifischen Mesenchymreaktion darstellen und daß diese Art des Arthritis ein gut geeignetes Modell zur pharmakologischen Prüfung von Rheumamitteln sei.

DOMENJOZ u. Mitarb. (1957) zeigten, indem sie durch 0,05—0,1 ml 3%iger Formalinlösung in die plantäre Aponeurose der Ratte unter Numalnarkose (100 mg/kg s.c.) die Arthritis hervorriefen, daß die Narkose die Wirksamkeit von Natriumsalicylat (500 mg/kg) abschwächt, nicht aber jene von Phenylbutazon (200 mg/kg s.c.).

PARKES u. WRIGLEY (1951 b) betrachten die Selyesche Formalinarthritis als schlecht geeignet zum "Screening Test" für entzündungshemmende Mittel. Es trat häufig eine spontane Rückbildung der Gelenkveränderungen auf. Cortison und ACTH wiesen keine ausgeprägte therapeutische Wirkung auf. Schon oben wurde auf die abweichende Meinung von ZORN hingewiesen.

BLECH u. EMMERICH (1954) konnten zeigen, daß partielle Hepatektomie das Auftreten der Formalinarthritis etwas verzögert. Außerdem war letztere etwas stärker ausgeprägt. Eine Cholingabe, einen Tag vor oder nach der Arthritis verabreicht ist ohne Effekt.

DENK u. FORMANEK konnten zeigen, daß eine starke Entwässerung durch Saliurese oder Dursten zu einer Hemmung des Rattenpfotenödems führt, das mit Formaldehyd (1 %) (oder Serotonin) erzeugt werden sollte. Maßgeblich war nicht eine Änderung von Eiweißgehalt, Na^+, K^+ oder Cl^-, sondern eine bis 80 % verminderte Permeabilitätsabnahme der Capillaren. BRAUN, KISSEL u. LISH (1968) konnten die Frühphase des Ödems nach Formaldehyd und Cerragenine durch vorherige Durchschneidung des Rückenmarks verhindern, aber nicht das Ödem nach Serotonin.

a) Andere lokalreizende Substanzen

1. Senföl

COUTU u. Mitarb. (1951) injizierten Rattenmännchen 0,2 ml einer 10 %igen wäßrigen Senföllösung. Die Einspritzung erfolgte in die plantäre Aponeurose der Hinterextremität. Die Tiere wurden nach 1, 4, 6, 8, 9, 10, 15 und 25 Tagen geopfert. Histologisch wurden Veränderungen in Periartikulärgewebe vorgefunden. Ein anfängliches Ödem ging in einen Absceß und daraufhin in Nekrose über. Nachher wurde das Auftreten von Granulationsgewebe im Bindegewebe beobachtet. Später erscheinen Granulationen zwischen den Gelenkflächen. Ferner treten Veränderungen der Knorpel mit Erosionen und Ulcerationen auf. Das Kollagengewebe weist Verdickung auf. Die Autoren machen eine Gegenüberstellung dieser Erscheinungen und des Panus bei rheumatischer Arthritis.

In Versuchen von COUTU (1950) wurden schwarze oder weiße Rattenmännchen, etwa 100 g wiegend, die 4 Tage vor dem Versuch suprarenektomiert wurden, verwendet. Die Tiere erhielten 0,1 ml 10 %iges Senföl in das linke Metatarsalgelenk. Die entstehende Arthritis wurde durch DOCA verschlimmert, durch Cortison aber gebessert.

2. Thalassin

JAQUES (1953) konnte zeigen, daß eine Injektion von 0,1 ml 1 %igem Thalassin Quallengift in die Rattenpfote oder intravenös gegeben, ein Ödem des Mauls, der Pfoten und des Hodensacks hervorruft, das nach einer Stunde sein Maximum erreicht und nach etwa 4 Std verschwindet. Offenbar liegt hier eine echte anaphylaktoide Reaktion vor.

3. Stickstofflost

CAMPBELL u. BERRY (1965) haben durch Injektion von Stickstofflost in das rechte Knie von Kaninchen die Nekrose von Fettgewebe und der Arterien im Periartikulärgebiet hervorgerufen.

4. Jodtinktur und Phenol

BURCKHARDT (1924) erzeugte eine experimentelle Arthritis deformans des Meerschweinchens, des Kaninchens und des Hundes durch Injektion von Jodtinktur und Phenollösung direkt in das Gelenk. Keine genauen Angaben über Dosierung wurden angeführt, nur daß es sich um einige Tropfen handelte. In diesen Versuchen waren Meerschweinchen besser geeignet als Ratten. Der gleiche Autor untersuchte auch den Einfluß der Gelenkfixierung auf die Entwicklung von Ankylose oder Pseudoarthrose.

5. Ag NO_3

verwandte auch WEIS (1963) bei NMRT-Mäusen. LA BELLE u. TISLOW (1950) haben das Pfotenödem durch Injektion von 0,2 ml 1 %iger Silbernitratlösung in die Hinterpfote erzeugt. Als gelungen wurden nur jene Eingriffe betrachtet, die eine deutliche Schwellung und eine Schmerzreaktion beim Biegen des Gelenkes zur Folge hatten.

6. Monojodessigsäure und Fluorid

STENGER (1959a) wies darauf hin, daß gewisse Substanzen wie z. B. Monojodessigsäure und Natriumfluorid, die bei subcutaner Gabe entzündungshemmend gegen Formalin und Dextran wirken, bei der Einspritzung in die Pfote selbst phlogistisch wirken und Pfotenödem erzeugen.

7. Alkohol

RANDLOV-MADSEN (1949) hat jungen Kaninchen Alkoholeinspritzungen in die Umgebung der Blutgefäße und Nerven, die neben dem Femurkopf verlaufen, gegeben. Er konnte daraufhin mikroskopisch, röntgenologisch und histologisch Veränderungen feststellen, die der Calve-Perthesschen Krankheit ähnlich waren. GREENLAW u. Mitarb. (1960) haben bei 3, 5 bis 4 Wochen alten Kaninchen ein der Legg-Calve-Perthesschen Krankheit ähnliche Krankheit hervorgerufen. Die Arteria medialis circumflexa femoris des rechtsseitigen Hüftgelenkes wird extrakapsulär unterbunden und durchtrennt. Die Tiere wurden 2, 3, 4 und 7 Wochen nach der Operation geopfert. Jene, die in der 2. oder 3. Woche geopfert wurden, wiesen eine Verflachung der oberen Teile des Femurkopfes auf, was sich nach 4 Wochen noch deutlicher zeigte. Nach 7 Wochen ergaben sich Deformitäten des Femurkopfes und -halses am deutlichsten. Auch die Form des Acetabulums veränderte sich. Der Autor gibt an, daß LEMOINE [J. Bone J. Surg. **39b**, 763 (1957)] ähnliche Effekte durch intrakapsuläre Unterbindung der Gefäße erhielt.

b) Dextran

Diese Substanz wird sonst am häufigsten zur lokalen Erzeugung von Ödemen verwendet.

Dextran (0,1 ml 6 % Macrodex „Knoll") rief, in Versuchen von HERTTING und STOKLASKA (1957), ein gut ausgeprägtes Ödem hervor, wenn es 180—260 g wiegenden Rattenweibchen (vom Glaxo-Stamm), die mit LEMBECKS Rattenfutter gefüttert wurden [LEMBECK: Arzneimittelforsch. **3**, 50 (1953)], 5 mm tief zwischen die zweite und dritte Zehe eingespritzt wurde. Aus diesen Versuchen ergaben sich ferner folgende Schlüsse. Ausführen der Einspritzung unter Numalnarkose (100 mg/kg s. c.) war nicht zufriedenstellend, da dabei eine größere Zahl von Tieren eingeht als ohne Narkose und auch der Verlauf des Ödems sich von jenem ohne Narkose unterscheidet. Ferner erwies es sich als schlecht geeignet, ein Bein mit Dextran und das andere mit Formalin zu injizieren, da das Ödem dann beiderseits schwächer war, als wenn nur eine Substanz in ein Bein injiziert wurde. Die Autoren weisen schließlich darauf hin, daß die Messung der Dicke der Extremität sicherer ist, als plethysmographische Messung des Ödems. DOMENJOZ u. Mitarb. (1955) injizierten anderseits unter Numalnarkose (100 mg/kg s.c.) 0,1 ml 3 %iges Formaldehyd in eine und 0,05 ml 6 % Makrodex in die andere Hinterpfote. 30 min zuvor erhielten die Tiere folgende Antiphlogistica: Ketobemidon, 10 mg/kg s.c.; Natriumsalicylat, 500 mg/kg s.c. oder Phenylbutazon, 200 mg/kg s.c. Die therapeutische Wirkung wurde plethysmographisch gemessen. Die Wirksamkeit verschiedener Antiphlogistica ließ sich an ein und demselben Versuchstier unterscheiden. So war

z. B. Ketobemidon wirksam gegen das Formalin- und unwirksam gegen das Dextranödem. Natriumsalicylat wies das gegenteilige Verhalten auf. Phenylbutazon war gegen das Formalinödem wirksamer als gegen das Dextranödem.

STEAGER (1958) vermochte mit Phenylbutazon (200 mg/kg s.c.) die bei Rattenmännchen durch subplantäre Injektion von 0,05 ml 6%igem Dextran erzeugte Entzündung nicht zu verhindern, wohl aber jene, die durch Formaldehyd erzeugt wurde. Lysergsäurediäthylamid, dem Dextran zugesetzt, verhinderte die Gelenkschwellung, war aber gegen das Formalinödem unwirksam.

WAGNER-JAUREGG u. Mitarb. (1961) fanden, daß eine Injektion 1 %iger Tylose (ein wasserlöslicher Celluloseäther) in das Gelenk der Ratte ein Gelenködem erzeugt, andererseits wiederum, daß 100 mg/kg Tylose i.p. das Formalinödem potenziert, das durch Dextran oder Serotonin hervorgerufene hingegen abschwächt.

CHRISTENSEN (1958) gab splenektomierten Rattenmännchen, 48 Std nach der Operation, 0,1 ml 3%iger Dextranlösung subplantär. 30 min vor Eintritt der anaphylaktischen Reaktion wurden den Versuchstieren verschiedene entzündungshemmende Mittel verabreicht. Splenektomie übte keinerlei Einfluß auf die antiphlogistische Wirkung der geprüften Substanzen aus, beeinflußte aber gleichwohl auch nicht die anaphylaktische Reaktion.

Eine Reihe anderer großmolekularer Substanzen wurde zu demselben Zweck eingesetzt, darunter auch Bakterieneiweiße, wobei es nicht sicher ist, ob nicht allergische Phänomene hineinspielen.

1. *Hühnereiweiß*

GROSS (1950) hat nachgewiesen, daß 0,1 ml Hühnereiweiß, sowohl in die Pfote wie auch in das Maul injiziert, stets eine starke Entzündungsreaktion herausfordert, die stärker als jene bei intraperitonealer Gabe ist. Die Reaktion tritt binnen etwa 30 min nach der Injektion auf und erreichte ihr Maximum nach 60 min, um nach mehreren Stunden zu verschwinden. An diesem Modell wurde eine Reihe von Substanzen geprüft und zwar Antihistaminika, Noradrenalin, Morphin, Cliradon. Atophan, Rutin, Cortison und Lokalanästhetika. HEITE u. HÖLAND (1956) haben zur Erzeugung von Rattenarthritis eine Verdünnung (1 : 3) von Hühnereiweiß in physiologischer Kochsalzlösung subcutan injiziert. Auf einer Seite wurde bei den Versuchstieren der Ischiadikusnerv durchtrennt. Auf dieser Seite war die nach 14 und 28 Tagen beobachtete Arthritis schwächer ausgeprägt als auf der anderen Seite.

2. *Bierhefe*

Eine anaphylaktische Reaktion wurde bei der Ratte durch eine Injektion von 0,4 ml einer 20%igen Bierhefenaufschwemmung in die Pfote erzielt (BEILER u. Mitarb. 1955).

3. *Knorpelgewebe*

CHRISMAN u. Mitarb. (1963) entnahmen Rippenknorpelgewebe von Hunden, welches sie – fein zerkleinert – in das Kniegelenk des Gebers injizierten. Dabei gingen sie folgendermaßen vor: etwa 2 g Knorpelgewebe wurde in 90 ml physiologischer Kochsalzlösung suspendiert und eine kleine Menge Streptomycin zum Verhindern evtl. Infektion zugesetzt. Je 1 ml der Suspension wurde einmal wöchentlich, 6–12 Monate hindurch, in das rechte Knie injiziert. Wiederholte Injektionen eines solchen antigenen Knorpelhomogenats führten zur Synovitis mit Exostosen und Cysten im Gelenk.

4. *Tumoren*

In einem Übersichtsreferat über die anaphylaktische Entzündung erwähnt JASMIN (1956) die Möglichkeit, Rattenarthritis mit Murphyschem Lymphosarkom hervorzurufen. Der Tumor wurde normalen oder adrenalektomierten, DOCA erhaltenden Tieren intraperitoneal eingespritzt. Die Entzündung entwickelt sich schon nach 3 Tagen. Zelleninfiltration, Fibrinablagerung an der Synovialmembran und Knorpelgewebserosion werden bei den Versuchstieren beobachtet. HERSHBERGER (1958) hat mit dem nach der Jasminschen (1956) Methode gewonnenen Murphyschen Lymphosarkom-(MRLS)-Exsudat eine Polyarthritis bei Sprague-Dawley-Ratten, die Rockland-Diät erhielten, hervorgerufen. Hierzu wurde 0,6 ml einer MRLS-Zellen-Suspension in einem an den Rücken der Tiere bereiteten Luftbeutel injiziert. Nach 7—10 Tagen, wenn sich eine genügende Menge im Exsudat im Beutel angesammelt hatte, wurde dasselbe angesaugt, zentrifugiert und zunächst eine Woche bei −5° gehalten. Je 1 ml dieses Exsudates wird adrenalektomierten Ratten von 180 g Gewicht, 24 Std nach der Operation, intraperitoneal injiziert. Diese Ratten erhalten eine tägliche Dosis von 0,1 ml Deoxycorticosteronacetat. Cortison oder Phenylbutazon wurde 5 Tage lang subcutan injiziert. Das Verhältnis von Serumpolysacchariden zu Serumproteinen wurde verfolgt, und es ergab sich, daß diese Form von Arthritis das Verhältnis erhöht. Cortison milderte den Krankheitsablauf und führte in einer gewissen Anzahl von Fällen das Verhältnis von Polysaccharid und Protein auf den Normalwert zurück. Phenylbutazon, hingegen beeinflußte weder den Krankheitsablauf noch das Polysaccharid-Protein-Verhältnis.

Interessant sind weitere Beobachtungen von JASMIN (1957) über die Wirkung von Lymphosarkomexsudat an adrenalektomierten Sprague-Dawley-Rattenweibchen. Tiere von etwa 160 g Durchschnittsgewicht wurden operiert und erhielten in der Folgezeit je eine Dosis Deoxycorticonacetat Mikrokristalle täglich subcutan. Während der Versuchsdauer wurden alle Tiere mit Purina chow gefüttert. Das zu den Versuchen benötigte Exsudat des Murphyschen Lymphosarkoms (MRLS) wurde von Ratten mit Luftbeuteln, in welche man eine Aufschwemmung von Tumorzellen in physiologischer Kochsalzlösung (1 g Frischgewebe + 5 mg Lsg) injizierte, gewonnen. Nach 10 Tagen wurden ungefähr 10 ml einer gelblichen Flüssigkeitpro Tier steril entnommen und zentrifugiert. Die Versuchstiere erhielten je 2 ml dieser Flüssigkeit intravenös. Schon am übernächsten und dritten Tag traten Gelenkveränderungen auf. Am stärksten waren das Tibiotarsal- und das Radiokarpalgelenk angegriffen, andere Gelenke und Wirbel sind auch merklich mitgenommen. Innerhalb der Gelenke treten nekrotische Veränderungen auf. Bei adrenalektomierten mit DOCA behandelten Tieren waren diese Erscheinungen schlimmer als bei Kontrolltieren. Wenn aber auch der Tumor auf die Ratten, die intravenös MRLS erhalten hatten, verpflanzt wurde, entwickelte sich keine Arthritis. Aus Eiern, die mit MRLS infiziert waren, gelang es dem Autor, Nocardia asteroides zu isolieren. Dieser Organismus ruft, nach intraperitonealer Anwendung, bei der Ratte eine Arthritis mit demselben Bild hervor wie MRLS.

5. *Caraghenin*

PAGE, THOMAS u. Mitarb. (1960) studierten den Einfluß gewisser Polysaccharide auf die Entwicklung der Arthritis bzw. der Synovia. Sie verwendeten zunächst eine sterile Lösung von Caraghenin in physiologischer Kochsalzlösung und injizierten dieselbe in das Knie junger Kaninchen in Dosen von 0,20; 2,0; 4,0 und 20,0 mg. Die Wirkung wurde nach 20 Tagen festgestellt. Der Reaktionsgrad der Synovialmembran wurde auf Grund der Zellenzahl und des mitotischen Index gewertet. Wenn Caraghenin wochenlang gegeben wurde, rief es eine massive Synovialwucherung mit Panusbildung und Knorpelerosion hervor. Ferner wurden Glykogen, Fuceidin, Chondroitin, Chrondroitinschwefelsäure, Dextrin, Stärke und Agar geprüft. Letzteres erwies sich als aktivstes Polysaccharid außer Caraghenin, das etwas wirksamer war, GOTH (1968) hält es für eines der besten Modelle.

Gardner (1960) injizierte je 0,1 ml 1%igen Caraghenins in die großen Extremitätengelenke von Meerschweinchen und Kaninchen. Ein Teil der Versuchstiere wurden geopfert 6 Std, 1 und 3 Tage, 1 und 2 Wochen und 1 Monat nach Injektion, die übrigen erhielten eine zweite Injektion derselben Dosis 3, 7, 14 und 21 Tage nach der ersten. Die Biopsie ergab eine starke Lymphocyteninfiltration in die Synovia nebst Gelenkknorpelschädigungen. Mit dem primären chronischen Polyarthritis des Menschen verglichen, ergaben sich gewisse Ähnlichkeiten. Es kann jedoch keine Rede von einer Identität der Veränderungen bei Mensch und Tier sein.

6. *Hyaluronidase*

Dewes (1955) verwendete 130–160 g wiegende Rattenmännchen und injizierte eine Einheit Hyaluronidase (Kinitin Schering) in 0,3 ml physiologischer Kochsalzlösung subplantar in die Hinterextremität. Schon innerhalb von 1–3 min entstand ein Ödem, das nach 15 min ein Maximum erreichte. Dieses konnte durch spezifische Hyaluronidasehemmstoffe, durch Cortison und durch Antipyretica-Analgetica zurückgedrängt werden.

7. *Papain*

Tsaltas u. Greenwald (1966) zeigten, daß intravenöse Injektionen von Papain beim Kaninchen ein Absinken des Chondromucoproteingehalts (CMP) von Gelenkknorpelgewebe sowie eine Verminderung des Hexosamin in CMP erzeugt. Diese Erscheinungen treten auch durch Altern der Kaninchen auf. Die zu dieser Versuchsreihe verwendeten Tiere waren junge (800–1300 g), erwachsene (2–3 kg) und alte (3,5–5.kg) Neuseeländer Albinokaninchen. Sie wurden 2 Wochen vor Beginn des Versuchs auf Purina chow-Diät gesetzt. Die Injektionslösung wurde durch Auflösen kristallinen Papains in 0,15 molarer wäßriger Natriumchloridlösung und Filtration durch ein bakteriologisches Filter nach Boerner bereitet. Die injizierte Dosis betrug 35 mg/kg Papain. Die Autoren wiesen auf die Ähnlichkeit dieser Arthritis mit der degenerativen Arthritis des Menschen hin, bei welcher ebenfalls der Hexosaminanteil im CMP herabgesetzt wird.

Ähnliche Versuche wurden von Murray (1964) durchgeführt. Neuseeländer Kaninchen, 1 kg wiegend, erhielten die durch Auflösen von 1 g Papain in 100 ml physiologischer Kochsalzlösung alle zwei Tage frisch bereitete Enzymlösung in sechs Dosen zu 0,5 ml, und zwar zwei Dosen am ersten und je eine Dose an den nächsten vier Tagen. Kontrolltiere erhielten physiologische Kochsalzlösung allein. Es hat sich ergeben, daß der pH-Wert der Papainlösung, der zwischen 5 und 6 schwankte, keinen Einfluß auf die Entwicklung der Arthritis hatte. Anfangs wurde 10 Tage lang täglich je ein Tier geopfert, nachher eines wöchentlich. Die Tiere wiesen keinerlei Schwierigkeit bei Bewegungen auf. Es wurde ein Erguß im Gelenk beobachtet, der zwei Wochen nach der Enzymgabe abzunehmen begann. Knorpelveränderungen wurden auf dem Tibialteil des Gelenks festgestellt. Mit der Versuchsdauer verschlimmerten sich auch die Gelenkveränderungen. Die ersten Veränderungen wurden nach 4 Tagen beobachtet und nahmen dann allmählich zu. So war z. B. in der sechsten Woche das Knorpelgewebe rauh und dunkelgefärbt, es traten Nekrosen auf und die Synovia wies verstärkte Vascularisation und eine diffuse Entzündungsinfiltration auf. Das kontralaterale Gelenk zeigte während der ersten sechs Wochen die gleichen Veränderungen des Knorpelgewebes, letztere bildeten sich aber spontan zurück. Der Autor weist auf die Ähnlichkeit gewisser Veränderungen in dieser Versuchsreihe mit der degenerativen Arthritis des Menschen hin.

8. *Lysosomen*

Weissmann u. Uhr (1968) injizierten isolierte Lysosomen der Leber in das Kniegelenk von Kaninchen. Bereits 8–10 Std danach entwickelte sich eine akute

Arthritis. Notwendig war es, daß die Partikel reichlich saure Hydrolasen enthielten. Waren diese nicht vorhanden oder arm daran, dann blieb die Entzündung aus.

9. Kaolin

VARGA u. Mitarb. (1962) stellten vergleichende Untersuchungen von entzündungshemmenden Stoffen durch verschiedene Methoden an. Als eins der Modelle wurde auch das Rattenpfotenödem verwertet. Die Versuchstiere wogen 130–180 g. Unter Barbituratnarkose erhielten dieselben 0,05 mg Kaolin (als 10%ige Aufschwemmung) bzw. 0,1 ml 6%iges Dextran subcutan in die Pfote. Die Schwellung des Gelenks wurde gemessen und darauf 0,5 ml/100 g Körpergewicht einer Lösung der zu prüfenden Substanz i.p. gegeben. Nach einer Stunde wurde die Schwellung nachgemessen und deren Abnahme in regelmäßigen Abständen verfolgt. Die besten Ergebnisse wurden mit Tieren von 130–150 g Gewicht gewonnen. Jüngere oder ältere Tiere erwiesen sich als ungeeignet. Alle Substanzen ließen das Maximum des Ödems nach etwa zwei Stunden erreichen. Eine zweite Gabe desselben Entzündungserregers, z. B. Kaolin in dieselbe Pfote gegeben, rief nur 65% des zuerst gemessenen Ödems hervor, wenn die zweite Gabe nach 14 Tagen erfolgte, war das Ödem nur noch 35% des anfänglichen. Das andere, unversehrte Bein reagierte auf Kaolin normal.

VARGA et al. (1962) versuchten wiederholte andere Injektionen. Nach 14 Tagen war die Wirkung einer zweiten Gabe jener der ersten gleich, konnte sogar auch etwas stärker sein. Auf das durch eine zweite Gabe von Formaldehyd oder Dextran erzeugte Ödem wirkten Natriumsalicylat, Aspirin, Phenylbutazon, Aminopyrin und Cinchophen nicht mehr ein, wohl aber wirkten diese Mittel gegen ein durch Serotonin erzeugtes Ödem. Alle vier Substanzen wirkten gegen das Kaolinödem, aber nur Phenylbutazon wirkte auf Formalinödem.

Von WAGNER-JAUREGG u. JAHN (1963) wurde nachgewiesen, daß 0,05 ml einer 2,5%igen Aerosilsuspension, subplantär injiziert, bei Ratten ein Ödem erzeugt, welches sich durch perorale Gaben bekannter antirheumatischer Arzneimittel zurückdrängen läßt. Die Autoren vertreten den Standpunkt, daß von allen vorgeschlagenen Methoden jene des durch Kaolin oder Aerosil hervorgerufenen Ödems die bestgeeigneten zum "Screening test" für Antirheumatika darstellen.

COULON (1954) verwendete eine sterile 10%ige Suspension von Kaolin und spritzte 0,2 ml derselben in das Tibiotarsalgelenk der Ratte. Er meint, diese Methode sei der Formalin- oder Senfölinjektion vorzuziehen, da sie eine Entzündungsreaktion mit mehr Granulationen und weniger Nekrosen hervorruft. Durch 50 mg/kg Cysteamin, i.p., konnte die Kaolinarthritis verhindert werden.

c) Körpereigene Substanzen

Unter diesen Substanzen befinden sich manche, wie z. B. Histamin, die sekundär freigesetzt werden und so zu einem Ödem beitragen können. Darauf wird auf S. 184f. ausführlicher eingegangen.

Durch subplantäre Injektion von Histamin (10^{-4}–10^{-5}) unter Methannarkose, konnte bei Ratten ein Pfotenödem erzeugt werden (ANTWEILER, 1955).

KRAMER (1956) hat die in den Pfoten von Ratten, die Dextran, Hühnereiweiß oder Histaminbefreier 48/80 intraperitonal erhalten hatten,vorhandene Histaminmenge bestimmt und zugleich die Gelenkschwellung gemessen. Er zeigte, daß Substanz 48/80 ein Ödem erst nach mehreren Injektionen zu erzeugen imstande ist; wenn nämlich die Haut histaminarm gemacht ist. Dextran und Hühnereiweiß hingegen rufen schon nach der ersten Injektion ein Ödem hervor. 48/80 setzt den

Histamingehalt am vierten Tag schon um 92% herab, Hühnereiweiß nach etwa 10 Tagen kaum um 50%. Dextran wirkt etwas stärker histaminherabsetzend als Hühnereiweiß.

d) Serotonin

THEOBALD und DOMENJOZ (1958) verwendeten Serotonin zur intraartikulären Anwendung. 130–160 g wiegende Ratten erhielten Injektionen von 0,1 ml 0,0025 oder 0,05%iger Serotoninkreatininsulfat in eine der Hinterpfoten. Es entwickelte sich ein Ödem, das nach 3 Std sein Maximum erreichte, einige Stunden andauerte und nach 24 Std völlig verschwand. Mit der niedriger konzentrierten Lösung können Ödeme wiederholt, alle Tage, erzeugt werden. Dieselben Dosen rufen bei intraperitonealer Gabe keinerlei Veränderungen hervor. Alle bekannten Antiphlogistika übten einen hemmenden Einfluß auf die Entwicklung des Serotinonödems aus. Die Heilwirkung wurde so gewertet, daß die entzündete Extremität amputiert und gewogen wurde.

BONTA u. Mitarb. (1966) zeigten, daß die Ödemflüssigkeit bei durch Serotonin hervorgerufenem Rattenödem wahrscheinlich nebst Serotonin und Histamin auch Kinine vorkommen, was bei Verwertung entzündungshemmender Wirkungen verschiedener Stoffe in Betracht zu ziehen ist.

e) Deoxycorticosteron

GRUGNI (1955) hat mit Deoxycorticosteron, Serum und paraartikuläre Injektion von 3%iger Formaldehydlösung verschiedene Arten der Arthritis erzeugt. Wenn bei den Versuchstieren zuvor C-Vitaminmangel hervorgerufen wurde, waren Serum- und Formalinarthropathie verschlimmert. Eine Avitaminose nach Erscheinen der Arthropathie hatte auf deren Verlauf keinen Einfluß. Die durch Deoxycorticosteron hervorgerufene hormonale Arthropathie wird unter Vitaminmangel ebenfalls verschlimmert und Symptome der Avitaminose setzen früher ein.

Verschiedene andere Substanzen

kamen auch für den hier behandelten Zweck zur Anwendung.

f) Urografin

FICHTNER u. WEISS (1963) verwendeten 16%iges Urografin, von welchem sie je 1 ml in das rechte Kniegelenk von Wistar-Ratten injizierten. In das linke Kniegelenk dieser Tiere wurde eine 50%ige Glucoselösung eingespritzt. Die Tiere wurden nach 3, 6, 12, 24, 48 und 96 Std geopfert und untersucht. Nach 3 Std machte sich schon eine leukocytäre Reaktion der Synovia bemerkbar. Nach 2–4 Tagen wurden keine morphologischen Veränderungen beobachtet. Glucose rief eine chronische Entzündung hervor.

g) Naphtholylheparamin

BRANCENI u. Mitarb. (1964) entwickelten eine neue Methode zur Erzeugung von Rattenarthritis. Dieselbe besteht darin, daß 50–200 g wiegenden Männchen eine Einspritzung von 0,1 ml Naphtholylheparamin in physiologischer Kochsalzlösung in die plantäre Aponeurose, und zwar in den zweiten Intermetatarsalraum, macht. Die Entzündung tritt mit außerordentlicher Regelmäßigkeit auf und deren Stärke ist dosisabhängig. Dank dieser Eigenschaften sei diese Methode zum "Screening test" entzündungshemmender Mittel sehr gut geeignet und die Autoren geben ihr Vorrang vor allen bisherigen Methoden der Lokalanwendung verschiedener Substanzen in das Thalocruralgelenk.

Auch PETERFALVI u. Mitarb. (1966) benützten zur Erzeugung des Rattenpfotenödems Naphtholylheparamin. 150–200 g wiegende Tiere erhielten je 0,5 mg, in 0,1 ml physiologischer Kochsalzlösung gelöst, in das Tibiotarsalgelenk. Die Methode erwies sich zur Verwertung entzündungshemmender Arzneimittel geeignet.

PEREZ (1961) gelang die Erzeugung der Rattenarthritis durch intraartikuläre Injektion von 115 mg/kg *Apresolin* (Hydrazinophthalazin).

h) Vergleiche

In einer Reihe von Untersuchungen wurden verschiedene Substanzen nebeneinander getestet. Sie mögen hier kurz referiert werden. JONES u. CARTER (1954) untersuchten eine Reihe völlig verschiedener chemischer Verbindungen, Arzneimittel, Polysaccharide, Enzyme, ferner Chondroitin und Friedländersche Bakterien am Meerschweinchengelenk. Junge Tiere beiderlei Geschlechts, 200–300 g wiegend, wurden auf Skorbutdiät gehalten und erhielten an sechs Tagen der Woche die oben aufgezählten Substanzen. Skorbutzeichen traten nach 10–14 Tagen auf. Bei allen Versuchstieren wurden Läsionen an den Herzklappen und Gelenken verfolgt, da diese Arbeit das Studium der Pathogenese von rheumatischen Schädigungen zum Ziel hatte. In Hinsicht auf das Gelenk war lediglich der Friedländersche Bacillus ein Agens, welches eine Wucherung des Synovia und Exsudation in der Gelenkhöhlung hervorrief. All die anderen Substanzen, und unter jenen auch das Histamin, waren wirkungslos.

WEIS (1963) verwendete NMRI-Mäuse, um das Pfotenödem zu studieren. Zu prüfende Substanzen wurden subcutan in die Sohle des linken Hinterbeins injiziert: Formaldehyd 3,6 und 10 %ig; Silbernitrat 1 %ig, Bäckerhefe 10 %ig, Dextran 6 %ig, Hühnereiweiß 20 %ig, Kaolin 10 %ig. Histamindiphosphat 0,2 %ig und Serotonin 0,005, 0,0025, 0,05 0,2 %ig und Hyalyronidase 0,2 Einh. in 0,02 ml, 1 Einh. in 0,06 ml und 1 Einh. in 0,02 ml, das Injektionsvolumen betrug sonst durchwegs 0,02 ml und die Substanzen waren in physiologischer Kochsalzlösung aufgelöst, bzw. aufgeschwemmt, nur Silbernitrat wurde als wäßrige Lösung injiziert mit Hyaluronidase. Auf diese Art wurden die Wirkungen verschiedener Antiphlogistika, Antipyretika, einige Neuropharmaka, Cortison usw. studiert. Das zu diesem Zweck bestgeeignete Ödem waren die durch Seronin, Formaldehyd, Silbernitrat oder Hefeaufschwemmung erzeugten.

VAN CANVENBERGE et P. FRAMKIMONT: Action Du Z 6000 (Trihydroxyethyl rutoside) sur divers tests d'inflamation experimentale réalisés chez le rat. Arch. int. Pharmacodyn. et de Therapie 170, 74–80 (1967).

Folgende Methoden verglichen: 1 % Formalin 0,05 % Histamindichlorid., 0,0025 % 5-Hydroxytryptamin, 6 % Dextran, 0,0005 % Bradykinin BRS Sandoz; pro Dosis in jede Pfote 0,1 ml.

III. Parenterale Anwendung verschiedener Substanzen zum Hervorrufen einer Reaktion in Gelenken

Manche der im vorhergehenden Abschnitt erwähnten Substanzen rufen – intraperitoneal oder subcutan verabreicht – auch eine anaphylaktische Reaktion der Gelenke hervor. In solchen Versuchen ist wiederum die Ratte am häufigsten als Versuchsobjekt verwendet worden. Natürlich werden mehrere Gelenke betroffen und zwar unregelmäßig. Gegenüber der lokalen Anwendung ist das ein unzweifelhafter Nachteil.

LEGER u. Mitarb. (1947) waren die ersten Forscher, die Eiklar zur Erzeugung von Pfoten-, Maul- und Zungenödem bei der Ratte verwendeten. Sie verabreichten Eiklar, intravenös oder intraperitoneal, und zwar 3 ml reines Eiklar. Später beschrieben sie auch eine quantitative Reaktion mit verschiedenen Eiweißdosen und zeigten, daß 0,15 ml jene Dose ist, die intraperitoneal etwa bei 50 % der Tiere Gelenk- oder Muskelschwellung erzeugt. WILHELMI u. DOMENJOZ (1951) konnten zeigen, daß subcutane Anwendung von Hühnereiweiß in die Rattenpfote einen viel regelmäßigeren Verlauf des Ödems, mit weniger Schock-Symptomen, als die intraperitoneale Anwendung, verursacht. Die Versuche wurden unter Numalnarkose (100—130 mg/kg) und der Wirkung von 1,1 mg/kg Curare ausgeführt. Dadurch sei die Pletysmographie besser auszuführen. 0,1 ml einer 1 : 10 Verdünnung frischen Eiklares in destilliertem Wasser wurde eingespritzt. Alle Messungen wurden innerhalb von 2 Std während der Narkosedauer vorgenommen und zum Versuch wurden männliche Albinoratten von 92—230 g Gewicht verwendet. Die wirksamste von den in diesen Versuchen geprüften Substanzen war Cortison, schwächer waren Pyrazolonpräparate.

COHEN u. Mitarb. (1955) haben mit intraperitonealen Einspritzungen von 2 ml 0,75 %igem Dextran das Pfotenödem bei 100—110 g schweren weiblichen Sprague-Dawley-Ratten erzeugt. Wenn vorher 0,5 ml einer 1,5 %igen Lösung von kristallinem Trypsin intraperitoneal injiziert wurde, war das Ödem vermindert. Dasselbe Resultat wurde mit 0,5 ml 1 %iger Lösung kristallinen Chymotrypsins erhalten. Auch subcutan injiziert war letzteres wirksam. Die Autoren erwähnen, daß beide Enzyme auch bei der durch Hühnereiweiß hervorgerufenen anaphylaktischen Reaktion auf dieselbe Weise wirken. Siehe dagegen die am Ende dieses Abschnitts erwähnten Befunde von HALPERN u. Mitarb. mit Papain.

GÖZSY u. KÁTÓ (1957) zeigten an Sprague-Dawley-Ratten, daß die durch 48/80 und Dextran erzeugte anaphylaktische Reaktion durch direkte Capillarschädigung seitens dieser Substanzen zustandekommt, so daß sich Capillaren-, Pfoten- und Maulödem entwickelt. Eiweiß wirkt ausschließlich dadurch, daß es Histamin-, aber nicht Serotoninausschüttung hervorruft, also sei die Wirkung von Eiweiß indirekt. GÖZSY u. KÁTÓ (1960) zeigten, daß Dextran, intravenös injiziert, viel schneller zu Ödemen von Maul und Pfoten führt, als wenn es intraperitoneal angewendet wird, und es sind auch bis zu 3000mal kleinere Dextrandosen dazu erforderlich. Im Versuch waren Sprague-Dawley-Ratten von 120—150 g Gewicht. 30 mg Dextran, intraperitoneal, rief in 30—40 min ein Ödem hervor. Wenn man solche Ratten verbluten ließ und deren Serum, 0,5 ml, gesunden Ratten intravenös eingespritzt wurde, entwickelte sich das Ödem schon nach 3 min und erreichte sein Maximum in 10—15 min. Das durchschnittliche Molekulargewicht des verwendeten Dextrans betrug 63000. Die Autoren konnten nachweisen, daß alle Dextransorten vom Molekulargewicht 105000—460000 Ödeme hervorrufen. Bei intravenöser Anwendung genügt zur Erzeugung des Ödems schon 800 μg/100 g, bei gewissen Fraktionen sogar nur 100 μg/100 g.

KÁTÓ u. GÖZSY (1961) verwendeten die von ihnen früher (GÖZSY u. KÁTÓ, 1960) beschriebene Methode zur quantitativen Prüfung von Pharmaka, die auf das Dextranödem der Ratte einwirken. Diese Methode, die eine gleichmäßige Entzündung ermöglicht, welche weder in Dauer noch in der Intensität variiert, wurde zu quantitativen Messungen verwertet. Es wird jene kleinste Dosis der Pharmakon ermittelt, die eben noch imstande ist, die Ödementwicklung zu hemmen. Der Vorteil dieser Methode liege darin, daß sie schnell ausführbar sei, und wenige Tiere sowie kleine Mengen des zu prüfenden Pharmakons erfordere. Die Autoren arbeiteten mit Sprague-Dawley-Ratten von 140—160 g Gewicht. Dieselben erhielten

0,5 ml/100 g einer 6 %igen Lösung, sog. klinischen Dextrans, intravenös. Auf diese Art haben sie einige Antihistaminika und Neuroleptika geprüft.

Eine systematische Untersuchung über das Pfotenödem durch Dextran bei Wistar-Ratten verdanken wir LAAFF et al. (1967). Das Ödem wurde durch Dickenmessung verfolgt. Dextran (Macrodex) wurde in Dosen von 3, 15, 30, 60, 120, 300 und 600 mg/kg i.v. verabfolgt (10 Tiere/Dosis). Bereits bei der kleinsten Dosis konnte eine Dickenzunahme beobachtet werden. Das Maximum wurde bei 15 bis 120 mg/kg erreicht, um bei größeren Dosen wieder geringer zu werden. Der Zeitpunkt des Maximum lag bei 15—60 mg/kg zwischen 30 und 60 min. Bei höheren Dosen verlief der Prozeß langsamer. Stets war der Histamin-Gehalt im Plasma höher und obwohl die Steigerung keineswegs mit der Ödementwicklung übereinstimmte, schließen die Autoren, daß eine Histamin-Freisetzung bei dem Ödem beteiligt sein könnte.

JASMIN u. Mitarb. (1963) zeigten, daß durch intravenöse oder intraperitoneale Lymphinjektionen eine Arthritis bei gesunden, 100—120 g wiegenden Sprague-Dawley-Ratten erzeugt werden kann. Den Tieren werden die Nebennieren entfernt, dazu erhalten sie 20 mg Tetracyclin per os, und alle 2 Tage 2 mg L-DOCA. Lymphe wurde den Ratten nach der Bollmannschen Methode aus dem Ductus caroticus entnommen. Es wurde entweder ganz frische Lymphe injiziert oder solche, die 24 Std bei 37° C bebrütet wurde. Die frische und bebrütete Lymphe wurde auch anderen Vorbehandlungsarten unterworfen und dann injiziert: bei —70° C gefroren und aufgetaut, lyophilisiert und wieder aufgelöst oder bloß zentrifugiert. Im letzteren Fall wurden sowohl Überstand als auch Zentrifugataufschwemmung verwendet. Nach Injektionen bebrüteter Lymphe entwickeln sich Gelenkverletzungen schneller, Lymphe die ganz gefroren oder lyophilisiert wurde, hatte das Vermögen eine Arthritis hervorzurufen, verloren. Bei zentrifugierter Lymphe waren Überstand und Niederschlag gleich wirksam. Histologisch handelt es sich um ein periartikuläres Ödem mit lymphocytärer Infiltration. In späteren Stadien tritt Entzündung des Stratum synoviale und Anhäufung von Fibrin, Histiocyten und Fibroblasten auf. Die Veränderungen können sich auch auf Sehnen, Knochen und Knorpelgewebe ausbreiten.

Schließlich möchten wir betonen, daß sich auch beim Kalb eine experimentelle Arthritis hervorrufen läßt, und zwar durch intravenöse oder direkt intraartikuläre Injektion von Mycoplasma (HUGHES u. Mitarb., 1966).

FELDBERG u. MILES (1953) beschrieben die genaue Verteilung von Histamin in der Haut des Meerschweinchens. Unter anderen Hautgebieten sind auch jene von Pfoten untersucht worden. Dies ist zur Beurteilung von Arthritis und anaphylaktischer Reaktion des Gelenkes wichtig. PARRAT und WEST (1957) haben erwiesen, daß Substanzen, die eine anaphylaktische Reaktion hervorrufen, wie das Dextran und Hühnereiweiß, Ausscheidung von Serotonin und Histamin aus der Haut verursachen. Dieses Ödem kann durch vorherige Behandlung mit Reserpin oder Histaminliberator 48/80 verhindert werden, bloße Verminderung des Histamingehalts der Haut genügt allerdings nicht, um das Ödem zu verhindern. Der spezifische Serotonin-Antagonist BOL 148 verhindert das Ödem, Antihistaminika aber können dies nicht. Die Autoren kommen zum Schluß, daß bei der Ratte Serotonin ein Vermittler der anaphylaktischen Reaktion ist. Das durch Formaldehyd erzeugte lokale Ödem verändert sich nicht, wenn vor der Behandlung der Serotoningehalt der Haut herabgesetzt wird. PARRATT u. WEST (1958) gaben die detaillierte Verteilung von Histamin und Serotonin in der Haut der Ratte an, und zwar quantitativ.

HALPERN u. Mitarb. (1965) verursachten durch langdauernde i.v. Injektionen von Papain (20 mg bei Kaninchen und 15 bei Affen, 2mal wöchentlich) eine Krankheit, die sehr einer allgemeinen Kollagenose entspricht. Dabei betonen die Autoren, daß besonders Gelenke, und zwar Knorpel, aber auch Ligamente schwer verändert wären.

MORETTINI u. Mitarb. (1954) haben bei Kaninchen eine experimentelle Arthritis durch intraarterielle Injektionen von Acetylcholin, Prostigmin und Cholin erzielt. Das Gelenkgewebe wies eine intensive histocytäre und Makrophagenreaktion, Verlust von Bindegewebefibrillen und Mucopolysacchariden sowie eine Erscheinung von sehr langen Zellen von fibrocytären Typ, mit PAS-positiven Granula, auf. Eine Sklerotisierungstendenz des Gewebes ist zu beobachten gewesen.

IV. Die Allergische Arthritis

Obwohl auch Versuche mit FREUNDs Adjuvans im breitesten Sinne zu dieser Gruppe gezählt werden kann, haben wir diese Art Arthritis aus didaktischen Gründen und zwecks Übersichtlichkeit als eine eigene Gruppe abgesondert.

KLINGE (1929) hat in einer umfassenden Arbeit als erster auf die Bedeutung des Arthusschen Phänomens am Kaninchengelenk hingewiesen. Er lenkte die Aufmerksamkeit darauf, daß WEINTRAUT sich schon im Jahre 1913 zugunsten einer allergischen Natur der rheumatischen Arthritis bekannt hatte. Kaninchen sind verwendet worden, weil diese Tiere zur Erzeugung des Arthusschen Phänomens besonders gut geeignet sind. Als Antigen diente steriles inaktiviertes Pferdeserum. Die Injektionen, ob subcutan oder intraartikulär, wurden immer streng steril vollzogen. Eine ausführliche pathoanatomische Studie umfaßte sowohl Knochen als auch die Synovia an dem Knorpelgewebe, die subcutane Muskulatur, die Blutgefäße, die Herzklappen und das Myokard. Seine Versuche zeigten, daß eine subcutane Serumeinspritzung, gefolgt von 2–5 weiteren Einspritzungen – über 4 Monate verteilt – von je 2 ml Serum direkt in das Kniegelenk eine schwere destruktive Arthritis und eine Periarthris mit subendothelialen Nekrosen zur Folge haben, die in letzter Linie zu destruktiver ulcerativer Arthritis führt. Im Bindegewebe wurden monocytäre und histocytäre Elemente sowie auch eosinophile Leukocyten vorgefunden. Es kam zu schweren Veränderungen im Sinne subendothelialer hyaliner Nekrosen an Arterien und Venen. Auch an den Herzklappen wurden Veränderungen festgestellt. In einigen Fällen trat eine Polyarthritis auf, und zwar dann, wenn die Tiere das Serum nur subcutan erhalten hatten. Der Autor weist darauf hin, daß die von ihm beschriebenen Veränderungen große Ähnlichkeit mit dem Rheumatismus des Menschen aufweisen.

BECK (1932) hat während seiner Untersuchungen über die Wirkung von Colchicin auf Gelenke eine allergische Arthritis des Kaninchens erzeugen können, wie sie etwas früher von KLINGE (1929) bei demselben Versuchstier hervorgerufen worden war. Kaninchen erhielten 2 ml Pferdeserum 4mal täglich jeden 5. Tag subcutan. Nach der letzten Seruminjektion wurden täglich 0,1 mg/kg Colchicin 4 Tage hindurch injiziert. Am Tag nach der letzten Colchicininjektion wurde 0,5 ml Pferdeserum in das rechte Kniegelenk eingespritzt.

VANOTTI (1934) hat Kaninchen acht Tage hindurch jeden zweiten Tag 2 ml Pferdeserum subcutan verabreicht. Während desselben Zeitabschnitts erhielten die Tiere zweimal eine Mischung von Milchsäure und Lithiumcarbonat mit pH-Werten von 4, 5, 6,8 und 7,4 in ein Kniegelenk. Zur Kontrolle wurde physiologische Kochsalzlösung oder Sörensen-Pufferlösungen von den oben angegebenen pH-Werten, in das kontralaterale Gelenk eingeführt. Drei Wochen nach der letzten Injektion erhielten die Tiere 3 ml desselben Serums intraperitoneal. Schon nach einigen Stunden beginnen die Gelenke anzuschwellen. Bei Tieren, die Einspritzungen vom pH 6,8 erhalten hatten, traten die Anfangssymptome der Arthritis später auf, bei solchen, bei denen der pH-Wert der Einspritzungsflüssigkeit 7,4 betrug, gab es anfangs überhaupt keine Symptome. Später trat eine Infiltration in die Synovialmembran nebst Veränderungen auf dem Gelenkrand, am Knorpelgewebe und Periost auf. Auf dem Rand war das Knorpelgewebe häufig zerstört und es wurden Gewebewucherungen und Ankylose beobachtet. Der Autor meint, daß hier die Milchsäure das Eindringen des Antigens in das Gelenk und seine Fixierung daselbst verursacht habe.

Stroganova (1956) hat bei vorher mit Pferdeserum sensibilisierten Kaninchen eine allergische Arthritis erzeugt, indem sie das Serum in das Knie einer Hinterextremität injizierte. Eine Gruppe von Kaninchen erhielt ACTH, gefolgt von Cortison. ACTH verhinderte arthritische Veränderungen sehr schnell. Bei unbehandelten Tieren kam es schließlich zu degenerativen Nervenveränderungen in Gelenkkapsel und Muskel. Bei behandelten Tieren verschwanden all diese Veränderungen.

Auch Fassbender und Pippert (1954) riefen eine allergische Arthritis bei Kaninchen mit Pferdeserum hervor. Das Antigen wurde entweder subcutan oder intraartikulär injiziert. Die Tiere erhielten dreimal zu je 0,3 ml Serum jeweils in 5tägigen Abständen. Am 28. Tag wurde 0,5 ml Serum lokal in das Gelenk oder subcutan injiziert und dazu wurden 5 Einheiten Hyaluronidase (Kinetin Schering) lokal oder i. v. gegeben. Lokalanwendung von Hyaluronidase verschlimmert die arthritischen Veränderungen und mildert die Hautentzündung; intravenös gegeben verschlimmert sie die Entzündungsreaktion der Haut, ist jedoch in bezug auf Arthritis unwirksam.

Morgan und Bennett (1947) injizierten 0,25—0,5 mg eines aus Salmonella-typhosa-Kulturen gewonnenen Antigens, in physiologischer Kochsalzlösung aufgelöst, 3—4mal in Abständen von je sieben Tagen in das Kniegelenk des Kaninchens. Schon 24 Std nach der ersten Injektion entsteht eine akute Arthritis; nach drei Tagen tritt eine fibrinopurulente Arthritis mit Nekrosen auf. Das Synovialgewebe hypertrophierter Tiere, welche die Behandlung längere Zeit überlebten, wiesen eine starke Atrophie des periartikulären Gewebes auf. Der histologische Befund zeigte Infiltrationen von Polymorphonuclearzellen, Polycyten, Lymphocyten, Proliferation von Fibroblasten und teilweise oder vollständige Knorpelnekrose. Andere Organe wurden nicht angegriffen und vorherige intravenöse Antigengaben änderten die beschriebenen Resultate nicht. Die Schwarzmannsche Reaktion war an der Haut und am Gelenk positiv.

Ungar u. Mitarb. (1951) erzeugten eine anaphylaktische Arthritis bei Meerschweinchen, die durch intraartikuläre Antigengaben passiv sensibilisiert worden sind. Antialbumin wurde durch Injektion von Hühneralbumin erhalten: je 1 ml einer 1 %igen Lösung wurde 8mal, über vier Wochen verteilt, injiziert. Vom Anfang der vierten Woche ab wurde 3 Monate lang alle zwei Wochen Blut entnommen und das abgetrennte Serum bei −25° C aufbewahrt. Dieses Serum wurde dem Meerschweinchen intrakardial injiziert. Eine Stunde später wurde 0,1 ml einer 0,5 %igen Albuminlösung in das rechte Kniegelenk, und zur Kontrolle physiologische Kochsalzlösung in das linke, eingespritzt. Schon nach einer Stunde wurde die Gelenkschwellung gemessen.

Präventive Gaben von ACTH und Cortison setzten die Schwellung herab. Je mehr Antikörper vorhanden waren, desto stärker schwoll das Gelenk an. Bei splenektomierten Tieren war Cortison unwirksam. Splenin A schützte das Gelenk gegen die anaphylaktische Reaktion, ebenso wie ACTH, wenn die Substanz direkt in das Gelenk injiziert worden war; Splenin B hingegen verhinderte die Wirkung von Cortison. Ebenso wie Splenin B wirken auch das thyreotrope Hormon, große Dosen von Thyroxin und von DOCA. Weder Cortison noch Splenin A wirken direkt, wenn sie lokal zusammen mit Antigen in das Gelenk eingetragen werden, sondern wahrscheinlich durch Vermittlung einer anderen Substanz. Die Autoren sind der Meinung, daß sich die hormonale Kontrolle der Entzündung über die Capillarwände abspielt.

De Marchini (1952) rief eine allergische Reaktion bei Meerschweinchen durch Injektion von 0,1 ml Antidiphtherieserum in das Kniegelenk hervor. Arthritische Gelenkveränderungen machen sich nach der dritten oder vierten Injektion bemerkbar. ACTH, 7mal 1 mg, 48 Std vor der Seruminjektion und 3mal 1 mg nachher, verhindert alle diese Veränderungen.

Glynn u. Holborow (1952) regten durch eine Vaccine aus hämolytischen Streptokokken der Gruppe A mit Chondroitin-Schwefelsäure die Bildung von Antikörpern bei Kaninchen an. Diese Antikörper präcipitierten Chondroitinschwefelsäure. Serum solcher Tiere wurde anderen Kaninchen injiziert, bei welchen es makro- und mikroskopische Veränderungen an Gelenken erzeugte.

French u. Mitarb. (1955) erzeugten die Arthussche Reaktion am Gelenk des Meerschweinchens, indem sie folgendermaßen verfuhren: Meerschweinchenserum wurde Kaninchen i.v. injiziert. Serum von derart behandelten Kaninchen 1 : 1 mit physiologischer Kochsalzlösung verdünnt wurde wiederum Meerschweinchen entweder intradermal oder direkt in das Gelenk (0,1 ml) injiziert. Dadurch wurde eine starke lokale Reaktion mit Ödem hervorgerufen. Letztere konnte durch Cortison verhindert werden.

Förster u. Stoklaska (1966) erzeugten die Arthussche Reaktion an Rattenpfoten. Verwendet wurden männliche Wistar-Ratten. Antiserum wurde von Kaninchen gewonnen, die mit einigen Injektionen von Rinderserumalbumin, s.c. bzw. i.v., behandelt wurden oder von Ratten, denen Rinderserumalbumin zusammen mit unvollständigem Freundschem Adjuvans drei Wochen lang je dreimal wöchentlich in die Pfoten injiziert wurde. Blutentnahme erfolgte aus dem Herzen und der Antikörpertiter wurde festgestellt. Das Antiserum wurde Ratten intravenös injiziert, 60 min später erhielten die Tiere 0,1 ml Antigen, intracutan in die Haut des Rückens oder in die Pfote. Mit Hilfe der Arthusschen Reaktion können nach Ergebnissen dieser Versuche noch sehr kleine Mengen Antikörper gemessen werden. Das Ödem der Pfote wurde mit einem feinen Mikrometer in dorsoplantarer Richtung gemessen. Diese Messung wurde unmittelbar nach der Injektion vorgenommen und stündlich während der nächsten 5 Std, und schließlich noch einmal nach weiteren 3 Std wiederholt.

French u. Mitarb. (1955) haben eine Methode zur Messung von entzündungshemmenden Substanzen am Meerschweinchengelenk ausgearbeitet. Anti-Meerschweinchenserum wurde von Kaninchen gewonnen, die drei Wochen lang je dreimal wöchentlich das Antigen erhielten. Das Antiserum wurde 1 : 1 mit physiologischer Kochsalzlösung verdünnt und 0,1 ml der Verdünnung wurde in das Fußgelenk von etwa 300 g wiegenden Meerschweinchen injiziert. Dadurch entstand eine Entzündung mit Ödem. Die Schwellung wird mit einem von Ungar u. Mitarb. (1951) beschriebenen Mikrometer gemessen. Die Auswertung der zu prüfenden Substanzen beruht auf der Herabsetzung der Gelenkschwellung, die sie zu bewirken vermögen. So setzt z. B. Cortisonacetat, in einer Dosis von 25 mg/kg i.p., 1—2 Std vor dem Antiserum verabreicht, die Schwellung um 50% herab.

Dumonde u. Glynn (1962) haben Meerschweinchen, die zuvor gegen Menschen- und Kaninchenfibrin sensibilisiert worden waren, eine Injektion Fibrin mit Freundschen Adjuvans in das Kniegelenk gemacht, 16 bzw. 48 Std nach dieser Injektion wurden die Tiere geopfert und untersucht. Der Befund ergab Veränderungen die der Arthritis des Menschen ähnlich sind: Hyperplasie der Synovia, Knorpelläsionen oder perivasculäre Infiltrationen mit Plasmazellen.

Dougan u. Mitarb. (1965) behandelten adolescente Kaninchen acht Wochen lang je zweimal täglich mit Kaninchen-Citratblut, welches in eines der Kniegelenke injiziert wurde. In das andere Kniegelenk wurde zur Kontrolle physiologische Kochsalzlösung gegeben. Die Tiere wurden geopfert und histologisch untersucht. Eine zweite Gruppe von Kaninchen erhielt darüber hinaus radioaktives ^{14}C-Glycin und radioaktives ^{3}H-Thymidin intraartikulär, bevor sie geopfert wurden. Der histologische Befund zeigte Wucherungen von Synovial- und Subsynovialzellen mit verstärkter Fibrose und Hämosiderinablagerung. Diese Versuchsergebnisse sprechen zugunsten einer Mitwirkung der oberflächlichen und tiefgelagerten Synoviateile bei der proliferativen Reaktion der Hämarthrose.

Stastny u. Mitarb. (1965) erzeugten bei Ratten "homologous disease" als Modell für Autoimmunkrankheiten. Hierzu wurden tolerante erwachsene Sprague-Dawley- und Fischer-Inzuchtratten verwendet, die drei intravenöse Gaben von Fischer- oder Lewis-Inzucht-Lymphzellen erhielten. Osteoarthritis wurde in 39 Fällen von 70 an Homologkrankheit leidenden Tieren beobachtet. Arthritis tritt 12 und 40 Tage nach der ersten Injektion auf. Akute Symptome dauerten 2–4 Tage. Veränderungen ließen sich manchmal nur an einem einzelnen Gelenk, manchmal auch an neun Gelenken beobachten. Der histologische Befund wies eine intensive mononucleäre Entzündungsreaktion an der Synovialmembran und dem umgebenden Bindegewebe auf. Zu Beginn trat ein Ödem und Erguß von Exsudat in das Gelenk auf. Manchmal drang proliferierendes Gewebe in die Gelenkhöhle ein. Ferner wurden mäßige Erosionen am Gelenkknorpelgewebe gefunden. Es ist wichtig zu betonen, daß das Myokard bei dieser Methode zur Erzeugung von Arthritis ebenfalls angegriffen wurde.

Stastny u. Ziff (1962) riefen bei Ratten die Homologkrankheit hervor. Die Tiere erhielten unmittelbar nach der Geburt Lymphknotenzellen und wurden dadurch gegen homologes Hauttransplantat tolerant gemacht. Unter anderen Symptomen trat auch eine akute Wanderarthritis als Folge der Behandlung auf.

Wolf u. Mankin (1965) untersuchten den Einfluß der experimentellen Hämarthrose auf das Gelenkknorpelgewebe an 6 Monate alten, 1,5–2 kg wiegenden Neuseeländer Kaninchen. Zum Trinkwasser dieser Tiere wurde etwas Sulfamethazin zugesetzt. Zweimal täglich erhielten dieselben 1 ml einem anderen Kaninchen durch Herzpunktion entnommenes Blut in das rechte Knie. Dem injizierten Blute wurde zum Verhindern der Gerinnung Citronensäure hinzugefügt. Die Versuchstiere wurden nach 1, 2, 8, 16 und 20 Tagen und nach 4, 5 und 6 Wochen geopfert. Die Blutinjektionen wurden jeweils bis zum Opfern des Tieres fortgesetzt. Eine Analyse des Versuchsgutes ergab starke Entzündung der Synovia, ferner eine fortschreitende Fibrose in späteren Stadien sowie Eisenablagerung im Gelenk. Veränderungen am Knorpelgewebe waren nicht eindeutig ausgeprägt. Daraus schließen die Autoren, daß auch bei der Hämophilie der Menschen die Veränderungen im Knorpelgewebe nicht ausschließlich durch die Anwesenheit von Blut im Gelenk bedingt seien.

Young u. Hudaček (1954) injizierten Mischlingshunden ein Jahr lang unbehandeltes Eigenblut in das Kniegelenk. An der Hälfte der Versuchstiere wurde auch der operative Effekt des Gelenkknorpelgewebes hervorgerufen. Blutinjektionen wurden auch in die Achillessehne gemacht. Lymphknoten in der Fossa poplitea enthielten Makrophagen, die wiederum von Hämosiderin durchsetzt waren. Die Autoren sprachen die Meinung aus, daß die auf diese Art hervorgerufenen Veränderungen am Gelenk des Hundes der sog. pigmentierten Synovitis beim Menschen analog sind.

V. Mit Hilfe des sog. Freundschen Adjuvans[2] hervorgerufene Arthritis

Diese Art Arthritis wird gegenwärtig sehr häufig zu Experimentaluntersuchungen über rheumatische Erkrankungen verwendet, weil jene große immunologische und pathoanatomische Ähnlichkeit mit rheumatischen Erkrankungen des Menschen

[2] Erklärung siehe Bd. XVI, 4. S. 148. F. A. besteht aus Paraffinöl, Lanolin und hitzeabgetöteten Mycobakt. Tuberculosis. Dient zur Steigerung der Antikörperbildung. Statt Mycob. Tub. wurden auch andere Bakterien verwendet.

aufweist. Auch hier pflegt man gewisse Modifikationen in der Methodik anzuwenden, doch im Grunde sind alle derartigen Versuche dennoch äquivalent. Versuche dieser Art wurden bisher nicht nur an Ratten, sondern auch an anderen Tierarten durchgeführt und dienten auch zur Auswertung antirheumatisch wirkender Substanzen.

Die ersten Autoren, die eine Suspension oder ein Homogenat von Rattenmilzzellen in Freundschem Adjuvans (1947) Ratten subcutan injizierten, waren STOERK u. Mitarb. (1954). Sie erhielten folgende Ergebnisse: Arthritische Veränderungen zeigten sich 3—4 Wochen nach der Injektion und konnten weder durch Antibiotica aufgehalten werden, noch gelang es aus Herzblut, Milz oder Gelenken PPLO oder andere Kulturen zu züchten. Histologisch sind die Veränderungen im Sinne einer chronischen Synovialgewebsentzündung zu werten, wobei in der Gelenkhöhle akute und chronische Entzündungszellen zu finden waren. Kein Unterschied der histologischen Bilder konnte festgestellt werden zwischen Tieren, die 4 Wochen oder 4 Monate lang krank waren. Nur wurden bei den längere Zeit kranken Tieren fibröse Gelenkankylosen beobachtet. Am Endokard gab es keine Veränderungen. STOERK u. Mitarb. betrachten die Ähnlichkeit der Antigene, die die Zellen der Milz und jene der Synovialmembran erzeugen, als mögliche Ursache der beschriebenen Erscheinungen.

PEARSON (1956) gab nebst dem Adjuvans auch Muskelgewebe als Antigen. Sein Vorgehen war folgendes: Von 230—280 g wiegenden Wistar-Rattenweibchen, die während des Versuches mit Purina chow gefüttert wurden, wurde ein Skeletmuskel von einer Lende genommen. Das Gewebe wurde mit dem 30fachen Volumen steriler physiologischen Kochsalzlösung homogenisiert und das Homogenat abfiltriert. Nach Beimischen von 32 ml raffinierten leichtflüssigen Mineralöls und emulgieren unter Zusatz von 8 ml „Falba" Emulgator und 100 mg hitzegetöteten Mycobacterium phlei wurde Merthiolat (1 : 10000) zugesetzt und das ganze bei +4° C aufbewahrt. Die Tiere erhielten je 0,1 ml dieser Flüssigkeit, intracutan oder intraperitoneal, in Abständen von 2—3 Tagen innerhalb von 14 Tagen. Die Arthritis trat regelmäßig nur nach intracutaner, sehr selten nach subcutaner Anwendung auf. Die Symptome erschienen nicht vor 14 Tagen, konnten sich aber bis zu 45 Tagen verzögern. Der Schwanz wurde oft von denselben Veränderungen erfaßt, nie die Pfotengelenke. Der histologische Befund ergab Ödeme, fibroplastische Wucherung mono- und polynucleärer Elemente, Infiltrationen kamen im frühesten Stadium vor, Granulationsgewebe wucherte um die Gelenke, Ligamente und Synovialmembranen herum. Es kam zu einer Hyperplasie des letzteren, die Villi synoviales waren verlängert. Am Gelenkrand waren der fibroiden Nekrose ähnliche Veränderungen sichtbar. Keine Primärveränderungen der Gelenkknorpel wurde festgestellt, doch überwuchs das vom Rand der Synovialmembran stammende Granulationsgewebe die Oberfläche des Knorpelgewebes. Ähnliche Veränderungen fanden sich auch auf dem Schwanz. Manchmal erschienen auch Infiltrationsherde von Lymphocyten und Mononuclearzellen im quergestreiften Muskel. An den Gefäßen wurden nur milde Veränderungen beobachtet. Die pathoanatomische Grundlage dieser Veränderungen ist nach des Autors Meinung in einer intensiven Mesenterialreaktion zu erblicken.

In einer anderen Arbeit führten PEARSON u. Mitarb. (1961) eine erschöpfende histologische, pathoanatomische und immunobiologische Analyse des Problems der Adjuvans-Arthritis aus und beschrieben nebenbei die an vielen anderen Organen beobachteten Veränderungen, so jene auf der Haut, im Verdauungstrakt, die Knötchenbildung, die genitourinären Veränderungen, Veränderungen am Auge usw. Am Gelenk entwickelt sich zuerst eine Synovitis, begleitet von Periarthritis, Peritendinutis und Periostitis, gefolgt von Panus, Zerstörung der Gelenkkapsel, des

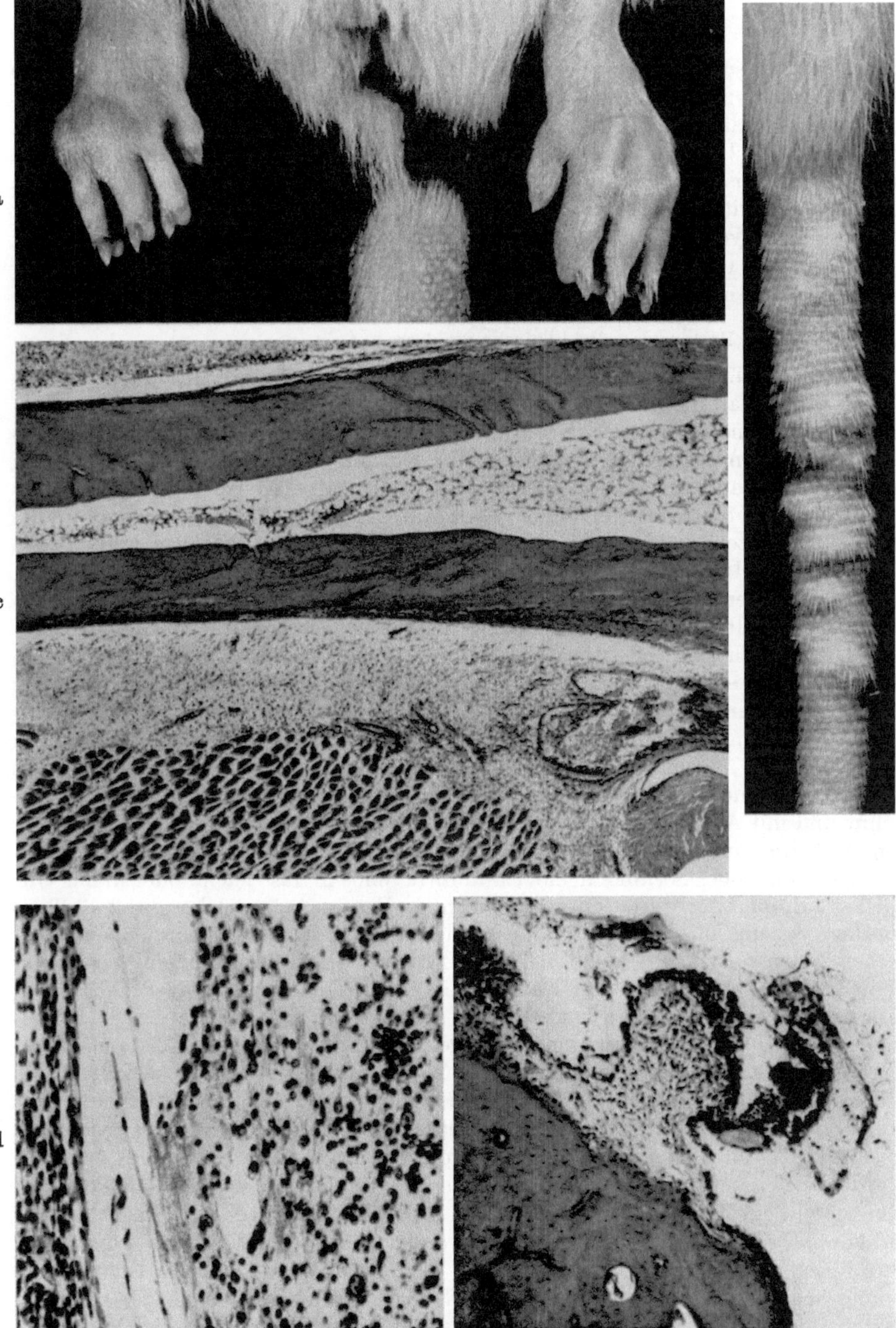

Abb. 1a—e. a Vergrößerte Hinterpfoten mit Flexions-Deformitäten 73 Tage nach Beginn der Arthritis. b. Segmentale radiale Schwanzschwellungen 20 Tage nach dem Beginn der peripheren Arthritis. c Ausgesprochene Zone des paraossalen Ödems und frühzeitige celluläre Entzündung sieht man den metatarsalen Knochen entlang 24 Std nach der klinischen Erscheinung von Rattenphotenödem. Ödemflüssigkeit ist klar sichtbar in der Synovia des metatarsalphalangealen Gelenk. Man sieht auch Fibrin und celluläres Exsudat im Lumen. d Erster Tag der klinischen Manifestation. Celluläres Exsudat ist in ödematösen Zonen, die an dem Periost ist, bestehend aus mononucleären Zellen und aktiverten Fibroblasten. Regelmäßig findet man wenig oder keine neutrophile Leukocyten. e Akute Synovitis und Proliferation der synovialen Villi 2 Tage nach klinischem Erscheinungsbeginn. Der Villus ist ödematös, Synoviacyten haben sich vermehrt und an einigen Stellen zeigt sich ein fibrinöses und entzündliches Exsudat in der Synovialhöhle.[Aus PEARSON and WOOD: Am. J. Pathol. **42**, 87 (1963)]

Knochens und schließlich von Ankylose. Die Gelenkveränderungen erreichen das Maximum nach 20–25 Tagen. Keine anderen Organe werden bei den Tieren mit Arthritis angegriffen. Eine mildere Arthritis konnte restlos ausheilen. Die Ähnlichkeiten und die Unterschiede zwischen dieser Art experimenteller Arthritis und humanpathologischer Veränderungen, wie rheumatoide Arthritis, Spondilitis, Ankylose, Arthritis mit Psoriasis, Arthritis mit ulcerativer Colitis, dem Reiterschen, Bechzetschen Syndrom und rheumatischen Fieber wurden besprochen.

INVERNIZZI u. MILAZZO (1963) zeigten, daß die nach PEARSONS (1956) Methode, mit einem Inoculum von 0,1 ml in die Sohle, bei Ratten erzeugte Adjuvans-Arthritis eine positive Hämagglutination mit Ratten- und Menschen-γ-Globulin herbeiführte. Bei Parabiose trat auch bei dem gesunden Partner dasselbe klinische Syndrom auf.

WAKSMAN u. Mitarb. (1960) erbrachten in einer interessanten Arbeit den Beweis dafür, daß die durch Mycobakterien erzeugte Adjuvansarthritis die disseminierte immunologische Antwort auf die Wirkung eines endogenen Antigens bedeutet. In den Versuchen dieser Autoren wurden 150–200 g wiegende Wistar- oder Sprague-Dawley-Ratten beiderlei Geschlechts mit 0,05–0,1 ml einer Suspension hitzegetöteter Tuberkelbacillen (3 mg/ml in Mineralöl) intradermal in die Sohle eines Hinterbeins inoculiert; in einigen Versuchen wurde das Inoculum in die Lende injiziert. In jenen Fällen, in welchen eine Reinoculation durchgeführt wurde, erhielten die Tiere das zweite Inoculum in die Sohle des kontralateralen Extremität, wobei dieselbe keine Zeichen von Arthritis aufweisen durfte: Wenn eine allergische Encephalitis zu erzeugen war, wurde dem Adjuvans Rückenmarkgewebe beigemischt. In einigen Versuchen wurden Lymphdrüsen der Fossa poplitea unter Äthernarkose und streng aseptischen Bedingungen entfernt. In anderen Versuchen wiederum wurden Terpentinöl, Tuberkulin, Tuberkelbacillensuspension in physiologischer Kochsalzlösung bzw. der Histaminbefreier 48/80 gegeben. Es wurde ferner eine Gruppe von Tieren verwendet, die im Alter von 3 Wochen entwöhnt und mit Adjuvans inoculiert wurden. Bei Versuchen passiver Übertragung von Arthritis wurden Lymphdrüsen entnommen, von Bindegewebe befreit, in 20 %iges homologes Serum eingelegt und intravenös in das Gelenk oder in das Ohr injiziert. Empfänger waren entweder normale Ratten, oder solche, die 2–7 Tage vor dem Versuch mit 550 r bestrahlt worden waren oder aber durch Gaben spezifischer Zellen tolerant gemachter Tiere. Letztere erhielten unmittelbar nach der Geburt lebende Milzzellen von Ratten mit Arthritiserkrankung intravenös. Am wirksamsten erwies sich die intradermale Anwendung des Adjuvans. Die Ergebnisse obiger Versuchsreihe waren die folgenden: Tiere, weniger als 5 Wochen alt, zeigten sich gegen Adjuvans unempfindlich. Bei älteren Tieren entwickelten sich entsprechende Veränderungen, die auf der inoculierten Seite am längsten verweilen. Bei Reinoculation in die kontralaterale Extremität schwoll diese bald stark an und die Geschwulst auf der zuerst inoculierten Extremität verschlimmerte sich. Wurde die Reinoculation zu einem Zeitpunkt vorgenommen, da der erste Anfall im Abnehmen begriffen war, erfolgte die Exacerbation nach einer gewissen Latenzperiode und der zweite Anfall wurde schwächer und dauerte kürzer als der erste.

Bei den bestrahlten Tieren waren die Anfälle schwächer. Wenn Ratten verwendet wurden, die unmittelbar nach Geburt subcutan Bindegewebe anderer Ratten oder von Kaninchen erhalten hatten, entwickelte sich die Adjuvansarthritis vollständig. Bei Tieren, die Tuberkelbacillen erhalten hatten, fiel die durch Adjuvans hervorgerufene Arthritis jedoch viel schwächer aus. Im Serum von Versuchstieren, bei Blutentnahme am 22. Tag nach der Adjuvansgabe, wenn die Arthritis am stärksten entwickelt war, konnte keine Komplementfixierung mit Gewebeantigen nachgewiesen werden. In der Phase starken Vorherrschens der Arthritis war die Tuberkulinreaktion abgeschwächt. Das Serum arthritischer Ratten war, weder nach intraperitonealer noch nach intravenöser oder intraartikulärer Anwendung – ja nicht einmal zusammen mit Terpentinöl oder Tuberkulin – außerstande, bei gesunden Ratten eine Arthritis hervorzurufen. Lymphzellen arthritischer Ratten hingegen, zusammen mit Tuberkulin in das Gelenk eingespritzt, erzeugten Arthritis-Anfälle. Ein Teil Terpentinöl mit drei Teilen Olivenöl vermischt verschlimmerte die Symptome der Adjuvansarthritis bei der Ratte. Histaminbefreier 48/80 hat auf den Verlauf der Arthritis keinerlei Einfluß. Es ist interessant hervorzuheben, daß die Anfälle der Arthritis bei Tieren mit Encephalomyelitis seltener waren.

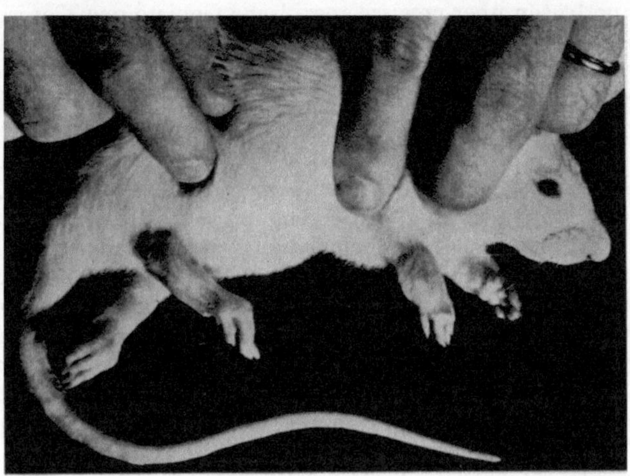

Abb. 2. Ratte mit 4gradiger Arthritis 28 Tage nach der Inokulierung mit Nocardia asteroides in die linke Hinterpfote. [Aus FLAX and WAKSMAN: Int. Arch. Allergy **23**, 339 (1963)]

FLAX u. WAKSMAN (1963) teilten eine ausführliche Übersicht ihrer Untersuchungen über die durch intraplantale Anwendung von Mycobakterien oder Nocardia asteroides bei der Ratte hervorgerufenen Adjuvansarthritis mit. Die Tuberkulinempfindlichkeit wuchs parallel mit der Intensität der Gelenkerkrankung an. Ein anderer, besonders hervorgehobener Befund besagt, daß Reinjektion des Adjuvans einen etwas rascheren, jedoch milderen klinischen Krankheitsverlauf bedingt, doch die Tuberkulinempfindlichkeit änderte sich keineswegs parallel dem Krankheitsverlauf. Wurde für die Reinjektion ein heterologer Organismus gewählt, im berichteten Falle Nocardia, ähnelte der zweite Anfall dem primär aufgetretenen. Injektionen von Mycobakterien, neugeborenen Ratten in die Pfote, erwachsenen Tieren intraperitoneal gegeben, hemmten die Entwicklung der Arthritis nach später erfolgter Injektion von homologen oder heterologen Organismen in die Pfote.

WARD u. JONES (1962) haben den Einfluß von Beschaffenheit, Menge und Anwendungsart des Adjuvans auf die Entstehung der Adjuvansarthritis studiert. Sie verwendeten Holtzmann-Rattenmännchen, etwa 150 g wiegend, die mit Purina chow gefüttert wurden, und behandelten dieselben mit Mycobacterium butyricum (DIFCO) entweder in physiologischer Kochsalzlösung oder in leichtem Paraffin (Bayol F), bzw. schwerem Mineralöl (SQUIBB) oder aber in Olivenöl, bzw. in einer Emulsion, die aus 4 Teilen Bayol F, 4 Teilen physiologischer Kochsalzlösung und 1 Teil Falba bestand. Ferner wurde eine Mischung von aus Mycobacterien gewonnenem Wachs mit Paraffin bzw. „D"-Wachs nach CANETTI verwendet. Die Injektion des Adjuvans erfolgte entweder intradermal in das hintere Cervicalgebiet, die

Pfote und den hinteren Schwanzteil oder intraperitoneal bzw. intravenös. Um eine Arthritis mit 100 %iger Sicherheit hervorzurufen, war 0,6 mg Mycobacterium butyricum in einem Volumen von 0,1 ml erforderlich. Die Injektion mußte intradermal erfolgen. Eine gewöhnliche Aufschwemmung der Trockensubstanz hitzegetöteter Erreger war wirksamer als eine Emulsion, die Falba (eine Sorte Mineralöl) enthielt. Die Entfernung des Adjuvansspeichers (durch Amputation des Schwanzes) 2 Std nach der Inoculation konnte das Auftreten der Arthritis nicht verhindern. Die Wachsfraktionen von Mycobakterien haben keine Arthritis erzeugen können. Es scheint, als ob diese Polyarthritis von der Dissemination durch die regionalen Lymphdrüsen über gewisse spezifische Gebiete des Tierorganismus abhängt. Die sichersten Inoculationsorte sind die Pfoten oder der Schwanz.

Pearson u. Mitarb. (1963) konnten nachweisen, daß sich bei erregerfreien Ratten durch Freundsches Adjuvans eine Arthritis, gleichwohl wie bei normalen Tieren, hervorrufen ließ. Zu ihren Untersuchungen verwendeten sie Ratten Lewisschen Stammes (Pearson u. Wood 1964), die sich in früher mitgeteilten Transplantationsversuchen als geeignet erwiesen hatten. Weibchen, 150–200 g wiegend, mit Purina chow gefüttert, wurden zur Erzeugung der Adjuvansarthritis nach der in der vorgehenden Arbeit beschriebenen Methode behandelt. Um eine bessere Dispergierung der aus menschlichen Tuberkelbacillen vom Canetti-Stamm gewonnenen Wachsfraktion zu erzielen, wurde dieselbe vor dem Emulgieren mit 75 %igem Alkohol vermischt. Das Adjuvans wurde in kleinen Dosen, jeweils 0,4 ml, intracutan inoculiert. Die zu weiteren Versuchen erforderlichen Lymphzellen wurden von Tieren, die 4–16 Tage zuvor die Adjuvansinoculation erhalten hatten, aseptisch unter Äthernarkose gewonnen. Lymphdrüsen verschiedener Gebiete und von verschiedenen Tieren wurden gesammelt und bei +4° C bis zur Transplantation aufbewahrt. Lymphknötchen wurden durch ein feines Drahtsieb geschlagen, um sie von Bindegewebe zu befreien. Solche Zellen wurden in den Schwanz des Empfängers injiziert. Die Injektionsdauer betrug 3–10 min. Die Empfänger waren vollständig gesunde Ratten, die entweder Lymphknötchen-, Milz- oder Thymuszellen erhielten. Das dichte Sediment wurde intraperitoneal, manchmal auch intracutan verabreicht. Kontrolltiere erhielten frisches Nierengewebe, das von Ratten mit Adjuvansarthritis gewonnen wurde. Dieses Gewebe wurde ebenfalls in Hankscher Lösung bereitet. Es ergab sich, daß die Adjuvansarthritis sich auf Inzuchtratten mit Lymph- oder Milzzellen passiv übertragen läßt, nicht aber auf solche mit Thymuszellen. Die Arthritis trat nach etwa 3–4 Tagen auf. Wenn aber vorher eine Adjuvansarthritis hervorgerufen wurde, verzögerte sich das Erscheinen dieser Veränderungen auf den elften Tag. Die auf die beschriebene Weise übertragene Krankheit wies alle Charakteristika der primären Krankheit, jedoch in milderer Form, auf. Kontrollen lieferten negative Ergebnisse. Die Autoren schließen, daß die Adjuvansarthrtis das Resultat einer immunologischen Reaktion ist, die wahrscheinlich verspäteter Überempfindlichkeit ähnlich sieht. Welche Substanz in dieser Reaktion die Rolle des Antigens spielt, kann man gegenwärtig noch nicht sagen. In einer anderen Arbeit teilen Pearson u. Wood (1963) eine erschöpfende Analyse der bei der Ratte durch Freundsches Adjuvans hervorgerufenen Arthritis und Spondylitis mit. Zu diesen Versuchen wurden vorwiegend Long-Evans-Ratten verwendet. Die Gelenkveränderungen wurden im Zeitraum von 24 Std bis 360 Tagen nach Adjuvansinoculation verfolgt. Das Adjuvans wurde durch Emulgieren von 4 Teilen einer Aufschwemmung von Wachsfraktion Q von Tuberkelbacillen der Stämme Cannetti, bzw. Brevannes, mit 4 Teilen leichten Mineralöl und 1 Teil Emulgator gegeben. Die Endkonzentration des Wachses betrug 1 mg/ml. Das Adjuvans wurde intradermal in das hintere Cervical- und das Interkapsulargebiet in der Gesamtdosis von 0,5 ml eingespritzt. Die Autoren schließen zuletzt, daß es sich um verspätete Überempfindlichkeit handelt, daß die Krankheit anfangs mit akuter Arthritis nebst Tendovitis identisch ist, und daß sie allmählich in das chronische Stadium übergeht. Die Spondylitis erfaßt vorwiegend den caudalen Teil der Wirbelsäule. Es wird auf die Ähnlichkeit dieser Art experimenteller Arthritis und jener des Menschen hingewiesen. Bestehende Unterschiede werden auf die Artverschiedenheit zurückgeführt.

Millazzo u. Mitarb. (1964) riefen eine Arthritis durch intradermale Injektion von Freundschem Adjuvans in die Sohle der Hinterextremität von Sprague-Dawley-Ratten von etwa 200 g Gewicht hervor. Von so infizierten Tieren wurden Lymphocyten gewonnen, die bei gesunden Tieren ebenfalls eine Arthritis erzeugten. Durch bakteriologische Analyse wurde eine PPLO-Infektion ausgeschlossen. Normale Lymphocyten konnten keine Arthritis hervorrufen. Kulka u. Mitarb. (1965) injizierten eine in Autoklaven sterilisierte Suspension von Freundschem Adjuvans (50–200 μg) in Mineralöl (0,020 ml) in die Ohrenmuschel der Ratte. Bei 50% der behandelten Versuchstiere traten rheumatische Knötchen an den das Ohr versorgenden Lymphgefäßen auf; solche Knötchen wurden aber auch am Juxtaartikulärgewebe und an der Milz vorgefunden. Daraus schließen die Autoren, daß diese Form von Arthritis den rheumatischen Veränderungen beim Menschen ähnelt und deshalb ein geeignetes Modell zum Studium dieser Krankheit darstellt.

Eine Arbeit von Zanussi u. Mitarb. (1963) verdient besonderes Interesse. Diese Autoren erzeugten eine experimentelle Arthritis durch Freundsches Adjuvans (1 mg Mycobacteria in einer Mischung von 9 Teilen Alacel und 1 Teil Bayol F) bei Long-Evansschen LMS-Ratten von etwa 150 g Gewicht. 1 ml Adjuvans wurde intradermal in die dorsale Seite der Planta injiziert. Bei einer gewissen Anzahl von Versuchstieren wurde ein die γ-Globuline agglutinierender Faktor vorgefunden, in Übereinstimmung mit demselben Befund beim Menschen. Es ist bemerkenswert, daß dieser Faktor menschliches γ-Globulin stärker agglutiniert als Ratten-γ-Globulin. Es gelang bei solchen Fällen von experimenteller Arthritis eine Parabiose mit gesunden Tieren herzustellen. Bei einer Anzahl der gesunden Partner wurden die gleichen γ-Globulin-Agglutinine vorgefunden, Formanek u. Mitarb. (1964) erzeugten experimentelle Arthritis durch vollständiges Freundsches Adjuvans[3], bei 300–400 g wiegenden Sprague-Dawley-Ratten. Kontrolltiere erhielten die gleiche Flüssigkeit, jedoch ohne Mycobacterium butyricum. Eine besondere Kontrollgruppe erhielt Adjuvans ohne Parentgelatine. Bei einer ferneren Versuchsgruppe wurde durch 0,1 ml 1%igem Formalin (in den Fuß) ein Formalinödem erzeugt.

Die Isolierung von γ-Globulinen wurde mit Kabats Methode aus dem Serum gesunder Ratten durchgeführt. Der Latex-Test wurde nach der Originalvorschrift von Singer u. Ploca [Amer. J. Med. **21**, 888 (1956)] vollzogen. Serumproteine wurden elektrophoretisch aufgetrennt, Gesamtprotein wurde nach Kjeldahl bestimmt.

Die Ergebnisse waren die folgenden: Eine kurze Zeit nach Hervorrufen der Arthritis trat eine Allgemeinreaktion mit Senkung von Albumin und Erhöhung von α- und γ-Globulin. Bei Formalinarthritis blieben diese Erscheinungen aus. In der späteren Phase der Adjuvans-Arthritis (nach 14–16 Tagen) kehrten die γ-Globuline etwa auf den Anfangswert zurück, die anderen Proteine aber wiesen die Tendenz auf, sich in demselben Sinne weiter zu verändern wie in der ersten Phase. Der Vaaler-Rose-Test fiel negativ aus.

---

[3] Eine Suspension von Mycobacterium butyricum (DIFCO) in 80 mg-% Parentgelatine enthaltendem Bayol F; Parentgelatine ist ein aus Prokollagen gewonnenes denaturiertes Kollagen.

COURTHRIGHT u. Mitarb. (1965) untersuchten den Einfluß von Rückenmarkverletzung, Ischiadiscusdurchtrennung und Trauma auf den Verlauf von Adjuvansarthritis. Zu diesen Versuchen wurden Sprague-Dawley- und Holtzmann-Rattenmännchen verwendet. Die Tiere wurden mit Purina chow gefüttert und mit Wasser ad libitum versorgt. Sie wogen 100—200 g. Versuchstiere erhielten eine Suspension hitzegetöteter Mycobacterium-butyricum-(DIFCO)-Keime in autoklavensterilisiertem Mineralöl. Die Einzeldosis betrug 0,1—0,15 ml und wurde intradermal in den Schwanz verabreicht. Die Rückenmarkverletzung wurde dorsolateral in Höhe des ersten Lumbalwirbels gemacht. Der Ischiadiscusnerv wurde hoch am Schenkel durchtrennt und etwa 5 mm des Nervenstrangs entfernt. Das Trauma bestand im Bruch des Femur und Entfernen von 5 mm des Knochens. Bei einem Teil der Versuchstiere trat einseitige, bei einem anderen beiderseitige Paralyse der Hinterextremitäten auf. Durchtrennung des Ischiadiscusnervs setzte die arthritischen Veränderungen an der operierten Extremität herab; bei Rückenmarkverletzung hingegen war die Arthritis verstärkt. Bei Femurbruch trat die Arthritis später und in milderer Form auf als an der unverletzten Extremität; zwei Tiere mit Femurbruch wiesen dennoch verstärkte Arthritis auf.

NEWBOULD (1963) verwendete pathogenkeimfreie Alderley-Park-I-Ratten zum Erzeugen der Arthritis durch intradermale Injektion von Freundschem Adjuvans in die rechte Plantaraponeurose. Die Infektion wurde mit Mycobacterium butyricum durchgeführt und der Verlauf der Entzündung verfolgt sowie die Größe der Schwellung gemessen. Erstere äußerte sich am stärksten während der ersten 10 Tage, letztere verstärkte sich auch weiterhin.

Da NEWBOULDs Versuche das Ziel hatten, den Einfluß von Arzneimitteln der Humantherapie auf diese Form von Arthritis zu untersuchen, wurden diese im Zeitraum vom dritten bis zum vierzehnten Tag nach der Adjuvansgabe angewendet und deren Wirkung beobachtet. Gewisse Steroide, Pyrazolidinderivate, Salicylate und Natriumaurothiomalat wirkten der Entzündung entgegen. Chloroquine und Hydroxychloroquine waren ohne Wirkung.

Sogenannte sekundäre Schädigungen bei Adjuvansarthritis, hervorgerufen durch Entfernen entsprechender Lymphknötchen, waren Gegenstand einer anderen Arbeit NEWBOULDs (1964). Diese sekundären Schädigungen sind auf die Rechnung der sog. verspäteten Überempfindlichkeitsreaktion auf Antigen zu stellen. Es wurde der gleiche Stamm von Versuchstieren wie zu der vorgehenden Arbeit sowie die gleiche Technik der Erzeugung von Adjuvansarthritis verwendet. Lymphknötchen wurden unter Phenobarbitonnakrose aus der Fossa poplitea inguinalis und paraaorthis entfernt; es wurden auch renale und axilläre Lymphknötchen herausgenommen. Sekundärveränderungen unterblieben, wenn die Lymphknötchenentfernung innerhalb 5 Tagen nach der Adjuvansinjektion stattgefunden hatte, sie entwickelten sich ohne Störung, wenn die Operation am siebenten Tag erfolgte.

PILLIERO u. Mitarb. (1966) untersuchten die Veränderungen, die im Blut von Ratten (Charles-River, Männchen) mit der Adjuvansarthritis auftraten. Folgendes wurde festgestellt: Die Erythrocytenzahl blieb während des gesamten Krankheitsverlaufs unverändert. Die Sedimentationsgeschwindigkeit war während des stärksten Stadiums der Arthritis bedeutend gesteigert, wurde aber durch Antiphlogistica, 6-Mercaptopurin und Amethopterin herabgesetzt. Gleichzeitig wuchs die Leukocytenanzahl an, es äußerte sich aber dann eine deutliche Lymphopenie und Neutrophilie. Antiphlogistica brachten die Leukocytenzahl auf den Normalwert zurück. Plasmafibrinogen war bedeutend erhöht, Albumine vermindert, Globuline, speziell γ-Globulin im Anwachsen. Aktive Antiphlogistica, solche nämlich, die auf die Arthritis einwirken, brachten das Verhältnis von Albumin und Globulinen auf den Normalwert zurück. Das Gewicht der Nebennierendrüsen und der Milz nahm zu, jenes der Thymusdrüse wies eine Tendenz zur Abnahme auf. Keine besonderen Veränderungen wurden am Rückenmark beobachtet.

Ward u. Cloud (1966) haben vergleichende Untersuchungen über die Wirksamkeit verschiedener Arzneimittel gegen Adjuvans-Polyarthritis der Ratte und deren antirheumatische Wirksamkeit durchgeführt. Die Arthritis wurde an 130—150 g wiegenden Holtzmann-Rattenmännchen durch Injektion von 0,6 mg Mycobacterium butyricum in 0,1 ml schweren Mineralöls in die rechte Hinterextremität erzeugt. Alle zu prüfenden Arzneimittel wurden dem Futter beigemischt, mit Ausnahme von Chloroquine und Hydroxychloroquine, die intraperitoneal injiziert wurden. Die Arzneimittelanwendung begann am Tag der Adjuvansgabe und erstreckte sich bis zum einundzwanzigsten Tag, einem Zeitpunkt, zu welchem die Schwellung ein Maximum erreichte. Von den geprüften Arzneimitteln hatten z. B. das Indometazin eine schwächere Wirkung als Prednisolon, jedoch eine stärkere als Phenylbutazon; Aspirin, Chloroquin und Hydroxychloroquin waren wirkungslos. Außer der Größe der Schwellung wurde die Spontanmotilität der Tiere gemessen und deren Reizbarkeit ermittelt.

Kalliomäki u. Mitarb. (1964) beobachteten, daß 6-Mercaptopurin (15 mg/kg täglich per os, 3 Tage vor der Infektion begonnen und während der gesamten Versuchsdauer fortgesetzt) die Entwicklung von Adjuvansarthritis (durch Mycobacterium phlei in Paraffinöl in den Schwanz injiziert) bei Rattenmännchen kaum merklich hemmt und deren Empfindlichkeit in Tuberkulintest schwach herabsetzt.

Eingehender wurde der Einfluß der immunisierungshemmenden und die Tuberkulinreaktion herabsetzenden Substanzen auf die Adjuvansarthritis von Ward u. Mitarb. (1964) studiert. Die Adjuvansarthritis wurde an demselben Versuchstierstamm und mit derselben Technik durchgeführt wie in der schon oben angeführten Arbeit von Ward u. Cloud (1966) beschrieben wurde. Die Entwicklung der Arthritis wurde während der gesamten Versuchsdauer von demselben Experimentator beurteilt. Die Tuberkulinreaktion wurde mit Alt-Tuberkulin von M. butyricum, 1 : 10 mit physiologischer Kochsalzlösung verdünnt, durchgeführt und nach 24—48 Std das Resultat abgelesen. Diese Versuche wurden 14—21 Tage nach der Injektion des Adjuvans unternommen.

Die Dosierung der Arzneimittel war folgendermaßen bemessen. 6-Mercaptopurin, 25 bis 150 mg/kg i.m. oder i.p. durch; Methotrexat, 0,1—5 mg/kg, i.m. oder i.p.; Mechlorethamin, 0,7 mg/kg i.v.; jeweils täglich, 14 Tage hindurch. Bei einer Versuchsgruppe wurde eine Totalbestrahlung mit 400—600 r durchgeführt. Die Bestrahlung hemmte die Entwicklung der Polyarthritis, hatte jedoch keine Wirkung auf die Tuberkulinreaktion. Mechlorethamin war überhaupt unwirksam, und 6-Mercaptopurin wirkte angeblich entzündungshemmend, unabhängig von immunologischen Geschehen.

Zum Erzeuger von Adjuvansarthritis bei der Ratte hat Lacapère (1962) versucht, anstatt von M. Tuberculosis typus humanus oder M. phei Keime von M. Stefanski oder Membranwachs, nach Lederer aus Tuberkelbacillen gewonnen, zu verwenden. M. Stefanski erwies sich als ebenso wirksam wie andere Sorten von Tuberkelbacillen; das Membranwachs war ebenfalls wirksam. Die durch diese Faktoren erzeugte Arthritis ließ sich mit großen Dosen von Chloroquin lindern.

Lucherini u. Mitarb. (1964b) haben durch komplettes Freundsches Adjuvans eine Polyarthritis an Rhesus-Affen hervorgerufen und deren genaues klinisches und das anatomische Bild der Gelenkveränderungen beschrieben. Die zu diesen Versuchen verwendeten Affen wogen etwa 2000 g und erhielten das Adjuvans intra- oder subcutan. Infektion durch PPLO war ausgeschlossen. In einer späteren Arbeit (Lucherini u. Mitarb., 1965a) wurde den Tieren nebst kompletten Adjuvans humanes Fibrin gegeben. Bei einer zweiten Gabe des Antigens war der Injektionsweg, ob intramuskulär oder intraartikulär, völlig belanglos. In beiden Fällen, setzte die Arthritis ein. In einer weiteren in demselben Jahr erschienenen Arbeit (Lucherini u. Mitarb., 1965b) wurden Rhesus-Affen verwendet, die drei Wochen mit einer proteinarmen Diät gefüttert worden sind. Eine durch Freundsches Adjuvans unter Zusatz von Menschenfibrin erzeugte Polyarthritis unterschied sich zwar von der bei normal gefütterten Tieren beobachteten, wies jedoch auch kein vollständiges Bild der rheumatoiden Arthritis des Menschen auf.

SILVERSTEIN u. SOKOLOFF (1960) äußerte in einer Besprechung der durch Freundsches Adjuvans hervorgerufenen Entzündung die Meinung, daß es sich hierbei überhaupt nicht um eine Arthritis handele. B. WAKSMAN indessen, (priv. Mitteilung) betrachtet den Standpunkt von SILVERSTEIN u. SOKOLOFF als falsch[4].

VI. Erzeugung experimenteller Arthritis durch lokale Infektion des Gelenkes

Die direkte Infektion der Gelenke von Versuchstieren zwecks Erzeugung experimenteller Arthritis wird nicht so häufig angewendet wie z. B. die lokale Anwendung verschiedener Reizmittel, die wir im ersten Abschnitt aufgezählt haben, doch finden sich im Schrifttum einzelne Versuche, auch auf diese Weise Gelenkveränderungen hervorzurufen.

KATAOKA (1959) hat bei Albino-Kaninchen und Meerschweinchen durch direkte Einspritzung gewisser Rindertuberkelbacillen nebst einer Synovialmembranemulsion eine tuberkulöse Gelenkentzündung erzeugt. Zu diesen Versuchen wurden Männchen verwendet, die bei Versuchsbeginn eine negative Tuberkulinreaktion aufwiesen. Die Sensibilisation erfolgte mittels abgetöteter Tuberkelbacillen. Der Autor schließt aus den Versuchsergebnissen, daß die lokale tuberkulöse Kniegelenksentzündung allergisch bedingt ist. Der dabei ablaufende Prozeß sei dem tuberkulösen Progreß beim Menschen ähnlich, obwohl letzterer beim Menschen auf hämatogenem Weg entsteht.

KINSELLA u. HAGEBUSCH (1930) haben gewisse hämolytische Streptokokken Ratten intravenös und intraartikulär injiziert. Nach 5–6 Tagen konnte durch die Hautreaktion gezeigt werden, daß alle Tiere allergisch geworden waren. Bei den Tieren die den Erreger intravenös erhalten hatten, vergingen die Allergiesymptome schneller, bei jenen aber, die den Erreger direkt in das Gelenk erhalten hatten, bestanden sie während der ganzen Infektionsdauer.

FUNAYAMA (1930) injizierte 1 ml einer Emulsion von Staphylococcus albus schwacher Virulenz in das Kniegelenk des Kaninchens. 30 Tage nach der Injektion fanden sich im allgemeinen nur schwache Knorpelgewebeveränderungen am Gelenk und nur ein einziger Fall typischer Arthritis deformans. Wenn aber die infizierten Tiere jeden zweiten Tag je 1 ml N/50 HCl oder N/50 NaOH injiziert erhielten, so erschienen nach insgesamt 25 Injektionen, am 60. Tag nach Versuchbeginn, Gelenkveränderungen, die mit Durchstrahlung und makroskopisch festgestellt werden konnten. Dieselben ergaben ein typisches Bild der Arthritis deformans. Säure- oder Laugeinjektionen allein riefen weit schwächere Veränderungen hervor.

CURTISS u. KLEIN (1965) untersuchten die Destruktion von Knorpelgewebe und Gelenk bei septischer Arthritis an Hunden beiderlei Geschlechts. Die Tiere erhielten 0,5–3 ml eine 18stündigen Kultur von hämolytischen Staphylococcus aureus in das rechte Kniegelenk. Dem Inoculum wurde je 5,5 mg Cortison zur Forderung des Infektionsprozesses zugesetzt. Eine besondere Gruppe von Versuchstieren erhielt 5 mg (40 proteolytische Caseineinheiten) gereinigten, durch Streptokinase aktivierten menschlichen Plasminogens in ein Knie und inaktiviertes Plasminogen in das andere. Die Tiere wurden 48 Std nach der Injektion geopfert. Die Versuche ergaben im septischen Gelenk einen Verlust an Chondroitinsulfat aus dem Knorpelgewebe. Gegenüber dem Knorpelgewebe war Plasmin wirkungslos.

---

[4] Nach Abschluß des Manuskripts erschien die Arbeit: G. JASMIN: Experimental Arthritis in Rats. A Comprehensive Review with Specific Reference to Mycoplasma. Rheumatology 1, 107—131 (1967).

SOKOLOFF und BEEGEL (1953) untersuchten den Einfluß von Wachstumsprodukten von Streptokokken auf die Kniegelenk-Arthritis Neuseeländer Kaninchenmännchen. Diese Autoren wollten feststellen, ob die Produkte des hämolytischen Streptococcus die Entwicklung einer Virus-Arthritis potenzieren. Die Versuche wurden unter Pentibarbitalnarkose durchgeführt. Die Viren wurden streng aseptisch in das Gelenk injiziert. Es sind drei Arten von Vaccinia myxoma und Virus 3 in Form von Suspension oder von Filtrat verwendet worden. In kurzer Zeit kam es zu Veränderungen der Synovia und zu Entzündungen in der Umgebung des Gelenks. Die von Vaccinia verursachten Veränderungen waren dabei stärker als jene die Virus 3 hervorrief. Die Wachstumsprodukte der Streptokokken, Streptolysin O, Streptolysin S, Streptokinase und Streptodermaze in das Gelenk eingespritzt, verschlimmern die durch ein Virus hervorgerufene Arthritis.

TANIGUCHI u. SHICHIKAWA (1962) injizierten Vaccinia-, Ectromelia- und Rift-Tal-Virus Kaninchen von 1400—2600 g Gewicht und Ratten von 130—210 g Gewicht. Die Ratten erhielten 0,3—1 ml Vaccinia-, 0,5 ml Coxsackie- oder 0,5 ml Ectomelin-Virus in das Kniegelenk. Ratten erhielten 0,2 ml Rift-Tal-Virus. Die Tiere wurden verschiedenen Zeitpunkten geopfert und sowohl Gelenke, als auch andere Organe untersucht. Nur Vaccinia-Virus hatte eine deutliche Arthritis bei Kaninchen hervorgerufen, doch haben auch die anderen Virusarten histologische Veränderungen im Sinne einer Entzündung hervorgerufen. Es wurden auch Veränderungen an der Lunge, am Herzen und an der Leber beobachtet. Die Autoren meinen, daß es zwischen Virusinfektion und rheumatischer Gelenkentzündung eine Verbindung gäbe.

VII. Allgemeine Infektionen mit Entzündungserscheinungen am Gelenk

Ebenso wie eine lokale Infektion am Gelenk selbst arthritische Veränderungen hervorruft, kann eine parenterale Infektion mit lebenden Erregern verschiedene Veränderungen an Gelenken und anderen Organen des tierischen Organismus herbeiführen. Letztere Infektionsart wird oft genug als Methode zur Imitation von Gelenks- und rheumatischen Erkrankungen beim Menschen durchgeführt.

CECIL u. Mitarb. (1939) verwendeten verschiedenartige Streptokokken-Erreger zum hervorrufen von experimenteller Arthritis beim Kaninchen. Die besten Ergebnisse wurden mit Streptoccocus haemolyticus und Streptococcus viridans erhalten. Arthritis trat häufiger bei Weibchen als bei Männchen auf. Der Erreger wurde intravenös injiziert und konnte nach 2—3 Wochen aus dem Knie isoliert werden. In jenen Fällen, wo der Erreger nicht intravenös, sondern auf andere Art injiziert wurde, war diese Erkrankung viel seltener, etwa bei 12,5 % der Tiere. Die Autoren weisen darauf hin, daß sie in in diesen Versuchen beobachteten Gelenkläsionen denen bei rheumatoider Arthritis des Menschen sehr ähnlich seien.

CAYEUX u. PANIJEL (1965) haben die Wirkung von Antiphagocytenserums auf die durch intramuskulären Injektionen von Streptokokken erzeugte Arthritis von Mäusen untersucht. Hierzu wurden Kulturen von Streptococcus 18 + 24 V.M. und Zymogen D4 verwendet. Erstere war arm an BM. (BM sind Bakterien die spezifische genetische Eigenschaften zur Erregung von Arthritis besitzen.) Antimakrophages Serum wurde durch Injektion von Mäusemakrophagen beim Kaninchen erzeugt. Ist das Intervall zwischen der Verabreichung des Antimakrophagenserums und der Streptokokkeninfektion kürzer als 6 Std, so kommt es zu spezifischen Veränderungen in Gelenken und im Herzen. Ist das Intervall größer, so kommt es nicht zu erwähnten Veränderungen, sondern zu rasch tödlicher Septicämie.

Mit derselben Methode konnten CAYEUX u. Mitarb. (1965) zeigen, daß die Mäuse stark abmagern und Haar verlieren. Auf dem Schwanz traten abschnittsweise Geschwülste mit kleinen Ulcerationen auf. Arthritische Veränderungen kamen meistens an Tibiotarsal- und Radiocarpalgelenk vor. Bedeutende Veränderungen sind an Peri- und Myokard festgestellt worden. Die prozentuelle Häufigkeit der Läsionen hängt von der Qualität des Antiphagocytenserums ab. Die gefundenen pathoanatomischen Veränderungen sind jenen sehr ähnlich, die bei rheumatischem Fieber beim Menschen auftreten.

FRIEDLÄNDER u. Mitarb. (1951a) haben aus menschlichem Material den α-Streptokokkenstamm IST isoliert, dessen LD_{50} für die Maus 250000 Keime per Gramm Körpergewicht betrug. Diese Dosis erzeugte eine starke Arthritis am Carpus und am Tarsus, nicht aber am Knie der Maus. Die Gelenkveränderungen traten schon nach 18 Std ein und erreichten ein Maximum nach einer Woche. Intravenöse Anwendung desselben Erregers rief auch bei der Ratte eine Arthritis hervor.

FRIEDLÄNDER u. Mitarb. (1951) konnten aus menschlichen Material zwei Stämme von α-Streptokokken isolieren, die bei Ratten und Mäusen Arthritis hervorrufen. Einer dieser Stämme wurde mit JST bezeichnet. Bei der Maus stellen 5 Millionen dieser Keime auf 20 g Gewicht die LD_{50} dar. Sektionsbefunde bei eingegangenen Tieren erwiesen einen hohen Prozentsatz von Arthritis und zwar meist an Carpal- und Tarsalgelenk, etwas weniger am Knie- und Ellenbogengelenk. Das Hüftgelenk wurde seltener getroffen, aber dann erschienen die Zeichen später und die Krankheit dauerte bedeutend länger. Bei der Ratte beträgt die LD_{50} 20 Millionen JST-Keime auf 100 g Gewicht.

Zu Versuchen wurden SD-Ratten verwendet. Bei diesen Tieren werden oft Veränderungen am Herzen, an der Niere, an der Leber und an der Lunge angetroffen. Der histologische Befund ergab Ödeme, Neutrophilen- und Lymphocyteninfiltration, manchmal auch Läsionen an Knochen. Dann tritt eine Verdickung der Synovialmembran und Periostwucherung auf. Der zweite von FRIEDLÄNDERS Gruppe isolierte Spektrokokkenstamm wurde mit FJH bezeichnet. Dieser erwies sich nicht so stark virulent wie der IST-Stamm, führt aber in größeren Dosen zu ähnlichen Veränderungen. Stamm FJH erzeugt keine Veränderungen am Herzmuskel.

ROTHBARD hat im Jahr 1940 durch die aus menschlichem Blut isolierten β-Streptokokken der Gruppe A arthritische Veränderungen an Ratten hervorgerufen.

ROBINSON (1954) hat versucht, ähnliche Veränderungen wie menschliches rheumatisches Fieber mit verschiedenen Stämmen von Strepto- und Staphylokokken hervorzurufen. Dazu verwendete er Kaninchen, welche er längere Zeit mit verschiedenen Erregern behandelte. In der Folge konnte er in allen Fällen Gelenkschäden und Schädigungen anderer Organe in verschiedener Stärke beobachten, jedoch wie das Gesamtbild des rheumatischen Fiebers. Der Autor diskutiert daher die Existenz eines weiteren, noch unbekannten Faktors, der über die Streptokokkeninfektion hinaus zur Entstehung von rheumatischem Fieber erforderlich ist.

NORLIN (1960) benützte abgetötete bzw. lebende Kulturen von β-hämolytischen Streptokokken zur Immunisierung von Kaninchen. Beide Versuchsgruppen wurden daraufhin mit lebenden Erregern infiziert. Die hervorgerufenen Veränderungen sind histologisch einer chronischen rheumatischen Arthritis ähnlich: Der Befund zeigt periartikuläre Schwellungen, Proliferation der Synovia, Anwesenheit von Lymphoidzellen, Fibroblasten, Fibrocyten und Plasmazellen sowie fibroide Nekrose und Knorpelgewebsnekrose. Bildungen, die den Aschoffschen Knötchen ähnlich wären, wurden nicht vorgefunden. Die Infektion wurde nach der von MORLIN in Acta rheum. scand. 5, 85 (1959) beschriebenen Methode durchgeführt. In einer späteren Arbeit (NORLIN 1962) wurden den Kaninchen Streptokokken zwecks Bereitung eines spezifischen Antiserums injiziert. Bei diesen Tieren traten septische Erscheinungen und Pyämie auf, ferner eine wandernde Endomyokarditis, Arthritis und Iridocyclitis. Es wird auf Ähnlichkeit, aber auch auf Unterschiede dieser Symptome und jener bei rheumatischem Fieber und chronischen Gelenkrheumatismus beim Menschen hingewiesen.

Parkes u. Wrigley (1951 a) injizierten eine, nach der Methode von Edwards [J. Gen. Microbiol. 4, (1950)], gezüchtete 48 Std alte Kultur des PPLO-Stammes 150 g wiegenden Wistar-Ratten intravenös. Das klinische Bild der dadurch hervorgerufenen arthritischen Veränderungen entwickelte sich keineswegs parallel zum histologischen Befund. Daher scheint diese Methode den Autoren kaum geeignet zum "Screening-Test" für antirheumatische Substanzen. In den oben erwähnten Versuchen wurden starke Schwellungen der Hinterextremitäten beobachtet, die zeitweilig zurücktraten, um später wieder zu erscheinen. Die Vorderextremitäten waren nur in seltenen Fällen angegriffen. Die Anfangssymptome kehren 3–5 Tage nach Infektion wieder zurück. Sektionsbefunde ergaben, außer an den Gelenken, auch an anderen Organen pathologische Prozesse. Aus erkrankten Gelenken konnte kein PPLO isoliert werden. Die Synovia war verdickt, das Gelenk enthielt häufig Eiter.

Powell u. Mitarb. (1946) konnten zeigen, daß Streptomycin die Ratte gegen PPLO-erzeugte Arthritis schützt. Die Tiere wurden mit 0,5 ml/kg PPLO-Kultur inoculiert und erhielten mehrmals je 1000 Einheiten Streptomycin subcutan: die erste eine Stunde nach der Inoculation, gefolgt von zwei weiteren Dosen am gleichen und je drei am nächsten und übernächsten Tag.

Gardner u. Mitarb. (1949) fanden, daß BAL die PPLO-Arthritis von Ratten verschlimmert, was auf die Erhöhung von Sulfhydrylgruppen nach BAL-Anwendung zurückzuführen sei. Tripi u. Mitarb. (1949) teilten mit, daß Kälte und Ultraviolettstrahlung die Mortalität von Ratten bei PPLO-Polyarthritis erhöhen. Dabei waren Weibchen im allgemeinen widerstandsfähiger. Erhöhte Umgebungstemperatur hatte keinen Einfluß, weder auf das klinische Bild, noch auf die Mortalität.

Findlay u. Mitarb. (1939) gelang der Beweis, daß die von Collier (1939) beschriebene spontane Arthritis durch PPLO erzeugt ist. Dieser Beweis konnte sowohl an schwarzen, wie auch an weißen und Wistar-Ratten erbracht werden.

Mielens u. Rozitis (1964) beobachteten, daß 6-Sulfanilindazol (SAI) bei Ratten eine periartikuläre Entzündung erzeugt. Zu diesen Versuchen wurden 100 bis 300 g wiegende Sprague-Dawley-Ratten verwendet, welche sechsmal wöchentlich 62,5, 125, 250 bzw. 500 mg/kg SAI in 1 %igem Gummiarabicum suspendiert erhielten. 5–6 Tage nach der Behandlung wurden die Tiere geopfert. Es ist anzunehmen, daß die Entzündung wahrscheinlich durch Provozieren einer latenten PPLO-Infektion erfolgte. Das Bild weist eine Hypertrophie der Synovialmembran und Wucherung umgebenden Gewebes auf.

Im Gegensatz zu Collier gelang es Findleys Gruppe, PPLO auf gesunde Tiere zu übertragen. Dabei gingen sie folgendermaßen vor. Ein ganzes Gelenk wurde aseptisch entfernt und mit sterilem Quarzsand gemahlen. Das Homogenat wurde mit physiologischer Kochsalzlösung geschüttelt und anschließend zentrifugiert. Je 0,2 ml des Überstandes wurde jungen Ratten in den Hinterfuß injiziert. Die ersten Symptome erschienen nach 4–6 Tagen, die durchschnittliche Inkubationszeit betrug jedoch 10 Tage. Die Bedeutung dieser Ergebnisse wird dadurch betont, daß PPLO auch bei rheumatischen Patienten isoliert worden ist. Er stellte fest, daß Gelenkpunktate beim Übertragen auf gesunde Tiere sich als äußerst virulent erweisen, bei Kulturversuchen jedoch steril waren. Andererseits fielen Filtrationsversuche ergebnislos aus. Tiere aber, die diese Infektion überlebten, waren gegen erneute Infektion immun.

WIESINGER (1964) hat Gelenkentzündungen bei 150 g wiegenden CFN-Rattenweibchen durch Infektion mit Mycoplasma arthritis 1 (PPLO) erzeugen können. Die Tiere erhielten je $5 \cdot 10^8$-Keime in Form einer zwei Tage alten Kultur intravenös. Nach 3–5 Tagen traten bei fast allen Versuchstieren Arthritissymptome an allen vier Extremitäten auf. Wenn unmittelbar nach der Mycoplasma-Inoculation je 0,5 ml/150 g einer 6 %igen Dextranlösung intraperitoneal injiziert werden, weisen die so behandelten Tiere die Arthritissymptome in noch stärkerem Maße auf.

An solchen Tieren wurde die antirheumatische Wirkung von Phenylbutazon, Aminopyrin, Natriumsalicylat, Indometacin, untersucht. Im Gegensatz zu anderen Arbeiten wurde die Wirksamkeit der Antirheumatika nicht an der Fähigkeit, die Gelenkschwellungen herabzusetzen, ausgewertet, sondern durch einen Klettertest an einem senkrecht aufgespannten Netz. Die Substanzen wurden 1—24 Std vor dem Test subcutan oder peroral verabreicht.

LERNER u. SOKOLOFF (1959) beschrieben die Art der Erzeugung von Schädigungen am Gelenk und umgebendem Gewebe durch *Streptobacillus moniliformis*. Zu diesen Versuchen verwendeten sie 2,5–3,5 Monate alte Holzmann-Fischer-Ratten, denen sie 2 ml einer 20–22stündigen Kultur aus dem Gelenk von vorher injizierten Tieren in die Schwanzvene einspritzten. Sieben Tage hindurch wurde alle 24 Std ein Tier geopfert und untersucht. Eine Gruppe von Tieren wurde zu einem späteren Zeitpunkt geopfert. Vor dem Opfern wurde dem linken Vorderfuß 3–5 ml Blut aseptisch entnommen und zur Bereitung von Blutkulturen verwendet. Alle Blutproben, die mindestens 48 Std nach der Infektion entnommen wurden, lieferten positive Kulturen. Das gleiche galt für Proben von Gelenkflüssigkeit. Die Infektion selbst rief schwere Veränderungen an Knochen und sekundäre Schädigungen an Periartikulärgewebe hervor. Als schwer zu bezeichnende Veränderungen wurden bei 93 % der injizierten Tiere angetroffen.

LERNER u. Mitarb. (1960a) führten bei durch Streptobacillus moniliformis erzeugter Arthritis von Holzmann-Fischer-Ratten den Bentonite-Flokkulationstest durch, welcher bekanntlich bei Patienten mit akutem Gelenkrheumatismus positiv auszufallen pflegt. Der Flokkulationstest wurde durchgeführt, wenn die Veränderungen an den Gelenken klar ausgeprägt waren. Die Tiere wurden geopfert, das Blut entnommen und das Serum abgeschieden. Die Versuchstechnik von BOZICEVICH u. Mitarb. [Proc. Soc. exp. Biol. (N. Y.) **97**, 180 (1958)] wurde angewandt. Positive „Bentonite-Reaktion" wurde bei Polyarthritis, jedoch auch bei bloßer Sensibilisierung ohne ausgeprägte Polyarthritissymptome, erhalten. Ratten, die mit einer Kultur desselben Erregers, jedoch frei von Humanproteinen, infiziert wurden, lieferten einen negativen „Bentonite"-Flokkulationstest. Das Euglobulin der mit Streptobacillus moniliformis infizierten Ratten agglutinierte sensibilisierte Hammelerythrocyten im bedeutend größeren Maße als Euglobulin von Kontrolltieren [LERNER u. Mitarb. (1958)].

LOWBEER (1959) beobachtete Entzündungserscheinungen, sowohl an Gelenken als auch an anderen Organen vom Meerschweinchen, nach Infektion durch *Brucellosis suis*-Erreger. Die beobachteten Veränderungen waren jenen beim Menschen ähnlich. Der Autor liefert auch eine eingehende Beschreibung der Veränderungen an Gelenken und Knochen in Schweinen bei Brucellosis. Diese Prozesse sind durch starke Erosion, jedoch auch durch Reparation an den Knochen gekennzeichnet.

FRIEDLÄNDER u. Mitarb. (1951) haben einen Stamm von *Corynebacterium* aus einem Subcutanabsceß auf dem Rücken einer Maus und aus Lungenabscessen der Ratte isoliert. Intravenöse oder intraperitoneale Anwendung dieses Erregers rief eine Polyarthritis hervor. Subcutananwendung erzeugte nur Abscesse, jedoch keine Gelenkschäden. Bei der Ratte betrug die LD_{50} etwa 4 Millionen dieser Keime auf 100 g Körpergewicht. Diese Dosis rief bei der Sprague-Dawley-Ratte stets eine Arthritis hervor, die nach 3 Wochen ihr Maximum erreichte. Am schwersten war der Tarsus angegriffen, etwas weniger auch die anderen Fußgelenke. Mit der Zeit erfolgten Verkalkung und Ankylose. Bei einem Teil der Tiere traten auch Veränderungen an Herz und Leber auf. Die Gelenke wiesen Ödeme auf, ferner Capillarenwucherungen und Infiltrationen mononucleärer neutrophiler Leukocyten. Die

Synovia war verdickt und die Gelenkhöhle enthielt fibropurulentes Exsudat. Die beobachteten Resultate werden mit jener älterer Autoren verglichen, die versucht hatten, bei Nagern Gelenkveränderungen mit ähnlichen Erregern zu erzeugen. So ist es z. B. FISCHEL u. Mitarb. [Z. Hyg. Infekt.-Kr. **112**, 421 (1931)] gelungen, durch intraartikuläre Injektion von Corynabacterium arthritidis muris bei Maus und Ratte Extremitätenschwellungen hervorzurufen. Intraperitoneal angewendet blieb der Erreger wirkungslos.

COLLIER (1948) hat eine Epizostie bei Mäusen des Pasteurschen Institutes in Bandung beschrieben, die sich durch Pneumonie, Gelenkveränderungen und, in gewissen Fällen, auch durch neurologische Symptome auszeichnete. Der Erreger ist filtrabil, gegen Wärme ziemlich widerstandsfähig, aber gegen Goldpräparate empfindlich. Durch Gelenkpunktion gewonnenes Material kann die Krankheit auf gesunde Tiere übertragen werden.

VIII. Der Einfluß von Bakterientoxinen auf Gelenke

Der vorliegende Abschnitt sei den Methoden gewidmet, Bakterienprodukte als Arthritiserzeuger zu verwenden.

Streptokokken. ANGEVINE u. Mitarb. (1942) haben, von Streptococcus haemolyticus Stamm AB 13 ausgehend, folgende Präparate zur Erzeugung experimenteller Arthritis gewonnen. Eine 18 Std alte Kultur wurde mit Formaldehyd behandelt und daraus eine Vaccine und eine Nucleoproteinfraktion isoliert bereitet; das Filtrat der Kultur wurde später ebenfalls zu Versuchen benützt. Immunisation der Tiere (weibliche Albinokaninchen von 2000—2400 g Gewicht) wurde durch 4—6 intradermale Einspritzungen von durch Formaldehyd abgetöteter Streptococcus-haemolyticus-Aufschwemmung in Abständen von je einer Woche erwirkt. Die so behandelten Tiere waren sowohl gegen Vaccine, als auch gegen Nucleoproteinfraktion und Kulturfiltrat empfindlich. Sensibilisierung durch intravenöse Einspritzung abgetöteter Keime gelang nicht. Die Arthritis jedoch entwickelt sich schneller nach intravenöser Anwendung der abgetöteten Keime. Das gleiche Resultat wird auch durch intravenöse Injektion der Reinkultur gewonnen. Ihr voraus geht eine intraartikuläre Anwendung von abgetöteten Keimen oder des aus jenen gewonnenen Nucleoproteins. Dann tritt eine lokale Entzündung der Synovialmembran ein. Die Gelenksentzündung hat bei vorsensibilisierten Tieren einen mehr chronischen Charakter als bei nichtsensibilisierten.

BENKÖ u. Mitarb. (1953) riefen eine Arthritis des Kaninchens durch Streptococcus-Toxin hervor. Dieselben Autoren fanden, daß Einspritzung von Toxin nebst Bakterien eine stärkere Wirkung entfalten als Einspritzung von Bakterien ohne Toxin.

JONES u. Mitarb. (1954) gaben 180—240 g wiegenden Meerschweinchen 2,5 mg aus Klebsiella pneumoniae Typ „B" isolierten sterilisierten Polysaccharids intravenös bzw. 5 mg Polysaccharid subcutan. Die intravenös injizierten Tiere wurden nach 3, 7 und 14, die subcutan injizierten nach 2, 7, 14, 21 und 28 Tagen geopfert. Bei allen Tieren wurde eine Proliferation der Synovia festgestellt; im Gegensatz zu den an den Gelenken beobachteten Veränderungen waren die Veränderungen am Herzen gering und unspezifisch.

JONES u. CARTER (1957) untersuchten die Histogenese der Gelenksschädigungen an jungen Meerschweinchen, indem sie diesen Tieren Präparate der aus Klebsiella pneumoniae gewonnenen Produkte verabreichten, Die Tiere wurden während der Versuche mit Purina Rabbitt's Chow und Kohl gefüttert, und erhielten 5 mg eines durch saure oder alkalische Extraktion von Klebsiella pneumoniae gewonnenen Polysaccharids in Form einer 1 %-Lösung in physiologischer Kochsalzlösung in die Ohrvene eingespritzt. Sie wurden 0,5, 1, 3, 6, 12 Std, bzw. 1, 3, 7 und 14 Tage darauf geopfert. Zum Studium der arthropathischen und toxischen Einflüsse der angewendeten Substanz wurde das Polysaccharid mit Trichloressigsäure extrahiert und der Extraktionsrückstand (1, bzw. 2 mg) nebst 0,5 mg Shigella paradysenteriae Typ „Z" Antigen 4 mal täglich injiziert. Der histologische Befund erwies eine Zelleninfiltration in der Synovialmembran und ein eosinophiles Exsudat in der Gelenkshöhle. Kurze Zeit nach einzelnen Injektionen war eine Vermehrung mucoiden Materials in der Gelenkshöhle zu beobachten. Diese Veränderungen verschwanden nach zwei Wochen. Jones u. Mayne (1958) erzeugten in weiteren Versuchen eine experimentelle Arthritis mit demselben Polysaccharid bei Meerschweinchen beiderlei Geschlechts im Gewicht von 180–250 g. Die Tiere erhielten eine Dosis von 1 mg/100 g sterilem Polysaccharid (in physiologischer Kochsalzlösung zu 1 % aufgelöst) intravenös eingespritzt. Sie wurden 2 oder 7 Tage später geopfert. Die auf diese Art erzeugte Arthritis sprach auf ACTH oder Cortison-Therapie nur schwach an.

Lewis und Cluff (1960) zeigten an männlichen Kaninchen (3–5 kg Gewicht), daß intraartikuläre Einspritzungen von Pyrogenen oder Serum in die Gelenkkapsel keine Temperaturerhöhung hervorrufen. Als Pyrogen wurde 1 mg Endotoxin von Shigella flexneri in 1 ml physiologischer Kochsalzlösung verwendet. Um den intraartikulären Druck zu vergrößern, wurde steriles Kaninchenserum, das einige Zeit bei 4° C abgestanden war, in das linke Kniegelenk injiziert und dabei der Druck mit einem Statham-Signalwandler (Statham Physiological Pressure Transducer Model P23Db) kontrolliert. Die Temperatur wurde täglich, 40 Tage hindurch, 30 min lang rectal gemessen. Eine intraartikuläre Druckerhöhung auf 20 cm Wassersäule allein hatte keine Temperaturerhöhung zur Folge; wurden jedoch gleichzeitig mit der Druckerhöhung Pyrogene eingespritzt, trat bedeutende Temperaturerhöhung auf.

IX. Spontane Gelenkerkrankungen

Spontane Gelenkerkrankungen sind selbstverständlich keine experimentellen Erkrankungen, aber für ein Studium arthritischer Veränderungen können sie außerordentlich gut als Modell verwendet werden.

Mackie u. Mitarb. (1933) haben an einem Mäusestamm eine Epizootie beobachtet, deren Erreger am wahrscheinlichsten Leptotrix war. Das Krankheitsbild war unter anderem durch Extremitätenanschwellung und nekrotische Verletzungen der Rippen, der Wirbelsäule und der Gelenke charakterisiert. Wenn der isolierte Erreger in Reinkultur in das Bein injiziert wurde, ergab sich dasselbe Bild an den Gelenken. Ratten, Meerschweinchen, Kaninchen und Tauben waren dieser Seuche gegenüber widerstandsfähig. Freundt (1959) beobachtete in seinem Institut eine Mäuseepizootie, die durch Streptobacillus moniliformis verursacht wurde. Sie injizierten den von diesen Mäusen gewonnenen Erreger in das Talocruralgelenk anderer Mäuse. In solchen Gelenken entwickelte sich nur eine Monoarthritis. Indessen erzeugten intraperitoneale, perorale oder nasale Infektionen auch polyarthritische Formen nach einer Inkubationszeit von 3 Tagen bis mehrere Wochen. Am schlimmsten werden die Kniegelenke der hinteren Extremitäten angegriffen. Es ist sehr interessant, daß diese Infektion oft auch die Wirbelgelenke erfaßt, wodurch Kyphose nebst schweren neurologischen Symptomen auftritt. Die Krankheit nimmt einen sehr chronischen Verlauf. Webster u. Musser (1958) fanden bei einem Stamm von Uphon-Wistar-Ratten Splenomegalie, Leukämie, hypertrophische Osteoarthritis und Periarthritis nodosa. Entnimmt man solchen Ratten, während der aktiven Osteoarthropathie-Phase, eine Blutprobe oder nimmt man die Milz und überträgt dieses Material auf junge Uphon-Wistar-Ratten beiderlei Geschlechts, treten all die obengenannten Symptome auf. Die Symptome kommen jenen der generalisierten hypertrophischen Osteoarthropathie nahe. Die Inoculation soll noch während der Säugezeit vollzogen werden.

Le Roy (1963) studierte die primäre chronische Arthritis der *Ziege*, die symmetisch mit der Geschwulst des Carpalgelenkes auftritt. Diese Ziegenpolyarthritis weist bedeutende Ähnlichkeit mit der primären chronischen Arthritis des Menschen auf und ist außerdem zu genetischen Untersuchungen sehr gut geeignet. Böni u. Mitarb. (1964) fanden im Serum von Menschen mit primärer chronischer Polyarthritis und bei hereditärer Ziegenpolyarthritis einen nekrosefördernden Faktor. Sie weisen darauf hin, daß es eine bestimmte Identität von Menschen- und Ziegenpathologie bei dieser Krankheit gibt. Die Nekrose-fördernde Wirkung wurde so gemessen, daß Patienten-, bzw. Ziegenserum intracutan einem Meerschweinchen injiziert wurde. Nach mehreren Stunden entwickelte sich eine Hämorrhagische Entzündung mit Ödem.

Gardner (1959a) beschrieb eine fetale Chondrodystrophie, die bei *Pudelweibchen*, 4 Generationen hindurch, auftrat. Der Autor weist darauf hin, daß hier eine große Ähnlichkeit mit Chondrodystrophie beim Menschen, Kalb und Kaninchen besteht. Swanton (1959) hat eine hämophilische Arthopathie des Hundes beschrieben, die bei hämophilischen, im Laboratorium aufgezogenen Hunden beobachtet wurde. Diese Tiere gehen sehr rasch ein, wenn ihnen nicht besondere Aufmerksamkeit gewidmet wird. Die Krankheit ist durch Schwächeanfälle und Gelenkschwellungen charakterisiert. Bei der Autopsie werden Blutungen der Gelenke gefunden. Geronnenes Blut ist auch vorhanden, und das Gelenkknorpelgewebe ist ebenso beschädigt. Es kommt zu lymphocytärer Infiltration, die Phagocyten sind mit Hämosiderin erfüllt. Der Autor macht auf die Ähnlichkeit dieser Krankheit und der beim Menschen aufmerksam. Schnelle (1959) beschrieb die erbliche Dysplasie des Hüftengelenkes beim Hund. Es handelt sich dabei um eine erbliche Erkrankung mit dominanter Charakteristik, welche bisweilen auch bei deutschen Schäferhunden angetroffen wird. Henricson u. Mitarb. (1959) haben die erbliche Hüftluxation des deutschen Schäferhundes beschrieben. Sie zeigten an Hand von Ergebnissen röntgenologischer und klinischer Untersuchungen, daß die hereditäre Hüftluxation eine sehr häufige Erkrankung dieser Hunderasse darstellt. Bei 176 deutschen Schäferhunden mit dieser Krankheit gab es 78,4% beiderseitige Luxationen. Die Erblichkeit dieser Krankheit ist statistisch gesichert. Daraus folgt, daß diese Krankheit als pharmakologisches Modell dienen kann. Bei älteren Tieren kommt sie, in bezug auf die Gesamtpopulation, bei über 25% der Tiere vor.

Innes (1959) studiert in einer Übersichtsarbeit die erbliche Dysplasie des Hüftgelenks bei Hund und Kaninchen. Es handelt sich hier um Prä- und Subluxationen, Dislokationen der Coxa plana usw. Diese Veränderungen sind sowohl röntgenologisch als auch pathoanatomisch nachgewiesen worden. Beim Kaninchen ist diese Krankheit schon früher als die „Schiefe-Beine-Krankheit" beschrieben worden. Später entwickelte sich auf dieser Basis ein Abbau des Gelenkknorpelgewebes und Einreißen des runden Ligaments. Jones u. Schnelle (1959) haben eine Osteoarthropathie bei Hunden beschrieben, die sowohl dem klinischen Bild als auch dem pathoanatomischen Befund nach der „Osteo-arthropathie hypertrophiante pneumique" beim Menschen sehr ähnlich ist. Die Ätiologie dieser Krankheit bei Hunden ist unbekannt.

X. Die degenerative Osteoarthritis

Die degenerative Osteoarthritis wird bei Laboratoriums- und auch anderen Tieren angetroffen. Auch das Benützen von Altersveränderungen kann als Model zum Studium experimenteller Arthritis dienen. Es gelang außerdem Sokoloff u. Silberberg, spezielle Mäusestämme zu züchten, bei welchen die degenerative Osteoarthritis entweder überwiegend oder aber gar nicht vorkommt. Diese Gruppe gehört natürlich auch nicht zur experimentellen Arthritis im engeren Sinne, jedoch ist sie zu Untersuchungen über die Arthritis und die Ausnutzung antiarthritischer Substanzen von unschätzbarem Wert.

Es ist ein Verdienst SOKOLOFFS (1956), degenerative Veränderungen an den Gelenken kleiner Laboratoriumstiere systematisch untersucht zu haben. Dieser Autor hat 670 Mäuse im Alter von 12—22 Monaten untersucht. Die Tiere gehörten 18 verschiedenen Stämmen aus Inzuchtkolonien des National Institute of Health in Bethesda an. Die Endergebnisse dieser umfangreichen Untersuchungen wiesen auf mannigfache Ähnlichkeiten mit degenerativen Gelenkveränderungen in der Humanpathologie hin. Die anatomischen Veränderungen waren den verstärkten Erscheinungen in den Gelenken ähnlich, die direkt mit Statik verbunden sind. Es zeigte sich auch, daß diese Veränderungen bei Mäusen ebenfalls im Alter auftreten. Es wurden auch Veränderungen außerhalb der Gelenke festgestellt. SOKOLOFF u. Mitarb. (1962) schlossen auf Grund von Untersuchungen an männlichen, verschiedenen Stämmen von Mäusen mit häufiger und seltener Incidenz der spontanen degenerativen Osteoarthritis, daß diese Veränderungen von mehreren Genen bestimmt, jedoch unabhängig von dem geschlechtsbestimmenden Gen sind. Diese Untersuchungen fortsetzend, suchten SOKOLOFF u. JAY (1956a) die Veränderungen, die mit dem Verschließen der Epiphyse und jenen auf dem Femurkopf verbunden sind, zu erforschen. In dieser Beziehung sind große Unterschiede zwischen verschiedenen Stämmen beobachtet worden. Die Stärke der Veränderungen ist genetisch bedingt und bei Männchen in größerem Maße ausgeprägt als bei Weibchen. Es sind auch die Veränderungen der Ausreifung der Epiphyse des Femurkopfes bei Ratte und Hamster verfolgt worden. In einer anderen Arbeit haben SOKOLOFF u. JAY (1956b) die bereits beschriebene Mäuse-Gruppe weiterhin verwendet, um festzustellen, ob es zwischen dem Zeitpunkt des Verschließens der Epiphyse und der Entwicklung von Osteoarthritis eine Abhängigkeit gibt. Diese Untersuchungen beziehen sich auf das Knie der Maus.

SILBERBERG u. SILBERBERG (1941) untersuchten die infolge des Alterns an Gelenken und Knochen der Maus auftretenden Veränderungen. Die Proliferation des Gelenkknorpelgewebes erstreckt sich bis zum vierten Lebensmonat, der Schwund des Epiphysenknorpelgewebes und die Reifung der Knochen dauert bis Ende des ersten Lebensjahres an. Weibchen altern im ersten Jahr schneller als Männchen, im weiteren Lebensverlauf verschwindet dieser Unterschied. Während der Gravidität verstärken sich die altersbedingten Veränderungen am Knochengerüst und den großen Gelenken. Verschiedene Mäusestämme unterscheiden sich bedeutend in bezug auf die beschriebenen Veränderungen. Die Autoren verwendeten Inzuchtstämme C 57, New und Old Buffalo, CBA, A, C_3H und D, im Alter von 4 Wochen bis 30 Monaten. LANIER (1946) untersuchte den Einfluß der Gelenkbewegung auf Häufigkeit und Stärke degenerativer Veränderungen am Gelenk. Männliche Mäuse aus einem reinen Stamm wurden in einer sich mit konstanter Geschwindigkeit drehenden Trommel zu fortwährender Bewegung genötigt. Die Tiere wurden während des Versuches mit Purina Chow gefüttert. Die tägliche Bewegungsdauer betrug 1—6 Std. Die Tiere waren dieser Behandlung von der sechsten Lebenswoche bis zum Alter von 12 bzw. 19 Monaten unterworfen. Die Lebensdauer der Kontrolltiere betrug maximal 21 Monate. Durchschnittliche Lebensdauer der Versuchstiere betrug 14 Monate. Jedes Versuchstier legte im Durchschnitt 0,7 Meilen täglich zurück. Messungen ergaben, daß die Kontrolltiere kleinere Läsionen von Knorpelgewebe als die Versuchstiere aufwiesen, aber in der Intensität der Läsionen war kein Unterschied. Daraus schließt der Autor, daß Bewegungsübung kein wichtiger Faktor für die Entstehung degenerativer Veränderungen der Gelenke bei der Maus ist.

SILBERBERG u. Mitarb. (1961) haben weiterhin altersbedingte Veränderungen der Ultrastruktur des Gelenknorpelgewebes an der Maus [Stamm C57BL Jax (C3H)] studiert. Diese über eine Lebensdauer von zwei Jahren ausgedehnten Untersuchungen ergaben, daß mit der Zeit fortschreitend das Gelenkknorpelgewebe sich von solider Struktur in der Jugend bis zu ganz dünner Schicht im Alter verändert. SILBERBERG u. SILBERBERG (1964) führen die enorme Häufigkeit spontaner degenerativer Arthritis bei STR/IN-Mäusen auf eine Dyschondrogenese in Epiphysis und Femur zurück, welche als genetisch bedingt angesehen wird. SILBERBERG u. SILBERBERG (1955) behandelten männliche Mäuse des Stammes C57BL, 1, 6 und 12 Monate alt, 6mal wöchentlich mit 0,01 mg ACTH. Die gesamte Behandlungsdauer betrug 5 Monate. Das Hormon verminderte Häufigkeit und Stärke der degenerativen Veränderungen im Gelenk, wobei die Wirkung auf die in Entwicklung begriffenen Tiere besser war als jene auf alte Tiere. SOKOLOFF (1961) mißlang der Versuch, die spontane Osteoarthritis bei Weibchen des Mäusestammes STR/IN durch Ovariektomie zu verhindern; gleichfalls mißlang der Versuch, Häufigkeit und Stärke der Osteoarthritis bei 4–6 Monate alten STR/IN-Männchen durch Orchiektomie zu vermindern. Bemerkenswerterweise haben andere Autoren, z. B. SILBERBERG u. Mitarb. (1958) eine Linderung der Osteoarthritis nach der Orchiektomie bei C57-und CBA-Mäusen beobachtet.

SILBERBERG u. SILBERBERG (1962) untersuchten die Beziehung zwischen Osteoarthrose und Osteoporose bei senilen Mäusen. Es wurden Tiere aus Inzuchtstämmen C57BL, Jax 6, DBA Jax 2 und A Jax 1 beiderlei Geschlechts verwendet, die ein Alter von 24–34 Monaten erreichten. Gewisse Tiere wurden unterernährt indem ihnen nur $^1/_3$ des Nahrungsnormalverbrauchs gereicht wurde, andere wiederum erhielten einen 25 %igen Zusatz an Fettstoffen. Die Osteoarthritis tritt häufiger bei Männchen auf und ist daselbst stärker ausgeprägt; die Stärke der Gelenksschäden bei Tieren von 18–24 Monaten wies keine Unterschiede auf. Osteoporose wird häufiger bei Weibchen angetroffen, besonders bei Stamm DBA. Die Autoren meinen, daß Inzuchtstämme besonders zum Studium der Osteoporose geeignet sind. Im übrigen konnte keinerlei Beziehung zwischen Osteoarthrose und Osteoporose aufgefunden werden[5].

SOKOLOFF u. JAY (1956c) setzten ihre Studie der degenerativen Veränderungen bei kleinen Laboratoriumstieren fort, indem sie *Ratten* verwendeten. An 157 Ratten im Alter von 21–30 Monaten wurde festgestellt, daß diese Tiere, im Gegensatz zu Mäusen, gegenüber der spontanen Entwicklung von Osteoarthritis resistent sind.

BARNETT u. Mitarb. (1963) untersuchten Knorpelgewebsveränderungen in Gelenken von *Kaninchen*, die infolge von Altern auftreten. Diese Veränderungen wurden licht- und elektronenmikroskopisch am Femurkopf von 9 Monate, bzw. 1 Jahr und 2 Monate 2,5, 3, 3,3, 4, 4,5, 5 und 6,5 Jahre alten Kaninchen verfolgt. Es ergab sich, daß die Dichte der Knorpelzellen mit fortschreitendem Alter abfällt, besonders in der Nähe der Oberfläche. Die letztere wird uneben und es bilden sich enge Fissuren. Viele Zellen sterben ab. SILVERSTEIN u. SOKOLOFF (1958) untersuchten die degenerative Osteoarthritis am *Meerschweinchen*. Tiere beiderlei Geschlechts wurden mit Lab. Feed A, nebst frischem Gemüse gefüttert, jedoch unter Wasserentzug gehalten. Die Versuchsergebnisse erwiesen, daß die Veränderungen vorwiegend an den Vorderextremitäten auftreten. Dies ist wahrscheinlich eine Folge der größeren Belastung des vorderen Teiles des Körpers, welche wiederum durch

[5] Siehe dazu das Interview, das Prof. RUTH SILBERBERG der Medical Tribune 17. IX. 68 gegeben hat. Wirksam erwiesen sich zur Produktion einer Arthrose Rumalon, ein Knorpel-Knochenextrakt, Hypophysenwachstumshormon und männliches Sexualhormon. Bei empfindlichen Stämmen konnte eine Steigerung der Erkrankungshäufigkeit bis zu 90% erzielt werden.

die Größe des Kopfes und das charakteristische Stemmen der Vorderbeine beim Meerschweinchen bedingt ist. Dieses rein mechanische Moment genügt jedoch nicht zur Deutung der degenerativen Arthritis am Knie des Meerschweinchens.

XI. Trauma der Gelenke

Zur Erzeugung von Gelenkschädigungen sind von gewissen Autoren verschiedenartige Traumata angewendet worden (mechanische, kryogene usw.). Solche Methoden haben gleichfalls zu interessanten Erkenntnissen über mögliche Veränderungen in Gelenken von Versuchstieren geführt.

LUPI (1954) wies darauf hin, daß eine Regeneration des Gelenkknorpelgewebes beim Kaninchen nach Experimentaltrauma möglich ist, wenn nicht auch der darunterliegende Knochen beschädigt wurde. Der Verlauf von traumatogenen Veränderungen im Gelenk ist von der Beschaffenheit der Darmflora abhängig: SCHIAVETTI u. Mitarb. (1952) haben nachgewiesen, daß die durch Kühlung der Gelenke mit festem CO_2 hervorgerufenen Schädigungen nach Veränderung der Darmflora durch massive perorale Streptomycingaben verschlimmert werden. Dasselbe Verhalten wurde auch bei mechanischem Trauma beobachtet.

BENICHOUX u. Mitarb. (1954) versuchten traumatische Knorpelgewebsbeschädigungen am Femurkopf von Hunden und Kaninchen mit Akrylharzen zu reparieren. Sie verwendeten dazu Methylmetakrylatpolymere und zwar das hochmolekulare „P 760" und das niedermolekulare P 725, die in kleiner Menge (einige Tropfen in das beschädigte Gelenk eingeführt) gut verträglich waren. Die Polymere erstarren bei Körpertemperatur, so daß die Gelenkflächen vollständig eben werden und das Gelenk mit der Zeit wieder normal funktioniert. Röntgendurchstrahlung läßt keinerlei pathologische Restveränderungen erkennen. Die Autoren bemerken, daß sie mit diesen Harzen auch bei chronischer Arthritis des Menschen gute Ergebnisse erhalten haben.

Im Schrifttum trifft man auf verschiedene Ansichten über die Regenerationsmöglichkeit von Knorpelgewebsdefekten in Gelenken. BUCHER (1955), der diese Frage eingehend untersuchte, verwendete in seinen Versuchen 270–710 g schwere Meerschweinchen beiderlei Geschlechts, die er unter streng aseptischen Kautelen in Äthernarkose operierte. Die Operationen wurden am Schultergelenk vollzogen. Nach Eindringen in die Schulterkapsel und Luxation des Humeruskopfes nach oben wurde entweder eine 1 mm^2 große Stelle im Knorpelgewebe in der Mitte des Humeruskopfes mit einem scharfen Skalpell beschädigt, oder etwas Knorpelgewebe mit einem Stückchen darunterliegenden Knochens herausgenommen oder aber etwas Knorpelgewebe vom Rand des Gelenkes entfernt. Das Gelenk wurde daraufhin mit Catgut genäht; die Muskulatur ließ man ungenäht, die Haut wurde gleichfalls mit Catgut geheftet. Desinfektion der Wunde wurde unterlassen, da es sich gezeigt hatte, daß dies zu Nekrosen führte. Die Wunden heilten übrigens per primam. Nach der Operation bewegten sich die Versuchstiere frei im Stall mit anderen Tieren. 2–4 Wochen später wurden erstere geopfert. Es ergab sich, daß nur jene Defekte ausheilen, welche am subchondralen Knochen oder am Rand des Gelenkes ausgeführt wurden. In keinem der Fälle entwickelten sich arthritische Veränderungen.

In einer Arbeit über den Einfluß von Hydrocortison und Antibiotica auf frisch beschädigte Gelenke bei der Ratte beschrieben JONAS u. ECKE (1960) folgendes Vorgehen. Ratten werden in Äthernarkose versetzt, und das Ligamentum patellae an der Hinterextremität wurde geöffnet; an einem der Condyli femoris wurde eine etwa 2×2 mm große Knorpelgewebsfläche beschädigt, worauf das Gelenk sorgfältig genäht wurde. Ferner wird ein Verfahren zur Erzeugung einer Gelenkentzündung beschrieben, welches im Einspritzen von 0,1 ml einer Mischung von 2 Raumteilen Krotonöl und 8 Raumteilen Rhizinusöl in das Gelenk besteht. Die Autoren konnten zeigen, daß eine Behandlung mit Hydrocortison und einem Breitspektrumantibioticum, letzteres in das Gelenk injiziert, bei solchen Gelenkschäden, die mit infektiösen Veränderungen verbunden sind, sowohl die Narbenbildung als auch ein Zusammenziehen des Gelenkes verhindert; Penicillin, in Kombination mit Hydrocortison angewendet, ist nicht imstande, diese Vorgänge zu hemmen. Diese Feststellungen wurden 15—53 Tage nach Operation und Infektion gemacht.

De Palma u. Flynn (1958) führten partielle und totale Patellektomien bei älteren Hunden unter streng aseptischen Bedingungen durch. Dieser Eingriff erzeugt eine hypertrophische Arthritis und Dysfunktion des Gelenks. Die Autoren vermuten, daß ähnliche Veränderungen beim Menschen ebenfalls infolge einer Reibung der Weichteile mit dem Gelenkknorpelgewebe entstehen. Die Veränderungen in Gelenken der Versuchstiere waren geringer, wenn die Hälfte der Kniescheibe (entweder die obere oder die untere) erhalten wurde. Kelemen u. Redei (1963) haben eine anaphylaktische Reaktion des Gelenkes bei 125—175 g schweren weiblichen Ratten hervorrufen können. Diese Autoren verfuhren folgendermaßen: Zunächst wurde einem Tier 0,1 ml eines Rinderhoden-Extrakts (75 Einheiten Hyaluronidase entsprechend) subplantär injiziert. Zusätzlich wurde das Gelenk thermisch beschädigt, indem das Bein des Versuchstieres 30 sec in 51° C warmes Wasser oder 60 sec in 58° C warmes Wasser eingetaucht wurde. 15—180 min nach dieser Behandlung wurde das beschädigte Gelenk punktiert und 0,1 ml der gewonnenen Ödemflüssigkeit, nach Defibrinieren, entweder in die andere Sohle desselben Versuchstieres oder in die eines anderen eingespritzt. Wurden die Hyaluronidaseinjektion und die thermische Beschädigung gleichzeitig ausgeführt, hatte die Injektion von Ödemflüssigkeit ins gesunde Bein eine starke anaphylaktoide Reaktion zur Folge; wurden jene beiden Eingriffe zu verschiedenen Zeiten ausgeführt, blieb die Reaktion aus. Solches Verhalten ist wahrscheinlich durch Ausschüttung von Histamin, Bradykinin und Serotonin im erstgenannten Fall bedingt.

Meachim (1964) hat in einer Arbeit über den Metabolismus von Sulfat im Gelenkknorpelgewebe eingehend die Technik der chirurgischen Kniegelenkbeschädigung am Kaninchen beschrieben. Die Tiere wurden mit Äther narkotisiert und die Haare um das Gelenk entfernt. Unter streng aseptischen Kautelen wurde ein Schnitt in die Gelenkkapsel zwischen dem lateralen Rand der Kniescheibe und dem lateralen Rand des Sulcus femoris gemacht. In einem Versuch wurde die Kniescheibe umgedreht und eine dünne Schicht Knorpelgewebe mit einem Skalpell von der Gelenkfläche abgelöst und entfernt. In einem anderen Versuch wurde die Kniescheibe wie vorhin umgedreht und wieder in die ursprüngliche Stellung zurückgebracht. In einem dritten Versuch schließlich wurde ein kleines Stückchen anderes Material eingefügt. Hierzu wurden Knorpelgewebestückchen verwendet, die entweder von der Kniescheibe eines normalen Gelenks stammten oder von einer solchen, die zwei Wochen vorher beschädigt worden war. Auch Polytetrafluoräthylen (4 × 1,5 mm große Stückchen) wurde dazu benutzt. Sie wurden zunächst über Nacht in Chloroform gelegt, dann eine weitere Nacht in Äther und schließlich 2 Std bei 150° C sterilisiert. Die Gelenkkapsel wurde mit Nylonfaden, die Haut mit Catgut genäht. Nur jene Versuchstiere sind weiterverwendet worden, die keine Verrenkung der Kniescheibe und auch keine Infektion der Gelenkhöhle aufwiesen. Diese Methode ist besonders zum Studium des Eindringens radioaktiver Markierungssubstanzen in das Gelenk geeignet.

Selye u. Mitarb. (1963) haben mit Bleiacetat an der Ratte eine starke Verkalkung des Schultergelenks erzielt. Der Verkalkungsprozeß wird durch forcierte Bewegung des Gelenkes verstärkt.

XII. Wirkung von Hormonen, Vitaminen und Ernährung auf Gelenke und auf schon vorhandene Arthritis

Hormone spielen eine bedeutende Rolle in der Entstehung und dem Verlauf von Arthritis, besonders bei Tierarten, welche zu dieser Krankheit neigen. Der Abschnitt ist besonders für die Humanpathologie interessant, da bekanntlich beim Menschen Ausfall oder Überschuß eines Hormons auf das Gelenk wirken. Mangel oder Überschuß an Vitaminen kann ebenso den Verlauf der Arthritis beeinflussen. Von ganz besonderen Interesse sind Versuche über den Einfluß der Ernährung, das ist die Frage von Zu- und Abnahme des Gewichts, also die Frage des Verhältnisses von mechanischen Faktoren zu den Gelenkveränderungen.

Diät. MIURA (1927) konnte zeigen, daß sich bei Kaninchen, die lange Zeit mit *Lanolin* gefüttert wurden, verschiedene Veränderungen an Gelenken einstellten, z. B. Infiltration von Lipoidsubstanzen und Knorpelzellen in die Grundsubstanz, die Menisci, die Synovialkapsel und die Ligamente. Darüber hinaus beobachtete er eine Unebenheit der Gelenkknorpel nebst Erweichungsherden in deren tieferen, verkalkten Gebieten. Nach des Autors Meinung ähneln diese Veränderungen den Altersveränderungen an den Gelenken beim Menschen. Scheinbar treten zunächst regressive und dann erst infiltrative Veränderungen auf.

SAXTON u. SILBERBERG (1947) studierten den Einfluß der Ernährung (Stärke, Zucker, Vollmilch und Leber) auf die Skeletentwicklung und das Altern. Zu diesen Versuchen wurden Osborne-Mendel-Ratten verwendet. Die Versuche ergaben zunächst, daß Gelenkveränderungen bei Weibchen früher auftraten, als bei Männchen. Diese Gelenkveränderungen waren bei Tieren, die mit Leber gefüttert waren, häufiger und schlimmer als bei den anderen. Wird frühzeitig eine Ernährungsrestriktion eingesetzt, z. B. von der Entwöhnung an, so erfolgt eine Herabsetzung regressiver Veränderungen sowohl an Gelenk- als auch an Epiphysenknorpeln.

SILBERBERG u. SILBERBERG (1952) haben an Männchen und Weibchen eines Inzucht-Mäusestammes den Einfluß einer eiweißreichen Diät auf degenerative Gelenkveränderungen untersucht. Hierzu wurden die Tiere sofort nach Entwöhnung mit einer Diät gefüttert, die von 26,18 % bis 52,69 % der Gesamtfuttermenge Casein oder Fischproteine enthielt. Wenn nach einem Zeitabschnitt von 6 Wochen bis 6 Monaten die Tiere geopfert wurden, zeigte sich, daß Gelenkveränderungen selten und, wenn überhaupt, nur spät auftraten, im Gegensatz zu den Verhältnissen, welche bei fettreicher Diät vorherrschen.

SOKOLOFF u. Mitarb. (1960) studierten den Einfluß von übermäßigem Körpergewicht auf die Bildung von Osteoarthritis bei Maus und Ratte. Zu diesen Versuchen wurden Mäusemännchen folgender Stämme verwendet: STR/N (mit häufiger Spontanarthritisinzidenz) C57L/MeN und eine Gruppe Tiere, die durch Kreuzung von A/LN-Mäusen (keine Neigung zur Spontanarthritis) und STR/LN-Mäusen erhalten wurde. Die Versuchstiere erhielten eine fettreiche Diät (60 % Fette), die Kontrolltiere eine normale, 6 % Fette enthaltende Diät (Purina Fox Chow), beiden Gruppen wurde Wasser ad libitum geboten. Ratten erhielten dieselbe fettreiche Diät wie die Mäuse und die Kontrolltiere Purina-Hundefutter. Alle Tiere wurden innerhalb des Zeitraums von der 78 bis zur 76 Woche nach Versuchsbeginn geopfert. Es ergaben sich folgende Befunde: gewichtszunahmefördernde Diät erhöhte die Häufigkeit und Intensität der Osteoarthritis bei STR/N- und C57L/McN-Mäusen. Letztere weisen auch die sog. "Scratching disease" auf. Diese Erscheinungen sind indessen nicht lediglich die Folge des erhöhten Körpergewichts, da gewisse fettreiche Diäten sie nicht hervorrufen konnten. Die durch Kreuzung gewonnenen dicken Mäuse weisen ebenfalls nur selten eine Gelenkdegeneration auf. Andererseits wurde nach Abmagerungsdiät bei STR/IN-Mäusen ebenso oft die Arthritis angetroffen wie nach Normaldiät.

Bei Ratten traten nach fettreicher Diät degenerative Veränderungen an Knie- und Tallocalcanealgelenk auf. Anscheinend gibt es neben übermäßigem Körpergewicht noch weitere Faktoren, die die Entwicklung von degenerativer Osteoarthritis beeinflussen. Unter anderem kommen hier Art und Stamm der Versuchstiere in Betracht.

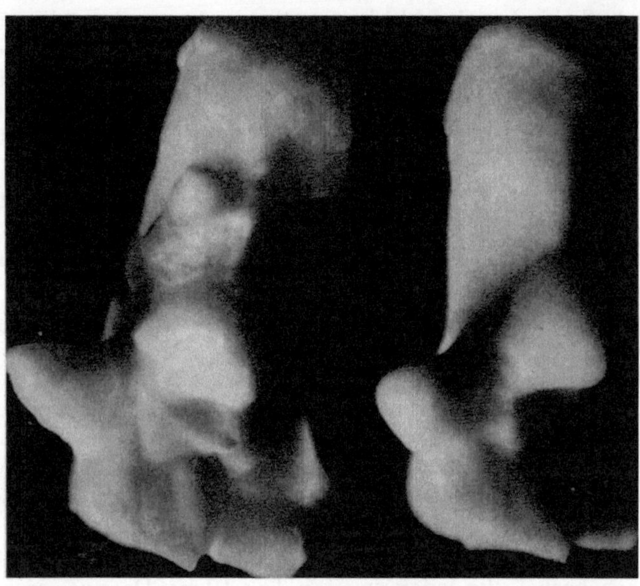

Abb. 3. Rattenosteoarthritis des os calcis links; rechts normal. Elfenbeinähnliche Oberfläche des Talarartikulären Gelenkes zeigt Helligkeit und Glätte von hohem Grade. Irreguläre Knochenwucherungen befinden sich am Rand der Gelenkkapsel. [Aus: SOKOLOFF, MICKELSEN, SILVERSTEIN, JAY, and YAMAMOTO: Amer. J. Physiol. **198**, 766 (1960)]

SILBERBERG u. SILBERBERG (1959) arbeiteten mit C57BL-Mäusen, die im Alter von 3–4 Wochen kastriert worden sind. Diesen Tieren wurde Purina-chow (5 % Fette), mit Zusatz weiterer 25 % Fette und Wasser ad libidum geboten. Diese Ernährungsart wurde von den Tieren gut vertragen. Im Laufe des Versuchs gingen Männchen früher ein als Weibchen. Kastrate wiesen größere Gewichtszunahme als unkastrierte Kontrolltiere. Bei Männchen dieses Inzuchtstammes waren nach fettreicher Diät auch Gelenkveränderungen im Sinne einer Arthrosis deformans häufiger und schwerer als bei Weibchen, wobei es zwischen kastrierten und unkastrierten Tieren keinen Unterschied gab. Letzteres Ergebnis führte zum Schluß, daß der Hoden die durch fettreiche Ernährung herbeigeführten Gelenkveränderungen nicht beeinflußt. Daß auch Ovariektomie keinen Einfluß auf Gelenkveränderungen bei diesem Mäusestamm besitzt, wurde schon früher erwiesen.

SOKOLOFF u. MICKELSEN (1965) teilten mit, daß Zusatz gesättigter Fette in Form von Safranöl zur Diät, den Verlauf der degenerativen Arthritis bei DBA/2N-Mäusemännchen nicht verschlimmert, obwohl die Gewichtszunahme bedeutend war und dieser Stamm ansonsten eine hohe Incidenz spontaner degenerativer Osteoarthritis aufweist.

Vitamine. MCELLIGOTT (1962) verwendete Kaninchen als Versuchstiere. Eine Gruppe von Tieren erhielt über einen Zeitraum von 6–7 Tagen je 1 Million Einheiten A-Vitamin, weitere Gruppen wurden zusätzlich mit Papain, bzw. markiertem

Natriumsulfat behandelt. Alle Substanzen wurden intravenös injiziert. Tiere, die A-Vitamin erhalten hatten, wiesen einen Schwund von Gelenk- und Epiphysenknorpelgewebe auf, ohne gleichzeitige Veränderungen in Rippenknorpeln zu zeigen. Die Veränderungen waren noch deutlicher bei Papainzusatz. Das Knorpelgewebe wies nach A-Vitaminbehandlung eine starke Herabsetzung der Aufnahme von markiertem Natriumsulfat auf.

Mit größeren Dosen von A-Vitamin haben Thomas u. Mitarb. (1963) bei Albinokaninchen beiderlei Geschlechtes schwere Knorpelschädigungen im allgemeinen, also auch an Gelenkknorpeln, hervorrufen können. Die Tiere erhielten Vitamin A in Öl gelöst per os. Es wurden 500000 internationale Einheiten jeden Tag verabreicht. Diese Behandlung führte eine Atrophie der Knorpelmatrix am Gelenk und an der Knochenepiphyse herbei, welche jedoch durch Cortison verhindert werden konnte.

Lucherini u. Mitarb. (1964a) zeigten, daß ein Mangel an Vitaminen der *B-Gruppe* bei etwa 250 g wiegenden Tauben und etwa 60 g wiegenden Wistar-Ratten atrophierende Veränderungen an Gelenken zur Folge hat, besonders am Tibiotarsalgelenk und dessen Knorpelgewebe.

Rinehart (1936) setzte Meerschweinchen auf eine C-Vitamin-Mangeldiät. Eine gesonderte Gruppe von Tieren, bei denen C-Avitaminose hervorgerufen worden ist, wurde mit Streptokokken vom Typ γ injiziert, um ein dem menschlichen Rheumatismus möglichst ähnliches Bild zu erzeugen. C-Avitaminose an sich rief beim Meerschweinchen schmerzende Gelenkschwellungen hervor; bei Tieren die darüber hinaus auch noch infiziert waren, fielen die Veränderungen noch schlimmer aus. Auch am Herzen wurden Veränderungen beobachtet und zwar sowohl an den Herzklappen, als auch am Herzmuskel.

C-Vitaminmangel führt ebenfalls eine Verschlimmerung des Arthritisbildes bei Meerschweinchen herbei, die jeden zweiten Tag 10 mg Deoxycorticosteronacetat (insgesamt 150–200 mg) erhielten. Eine Skorbutdiät verschlimmert die allergische Arthropathie des Meerschweinchens ebenfalls. Letztere wurde durch sechs subcutane Injektionen von je 0,5 ml Humanserum, jeden fünften Tag, und – fünf Tage nach der letzten Injektion – eine weitere Injektion von 0,25 ml Serum in die plantare Aponeurose der Hinterextremität gegeben, hervorgerufen (Amante u. Mitarb. 1951).

Innere Sekretion. In diesen Versuchen wurden häufig mehrere Drüsen zu gleicher Zeit geprüft, so daß die Resultate unübersichtlich werden. Silberberg u. Mitarb. (1954) untersuchten degenerative Gelenkveränderungen, die bei Mäusen nach Übertragen von homologen Hypophyse-, Eierstock- oder Nebennierentransplantaten auftraten. In dieser Arbeit betonen die Autoren, daß Transplantation endokriner Drüsen gewisse Vorteile gegenüber Hormoninjektionen bietet. Mäusemännchen des Inzuchtstammes A wurde Purina chow verfüttert und Wasser ad libidum geboten. Diese Tiere wurden in zwei Gruppen eingeteilt. Den Tieren der ersten Gruppe wurde im Alter von 4 Wochen Hoden entfernt, bei jenen der zweiten Gruppe wurde dieselbe Operation im Alter von 1–3 Tagen durchgeführt. Bei allen diesen Tieren hatten sich im Alter von einem Jahr spontane degenerative Gelenkveränderungen eingestellt. Folgende Transplantationsversuche wurden durchgeführt, von denen eine Gruppe vier Homologtransplantate von Mäusehypophysenvorderlappen, eine andere Gruppe vier Homologtransplantate von Ovarien erhielt. Eine weitere Gruppe schließlich erhielt zwei Ovarientransplantate und vier Hypophysenvorderlappentransplantate. Die bald nach Geburt kastrierten Tiere wurden in zwei Gruppen verteilt: erstere erhielt vier Nebennierentransplantate, die zweite vier Neben-nieren- und vier Hypophysenvorderlappentransponate. Transplantationen wurden bei allen Tieren im Alter von 1 Monat mit Transplantaten von 1—3 Monate alten verwandten Spendern, subcutan durchgeführt. Die Versuchsergebnisse sind die folgenden: Kastration von Mäusemännchen vermindert die Anzahl spontaner degenerativer Gelenkveränderungen. Homotransplantata der Nebenniere und des Ovariums hemmen die Entwicklung von Gelenkveränderungen bei kastrierten Mäusen ebenfalls, während Hypophysenvorderlappen-Transplantate diese Veränderungen fördert und beschleunigt. Die Wirksamkeit der Hypophysentransplantate wird durch Nebennieren — und in noch größerem Ausmaß von Ovarientransplantaten — herabgesetzt.

Silberberg u. Silberberg (1957) haben mit 1 Monat alten Mäusen des Stammes A experimentiert. Zu Versuchsbeginn wogen die Tiere 10—14 g. Sie erhielten zugleich vier Hypophysenvorderlappentransplantate, die von Geschwistern oder Vettern entnommen wurden. Darauf wurden die Tiere mit Purina chow gefüttert bis sie ein Gewicht von 22 g erreicht hatten, wozu 14—45 Wochen erforderlich waren, durchschnittlich also 29 Wochen. Jede Maus wurde in einem eigenen Käfig gehalten. Der tägliche Futterverbrauch betrug etwa 2,50 g. Die Tiere wurden so lange gefüttert bis sie spontan eingingen oder wegen Erkrankung geopfert wurden. Es hat sich gezeigt, daß *Unterernährung* die Häufigkeit und die Schwere der Gelenkveränderungen herabsetzt. Dieselben Autoren (Silberberg u. Silberberg 1960b) haben den Einfluß von Hypophysenvorderlappentransplantaten von Mäuseweibchen auf die durch Altern entstandene Gelenkveränderungen und Osteoarthrose untersucht. Die Tiere wurden in mehrere Kontroll- und Versuchsgruppen eingeteilt. Folgende Kontrollgruppen wurden verwendet: jungfräuliche, jungfräuliche ovariektomierte (die Transplantate zweier Ovarien von verwandten Spendern erhalten hatten) und trächtige Weibchen. Die Versuchsgruppen umfaßten jungfräuliche Weibchen die 2—4 Hypophysenvorderlappentransplantate erhalten hatten und ovariektomierte jungfräuliche Weibchen, die auf die gleiche Art behandelt waren. Die Tiere wurden auf Purina Chow gehalten und nach erreichtem Alter von 12—18 Monaten geopfert. Einige Tiere gingen früher, während der Versuchsdauer, ein. Hypophysenvorderlappentransplantation hat in diesen Versuchen die Alterserscheinungen sowie die Entwicklung von Arthrosis deformans, bei kastrierten und unkastrierten Mäuseweibchen beschleunigt. Wie gesagt, die Hypophysentransplantate stammten von verwandten Spendern. Die Autoren meinen, daß dies auf die Wirkung von Somatropin zurückzuführen ist, den das Transplantat ausschied. Dieses Hormon übt eine direkte Wirkung auf das Knorpelgewebe aus. Trächtige Weibchen wiesen die Osteoarthritis häufiger auf als jungfäuliche.

Ferner studierten Silberberg u. Silberberg (1960a) den Einfluß des *somatotropen Hormons* (STH) auf die spontane Arthritis bei C57BL Jax 6 Mäusen. Die Tiere wurden mit Purina chow gefüttert. Eine Versuchsgruppe erhielt STH subcutan in Form einer Lösung, die durch Auflösung von 50 mg Trockensubstanz in 25 ml 0,93 %igen Kochsalzlösung und Einstellen auf pH 10,2. Die Injektionen wurden täglich, 5 Wochen lang, gegeben. Die Tiere waren zu Versuchsbeginn 6 Wochen alt. Die Dosierung wurde mit der Zeit erhöht, so daß während der ersten 10 Tage je 40 μg, der nächsten 20 Tage je 80 μg, während der darauffolgenden 40 Tage je 100 μg und während der restlichen 60 Tage je 140 μg täglich injiziert wurden. Die Tiere wurden dann im Alter von 18 Monaten geopfert. Zu diesem Zeitpunkt hatte sich bei Kontrolltieren die spontan auftretende Osteoarthritis am stärksten entwickelt. STH hatte die Gelenkveränderungen verschlimmert und ihre Häufigkeit erhöht. Die Autoren weisen auf eine Unmöglichkeit hin, die Arthropathie dieser Mäuse mikroskopisch von Gelenkveränderungen bei Patienten mit Akromegalie zu unterscheiden.

Reinhardt u. Hao Li (1955) führten ihre Versuche an 6–8 Monate alten Rattenweibchen durch. Ein Teil der Tiere wurde adrenalektomiert und ovariektomiert. Diese Tiere erhielten täglich, über eine Zeitspanne von 6 Monaten, individuelle Dosen von 0,4–1,5 mg Wachstumshormon aus dem Hypophyse-Mittellappen subcutan. Ihnen wurde 1 %ige Kochsalzlösung zu trinken geboten. Das Gewicht der so gehaltenen Tiere wuchs in den sechs Monaten der Versuchsdauer um 65 % des Anfangswertes an. Die bei Versuchsabschluß durchgeführte Durchstrahlungskontrolle ergab Veränderungen, in erster Linie am Kniegelenk: diese umfaßten Erosionen auf den Condillarrand. Osteoporotische Veränderungen wurden bei allen adrenalektomierten Ratten, jedoch nur bei einem einzigen Kontrolltier festgestellt.

Bei Mäusen des Inzuchtstammes C57BL hatten Silberberg u. Silberberg (1958) früher schon degenerative Gelenkveränderungen bei kastrierten Mäusen untersucht. Diese Untersuchungen führten zum Schluß, das endogene Hormone des Ovariums die Gelenke der Weibchen nicht vor degenerativen Veränderungen schützen. Weibchen sind jedoch weniger dem Auftreten von Osteoarthritis unterworfen als Männchen. Mueller u. Kappas (1964) zeigten, daß Oestron und Oestriol-Häufigkeit und Intensität der adjuvanten Polyarthritis von Ratten bedeutend herabsetzten. Dabei war irrelevant ob diese Sterine vor oder nach der Inoculation von Mycobakterien, bzw. während der latenten Infektionsperiode gegeben wurden. Zu diesen Versuchen wurde Mycobacterium butyricum (DIFCO) in Bayolöl verwendet und 0,1 ml der Aufschwemmung intradermal in die Schwanzbase injiziert. Die Sterine wurden in einer Lösung von N,N-Dimethalazetamid (0,5 %ig) in Prophylenglykol aufgelöst und subcutan injiziert. Die Tiere wurden 30–60 Tage lang beobachtet.

Orchiektomie von sexuell unreifen C57BL- und DBA-Mäusemännchen verzögert Altersveränderungen im Knorpelgewebe und setzt osteoarthritische Veränderungen herab. Die Wirkung von Orchiektomie an erwachsenen Mäusen ist geringer, als jene bei jungen Mäusen. Der Grund hierfür ist wahrscheinlich im Schwinden der Wachstumstimulation zu erblicken (Silberberg u. Mitarb. 1958).

Sokoloff u. Mitarb. (1965) studierten die Osteoarthritis bei DBA/2JN-Mäusen. Sowohl Männchen als auch Weibchen wurden kastriert. Zu einem späteren Zeitpunkt wurden Kristalle von Diäthylstilbeöstrol, bzw. Testosteronpropionat subcutan eingetragen. Orchiektomie hatte die Entwicklung degenerativer Osteoarthritis verhindert, Androgene hatten die Häufigkeit von Arthritis bei diesem Stamme nicht beeinflußt, bei STR/IN-Mäusen jedoch hatten sie dieselbe erhöht. Daraus ist ersichtlich, daß verschiedene Stämme auf verschieden hormonale Einflüsse anders reagieren.

Silberberg u. Silberberg (1965) zeigten, daß Progesteron bei kastrierten C57BL Jax 6 Mäusemännchen Gelenkverletzungen verschlimmert und die Entwicklung seniler Osteoarthritis beschleunigt, d. h. Progesteron wirkt der Kastration entgegen.

Lunardo u. Bastiani (1959) untersuchten den Einfluß der gonadotropen Hormone auf die Gelenke der Ratten. Es wurde sowohl follikelstimulierendes als auch luteinisierendes Hormon verwendet, die beide aus den basophilen Zellen des Hypophysenmittellappen gewonnen wurden. Zu diesen Versuchen wurden normale und kastrierte Tiere beiderlei Geschlechtes verwendet, die Versuchsdauer betrug 6 Monate. Beide Hormone riefen arthroseartige Veränderungen hervor, von denen aber die Weibchen häufiger betroffen wurden als die Männchen. Daraus schließen die Autoren, daß gonadotrope Hormone für die im Klimakterium auftretenden arthritischen Veränderungen von Bedeutung sind.

Harrison (1951) untersuchte den Einfluß von Deoxycorticosteronacetat auf die Entwicklung der Arthritis bei Wistar-Ratten, denen die linke Niere entfernt worden war. Während der Versuchsdauer wurden die Tiere mit einem der Purina fox chow ähnlichem Futter ernährt und erhielten 1 %ige Kochsalzlösung zu trinken. Am fünften Tag nach der Operation begann die Behandlung, die subcutane Gabe von je 2 mg DOCA täglich, über einen Zeitraum von 20 Tagen umfaßte. Bei allen Versuchstieren wurde die Arthritis an allen vier Extremitäten beobachtet. Indessen zeigte es sich, daß nicht etwa die Nephrektomie jener sensibilisierende Faktor ist, der schwere Veränderungen im Gelenk herbeiführte, sondern gewisse Veränderungen die in der fascicularen Zone der Nebenniere entstanden waren, und die letzteren Veränderungen waren eine Folge von Nebennierengefäßschädigungen während der Nephrektomie. Die betroffene Nebenniere scheidet eine erniedrigte Menge von Glucocorticoiden aus.

Justin-Besancon u. Mitarb. (1953) konnten frühere Befunde Selyes über die Möglichkeit der Erzeugung von experimenteller Arthritis mit Deoxycorticosteron bestätigen. Diese Autoren verwendeten Wistar-Ratten beiderlei Geschlechts, da sich gezeigt hatte, daß das Geschlecht die Ergebnisse dieser Versuche nicht beeinflußt. Zur Ernährung wurden ein Mehlgemisch verschiedener Getreidearten, tierische Proteine, unter Zusatz von 0,5 % Calciumcarbonat und 0,5 % Kochsalz und einmal wöchentlich Frischgemüse zu trinken mit 1 %iger Kochsalzlösung ad libidum geboten. DOCA wurde in 6 subcutanen Dosen von je 5 mg in 1 ml Olivenöl, über eine Zeitspanne von 7 Tagen verteilt, verabfolgt.

Dieselben Autoren (Silberberg u. Silberberg 1954, 1955) studierten den Einfluß des nach Inaktivierung der Thyreoiddrüse durch radioaktives Jod auftretenden Thyreoidhormonmangel auf die Gelenkentzündung. Zu diesen Versuchen wurden Mäuse beiderlei Geschlechtes des Inzuchtstammes DBA verwendet. Diese Tiere wurden mit Purina chow gefüttert. Einen Monat alte Tiere erhielten eine Einzeldosis von 200 μC ^{131}J. Dieselben wurden nach 6, 8, 12, 15 und 18 Monaten geopfert. Die auf diese Art „thyreoidektomierten" Mäuse wiesen leichte Gelenkveränderungen auf, deren Synovia und Knorpelgewebe waren ödematös. Im späteren Verlauf machten sich Hypophysentumoren bemerkbar. Diese Arthritis ist von der durch Altern auftretenden degenerativen Arthritis deutlich verschieden. Männchen schienen empfindlicher zu sein als Weibchen. Außerdem fand sich bei Männchen eine enge Korrelation zwischen den durch das Jodisotop erzeugten Hypophysentumoren und den Gelenkschädigungen. C57BL-Mäuse erkrankten seltener.

Pirozynski u. Akert (1949) führten den folgenden Versuch durch. Rattenmännchen wurden mit Fleisch, Gemüse, Brot und Milch gefüttert und erhielten 1 %ige Kochsalzlösung zu trinken. Die Tiere wurden mit Deoxycoticosteronacetat behandelt (3—10 mg täglich, subcutan injiziert) und der Adrenalektomie, Thyreodectomie oder einseitiger Nephrektomie unterzogen. Nach 2 bis 3 Tagen meldete sich eine subakute, nichteiternde Polyarthritis der großen Gelenke und bei einigen Tieren Periarthritis und interstitielle Myokarditis. In dieser Arbeit wurden die Selyeschen Ergebnisse über die Bedeutung der Nebennierenrindenhormone für die Polyarthritis vollständig bestätigt.

Preto (1932) zeigte, daß die Durchtrennung des Nervus ischiadicus nach dem Nervus cruralis bei Ratten sehr rasch Gelenkveränderungen hinführt. Die so behandelten Versuchstiere erhielten Trypanblau intraperitoneal. Nach 20 Tagen war die Färbung der Gelenke am stärksten. Wenn die operierten Ratten zusätzlich, 43 Tage lang, eine tägliche Dosis von 1 Collip-Einheit Parathormon erhalten, führt dies zu Calciumverlust aus den Gelenken. Es macht sich der Anfang einer Bindegewebewucherung nebst Vascularisation des Gelenkknorpelgewebes bemerkbar. Mit starken Dosen von D-Vitamin (10 Tropfen Vigantol per os nebst 0,5 ml subcutan) über 9 Wochen wird der Calciumverlust erhöht. All diese Eingriffe führten jedoch nie zum Bild einer Arthritis deformans.

XIII. Lathyrismus und das Gelenk

Der Lathyrismus führt bekanntlich zu schweren Schädigungen von Bindegewebe, bzw. schützendem Gewebe im allgemeinen, wodurch auch Veränderungen von Knorpelgewebe in den Gelenken auftreten. Der experimentelle Lathyrismus mag also dazu verwendet werden, bei Versuchstieren Veränderungen in deren Gelenken hervorzurufen.

Wawzonek u. Mitarb. (1955) konnten mit β-Aminoprionitril, welches sie zu 0,4 % der Diät beigemischt, 2 Wochen lang verfütterten, bei der Ratte einen experimentellen Lathyrismus erzielen, der sich in bedeutender, degenerativer Arthritis ähnelnden Veränderungen äußerte und etwa 50 Tage nach Aussetzen der Behandlung auftrat. Nebenbei wurde auch ein Aneurisma der Aorta beobachtet.

Gardner u. Mitarb. (1958) untersuchten den Einfluß des experimentellen Lathyrismus auf das Gelenk des Unterkiefers. In den Versuchen dieser Autoren wurde weißen Holzmann-Sprague-Dawley-Ratten von 41—52 g Gewicht eine bis drei Wochen lang eine aus Lathyrus odoratus, 50 % Birnenmehl, 10 % Casein, 25 % Maisstärke, 5 % Saccharose, 4 % Hefe und 3 % Stockfischleber bestehende Diät gereicht. Röntgen- und histologische Prüfung ergab destruktive Veränderungen der Condylen und Exostosen, nebst verzögertem Wachstum von Condicranium und Unterkiefer. Schwere Knochenschäden, besonders am Schwanz, aber auch an anderen Wirbeln, ja sogar an anderen Organen sind von Dasler (1958) an männlichen Sprague-Dawley-Ratten nach Verfütterung von Semicarbacid (0,1, 0,5 und 1 % in Rockland Standardrattenfutter) erzeugt worden. Mit 0,25 % Semicarbacid, in Rockland-Rattenfutter ad libitum, trat bei Osteolathyrismus an 48—60 g schweren Sprague-Dawley-Ratten eine Wucherung der Synovialmembran auf (Milliser u. Dasler 1959). β-Hydrazinopropionitril, 0,23 % in Rockland-Standardfutter 14 Tage lang verfüttert, rief bei 55—60 g schweren männlichen Holzmann-Ratten neben schweren Knochenschäden eine Verbiegung der Wirbelsäule hervor (Dasler 1965).

XIV. Immobilisation der Gelenke

Arthritische Vorgänge haben in manchen Fällen eine Ankylose oder zumindest Störungen der Gelenksbeweglichkeit zum Ergebnis. Diese Gruppe von Versuchen umfaßt jene, die eine experimentelle Ankylose zum Ziel hatten sowie auch jene, bei welchen die hervorgerufenen Gelenkveränderungen, unter anderen Prozessen, zu Ankylosen führen.

Sonnenberg (1934) rief eine allergische Arthritis beim Kaninchen hervor. Dieser Autor hat das Kniegelenk des Tieres fixiert und 4—6 Wochen nach der Operation 4 ml Pferdeserum subcutan zwecks Sensibilisierung eingespritzt. Sechs Wochen danach wurde in Abständen von 8—14 Tagen 1—2 ml Pferdeserum verabreicht, insgesamt 6 Einspritzungen. Versuche ergaben, daß eine fibröse Knorpelankylose nur dann erzielt wurde, wenn das Gelenk tatsächlich völlig unbeweglich war, anderenfalls trat ein Zustand ein, der zwischen Arthritis deformans und Arthritis ankylopoetica schwankt. Stillegung des Gelenks allein, ohne Hervorrufen einer Entzündung, konnte innerhalb 18 Monaten zu keiner Ankylose führen, ja nicht einmal eine Arthritis deformans erzeugen.

Neuburger u. School (1937) legten 3 kg schweren Kaninchen Gipsverbände an die Hinterpfoten, von Trochanter maior bis zu den Zehen, so daß weder Knie, noch Sprunggelenk bewegt werden konnten. Es wurde speziell darauf geachtet, daß alle Gipsverbände gleich waren und zu diesem Zweck von demselben Experimentator ausgeführt wurden. Ein gewisser Decubitus ist dabei nicht zu vermeiden. Nach 3—4 Wochen entstand völlige Knie- und Sprunggelenkstarrheit sowie eine

Muskel- und gelegentlich auch eine Knochenatrophie. Die Tiere erhielten 3,3 mg/kg Acetylcholin subcutan injiziert jeden zweiten Tag, insgesamt 11—14 Einspritzungen. Dadurch gelang es den Autoren die Gelenkankylose und die Muskelatrophie zu verhindern. LUNARDO (1954) hat bestimmte Gelenke beim Hund mit Heftpflaster immobilisiert und nach 15—17 Tagen das Synovialgewebe untersucht. Veränderungen vom fibrösen Typ wurden festgestellt. Die Zellenanzahl fiel progressiv ab, obwohl dieselbe anfangs etwas erhöht war.

Besonderes Interesse verdienen die Versuche von BURKE, EVANS u. Mitarb. (1960) über Immobilisierung und Remobilisierung des Kniegelenks der Ratte. Fixierung des Gelenks wurde bei 300 g schweren Sprague-Dawley-Ratten mittels Plexiglasstäbchen durchgeführt, welche in den Femur und den Tibia eingeschraubt wurden. Nach 45—110 Tagen wurden die Stäbchen entfernt und das Gelenk aktiv und passiv bewegt. Nach einer 45 Tage dauernden Fixierung ist eine vollständige Beweglichkeitwiederherstellung des Gelenks noch möglich, nach einer 110 Tage dauernden Fixierung jedoch gelingt sie nur ausnahmsweise. Zu verschiedenen Zeitpunkten zwischen diesen Extremen lassen sich Veränderungen verschiedener Stärke im Knorpel- und Synovialgewebe feststellen. HALL (1963) ging folgendermaßen vor. Sprague-Dawley-Ratten, welche im Durchschnitt 95 g wogen, wurden durch intraperitoneale Einspritzung von Nembutal betäubt. Durch einen Seitenschnitt wurden Femur und Tibia freigelegt und beide Knochen mit rostfreiem Stahldraht umwickelt. Das Knie wurde in einer Lage zwischen Flexien und Extension fixiert. Die Tiere wurden nach 27—123 Tagen geopfert. Die Gelenkoberfläche war dann glatt und verdickt. An Berührungsflächen war keine Verdickung des Knorpelgewebes festzustellen, das erfolgte an den Stellen, die nicht in Berührung waren. Eine Verdickung der Synovialmembran konnte ebenfalls, an der Peripherie, beobachtet werden.

JONES u. WARD (1963) wendeten intracutane Einspritzungen von 0,3 mg Mycobacterium butyricum, aufgeschwemmt in 0,1 ml Olivenöl, in die Schwanzhaut der Ratten an. Die Tiere wurden nach 1—60 Tagen geopfert. 10—14 Tage nach der Einspritzung entwickelte sich eine eitrige Synovitis, welche auch die Umgebung des Gelenks erfaßte, nach 2 Monaten konnte auch Ankylose entstehen.

MARCONDES DE SOUZA u. Mitarb. (1964) befestigten die hinteren Extremitäten von zwei Gruppen von Meerschweinchen, einer Gruppe junger und einer Gruppe erwachsener Tiere, mittels Heftpflaster. Das Kniegelenk wurde überdies noch einer 1—9 Wochen dauernden Hyperextension unterzogen. Es kam zu einer Proliferation von intraartikulärem Bindegewebe, welche schließlich zu einer Ankylose führte. Ferner wurden Erosionen des Knorpelgewebes und verschiedene Stufen degenerativer Veränderung an den Menisci beobachtet.

SCHNEIDER (1965) behandelte etwa 3 kg schwere junge Neuseeländer Albinokaninchen mit Papaineinspritzungen direkt in das Gelenk. Jedesmal wurde 2 mg Papain und 0,2 Mol 2,3-dimerkaptopropanol als Aktivator in einem Gesamtvolumen von 0,2 ml Phosphatpuffer pH 7 eingespritzt und die Einspritzungen täglich während 12 Tagen durchgeführt. Neben Papain erhielten die Tiere intramuskuläre Einspritzungen von Antibiotica. Als Folgen dieser Behandlung traten Chondrolyse mit akuter Arthritis und schließlich Ankylose auf.

XV. Erzeugung von Veränderungen an der Wirbelsäule

Einzelne unter den allgemeinen Methoden zur Erzeugung von experimenteller Arthritis wirken auch auf die Gelenke der Wirbelsäule ein, indessen gibt es auch spezifisch auf diese Gelenke einwirkende Methoden, ja sogar solche, die zu speziellen Eingriffen an den Bandscheiben geeignet sind.

Hansen (1951) veröffentlichte eine Übersicht über die gesamte Problematik degenerativer Bandscheibenschädigungen beim Hund, einer gar nicht so seltenen Erkrankung, die in der Veterinärmedizin als „Enchondrosis intravertebralis“ bezeichnet wird und der Bandscheibendegeneration beim Menschen sehr ähnlich ist. Die Enchondrosis intravertebralis ist auf gewisse Hunderassen beschränkt. Es handelt sich dabei um echte Bandscheibendegeneration, welche auch häufiger vorkommt als der Bandscheibenprolaps. Lokalisation und Ausdehnung der Bandscheibenschädigungen sind meistens auf mechanische Ursachen zurückzuführen, und pathophysiologisch ist der Prozeß als Chondrodystrophie zu betrachten. In einer späteren Arbeit (Hansen 1959) ist die Pathologie der Bandscheibendegeneration bei Tieren im allgemeinen dargestellt. Diesem Problem wird in der Veterinärmedizin nur in jüngster Zeit mehr Aufmerksamkeit gewidmet. Hansen teilt die Bandscheibendegeneration in zwei Gruppen ein: erstens die systematische Discuserkrankung mit dorsalem Prolaps und zweitens die Spondylosis deformans. Erstere wird bei jungen Hunden allgemein und nicht nur bei Chondrodystrophie angetroffen. Ist Chondrodystrophie vorhanden, so kommt es zur Degeneration des Nucleus pulposus, welcher sich in Knorpelgewebe verwandelt und zu calcifizieren beginnt. Der Prolaps entsteht zumeist in solchen Gebieten, die mechanisch stark in Anspruch genommen sind, z. B. im thorako-lumbalen und cervicalen Gebiet der Wirbelsäule. Bei älteren Hunden kommt diese Krankheit unabhängig von der Chondrodystrophie vor und äußert sich durch Kollagenisation des Nucleus pulposus und durch einen Prolaps infolge von Ruptur des Annulus fibrosus. Diese Krankheit wird auch bei der Katze und beim Schwein angetroffen.

Sullivan u. McCaslin (1960) stellten Versuche an, indem sie großen Hunden entzündungsbildende Stoffe in die Interlumbalräume einführten. Es wurden verwendet: Reizstoffe wie Natriummorrhuat, Talk, Kaliumstearat, Kaliumoleat und Krotonöl; proteolytische Enzyme wie steriler Magensaft, Kollagenase aus Clostridien, „X 108“ ein bakterielles proteolytisches Enzym, und Bakterienaufschwemmungen wie abgetötete Staphylococcus aureus oder Neisseria gonorrhoeae oder lebende Staphylococcus aureus. Die angeführten Stoffe wurden streng steril bzw. unter Vermeidung einer Mischinfektion unter Thiopentalnarkose verabreicht. Zutritt zu den Intravertebralräumen wurde meistens durch die Bauchhöhle verschafft. Ziel dieser Versuche war festzustellen, welcher Eingriff am besten dazu geeignet ist, Ankylose und Verwachsungen der Wirbel ineinander hervorzurufen. Die besten Resultate in diesem Sinne wurden mit der Aufschwemmung lebender Staphylokokken erhalten, welche imstande waren, das Verwachsen einzelner Wirbel zu verursachen.

Berry (1961) fand degenerative Veränderungen der intravertebralen Nuclei und Wirbelsäuleverbiegung bei „Pintail“-Mäusen (mit Methylcholanthren behandelte Tiere). Je älter die Tiere, desto stärker war die Verkleinerung der Bandscheiben.

In Versuchen von Merkow und Lalich (1961) wurden Sprague-Dawley-Ratten verwendet. Trächtige Weibchen, 150—250 g wiegend, wurden während der Graviditäts- und Stillungsperiode mit Purina Rat Chow gefüttert. Die Jungen dieser Ratten sind folgendermaßen behandelt worden. 10 Tage alte Tiere erhielten während der nächsten 23—69 Tage tägliche intraperitoneale Einspritzungen von 0,2 ml einer 1 %igen Papainsuspension, die auf pH 7 eingestellt war. Die Jungratten wurden im Alter von 3 Wochen entwöhnt. Bei diesen Tieren wurden Verbiegungen des Brustbeins, der Wirbelsäule, des Thorax und der caudalen Rippen gefunden. Vorzeitige Ersetzung des Nucleus pulposus der Wirbelsäule durch Kollagen- und Knorpelgewebe wurde beobachtet. Wirbel und röhrenförmige Knochen waren verkürzt. Veränderungen an der Wirbelsäule riefen deren Versteifung hervor. Während aber das Knochenwachstum gehemmt war, gab es keine solche Hemmung der Muskelentwicklung. All diese Veränderungen konnten an erwachsenen Tieren nicht hervorgerufen werden.

Stilwell (1962) gelang es, Wirbelsäuledeformitäten an Affen, Maccaca mulatta und Cynomolbus, zu erzeugen. Es wurden der Sakrospinalmuskel von Sacrum bis zu oberem Thorax, dazu auch die interspinalen Ligamente ab des dritten oder sechsten Wirbels oder das Ligamentum flavum reseziert. Röntgenologische Kontrolle erfolgte alle 4–8 Wochen, und die Tiere wurden nach 3, 6, 12 und 18 Monaten geopfert. Die frühesten Veränderungen machen sich nach einem Monat bemerkbar. Diese umfassen skoliotische und kyphotische Verformungen. Skoliotische Verformungen treten meistens infolge von Veränderungen an den Bandscheiben auf. Die am meisten auffallenden Veränderungen entstehen infolge von adaptiven Vorgängen in den noch im Wachstum begriffenen Knochen. Selye (1962) bemerkte, daß Calciphyllaxie und Stress Veränderungen an Gelenken bei der Ratte hervorrufen sowie auch Calcifikation der Bandscheiben, was Kyphose zur Folge hat, und Calcifikation der Wirbel verursacht.

Rathke u. Hienz (1959) haben am Rattenschwanz Kyphose hervorgerufen. Unter Avertinnarkose und streng aseptischen Bedingungen wurde den Versuchstieren ein biegsamer V2a-Stahldraht, 6 cm lang, 0,8 mm im Durchmesser, subcutan inplantiert, wodurch eine dauernde oder zeitweilige Fixierung der Schwanzwirbel erzielt wurde. Die Kyphose wurde unter 90°, dreimal wöchentlich, mehrere Monate hindurch hergestellt. Kontrolltiere erhielten ebenfalls einen Stahldraht implantiert, dieser wurde aber nicht gebogen. Eine Kyphose wurde am lebenden Tier mit Hilfe von Durchstrahlung bestätigt und nach Opfern des Tieres auch histologisch untersucht. Die Autoren haben die Veränderungen beschrieben, die bei dauernder oder zeitweiliger Kyphose an den Knochen und am Nucleus pulposus entstanden. Diese Methode scheint zur Testung sehr gut geeignet.

Whitehouse (1965, S. 404) macht auf die Möglichkeit der Erzeugung einer experimentellen Alkaptonurie (Ochronosis) aufmerksam. Bei Meerschweinchen unter Mangel von Vitamin C, weil dieses zur Oxydation von Thyrosinmetaboliten wie Homogentisinsäure notwendig ist. Diese Erkrankung kann auch durch α-α'-Dipyridil erzeugt werden, das das Forment lähmt durch Komplexbildung mit Fe II, entwickelt sich eine ankylosierende Spondylitis.

XVI. Permeabilität der Gelenke bzw. der Gelenkkapsel

Aus physiologischen Gründen, aber auch wegen lokaler Anwendung gewisser Arzneimittel und der Einführung von Röntgenkontrastmitteln in die Gewebskapsel, sind auch Versuche über Probleme der Resorption und der Permeabilität von großer Bedeutung. Die Permeabilität der Gewebskapsel kann auch in vitro untersucht werden. Als Teste wurden verschiedene Farbstoffe oder radioaktiv markierte Verbindungen angewandt.

Stern u. Mitarb. (1961) haben die Permeabilität der Gelenkkapsel bei der Ratte mit einer Modifikation von Bianchis (1953) Methode untersucht (s. später bei Kaninchen). Die Ratte wurde mit Pentobarbital narkotisiert und in ein Gelenk 0,05 ml einer 5%igen Phenolrotlösung in physiologischer Kochsalzlösung vermittels einer Agla-Spritze injiziert. Es wurde der Zeitpunkt ermittelt, zu welchem die rote Farbe im Harn erscheint. Da das Tier katheterisiert werden muß, können nur Weibchen verwendet werden. Das Katheterisieren wurde mit einem dünnen Glasröhrchen nach dem Verfahren von Vorherr und Friedbergern (1959) ausgeführt. Resultate werden durch das Zeitintervall zwischen Injektion und Erscheinen des Farbstoffs im Harn beurteilt.

MOFFETT (1954) führte Versuche durch an Wistar-Ratten beiderlei Geschlechtes. Die Permeabilität wurde auf zwei Arten gemessen, durch Diffusion von markiertem Diodrast (eines Röntgenkontrastmittels), indem die Diodrastmenge, die während einer kontinuierten 14 min dauernden intraartikulären Diodrastinjektion durch Gelenkkapsel und Synovialmembran hindurch diffundiert. Die zweite Methode ist die "Diodrast removal time", welche die Anzahl Minuten bedeutet die notwendig ist, daß das Diodrast aus dem Radiogramm eines Gelenkes, in welches das Kontrastmittel eine Minute lang injiziert wurde, verschwindet. Die Permeabilität wurde so bemessen, daß bei der Ratte folgende Veränderungen durchgeführt wurden: 1. Beschädigung der Synovialsubstanz mit Hyaluronidase, Veränderung der Blutgefäße der Synovia, ferner sind Ratten verschiedenen Alters untersucht worden sowie ovarektomierte und adrenalektomierte Tiere und solche, die mit Desoxycorticosteron behandelt waren. Es hat sich mit Methode I gezeigt, daß intraartikulär injizierte Hyaluronidase die Permeabilität des Gelenkes erhöht. Methode II zeigte, daß Veränderungen der Blutversorgung der Synovia eine Herabsetzung der Permeabilität der Gelenksynovia zur Folge hat. Es zeigte sich, daß Methode I spezifisch ist für die Ermittlung von Veränderungen der Permeabilität, die durch Veränderungen in der Grundsubstanz der Synovia verursacht werden. Methode II ist spezifisch für die Ermittlung von Veränderungen der Permeabilität bei variierter Blutversorgung. Auch bei alten Ratten führt Adrenalektomie bei 2—5 Monate alten Ratten zu bedeutender Erhöhung der Permeabilität der Synovia, wie Methode I zeigte. Intraartikulär oder intraperitoneal injiziertes Cortison oder DOCA übte keine bedeutsame Wirkung auf die Permeabilität der Gelenkkapsel aus.

MORETTINI u. Mitarb. (1951) fanden, daß die Permeabilität der Gelenkkapsel bei jungen Kaninchen größer ist als bei älteren. Intraartikuläre Injektion von Hyaluronidase erhöhte die Permeabilität nicht, zum Unterschied von intravenöser Injektion.

BIANCHI (1953) untersuchte die Permeabilität der Synovialmembran des Kaninchens. Zu Versuchen wurden männliche Tiere, etwa 2 kg wiegend, verwendet, die mit 5,5-Isoamyl-äthyl-barbitursäure (40 mg/kg i.v.) anaesttesiert wurden. Der ersten Gruppe wurde 0,25 ml einer 0,5 %igen Phenolrotlösung in physiologischer Kochsalzlösung in das rechte Talocruralgelenk eingespritzt. Unmittelbar nach der Einspritzung wurde der rechte Fuß 5mal flektiert und extendiert um den Farbstoff gut im Gelenk zu verteilen. In die Harnblase wurde ein Katheter eingeführt und erstere mehrmals mit physiologischer Kochsalzlösung ausgespült. Die Harnblase wurde nach 1, 2 und 3 Std entleert und jedesmal mit physiologischer Kochsalzlösung gespült. Die aus der Harnblase gewonnene Flüssigkeit wurde mit dem Benzidintest auf Abwesenheit von Blut geprüft. Zur Bestimmung der Farbintensität wurde folgendermaßen verfahren: zu 0,08 ml 45 % $ZnSO_4$ und 0,15 ml n NaOH wurde 10 ml Harn gegeben, 3 min aufgekocht, filtriert und das Filtrat auf 20 ml aufgefüllt. Darauf werden einige Tropfen 3 n NaOH zugesetzt, und die Farbe im Pulfrich-Photometer mit Filter S 55 gemessen. Der Autor hat auch die Verteilung von Phenolrot zwischen Blut und Gewebe untersucht. Hierzu wurde 5 ml Phenolrotlösung den mit Urethan anaesthetisierten Kaninchen intravenös injiziert. In diesen Versuchen wurden den Tieren Ligaturen um die Renalgefäße gelegt. Bei der dritten Versuchsgruppe unterblieb die Unterbindung des Renalstiels. Auf diese Art konnte der Einfluß von Niere und Gewebe auf die Ausscheidung von Phenolrot ermittelt werden und mit der Permeabilität der Synovialmembran verglichen werden. Aus den Ergebnissen zog der Autor den Schluß, daß nicht nur die Niere die Permeabilität der Synovialmembran beeinflußt, sondern auch das umgebende Gewebe. Cortison verübte keinerlei Wirkung auf die Permeabilität der Synovialmembran, während Natriumsalicylat und Benzoylcarbinolacetat diese Permeabilität herabsetzten. Desoxycorticosteronacetat verminderte die Permeabilität des subcutanen Periartikulärgewebes. BIANCHI (1954) hat mit der soeben beschriebenen Versuchstechnik zeigen können, daß viele dem Benzoylcarbinol verwandte Verbindungen die Permeabilität der Synovialmembran des Talocruralgelenkes des Kaninchens herabsetzten, jedoch auf die Permeabilität des periartikulären subcutanen Gewebes und die Exkretion der Nierentubuli keinen Einfluß hatten. Phenylbutazon setzte sowohl die Permeabilität der Synovialmembran, als auch jene des Periartikulärgewebes herab.

RUCKES (1961) untersuchte die Permeabilität des Stratum synoviale des Kniegelenks von Kaninchen mit radioaktivem Phosphor. Die Tiere erhielten 0,1–0,3 ml physiologische Kochsalzlösung, welche KH_2PO_4 enthielt. Es ergab sich, daß das Stratum synoviale ein sehr gutes Resorptionsvermögen besitzt. Innerhalb 20 bis 25 min ging die in das Gelenk injizierte Flüssigkeit in den Kreislauf über. Die Innervation übte den gleichen Einfluß auf Blutversorgung und Resorption, aus wie auch in anderen Organen. Entzündungen an anderen Organen oder der Haut dieses Gelenks, lokale oder intravenöse Adrenalininjektionen, Barbituratnarkose oder Muskelrelaxation verlängerten die Resorptionsdauer. Cortison hatte keinen Einfluß auf die Resorption, Entzündung des Stratum synoviale verlängerte sie, ebenso Hyaluronidase. Bei Entzündung aber führt dasselbe Ferment zu verlangsamter Resorption. Mit Formalin erzeugte Entzündungen verlängern die Resorption ebenfalls, und bei der allergischen Arthritis kommt es zu vollständigem Stillstand der Resorption.

BROWER u. Mitarb. (1962) haben etwa 3 Monate alten Albinokaninchen, unter Nembutalanaesthesie, 0,5 %ige wäßrige Lösungen gewisser Farbstoffe injiziert. Als Vertreter kationischer Farbstoffe wurden Toluidin- und Methylenblau verwendet. Außer diesen wurde Neutralrot, Alizarinrot und Toluidinblau gegeben. Die Farbstoffe wurden direkt in das Gelenk eingeführt. Die Tiere wurden 5 min bis 24 Std nach der Farbstoffinjektion geopfert, und die Tiefe, bis zu welcher der Farbstoff in das Knorpelgewebe eingedrungen war, wurde beobachtet. Kationische Farbstoffe und Neutralrot diffundieren leicht in das Knorpelgewebe, während anionische Farbstoffe überhaupt nicht eindringen. Wenn die Farbstoffe in die Epiphyse injiziert wurden, drangen sie nicht bis zu den Gelenkknorpelgewebe vor. Wenn der Farbstoff post mortem injiziert wurde, verlor sich das Vermögen in das Gelenkknorpelgewebe einzudringen schon nach einer Stunde.

SEIFERT u. BAEDER (1954) haben in einer Arbeit die Methoden zur Untersuchung der Permeabilität der Synovialmembran der Kritik unterzogen. Sie haben über 5000 intraartikuläre Injektionen bei 1658 Kaninchen von 3,5–5 kg ausgeführt. Die Tiere wurden mit Purinadiät gefüttert und Wasser ad libidum gereicht. Jedes Tier erhielt einmal wöchentlich 300000 Einh. Procain Penicillin G, zwecks Bekämpfung evtl. erfolgender Infektionen. Ein Versuchstier wurde nicht öfter als alle sieben Tage und nicht mehr als 5mal verwendet. Es zeigte sich, daß kleine Tiere zu diesen Versuchen ungeeignet sind. Es wurden Versuche am Kniegelenk durchgeführt, doch zeigte sich, daß das Talocruralgelenk diesen Zwecken besser entspricht. Es wurde Sulphophthalein 1,25 mg in 0,25 ml (standardisierter Farbstoff) verwendet. Das Bein wurde unterhalb der Injektionsstelle mit einem Riemen fixiert, um eine normale Blutzirkulation aufrecht zu halten. Zur Einspritzung diente eine Injektionsnadel Nr. 26. Als Einspritzungsstelle wurde im Punkt zwischen lateralem und medianem Malleolus, Tibia und Fibula, Tarsus von Thalus gewählt. Wenn man nach dem Einstich auf Widerstand stößt, beginnt man die Einspritzung. Harn wurde direkt aus der Harnblase, durch eine mit doppeltem Ausfluß versehene Kanüle, gewonnen. Der Farbstoff erschien schon nach 15 min und seine Ausscheidung dauerte 60 min. Versuche wurden von Mitarbeitern ausgeführt, die gleiche Resultate erhielten (SE $\pm$ 3,9%).

Baeder u. Seifert (1954) haben mit der soeben beschriebenen Methode den Einfluß der Adrenal- und Hypophysektomie auf die Permeabilität der Synovialmembran des Kaninchens untersucht. Indessen, keiner dieser Eingriffe beeinflußte die Permeabilität der Gelenkkapsel.

Sharp (1963) hat mit der Methodik von Seifert u. Baeder (1954) den Einfluß der Permeabilität der Synovialmembran unter der Einwirkung von Chlorpromazin (25 mg/kg im Gesamtvolumen 5 ml i.p. alle sieben Tage) untersucht. Auch Chloroquinphosphat in 2 ml Lösung i.p., täglich 14 Tage lang, wurde benützt, ebenso Natriumsalicylat, 300 mg/kg in 2 ml Lösung i.p., täglich sieben Tage hindurch. Phenylbutason, 50 mg/kg in 2 ml i.p., täglich sieben Tage hindurch. Kontrolltiere erhielten 2 ml physiologische Kochsalzlösung i.p., täglich durch 14 Tage. Testung wurde 30—35 min nach der letzten Injektion vorgenommen. Aurothiomalatnatrium in Dosen von 2 mg in 0,1 ml wurde einmal wöchentlich, 4 Wochen hindurch, intramuskulär injiziert. Zu dieser Gruppe war eine Kontrollgruppe gesellt, die 6 Wochen hindurch wöchentlich 0,1 ml physiologische Kochsalzlösung intramuskulär erhielt. Bei dieser Gruppe wurde die Analyse 2 Tage nach der letzten Injektion vollführt. Eine Herabsetzung der Ausscheidung von Phenolsulfophthalein erfolgte nach Chlorpromazin, Phenylbutason, Natriumsalicylat.

Hidalgo u. Mitarb. (1952) haben den Einfluß von Nebennierenextrakten, Cortison, ACTH und Hydroxyphenylcinchonsäure (HPC) auf die Gelenkpermeabilität von Kaninchen, die Phenolsulfophthaleininjektionen in das Gelenk erhielten, untersucht. In das Gelenk wurde 1500 μg dieses Farbstoffes in einem Volumen von 0,04 ml injiziert. Vor der Injektion wurde die Harnblase präpariert. Farbstoffmuster wurden alle 10 min, 110 min hindurch, der Harnblase entnommen. Der Farbstoff wurde photocolorimetrisch bestimmt. Cortison wurde intramuskulär, in einzelnen oder mehrfachen Dosen von 10—35 mg gegeben. Nebennierenextrakt wurde entweder intravenös oder inmuskulär oder über beide Wege, ein bis zweimal zu 1—2 ml injiziert. HPC wurde zu 200 mg/kg per os oder i.p. 2mal dieselbe Dosis verabreicht. ACTH wurde 2—4mal zu 4—14 mg/kg i.p. gegeben. Und schließlich Hyaluronidase, 100 "turbidity reducing units" (TRU) zusammen mit dem Farbstoff einmal direkt in das Gelenk. Cortison, ACTH und HPC riefen bei normalen Kaninchen keine signifikanten Veränderungen der Synovialmembran hervor, während parenterales ACTH stark antagonistisch auf die Hyaluronidase einwirkte. Die Autoren kamen zum Schluß, daß das Phenosulfophthalein kein gutes Mittel zu Messungen der Permeabilität der Gelenksynovia für natürliche Substanzen sei.

Czipott (1963) untersuchte den Einfluß der Synovialektomie auf die Resorption der Kniegelenke beim Hund. Den Tieren wurde die Synovialmembran zusammen mit Hoffaschen Fettgewebskörpern herausgenommen. In das Gelenk wurde Indigokarmin injiziert. Die Versuche wurden zu verschiedenen Zeitpunkten nach der Operation angesetzt, nach 2 Wochen, bzw. nach 1, 4, 5, 6, 10 und 12 Monaten. Gleichzeitig wurden als Kontrolle der Farbstoff auch in das gesunde Knie injiziert. Der Autor hat auch den Einfluß der Ausscheidung, d. h. auch des Farbstoffes im Harn studiert, nicht nur bei intraartikulärer, sondern auch bei intramuskulärer oder subcutaner Anwendung desselben Farbstoffes. Wenn die Synovia entfernt wurde, schied sich der intraartikulär injizierte Farbstoff — von der seit der Operation verstrichenen Zeit abhängig — immer später und später aus, bis schließlich die gleichen Werte, wie bei subcutaner Anwendung, erreicht wurden.

Stern u. Košak (1951) haben eine Methode zur Untersuchung der *Gelenkkapselpermeabilität in vitro* ausgearbeitet. Die Gelenkmembran vom Knie des Kalbes wurde über den Boden eines Cylinders gespannt und der hydrostatische Druck von physiologischer Kochsalzlösung beim Durchströmen der Membran gemessen, wozu ein horizontales Capillarrohr auf der Mündung des Cylinders diente. Die Flüssigkeit läßt sich in dieser Anordnung leicht wechseln, und so ist es möglich, verschiedene Pharmaka zuzusetzen. Die ganze Versuchsanordnung wurde durch einen Ultrathermostat auf 38° C gehalten. DŽINIĆ (1951) zeigte vermittels der soeben beschriebenen Methode, daß z. B. C-Vitamin, Rutin, Salicylsäure, Amidopyrin und Antazolin die Permeabilität der Synovia herabsetzen. STERN (1952) wies nach, daß auch verschiedene Sterine wie Desoxycorticosteron, Decholin, Digitoxin und Calciferol die Permeabilität der Gelenkkapsel in vitro vermindern. DŽINIĆ u. STERN (1955) fanden an der isolierten Gelenkkapsel des Kalbes, daß Hyaluronidase deren Permeabilität steigert, Natriumsalicylat hingegen dieselbe herabsetzt. Hyaluronidase kann die Wirkung von Natriumsalicylat annullieren, der umgekehrte Vorgang gelang aber nicht.

XVII. Die experimentelle Gicht

Dieser Abschnitt ist vom Standpunkt der Humanpathologie bedeutend. Die Methoden zur Erzeugung der Gicht sind zwar gering an Zahl, doch erlauben die hier aufgezählten sowohl das Studien der Pathophysiologie der Gicht, als auch Versuche therapeutischer Wege.

BOLLMANN u. SCHLOTTHAUER (1936) haben eine Methode zur Erzeugung der Gicht beim Truthahn ausgearbeitet. Sie verwendeten sieben Monate alte Vögel und hielten dieselben auf einer Grunddiät, welche aus Korn, Hafer, Gerste, Kleie, Mais- und Alfalfamehl, Karpfenfleisch mit Gräten, Trockenmilch, Sojaöl, Lebertran, Kochsalz und Kalkstein und 20 % Proteine, 4 % Fettkörper und 45% Kohlehydrate enthielt. Dieser Diät wurde unter Umständen durch Zusatz von frischem Pferdefleisch, kristalliner Urease (5 %), frischen Spinatblättern oder Mehlkuchen erweitert. Die Versuchstiere wurden in drei Gruppen eingeteilt: In der ersten erhielten sie dreimal wöchentlich je 1 ml einer Uranacetatlösung (die 25 mg des Salzes enthielt) intramuskulär; in der zweiten 10 mg Bleiacetat; in der dritten wurde dem Futter der Tiere Cinchophen beigemischt. Die Bestimmung des Harnsäuregehalts wurde in Blutproben bestimmt. Tiere, bei denen ein erhöhter Harnsäurespiegel gefunden wurde, wiesen Gichtsymptome an Extremitäten und in den Gelenkhöhlen auf. Cinchophen hatte wenig Einfluß auf die Entwicklung dieser Symptome.

BOKORI (1965) konnte die experimentelle Gicht beim Huhn durch A-Vitaminmangeldiät hervorrufen. Er verwendete 8–10 Monate, bzw. anderthalb Jahre alte Leghornhühner.

FAIRES u. MCCARTHY (1962) haben eine akute Entzündungsreaktion des Gelenks bei Hund und Mensch durch Einführen von 10–15 Mikronlangen Natriumurat-Kristallen in das Gelenk erreicht. Dieser Eingriff wurde an 20–25 kg wiegenden Mischlingshunden ohne Anaesthesie durchgeführt.

Zuerst wurde das Kniegelenk punktiert und 0,1–0,5 ml Synovialflüssigkeit aspiriert, und darauf durch dieselbe Nadel 1–20 mg Kristalle in 0,5 ml physiologischer Kochsalzlösung eingetragen. Das andere Kniegelenk erhielt zur Kontrolle reine physiologische Kochsalzlösung. Den Tieren wurde 4 Std lang völlige Bewegungsfreiheit gestattet, dann wurde durch Punktion soviel Flüssigkeit als irgend möglich aus den Kniegelenken aspiriert und die Leukocytenzahl per mm^3 festgestellt. Mit klinischen Beobachtungen übereinstimmend ergab sich, daß die Entzündungsreaktion dosisabhängig war.

In Versuchen von EISEN (1966) erzeugte das Eintragen von bis 0,5 mg Natriumurat in das Kniegelenk des Hundes eine akute Arthritis. ROSENTHALER u. Mitarb. (1966) prüften mit ähnlichen Methoden eine Reihe von Medikamenten.

Wirksam waren Phenylbutazon und Indomethazin, unwirksam u. a. Acetylsalicylsäure und Hydrocortison.

TRNAVSKY u. KOPECKY (1966) injizierten 120 g wiegenden, mit Larsen-Diät gefütterten Rattenmännchen subplantar mit 0,2 ml einer 10%igen Suspension von Natriumurat-Mikrokristallen. Letztere wurden nach der Vorschrift von SEECKMILLER u. Mitarb. [J. Amer. med. Ass. **180**, 469 (1962)] bereitet. Zur Wertung der Wirksamkeit entzündungshemmender Stoffe wurden sowohl die 4 Tage lang dauernde akute, als auch die sich auf die darauffolgenden 5 Tage sich erstreckende subakute Phase benützt. Die zu prüfenden Mittel wurden entweder parenteral, 30 min vor der Uratinjektion oder peroral, 45 min vor derselben verabreicht. Dieser Methode wurd von den Autoren besonderer Wert zugeschrieben, da sie eine bestimmte Ähnlichkeit mit der Gicht beim Menschen hat. MCCARTY u. Mitarb. (1966) haben eine sehr genaue Apparatur gebaut, die erlaubt, gleichzeitig den Intraartikulardruck, pH und Leukocytenzahl in der Synovialflüssigkeit zu messen. Ein dünner Dauerkatheter aus Polyäthylen wurde unter Anaesthesie im Kniegelenk fixiert. Zunächst wurde eine sterile Suspension von Natriumurat- oder Calciumpyrophosphat in das Gelenk injiziert, und 4–6 Std später die Veränderungen im Gelenk nachgemessen. Die ausgeführten Versuche ergaben, daß beide Arten von Kristallen stets eine akute exsudative Reaktion mit Intraartikulardruckerhöhung, dem Anwachsen der Leukocytenzahl und Abnahme des pH-Wertes hervorriefen. Diese Ergebnisse wurden mit denen der Humanpathologie verglichen.

XVIII. Verschiedenes

Wir wollen noch einige Arbeiten besprechen, die zu keiner der aufgezählten Gruppen gehören.

CIMASONI (1963) rief durch Ziehen der Oberkiefermolaren von weiblichen Ratten schwere Kiefergelenkänderungen hervor, die nach 200–300 Tagen auftraten. Das Gelenkknorpelgewebe war verkalkt. Es konnten Nekrosen und strukturelle Veränderungen im Discus articularis beobachtet werden. Diese Versuche waren geplant, um die im Schrifttum aufgeworfene, noch immer ungelöste Frage zu beantworten, welches die Ursache der Kiefergelenkveränderungen ist: Dysfunktion der Kaumuskeln oder Veränderungen im Gelenk selbst.

IVANKOVIĆ u. Mitarb. (1966) haben nachgewiesen, daß Äthylnitrosoharnstoff, nebst neurogenen Tumoren, Olige- und Syndactylie an Extremitäten bzw. Gelenken der Ratte hervorruft. Es genügt eine einmalige intravenöse Einspritzung von 80 mg der Substanz pro kg bei trächtigen Weibchen.

Aber KALLIOMÄKI u. Mitarb. (1964) zeigten an 2,5—3 kg wiegenden Kaninchen, daß Kreislaufstörungen keine experimentelle Arthritis hervorrufen. Diese Autoren haben das Tourniquet angelegt, entweder 14 Std hindurch oder mehrmals zu 2 bis 5 Std, röntgenologische Kontrolle zeigte jedoch keine Veränderungen. Diese Versuche sind durchgeführt worden, weil bekanntlich Arterienveränderungen in der Nähe rheumatoider Arthritis auftreten. Der Test auf dem rheumatoiden Faktor im Serum solcher Tiere fiel ebenfalls negativ aus.

KROMPECHER (1958) hat gezeigt, daß sich Gewebe so weit anpassen kann, daß durch Knochentransplantation ein künstliches Gelenk geschaffen werden kann, unter der Bedingung, daß auch von der Funktion des Gewebes, das zu verschwinden hat, Rechnung getragen wird. Es gelang ihm bei Hunden neue Gelenke zu bilden. Er sägte die Gelenkflächen ab, brachte die Knochenenden nahe aneinander, und vom fünften Tag ab wurde das neue Gelenk zweimal täglich gebogen und der nötige Druck auf die Knochen ausgeübt. Die Knorpelgewebsbildung konnte durch verschiedene Stadien verfolgt werden, die schließlich zur Ausbildung vollwertigen

Gelenkknorpelgewebes führte. PAP u. KROMPECHER (1961) haben am Kniegelenk des Hundes Knorpelgewebstransplantationen durchgeführt, entweder als Auto- oder als Homotransplantat. Wenn die Transplantate eine Dicke von 5 mm nicht übertrafen, und wenn dem Gelenk seine physiologische Funktion, d. i. biegen, aufgezwungen wurde, wuchs das Transplantat endgültig ein.

Kontrolluntersuchungen wurden mehr als zwei Jahre lang fortgesetzt. ERTIN u. Mitarb. (1962) haben die Technik der Transplantation des ganzen Gelenks, als Autotransplantat, bei Hunden ausgearbeitet. Versuche wurden am Metacarpophallangealgelenk durchgeführt. Die Operationen wurden unter strikter Anaesthesie vollzogen. Die meisten Transplantate wuchsen gut ein, wenn sich die Knochen berührten und erstere auf die Zehen transplantiert wurden; deren Struktur blieb etwa 15 Tage unverändert. Später setzte Gelenkverfall ein.

XIX. Die Polyarthritis beim Schwein

Obwohl wir die experimentelle Arthritis nicht nach den verwendeten Tierarten aufgeteilt haben, möchten wir der im Titel genannten Tierart einen gesonderten Abschnitt widmen. Der Grund hierfür ist in der Tatsache zu erblicken, daß bisher die Arthritis beim Schwein nicht genügend als ein wohl geeignetes experimentelles Modell hervorgehoben worden ist. Wie aus zeitgenössischer Literatur ersichtlich, ist die Arthritis bei Schweinen sehr häufig festzustellen, und geeignetes Material ist leicht von jedem Schlachthof zu beschaffen. Die Erkrankung kann aber auch auf gesunde Schweine und andere Tierarten übertragen werden.

JOUBERT u. Mitarb. (1966) veröffentlichten unlängst ein Sammelreferat über die Arthritis der Schweine. Sie haben die Erkrankung in zwei Gruppen aufgeteilt: die traumatische Arthritis (entstanden durch Kämpfe der Tiere im Stall, beim Transport u. dgl.) und die infektiöse Arthritis. DOYLE (1951) beschrieb die klinischen Symptome des Rheumatismus beim Schwein, worunter besonders Arthralgie und Myalgie hervorzuheben sind. Die Krankheit mag einen akuten oder auch einen chronischen Verlauf nehmen und ist von fibröser Periarthritis begleitet. Die Carpusgelenke sind gewöhnlich beiderseits angegriffen. Tarsal- und Sprunggelenk weisen Schwellungen auf, die mehr medial als lateral liegen, bisweilen ist Ankylose zu beobachten. Ferner werden viscerale Veränderungen angegeben. Es wurde auf die Bedeutung der Erysipelothrix rhusiopathiae hingewiesen und auf evtl. andere Erreger dieser Krankheit. Es wurden auch filtrable Faktoren aufgefunden, welche Rotlauf beim Schwein erzeugen.

USDIN u. Mitarb. (1952) haben durch Erysipelothrix rhusopathiae eine Arthritis bei Hampshire-Schweinen erzeugt. Es wurden Tiere eines Wurfes verwendet, bei welchem Spontanerkrankung an Arthritis ausgeschlossen war. Jene Tiere, die mit der Bakterienkultur behandelt wurden, wurden im Stall gehalten, jene, die mit Filtrat inoculiert wurden, ließ man im Freien. Das Futter enthielt 50 % enthäutetes Korn, 25 % Hafermehl, 14 % Soyabohnenmehl, 6 % Fischmehl, 4 % Alfalfa und 0,5 % Natriumchlorid. Die verwendeten Bakterienkulturen wurden 48 Std vor Gebrauch bebrütet. Stamm „98“ wurde aus dem Material einer proliferativen Endokarditis eines Schweines isoliert, Stamm „238“ aus der Gelenkflüssigkeit eines an Rotlauf erkrankten Schweines. Beide Stämme erzeugten Hyaluronidase. Die Bakterienkulturen wurden täglich mit 4 ml beginnend bis 17 ml zuerst subcutan, dann intraperitoneal und schließlich intravenös eingespritzt. Auf ähnliche Weise sind auch Filtrate verabreicht worden. Tiere, die mit Filtraten behandelt wurden, entwickelten keine Arthritis. Bei den mit Bakterienkulturen behandelten Tieren machten sich die ersten Zeichen der Arthritis drei Wochen nach der letzten

Einspritzung bemerkbar. Einige Tiere sind erst mehrere Monate nach der Behandlung geopfert worden: bei ihnen wurden schwere Schäden der Gelenke festgestellt, z. B. Erosion des Knorpelgewebes. Die Autoren billigen der von diesen Stämmen erzeugten Hyaluronidase besondere Bedeutung zu.

HUGHES (1955) verwendete große weiße Yorkshire-Schweine, welche er mit Stamm „E 6" von Erysipelothrix rhusiopathiae impfte. Dieser Stamm wurde aus dem arthritischen Gelenk eines Schweines isoliert. 5 ml Kultur wurde in die Ohrvene eingespritzt. Klinische, pathoanatomische, bakteriologische und histologische Untersuchungen ergaben folgendes. In keinem Fall wurde das klassische klinische Bild des Rotlaufs beobachtet, alle Veränderungen waren fast ausschließlich auf die Gelenke beschränkt. An der Synovialmembran wurden starke Wucherungen von Granulationsgewebe, am Knorpelgewebe wurde die Entstehung von Panus und Erosion gefunden. Veränderungen am Herzen waren seltener. Bei fast allen Versuchstieren konnte der gleiche Krankheitserreger nachgewiesen werden. Die Arthritis selbst war mehrfach, sie griff 3—11 Gelenke an.

SIKES u. Mitarb. (1956) haben die durch Erysipelothrix hervorgerufene chronische Arthritis des Schweines mit experimentell erzeugter Arthritis verglichen. Es konnten keine Unterschiede, weder makro- noch mikroskopisch, festgestellt werden. Diese Autoren weisen auf Ähnlichkeiten mit rheumatoider Arthritis beim Menschen hin.

GOLDIE u. COLLINIS (1956) spritzten den Erreger des Schweinerotlaufs Kaninchen intravenös ein. Eine Einspritzung allein genügte, um eine Arthritis hervorzurufen; sie enthielt 27—28 Millionen Keime und führte zu keinen Veränderungen an anderen Organen. Im Gelenk entwickelte sich eine Wucherung des Granulationsgewebes an der Synovia, nebst lympho- und plasmocytären Infiltrationen. In einem Fall wurde eine Mitralendokarditis mit Thromben beobachtet. Cortison verschlechterte den Krankheitsablauf.

MCNUTT (1959) hat aus dem Gelenk des Schweines PPLO Stamm „BO" isoliert und nachgewiesen, daß von den 20 Stämmen, die bisher vom Schwein gewonnen wurden, dieser am geeignetsten zu Versuchen ist und die stärkste Wirkung auf Gelenke aufweist. Gleichzeitige Impfung mit „BO" und Erysipelothrix rhusiopathiae welch letzterer ebenfalls Affinität zum Gelenk besitzt, rief keine schlimmeren Veränderungen am Gelenk hervor als PPLO allein. In einer Besprechung des Schweinerotlaufs und Arthritis weist SHUMAN (1959) darauf hin, daß WARD [J. Amer. vet. med. Ass. **61**, 155 (1922)] als erster diese Art von Arthritis beim Schwein mittels intravenöser Einspritzung von Erysipelothrix rhusiopathiae erzeugt hat. SIKES (1959) lenkt die Aufmerksamkeit darauf hin, daß der Erreger der Schweinearthritis, Erysipelothrix rhusiopathiae in zwei Stämmen vorkommt, der eine besitzt starke Virulenz und ist vorwiegend in Europa anzutreffen, der andere mit schwächerer Virulenz überwiegt in Nordamerika. Die von diesem Erreger erzeugtenVeränderungen erfassen auch die Haut. Ferner ist die Krankheit oft von Endokarditis und schweren Schäden im Verdauungstrakt begleitet. Die hauptsächlichsten Veränderungen sind aber doch im Gelenk zu finden. Dieselben umfassen hämorrhagische seröse Ausschüttungen in die Synovia und Gelenksödeme. Die Villi enthalten viel Plasmazellen und Lymphocyten. Bei akutem Verlauf entsteht Leukopenie, bei gewissen Erkrankungsformen überwiegt eine proliferative Arthritis. SHUMAN u. Mitarb. (1965) unternahmen Versuche an 2 Monate alten, uninfizierten weißen Schweinen, welche direkt aus der Gebärmutter entnommen wurden. Diese Tiere erhielten Erysipelothrix rhusiopathiae Stamm „S 192", Serotyp B. Die Keime wurden mit FREUNDS Adjuvans vermischt. Jedes Tier erhielt 20 intradermale Einspritzungen, eine weitere Gruppe erhielt nur das Adjuvans. 21 Tage nach der letzten intradermalen Einspritzung wurden einer

Gruppe von Tieren weitere 10 intradermale Einspritzungen von 0,1 ml einer Suspension von getöteten Keimen ohne Adjuvans gemacht, einer anderen Gruppe (Tiere die vorher sowohl Adjuvans allein wie auch Adjuvans mit Erreger erhalten hatten) wurden lebende Keime Erysipelothrix rhusiopathiae eingespritzt. Die Tiere wurden 3 Monate nach der letzten Behandlung geopfert. Keine Arthritis trat bei jenen Tieren auf, die abgetötete Keime erhalten hatten, oder bei solchen, die zunächst mit abgetöteten Keimen in Adjuvans und später mit lebenden Keimen behandelt wurden. Andererseits trat Arthritis bei solchen Tieren auf, die zuerst mit Adjuvans und später mit homologen lebenden Keimen behandelt wurden. MOORE und REDMONG (1965) haben aus Gelenken von Schweinen eine besondere Art Mykoplasma gewonnen und dessen bakteriologische Charakteristika bestimmt. Bei natürlichem Ablauf infiziert sich das Schwein selbst, wenn es noch jung ist; die Krankheit bricht aber erst dann aus, wenn das Tier ein Gewicht von 50–70 kg erreicht hat. Bei intravenöser Verabreichung dieses Erregers sind klinische Symptome nach 15–20 Tagen bemerkbar, die Gelenke sind 8–16 Wochen nach der Einspritzung am ärgsten angegriffen. Es kommt zur Ansammlung großer Flüssigkeitsmengen in den Gelenkkapseln und zu einer Wucherung der Kapselvilli. Mikroskopisch ist eine chronische Synovitis festzustellen. Bei fortgeschrittener Erkrankung kann der Erreger nur aus dem Gelenk gewonnen werden.

FREEMAN u. BERMAN (1962) haben gezeigt, daß die Schweinearthritis, welche durch Erysipelothrix insidiosa erzeugt wurde, alle Zeichen von Hypersensitivität aufweist und haben immunologische Versuche in diesem Sinne durchgeführt, indem sie das Antigen entweder in Form lebender oder abgetöteter Erreger verabreichten. Außer der arthritischen Veränderungen wurden auch Herzschäden gefunden. Die Autoren weisen darauf hin, daß diese Arthritis der rheumatischen Arthritis beim Menschen ähnelt.

XX. Veränderungen in den Gelenken von Vögeln

Diese Gruppe von Veränderungen haben wir von den anderen getrennt, ebenso wie die Gruppen der Veränderungen bei Schweinen. Der Grund hierfür ist darin zu erblicken, daß eine solche Arthritis sehr selten zu Versuchszwecken verwendet wird. Bei Vögeln wird die Gicht relativ häufig beobachtet, wie schon im Abschnitt über die Gicht hervorgehoben wurde. Es sind auch Arbeiten über die Auswertung von Antirheumatika am Gelenk der Taube veröffentlicht worden.

LECCE u. Mitarb. (1955) haben von Hühnern, die an Tendovaginitis oder Arthritis litten, einen Stoff erhalten, der auf andere Hühner übertragen werden konnte. Die Krankheit war bei Kaninchen durch Schwäche und Anämie charakterisiert. Im Gelenk und in dessen Umgebung befand sich ein käseartiges Exsudat, welches Bursitis und Arthritis erzeugt. PPLO und Spirochaeten konnten aus diesem Stoff, welcher filtrabel ist, nicht isoliert werden. Am besten inoculiert man den Gallenbeutel von 4–12 Tage alten Embryonen. Dieser Faktor wirkt fast gar nicht auf junge Mäuse, Schweine oder Meerschweinchen. Die Autoren meinen, es könnte sich um Rickettsien oder große Viren handeln. Jedenfalls ist dies ein neues Modell für pharmakologische Untersuchungen. Das Mykoplasma kann ebenfälls eine Arthritis beim Huhn hervorrufen. COVER u. Mitarb. (1956) haben aus dem kranken Gelenk des Huhns einen Keim isoliert, der nicht mit PPLO identisch ist und gegen Penicillin unempfindlich war. Dieser Keim ist von Tier auf Tier übertragbar. Die Autoren zeigten, daß dieser Keim wahrscheinlich jenem ähnlich ist, der von WILLS[6] isoliert

[6] Preliminary Report on Transmission of an agent producing arthritis in chickens, Progress Reports 1964, Texas Agric. Exptl. Sta (1954) und OLSON u. Mitarb. (OLSON, N., BLETNER, T. K., SHELTON, D. C., MUNRO, A. D., und ANDERSON, G. C.): Enlarged joint condition in poultry caused by an infectious agent. Abstr. Ann. Meet. Poult. Sci. A., **1954**, 39—40.

wurde (Adler 1959). Zu Versuchen wurden 2 Wochen alte weiße "Single Comb"-Leghornhühner verwendet, deren Generation nachweislich nicht mit Mykoplasma infiziert war. Das Tibiometatarsalgelenk dieser Tiere wurde mit einem Stamm Mykoplasma inoculiert, von dem bekannt war, daß er Arthritis erzeuge. Es wurde 0,2 ml injiziert. Nach einer Woche traten Symptome einer Schwellung der Subcutis am Inoculationsort auf. Die Hühner wiesen Zeichen von Schwäche auf. Nach einer weiteren Woche konnten sie nicht mehr gehen. Mikroskopisch konnte eine verstärkte Vascularisation und eine Verdünnung der Synovialmembran nachgewiesen werden.

Olson (1959) besprach die sog. „Transmissible Synovitis" (TS, übertragbare Synovitis) des Geflügels. Diese Krankheit ist in jenen Teilen der Vereinigten Staaten verbreitet, wo Backhühner gezüchtet werden. Die Ursache dieser Erkrankung ist unbekannt, aber er weist darauf hin, daß manches Charakteristikum die TS-Ähnlichkeit mit dem "Pleuropneumonia – like Organism" (PPLO) zeigt. Es gelang ihm in einigen Fällen, PPLO zu isolieren und dadurch Lecces Befunde zu bestätigen, daß es sich bei TS eigentlich um eine Infektion mit PPLO handelt. Interessanterweise ergab es sich, daß der von ihm isolierte Stamm WVU 1675 bei älteren Vögeln nicht infektiös war. Die Veränderungen die WVU 1675 an der Synovialmembran der Vögel erzeugt, sind jenen, welche rheumatoide Arthritis beim Menschen hervorruft, ähnlich. Manchmal kommt es zu Ankylosen. Jungherr (1959) warnte in einem Referat, daß bei Vögeln häufig bakterielle Arthritis und Tonosynovitis auftreten, besonders bei jungen Vögeln. Dies äußert sich vor allem beim Gehen und Sitzen, wenn die Tiere eine besondere Stellung einnehmen. Die Gelenke schwellen an. Als Erreger kommen in Betracht Staphylokokken, Salmonellen, Pasteurellen, Tuberkulosebacillus moniliformis und Mykoplasmosen.

Sokoloff (1963) untersuchte das Vorkommen der spontanen degenerativen Osteoarthritis bei Vögeln. Als Versuchsmaterial verwendete er 48 Vogelkadaver von Tieren im Alter von 3–22 Jahren, die er aus verschiedenen Zoos erhielt. Aus dieser Untersuchung geht hervor, daß die degenerative Osteoarthritis des Vogels einen milderen Verlauf nimmt, als jede der Säugetiere. Diese Art spontaner Arthritis wurde in 15 von 48 untersuchten Fällen festgestellt. Eine schwere chronische hämatogene infektöse Arthritis ist in 7 von insgesamt 34 untersuchten Fällen gefunden worden.

Rigdon und Schreiber (1965) besprachen die Torticollis sowie auch die Arthrogryposis bei Enten; letztere ist eine Krankheit, die auch beim Menschen vorkommt[7]. Florsheim u. Mitarb. (1963) entwickelten eine Methode zur Erzeugung der Arthritis bei der Taube mittels 0,1 ml einer homogenen 4 %igen Suspension von Talk (Magnesium hydroxypolysilicat) in einer 25 %igen Gummiarabicumlösung, die mit einer dünnen Injektionskanüle in das Intratarsalgelenk eines Beines eingespritzt wird. Das Tier, das normalerweise immer auf beiden Beinen steht, wird dadurch gezwungen, auf nur einem Bein zu stehen. Tauben behalten diese Stellung 60–90 min lang. Zur Auswertung der Antiphlogistika wird die totale Zeit von 180 min genommen, während der die Tiere auf beiden Beinen stehen, und nicht der Zeitpunkt zu welchem sie aufhören, auf einem Bein zu stehen. Antiphlogistika vermögen günstig auf diese Art Arthritis einzuwirken, besonders wirksam war Natriumsalicylat.

Die Porosis beim Huhn stellt eigentlich keine Gelenkveränderung dar. Die Knochen des Sprunggelenks werden zwar verbogen, jedoch ist dies keine Arthritis im morphologischen Sinne. Diese Krankheit hat in der Humanpathologie kein

[7] Newton, G. M., Lithgow, W. C., Sweeney, J. H.: "Arthrogryposis multiplex congenita", J. Bone J. Surgery **40**, 1285—1309 (1958).

Gegenstück (Wobach 1953) s. S. 66ff. Janovski (1966) beschrieb eine Gelenkentzündung der unteren Extremitäten mit Arthropathien und Septicämie, hauptsächlich erregt durch Escherichia coli, die bei Vögeln auftritt, welche in Käfigen gehalten werden. Hier kommt es zu serofibrinöser und seropurulenter Arthritis. Die Infektion erfolgt wahrscheinlich direkt durch die Exkremente oder infolge verspäteter Überempfindlichkeit gegen E. coli.

XXI. Einfluß von Bewegungen und Innervation auf den arthritischen Prozeß

Corbin und Hindsey (1939) haben die hintere Extremität der Katze denerviert, den lumbalen Teil des Sympathicus exstirpiert und die Hinterwurzeln im lumbalen und sacralen Teil des Rückenmarks durchtrennt. Einige der so behandelten Tiere wurden in so kleine Käfige eingesperrt, daß sie sich nicht bewegen konnten, anderen wiederum wurde völlige Bewegungsfreiheit gestattet. Bei Tieren, deren Bewegung verhindert war, ergab ein röntgenologischer und mikroskopischer Vergleich keinen Unterschied zwischen denervierten und normalen Gelenken. Jene Tiere, die Bewegungsfreiheit genossen hatten, wiesen Veränderungen des Hüftgelenks im Sinne einer Arthritis auf. Die übrigen Gelenke derselben Extremität blieben unverändert. Die Autoren schlossen daraus, daß die Innervation der Gelenke und Knochen keinen Einfluß auf dieselben ausübe, und daß die Nerven keinerlei spezifische trophische Funktion an den Gelenken hätten.

Sääf (1941) untersuchte den Einfluß von Übung und Belastung auf das Hüftgelenk des Meerschweinchens. Zu Versuchen wurden verwendet: normale Tiere behandelte Tiere, solche die 4 Monate in engen Käfigen gehalten worden sind und solche, die nach 4monatigem Ruhen gewissen Übungen ausgesetzt wurden. Es ergab sich, daß der belastete Teil des Gelenkknorpelgewebes bei Tieren, die länger den Übungen ausgesetzt waren, eine stärkere Basophilie der Grundsubstanz und Vermehrung von Chondromzellen aufweisen.

Mignani und Del Vivo (1955) erzeugten eine allergische Arthritis bei Kaninchen des Klingeschen Typus. Die Gelenkveränderungen waren schlimmer, wenn die Tiere forcierte Bewegungen ausführen mußten. Gelenke, die mit Heftpflaster fixiert waren, wiesen schwächere Veränderungen auf. Die Bindefascien zeigten eine Hyalinisierung.

Reeves (1966) hat nachgewiesen, daß in der Gelenkhöhle von Katzen, Kaninchen, Hunden und Menschen Unterdruck herrscht. Dieser beträgt —2 bis —10 mm Quecksilbersäule, bei der Katze sogar —14 mm Hg. Im Kniegelenk herrscht der geringste Druck bei völliger Extension, der höchste bei vollständiger Flexion.

Messung des Pfotenvolumens

Hillebrecht (1954) entwickelte eine verläßliche plethysmographische Methode zur Messung der Pfotenschwellung bei der Ratte. Das Prinzip der Methode besteht darin, daß das Bein des Tieres eine gewisse Flüssigkeitsmenge aus einem Gefäß durch eine Überlaufrohr in eine graduierte Pipette verdrängt. Nach Messung des Volumens der verdrängten Flüssigkeitsmenge wird diese aus der Pippette abgesaugt und im Gefäß aus einem großen Behälter ersetzt. Um ein Abfließen aus dem Meßgefäß zu verhindern, wird die Oberflächenspannung des Wassers durch Zugabe von 0,5 Promille Pril herabgesetzt.

Enders u. Heidbrink (1955) messen die Volumänderung der Rattenpfote mit Quecksilber. Die Niveauveränderungen des Quecksilbers werden durch einen Schwimmer, über einen Hebel an einer Skala gemessen.

WINDER u. Mitarb. (1957) haben eine Methode zur schnellen und quantitativen Messung des Pfotenvolumens der Ratte ausgearbeitet, die auf Verdrängung von Wasser aus einem Bassin beruht. Die verdrängte Wassermenge wird in einer, in 0,01 ml eingeteilten waagerechten Pipette gemessen. Blasenbildung und Oberflächenspannungsherabsetzung wird durch Zugabe von 5 % Äthylalkohol und 0,05 % Natriumlaurylsulfonat erzielt. LENČE (1962) hat eine sehr genaue Methode zur Volumenmessung kleiner Gegenstände ausgearbeitet, welche auch zur Messung von Gelenkschwellungen bei der Ratte zum Vorteil verwendet werden kann.

Der Nachteil der Volumenmessung besteht in dem Zwang, die Tiere zu narkotisieren (s. WILHELMI u. DOMENJOZ 1951).

In vielen Fällen ist es deshalb einfacher, wenn man die Dicke des Gelenks mißt, wobei sehr feine Meßgeräte notwendig sind und auf keinen Fall einen Druck auf die Gewebe einwirken darf (s. z. B. LAAF u. Mitarb. 1967, EICHLER u. KOCH 1968).

Wenn es sich um die Verfolgung eines Ödems handelt, dann ist die Sichtbarmachung durch Evansblau sehr empfindlich.

XXII. Schlußfolgerung

Es bestehen viele Methoden zur Erzeugung der experimentellen Arthritis, und zwar von verschiedenen Genesen, was auch aus diesem Referat ersichtlich ist. Manche dieser Methoden sind technisch leichter und manche schwerer. Einige von diesen Methoden haben nur einen theoretischen Wert und werden – außer bei spezifischen Problemen – in der Praxis nie verwendet werden. Doch die meisten dieser Methoden können gut bei den klinischen bzw. pathologisch-anatomischen Untersuchungen der Gelenkspathologie sowie auch bei der Suche nach neuen Arzneimitteln, die einen Einfluß auf das Gelenk haben, verwendet werden.

Wir haben z. B. absichtlich einzeln die Veränderungen am Gelenk der Wirbelsäule sowie auch bei Trauma, Gelenksimobilisation usw. der verschiedenen Versuchstiere gezeigt, weil bei manchen Untersuchungen gerade dies notwendig sein könnte. Es ist klar, daß degenerative Osteoarthritis oder irgendwelche andere spontane Gelenkserkrankungen keine experimentelle Arthritis darstellen, doch können diese natürlichen Veränderungen am Gelenk heute sehr gut als Modell im Experiment dienen.

Die experimentelle Gicht kann man, wie wir sehen, erzeugen, auch sich ihrer bedienen und sie als Screening Test einführen. Die Veränderungen bei Schweinen, ob sie spontan oder experimentell hervorgerufen worden sind, ähneln so stark den Veränderungen an den Gelenken des Menschen, daß sie zur Untersuchungen der Antiphlogistika und Antirheumatika an diesem Modell herausfordern. Es ist sicher, daß dies nicht als Screening Test dienen kann, aber es ist sehr wahrscheinlich, daß man heute die Arthritis der Schweine bei Schlußuntersuchungen eines neuen Antirheumatikum oder Antiphlogisticum gebrauchen könnte.

Wir hoffen, daß die hier angeführten Methoden eine sehr umfangreiche Gelenksuntersuchung, vom funktionellen pathologisch-anatomischen, pharmakologischen und klinischen Aspekt gesehen, erlauben.

Literatur

ADLER, H. E.: Arthritis in chicks caused by a mycoplasma. Lab. Invest. 8, 1394—1936 (1959).

AMANTE, S., E. BIDONE, C. GRUGNI, S. AMANTES, and C. GRUGNI: Experimental arthritis and vit C deficiency. Boll. Soc. ital. Biol. **27**, 812—817 (1951).

ANGEVINE, D., C. L. RUSSEL, and S. ROTHBARD: Influence of varius types of immunization on the genesis of experimental hemolytic streptococcus arthritis. Arch. Path. **34**, 18—30 (1942).

ANTWEILER, H.: Über die Beeinflussung des Dextranödems der Rattenpfote durch gelöste Oligo- und Polykieselsäure (Versuche zur Pathogenese der Silikose). Arch. Hyg. **139**, 341—348 (1955).

BAEDER, D. H., and J. SEIFTER: Effect of adrenalectomy and hypophysectomy in permeability of the synovial membrane in rabbits. Proc. Soc. exp. Biol. (N. Y.) **87**, 280—282 (1954).

BARNETT, C. H., W. COCHRANE, and A. J. PALFREY: Age changes in articular cartilage of rabbits. Ann. rheum. Dis. **22**, 389—399 (1963).

BECK, A.: Beitrag zur Wirkung des Colchicins. Arch. exp. Path. Pharmakol. **165**, 208—216 (1932).

BEILER, J. M., R. BRENDEL, and G. J. MARTIN: Action of parenteral trypsin on experimentally-induced edemas of different types in rats. Proc. Soc. exp. Biol. (N. Y.) **89**, 274—276 (1955).

BENICHOUX, R., PH. DESLOUX et G. MORIN: Essai de traitement des arthrites chroniques par injection intra-articulaire de matière plastique. Données expérimentales et cliniques. Reum. Acad. Chir. **80**, 933—939 (1954).

BENKÖ, S., E. BÖZZÖRMENYI, F. OLAH, M. CSATI, and K. SZEITZ: The enhancing effect of streptococcus toxin prepared by Weld's method on experimental streptococeal arthritis brvostud. **5**, 161—166 (1953).

BERRY, R. J.: Genetically controlled degeneration of the nucleus pulposus in the mouse. J. Bone Jt Surg. **43** A, 387—393 (1961).

BIANCHI, C.: Experimental observations on a test for synovial permeability. Brit. J. Pharmacol. 8, 130—133 (1953).

— Furthier studies on compounds reducing synovial membrane permeability. Brit. J. Pharmacol. **9**, 166—169 (1954).

BLECH, W., and R. EMMERICH: The effect of partial hepatectomy on formalin arthritis in rats. Z. ges. inn. Med. **9**, 146—149 (1954).

BOKORI, J.: Studies on nutritional gout in poultry II. Acta Vet. Acad. Sci. hung. **15**, 421—440 (1965).

BOLLMAN, J. L., and C. F. SCHLOTTHAUER: Experimental gout in turkeys. Amer. J. dig. Dis. **3**, 483—488 (1936).

BÖNI, A., R. JAQUES u. H. KAUFMANN: Untersuchungen eines nekrotisierenden Faktors im Serum von Patienten mit entzündlichen Gelenkserkrankungen und von Ziegen mit Arthritis. Acta rheum. scand. Suppl. 8, 17—27 (1964).

BONTA, I. L., C. J. DE VOS, and W. H. BOLDINGH: Biological activity of fluid obtained from rat paw oedema induced by serotonin. Acta physiol. pharmacol. neerl. **14**, 48 (1966).

BOURNE, G. H.: Some histological aspects of formalin "arthritis" in rats. Brit. J. Pharmacol. **32**, 377—381 (1951).

BRANCENI, D., G. AZADIAN-BOULANGER et R. JEQUIER: L'inflammation experimentale par un analogue de l'heparine un test d'activite antiinflammatoire. Arch. int. Pharmacodyn. **152**, 15—24 (1964).

BROWER, G. D., A. YOSHIHIKO, and P. ORLIĆ: The diffusion of dyes through articular cartilage in vivo. J. Bone Jt Surg. **44**-A, 456—463 (1962).

BRAUN, J. H., J. W. KISSEL, and P. M. LISH: Involvment of the central nervous system in certain models of inflamation. J. Pharm. exp. Ther. **160**, 231 (1968).

BÜCH, O., u. TH. WAGNER-JAUREGG: Zur Problematik antiphlogistischer und antipyretischer Teste. Arch. exp. Path. Pharmakol. **240**, 30 (1960).

BUCHER, U.: Befunde nach experimentellen Gelenkknorpeldefekten beim Meerschweinchen. Schweiz. Z. Path. Bakt. **18**, 185—197 (1955).

BURCKHARDT, H.: Experimentelle Untersuchungen über die Beziehungen der Gelenkfunktion zur Arthritis-Deformans. Arch. klin. Chir. **132**, 706—763 (1924).

BURKE-EVANS, E., G. W. N. EGGERS, J. K. BUTLER, and J. BLUMEL: Experimental immobilization and remobilization of rat knee joints. J. Bone Jt Surg. **42**-,A 737—758 (1960).

CAMPHELL, W. G., and S. R. BERRY: Lesions in subsynovial tissue. Changes in rabbits after intra-articular injections of mechlorethamine hydrochloride alone and together with an adrenocortical steroid. Arch. Path. **79**, 7—13 (1965).

CAYEUX, P., R. CLUZAN, J. PANIJAL, R. LEVILLAIN, J. LEGOFF et C. PAVIE: Les sérums antiphagocytaires dans l'étude des infections expérimentales. III. Arthritis et cardiopathies streptococciques (streptococcus pyogenes) chez la souris blanche. Etude anatomo-pathologique des lésions. Ann. Inst. Pasteur **109**, 674—682 (1965).

CECIL, L., D. ANGEVINE, and S. ROTHBARD: Experimental arthritis in rabbits produced with streptococci and other organisms. Amer. J. med. Sci. **198**, 463—475 (1939).

CHRISMAN, O., J. FESSEL, and W. O. SOUTHWICK: Experimental production of synovitis and marginal articulas exostoses in the knee joints of dogs. Yale biol. Med. **27**, 409—412 (1963).

CHRISTENSEN, M. L.: Untersuchungen über die antiphlogistische Wirkung von Aminopyrin, Phenylbutazon und Natriumsalicylat auf experimentell hervorgerufene Entzündungen bei splenektomierten Ratten. Ann. Univ. sarav. Med. **6**, 243—252 (1958).

Cimasoni, G.: Histopathology of the temporamandibular joint following bilateral extractions of molars in the rat. Oral Surg. **16**, 613—621 (1963).

Cohen, H., M. Graff, and W. Kleinberg: Inhibition of dextran edema by proteolytic enzymes. Proc. Soc. exp. Biol. (N. Y.) 88, 517—519 (1955).

Collier, W. A.: Untersuchungen über Ratten-Polyarthritis. Versuche zum Nachweis neutralisierender Antistoffe. Schweiz. Z. Path. Bakt. **2**, 65—76 (1939).

— Über eine Pneumonie- und Arthritis-Epizootie bei weißen Mäusen. Schweiz. Z. Path. Bakt. **11**, 133—146 (1948).

Corbin, K. B., and C. J. Hindsey: Influence of the nervous system on bone and joints. Anat. Rec. **75**, 307—317 (1939).

Coulon, R., R. Charlier et V. Vandersmissen: Action de la cysteinamine sur une arthrite expérimentale. Arch. int. Pharmacodyn. **99**, 474—480 (1954).

Courthright, L. J., and W. C. Kuzell: Sparing effect of neurological deficit and trauma on the course of adjuvant arthritis in the rat. Ann. rheum. Dis. **24**, 360—367 (1965).

Coutu, L.: Action du 21-acétoxy-prégnénolone (Artisone) comparée a celle de l'acetate de désoxycorticostérone (DCA) et du composé e dé Kendall (Cortisone) sur l'arthrite experimentale. Presse méd. **58**, 781—782 (1950).

— H. Selye, and R. J. Gareau: The morphology of arthritis induced in the rat by mustard. Rev. canad. Biol. **10**, 228—245 (1951).

Cover, M. S., J. M. Geleta, and E. F. Waller: The etiology of an arthritic disease of chickens. Amer. J. Vet. Res. **17**, 12—15 (1956).

Curtiss, P., and L. Klein: Destruction of articular cartilage in septic arthritis. J. Bone Jt Surg. **47** A, 1595—1604 (1965).

Czipott, Z.: Die Wirkung der Synoviektomie auf die Resorption aus dem Kniegelenk. Bruns Beitr. klin. Chir. **206**, 236—243 (1963).

Dasler, W.: Production by semicarbazide of gross skeletal changes in rats similar to osteolathyrism. Proc. Soc. exp. Biol. (N. Y.) **97**, 112—114 (1958).

— Th. B. Norton, and D. F. McCoy: Beta-hydrazinopropionitriles: A new series of osteolathyrogenic agents for the rat. Proc. Soc. exp. Biol. (N. Y.) **118**, 719—722 (1965).

Denk, H., u. K. Formanek: Der Einfluß einer Entwässerung auf die Bildung experimenteller Rattenpfotenödemen. Med. Pharmacol. exp. **16**, 152 (1967).

De Marchini, P.: Experimental arthritis in the Guinea-Pig. Acta clin. belg. **7**, 165—168 (1952).

De Palma, F., and J. J. Flynn: Joint changes following experimental partial and total patellectomy. J. Bone Jt Surg. **40** A, 395—413 (1958).

Dewes, R.: Auswertung antiphlogistischer Substanzen mit Hilfe des Hyaluronidaseödems Arch. int. Pharmacodyn. **104**, 19—28 (1955).

Domenjoz, R., W. Theobald u. K. Mörsdorf: Die Beeinflussung der an der Ratte gleichzeitig gesetzten Formalin- und Dextranentzündung. Arzneimittelforsch. **5**, 488—489 (1955).

— K. Mörsdorf, E. G. Stenger u. W. Theobald: Der Einfluß der Narkose auf die Wirkung von Natriumsalicylat und Phenylbutazon am experimentellen Pfotenödem der Ratte. Arch. exp. Path. Pharmakol. **230**, 325—327 (1957).

Dougan, J. W., Ch. R. Wolf, H. J. Mankin, and G. P. Rodnan: Estimation of the proliferative activity of synovium in experimental hemarthrosis. Arthr. and Rheum. 8, 440—441 (1965).

Doyle, L. P.: Rheumatoid disease of swine. Vet. Med. **46**, 257—259 (1951).

Dugal, L. P.: Effect of cold, ascorbic acid, and age on "formaldehyde-induced" arthritis in the white rat. Canad. J. med. **29**, 35—47 (1951).

Dumonde, D. C., and L. E. Glynn: The production of arthritis in rabbits by an immunological reaction to fibrin. Brit. J. exp. Path. **43**, 373—383 (1962).

Džinić, S.: Permeabilitet zglobne čahure teleta pod uplivom C vitamina, rutina, acid. salicylicuma, amidopyrina i antistina. Veterinaria **1**, 16—19 (1951).

—, i P. Stern: Permeabilitet zglobne čahure govečeta, uslovljen hyaluronidasom i natr. salicylatom. Veterinaria **4**, 3—7 (1955).

Eichler, O., u. Ch. Koch: Über die antiphlogistische, analgetische und spasmolytische Wirksamkeit von Harpagosid. Arzneimittelforsch. (im Druck).

Eisen, V.: Urates and kinin formation in synovial fluid. Proc. roy. Soc. Med. **59**, 302—305 (1966).

Enders, A., u. W. Heidbrink: Volumetrische Messung des Rattenpfotenödems durch Verdrängung von Quecksilber. Z. ges. exp. Med. **126**, 79—81 (1955).

Ertin, A. E., J. R. Alger, and R. M. Baird: Experimental and clinical transplantation of autogenous whole joints. J. Bone Jt Surg. **44**-A, 1518—1536 (1962).

Faires, J. S., and D. J. McCarty: Acute arthritis in man and dog after intrasynovial injection of sodium urate crystals. Lancet **1962 II**, 682—687.

FASSBENDER, H. G., u. H. K. PIPPERT: Die allergisch-hyperergische Entzündung von Haut und Gelenken unter dem Einfluß von Hyaluronidase und Rutin. Z. ges. exp. Med. **123**, 210—218 (1954).

FELDBERG, W., and A. A. MILES: Regional variations of increased permeability of skin capillaries induced by a histamine liberator and their relation to the histamine content of the skin. Brit. J. Physiol. **120**, 205—213 (1953).

FICHTNER, H. J., u. J. W. WEISS: Zur Frage der Gelenkschädigung durch Kontrastmittel. Bruns Beitr. klin. Chir. **207**, 164—171 (1963).

FINDLAY, G. M., R. D. MACKENZIE, and F. O. MACCALLUM: The aetiology of polyarthritis in the rat. Lancet **1939 II**, 7—10.

FLAX, M. H., and B. H. WAKSMAN: Further immunologic studies of adjuvant disease in the rat. Int. Arch. Allergy **23**, 331—347 (1963).

FLORSHEIM, G. L., V. BALTZER u. K. BUCHER: Prüfung von Antiphlogistika an einer experimentellen Arthritis der Taube. Helv. physiol. pharmacol. Acta **21**, 205—211 (1963).

FORMANEK, K., M. ROSAK u. C. STEFFEN: Weitere Untersuchungen über die experimentelle Adjuvans-Arthritis der Ratte. Int. Arch. Allergy **24**, 29—59 (1964).

FÖRSTER, O., u. E. STOKLASKA: Quantitative Studien über die Arthus-Reaktion bei Ratten. Med. Pharmacol. exp. **14**, 37—44 (1966).

FREEMAN, M. J., and D. T. BERMAN: Hypersensitivity in erysipelothrix arthritis of swine. Fed. Proc. **21**, 276 (1962).

FRENCH, C. E., J. R. ALLEN, and K. J. DAVIS: Bio-assay for anti-inflammatory substances. Proc. Soc. exp. Biol. (N. Y.) **89**, 41—43 (1955).

FREUND, J.: Some aspects of active immunization. Ann. Rev. Microbiol. **1**, 291—308 (1947).

FREUNDT, E. A.: Arthritis caused by streptobacillus moniliformis and pleuropneumonialike organisms in small rodents. Lab. Invest. **8**, 1358—1366 (1959).

FRIEDLÄNDER, H.: Effect of cortisone acetate on an experimental purulent infectious arthritis of white mice. J. infect. Dis. **89**, 26—30 (1951).

— R. T. HABERMANN, and W. L. PARR: Experimental arthritis in albino rats produced by a strain of corynebacterium. J. infect. Dis. **88**, 290—297 (1951).

— — — Experimental arthritis in albino rats and mice produced by alpha type streptococci. J. infect. Dis. **88**, 298—304 (1951).

FUNAYAMA, T.: Experimentelle Studie über die Entstehung der Arthritis deformans. II. Mitt. Einfluß der Gelenkinfektion. Arch. jap. Chir. (Kyoto) **7**, 489—495 (1930).

GARDNER, A. F., W. DASLER, and J. P. WEINMANN: Masticatory apparatus of albino rats in experimental lathyrism. J. dental. Res. **37**, 492—515 (1958).

GARDNER, D. L.: Familial canine chondrodystrophia poetalis (achondroplasia). J. Path. Bact. **77**, 243—247 (1959a).

— Production of arthritis in the rabbit by the local injection of the mucopolysaccharide caragheenin. Ann. rheum. Dis. **19**, 369—376 (1960).

GARDNER, E.: Comparative arthrology. Lab. Invest. **8**, 1160—1166 (1959b).

GARDNER, G. M., L. M. DE FAIRLEY, and W. C. KUZELL: Effect of bal on experimental polyarthritis of rats. Proc. Soc. exp. Biol. (N. Y.) **71**, 130—131 (1949).

GAY, W. I.: Methods of animal experimentation. Vol. 1, 2. New York-London: Academic Press 1965.

GIORDANO, M., u. G. JUNGE-HÜLSING: Untersuchungen mit radioaktivem Schwefel über den Stoffwechsel von Sulfomucopolysacchariden bei experimenteller Formalinarthritis der Ratten. Z. Rheumaforsch. **22**, 99—107 (1963).

GLYNN, L. E., and E. J. HOLBOROW: Conversion of tissue polysaccharides to auto-antigens by group-A beta-haemolytic streptococci. Lancet **1952 II**, 449—451.

GOFF, CH., C. HARTFORD, W. LANDMESSER, and C. NEWINGTON: Bipedal rats and mice. J. Bone Jt Surg. **39**-A, 616—622 (1957).

GOLDIE, W., and D. H. COLLINS: Erysipelothrix arthritis in rabbits: experimental induction and the response to cortisone. Amer. J. Path. **71**, 425—439 (1956).

GOTH, A.: Interaction of carbohydrates and antiinflametory drugs with mastcells in the rat. Biochem. Pharmacol. Suppl. 309—314 (1968).

GÖZSY, B., and L. KÁTÓ: Changes in permeability of the skin capillaries of rats after histamine depletion with 48/80 dextran or egg white. Brit. J. Physiol. **139**, 1—9 (1957).

— — Maximal edema induced in the rats by minute amounts of dextran. Rev. canad. Biol. **19**, 425—433 (1960).

GREENLAW, R. K., D. S. KAHN, and J. P. GORDON: Experimentally produced changes in the rabbit resembling legg-calvé-perthes's disease. Surgical Forum **11**, 440—441 (1960).

GROSS, F.: Zur Auslösung und Beeinflussung der Ödembildung nach Injektion von Hühnereiweiß an der Ratte. Arch. exp. Path. Pharmakol. **211**, 421—426 (1950).

GRUGNI, C.: Artropatie sperimentali in rapporto a vari stadi di avitaminosi. Chir. gen. **4**, 225—235 (1955).

HABERLAND, G. L.: Pharmacological testing of antiphlogistic and antirheumatic substances. Arch. int. Rheumat. **3**, 473—488 (1960).
HALL, M. C.: Cartilage changes after experimental immobilization of the knee joint of the young rat. J. Bone Jt Surg. **45**-A, 36—44 (1963).
HALPERN, B. N., J. C. MORARD, M. JUSTER, L. ROBERT, A. ABADIE, and A. COUDERT: Experimental collagen-like disease induced by repeated injections of papain with evidence of autoimmune antibodies. Ann. N. Y. Acad. Sci. **124**, Part I, 395—411 (1965).
HANSEN, H. J.: A pathologic anatomical interpretation of disc degeneration in dogs. Acta orthop. scand **20**, 280—293 (1951).
— Comparative views on the pathology of disk degeneration in animals. Lab. Invest. 8, 1242—1259 (1959).
HARRISON, R. G.: The influence of unilateral nephrectomy on the production of experimental arthritis in the albino rat. Brit. med. J. **1951 I**, 1299—1304.
HEITE, H. J., u. H. HÖLAND: Untersuchungen am Rattenpfotenödem über die Einflußgröße des peripheren Nervensystems auf Entzündungsvorgänge. Acta neuroveg. **13**, 217—233 (1956).
HENRICSON, B., and E. O. STEN: Hereditary acetabular dysplasia in german shepherd dogs. J. Amer. vet. med. Ass. **135**, 207—210 (1959).
HERSHBERGER, L. G.: Effects of cortisol and phenylbutazone on experimental arthritis and serum polysaccharide (protein ratios in rats). Proc. Soc. exp. Biol. (N. Y.) **99**, 55—57 (1958).
HERTTING, G., u. E. STOKLASKA: Zur Beeinflussung des Rattenpfotenödems durch die Narkose. Arch. exp. Path. Pharmakol. **231**, 562—567 (1957).
HIDALGO, J., C. D. MCCLURE, J. B. HENDERSON, R. WHITEHEAD, and CH. J. SMYTH: Effect on joint permeability of adrenal cortex extract, ACTH, cortisone hydroxy-phenyl cinchoninic acid and hyaluronidase. Proc. Soc. exp. Biol. (N. Y.) **80**, 97—101 (1952).
HILLEBRECHT, J.: Zur routinemäßigen Prüfung antiphlogistischer Substanzen im Rattenpfotentest. Arzneimittelforsch. **4**, 607—614 (1954).
HUGHES, D. L.: Arthritis in pigs. The experimental disease induced by erysipelothrix rhusiopathiae. Brit. Vet. J. **111**, 183—194 (1955).
HUGHES, K. L., M. J. EDWARDS, W. J. HARTLEY, and S. MURPHY: Polyarthritis in calves caused by mycoplasma SP. Veterinary record **78**, 276—280 (1966).
INNES, J. R. M.: "Inherited dysplasia" of the hip joint in dogs and rabbits. Lab. Invest. 8, 1170—1177 (1959).
INVERNIZZI, F., e F. MILAZZO: Importanza delle artriti sperimentali nello studio della patogenesi dell'artrite reumatoide umana. Atti Accad. Med. Lombarda **18**, 171—174 (1963).
IVANKOVIĆ, S., H. DRUCKREY u. R. PREUSSMANN: Erzeugung neurogener Tumoren bei den Nachkommen nach einmaliger Injektion von Äthylnitrosoharnstoff an schwangere Ratten. Naturwissenschaften **53**, 410—411 (1966).
JANOVSKI, N. A.: Arthropaty associated with escherichia coli septicemia in caged birds. J. Amer. Vet. med. ass. **148**, 1517—1552 (1966).
JAQUES, R.: Das Thalassinödem der Ratte und seine Beeinflussung durch verschiedene Pharmaka. Helv. physiol. pharmacol. Acta **11**, C55—C57 (1953).
JASMIN, G.: Etude de l'inflammation anaphylactoide. Rev. canad. Biol. **15**, 107—185 (1956).
— Experimental polyarthritis in rats injected with a toumor exudate. Ann. rheum. Dis. **16**, 365—369 (1957).
— Experimental polyarthritis. Laval med. **37**, 543—546 (1966).
— Experimental arthritis in rats a comprehensive review with specific reference to mycoplasma. Rheumatology **1**, 107—131 (1967).
— E. BAJUSZ et A. MONGEAU: Lésions inflammatoires polyarticulaires consécutives à l'injection de lymphe chez le rat. Rev. canad. Biol. **22**, 53—58 (1963).
JESSAR, R. A.: Neue Fortschritte über Grundlagen und klinischen Verlauf der rheumatischen Arthritis. Klin. Wschr. **36**, 998—1005 (1958).
JOHNSON, L. C.: Kinetics of osteoarthritis. Lab. Invest. 8, 1223—1241 (1959).
JONAS, F. J., u. H. ECKE: Tierexperimentelle Untersuchungen über die simultane Verabreichung von Hydrocortisonacetat und Antibioticis in frisch geschädigte Gelenke. Mschr. Unfallheilk. **63**, 333—342 (1960).
JONES, S. R., and Y. CARTER: A study of the pathogenesis of rheumaticlike lesions in the guinea pig. Arch. Path. **58**, 613—635 (1954).
— — Experimental arthritis. I. Morphologic alterations in the guinea pig after the parenteral injection of bacterial extracts. Arch. Path. **63**, 472—483 (1957).
— —, and J. DE W. RANKIN: Rheumatic-like lesions in the guinea-pig: a correlation of toxic, anaphylactogenic, arthropathic and chemical properties of certain crude polysaccharides from klebsiella pneumonia type B. Brit. J. exp. Path. **35**, 519—527 (1954).
—, and Y. C. MAYNE: Experimental arthritis. Arch. Path. **65**, 247—259 (1958).
—, and J. R. WARD: Studies on adjuvant-induced polyarthritis in rats. II. Histogenesis of joint and visceral lesions. Arthr. and Rheum. **6**, 23—35 (1963).

JONES, T. C., and G. SCHNELLE: Pulmonary hypertrophic osteoarthropathy in dogs. Lab. invest. 8, 1287—1300 (1959).

JOUBERT, L., C. MACKOVIAK et J. FONTAINE: La fièvre aphteuse du Porc. Rev. méd. Vét. 117, 331—341 (1966).

JUNGHERR, E.: Bacterial arthritis and tendosynovitis in poultry. Lab. Invest. 8, 1376—1383 (1959).

JUSTIN-BESANCON, L., A. RUBENS-DUVAL, J. VILLIAUMEY et J. KAHN: Cortex surrénal et lésions articulaires expérimentales. Sem. Hôp. Paris **29**, 1987—1993 (1953).

KALLIOMÄKI, J. L., H. A. SAARIMAA, and P. TOIVANEN: Inhibition by 6-mercaptopurine of polyarthritis induced by Freund's adjuvant. Ann. rheum. Dis. **23**, 78—80 (1964).

— — — An attempt to produce experimental arthritis by severe artificially induced disturbances in the circulation of the rabbits limb. Acta rheum. scand. **10**, 77—80 (1964).

KATAOKA, O.: Experimental development of the knee joint tuberculosis in rabbits. Kobe med. Sci. **5**, 89—110 (1959).

KÁTÓ, L., and B. GÖZSY: Improved method for quantitative evaluation of drug effects on dextran edema in the rat. Toxicol. appl. Pharmacol. **3**, 145—152 (1961).

KELEMEN, E., and A. REDEI: Attempts to produce inflammatory swelling with edema fluid. Med. exp. 8, 223—227 (1963).

KINSELLA, R. A., and O. E. HAGEBUSCH: Studies of experimental arthritis. III. Behavior of skin tests. Proc. Soc. exp. Biol. (N. Y.) **26**, 442—443 (1930).

KLINGE, F.: XIV. Die Eiweißüberempfindlichkeit (Gewesanaphylaxie) der Gelenke. Experimentelle pathologisch-anatomische Studie zur Pathogenese des Gelenkrheumatismus. Beitr. path. Anat. **83**, 185 (1929).

KRAMER, M.: Untersuchungen über die Pathogenese anaphylactoider Ödeme der Ratte. Arch. exp. Path. Pharmakol. **228**, 233—235 (1956).

KROMPECHER, ST.: Die qualitative Adaption der Gewebe. Z. mikr.-anat. Forsch. **64**, 59—99 (1958).

KULKA, P. J., R. H. HOUSSAY, and J. L. CLAUSEN: An experimental model of rheumatoid nodules: previously undescribed granulomas in rats inoculated with mycobacterial adjuvant. Amer. Rheum. Ass. 8, 452—453 (1965).

LAAF, H., H. GIERTZ u. F. HAHN: Zur Frage der Aminbeteiligung beim Dextranödem. Arch. int. Pharmacodyn. **168**, 101—108 (1967).

LABELLE, A., and R. TISLOW: A method of evaluating analgesics of the antiarthralgic type in the laboratory animal. J. Pharmacol. exp. Ther. **98**, 19 (1950).

LACAPÈRE, G. DELAVILLE, FR. BONHOMME, PH. GOULET, J. MARCHE et M. C. VIAL: Étude sur la polyarthrite expérimentale du rat. Rev. Rheum. **29**, 715—721 (1962).

LANIER, R. R.: The effects of exercise on the knee-joints of inbred mice. Anat. Rec. **94**, 311—321 (1946).

LECCE, G., F. G. SPERLING, L. HAYFLICK, and W. STINEBRING: Tendovaginitis with arthritis, a new syndrome of chickens: isolation and characterization of an infectious agent. J. exp. Med. **102**, 489—498 (1955).

LÈGER, J., G. MASSON, and L. J. PRADO: Hypersensitivity to egg white in the rat. Proc. Soc. exp. Biol. (N. Y.) **64**, 366—370 (1947).

LENČE, P.: A new device for plethysmoscopic measuring of small objects. Arch. int. Pharmacodyn. **136**, 237—241 (1962).

LERNER, E. M., K. J. BLOCH, and R. R. WILLIAMS: "Rheumatoid" serologic reactions in experimental animals. II. Bentonite flocculation test in rats with experimental arthritis. Arthr. and Rheum. **3**, 26—40 (1960).

—, and L. SOKOLOFF: The pathogenesis of bone and joint infection produced in rats by streptobacillus moniliformis. Arch. Path. **67**, 364—372 (1959).

— R. R. WILLIAMS, and J. C. JENKINS: Sensitized sheep cell hemagglutination reaction in rats with experimental infection of bone and joint. Proc. Soc. exp. Biol. (N. Y.) **99**, 249—252 (1958).

LE ROY, H. L.: Die chronische Arthritis der Ziegen als Modell einer primär-chronischen Polyarthritis. Z. Rheumaforsch. **22**, 263—268 (1963).

LEWIS, W. G., and L. E. CLUFT: Pathogenesis of fever in joint disease, the effect of intraarticular pressure and intraarticular bacterial pyrogen. Bull. Johns Hopk. Hosp. **107**, 22—30 (1960).

LÖFGREN, L.: Local changes in experimental arthritis and the effect on them of hyaluronidase, Ann. Med. exp. Fenn. **37**, 276—289 (1959).

LOWBEER, L.: Skeletal and articular involvement in brucellosis of animals. Lab. Invest. 8. 1448—1460 (1959).

LUCHERINI, T., E. CECCHI, F. PORZIO et A. D.'AMORE: Osteoartropatia atrofica sperimentale da carenza di complesso B. Policlinico **71**, 1278—1287 (1964a).

— — — — Studi sulla provocazione di un'artrite sperimentale nel rhesus. I. Risultati con limpiego di adiuvante micobatterico. Minerva med. **55**, 4059—4065 (1964b).

— — — — Studi sulla provocazione di un'artrite sperimentale nel rhesus. III. Ulteriori risultati con limpiego di fibrina. Minerva med. **56**, 3—12 (1965a).

— — — — Studi sulla provocazione di un'artrite spermimentale nel rhesus. IV. Effetti della carenza protidica sull'artrite da fibrina. Minerva med. **56**, 13—20 (1965b).

LUNARDO, C.: The synovia in artificial immobiliziation, with special reference to the mast cells. Riv. Anat. Patol. **9**, 403—420 (1954).

—, et G. DE BASTIANI: Atrosi sperimentale da gonadotropine nei ratto. Arch. Putti **11**, 46—54 (1959).

LUPI, A.: Reconstruction processes in lesions of the articular cartilages. Patol. Sper. **42**, 217—227 (1954).

MACKIE, T. J., C. E. VAN ROOYEN, and E. GILROY: An epizootic disease occurring in a breeding stock of mice: bacteriological and experimental observations. Brit. J. exp. Path. **14**, 132—136 (1933).

MANTEGAZZA, P., and F. PICCININI: Methods in drug evaluation. Amsterdam: North-Holland Publ. Comp. 1966.

MARCONDES DE SOUZA, J. P., F. F. MACHADO, A. SESSO, and V. VALERI: Experimental immobilization of the joints of guinea-pigs. Effects on the knee-joint. Rev. Ass. Med. Bras. **10**, 159—175 (1964).

MARKOVITZ, J., J. ARCHIBALD, and H. G. DOWNIE: Experimental surgery. London: Baillière Tindall & Cox. Ltd 1959.

MAROS, T., J. SZÁVA, K. RETTEGI, L. LÁZÁR u. F. M. SERES-STURM: Über die durch experimentelle Formol-Arthritis hervorgerufenen Gewebeveränderungen. Z. Orthop. **98**, 106—111 (1964).

MCCARTY, D. J., JR., P. PHELS, and J. PYENSON: Crystal-induced inflammation in canine joints. I. Anexperimental model with quantification of the host response. J. exp. Med. **124**, 99—115 (1966).

MCELLIGOTT, T. F.: Decreased fixation of sulphate by chondrocytes in hypervitaminosis A. J. Path. Bact. **83**, 347—355 (1962).

MCNUTT, S. H.: Swine arthritis associated with pleuropneumonialike organisms (PPLO). Lab. Invest. **8**, 1427—1431 (1959).

MEACHIM, G.: Sulphate Metabolism of articular cartilage after surgical interference with the joint. Ann. rheum. Dis. **23**, 372—380 (1964).

MERKOW, L., and J. L. LALICH: Skeletal changes in suckling rats induced by prolonged papain administration. J. Bone Jt Surg. **43**-A, 679—686 (1961).

MESSOW, C.: Die Polyarthritis bei unseren Haustieren. Z. Rheumaforsch. **22**, 268—278 (1963).

MIELENS, Z. E., J. ROZITIS JR.: Acute peri-articular inflammation induced in rats by oral 6-Sulfanilylindazole (29687). Proc. Soc. exp. Biol. (N. Y.) **117**, 751—754 (1964).

MIGNANI, E., et R. E. DEL VIVO: L'artrite allergica di F. Klinge nella immobilità e nel movimento. Arch. "De Vecchi" Anat. Patol. **23**, 687—710 (1955).

MILAZZO, F., R. CATTANEO, F. FANTINI e F. INVERNIZZI: Trasmissione dell'artrite da adiuvanti del ratto mediante trasporto di linfociti circolanti. Boll. I. S. Milanese **43**, 413—418 (1964).

MILLISER, R. V., and W. DASLER: Osteolathyrism. Arch. Path. **67**, 427—431 (1959).

MIURA, H.: Experimentelles Studium über die pathologischen Gelenkveränderungen bei Lanolin-gefütterten Kaninchen. Kyoto Ikadaigaku-Zasshi **1**, 895—914 (1927).

MOFFETT, B. C.: Studies on synovial permeability. II. Factors inducing synovial permeability in the rat. Anat. Rec. **118**, 825—839 (1954).

MOORE, R. W., and H. E. REDMONG: Pathologic and cultural characteristics of mycoplasma species producing joint lesions in swine. Amer. Rheum. Ass. **8**, 458 (1965).

MORETTINI, A., A. GIUNTA e G. NATALI: Studi sulla permeabilita articolare. Nota II. Influenza dell'età e delle mesomucinasi sulla permeabilita della membrana sinoviale del conglio. Riv. Crit. Clin. Med. **51**, 561—566 (1951).

— G. G. NERI SERNERI e A. SCIAGRÁ: Attivazione istiocitaria e modificazioni del connettivo nell'artrite sperimentale del conglio dopo somministrazione per via endcarteriosa di acetilcolina e colina. Riv. Crit. Clin. Med. **54**, 308—321 (1954).

MORGAN, H. R., and G. A. BENNETT: Intra-articular changes induced in rabbits by injection of typhoid somatic antigen. Arch. Path. **44**, 609—620 (1947).

MUELLER, M. N., and A. KAPPAS: Estrogen pharmacology. II. Suppression of experimental immune polyarthritis (29715). Proc. Soc. exp. Biol. (N. Y.) **117**, 845—847 (1964).

MURRAY, D. G.: Experimentally induced arthritis using intra-articular papain. Arthr. and Rheum. **7**, 211—219 (1964).

NEUBURGER, F., u. R. SCHOOL: Über die Wirkung von parenteral verabreichtem Acetyl-Cholin auf quergestreifte Muskeln, Gelenke und Knochen. I. Mitt. Arch. exp. Path. Pharmak. **186**, 492—497 (1937).

NEWBOULD, B. B.: Chemotherapy of arthritis induced in rats by mycobacterial adjuvant. Brit. J. Pharmacol. **21**, 127—136 (1963).

— Role of lymph nodes in adjuvant-induced arthritis in rats. Ann. rheum. Dis. **23**, 392—396 (1964).

NODINE, J. H., and P. E. SIEGLER: Animal and clinical pharmacologic techniques in drug evaluation. Chicago: Year Book Medical Publ. Inc. 1964.

NORLIN, G.: Experimental rheumatoid arthritis in rabbits. Acta rheum. scand. **6**, 309—319 (1960).

— Experimental diseases produced by β-Hemolytic streptococci in rabbits and their equivalents in human pathology. Acta rheum. scand. 8, 297—316 (1962).

OLSON, N. O.: Transmissible synovitis of poultry. Lab. Invest. **8**, 1384—1393 (1959).

ORECCHIA, C.: Experimental arthritis produced by formalin. Med. Med. sper. **23**, 304—311 (1952).

PAGE, TH. D. P., J. T. DINGLE, and E. R. COOK: Synovial proliferation induced by polysaccharides. Nature **186**, 251—225 (1960).

PAP, K., and S. KROMPECHER: Arthroplasty of the knee. J. Bone Jt Surg. **43**-A, 523—537 (1961).

PARKES, M. W., and F. WRIGLEY: Arthritis in rats produced by pleuropneumonia-like organisms Ann. rheum. Dis. **10**, 177—181 (1951a).

— — The effect of ACTH, Cortisone and DOCA with ascorbic acid on „Formalin-Arthritis". Brit. med. J. **1951**b, 670—675.

PARRAT, J. R., and G. B. WEST: 5-Hydroxytryptamine and the anaphylactoid treaction in the rat. Brit. J. Physiol. **139**, 27—41 (1957).

— — The relationship of 5-hydroxytryptamine to capillary permeability in the skin of the rat. Brit. J. Physiol. **140**, 105—112 (1958).

PEARSON, C. M.: Development of arthritis, periarthritis and periostitis in rats given adjuvants. Proc. Soc. exp. Biol. (N. Y.) **91**, 95—101 (1956).

— B. H. WAKSMAN, and J. T. SHARP: Studies of arthritis and other lesions induced in rats by injection of mycobacterial adjuvant. V. Changes affecting the skin and mucous membranes. Comparison of the experimental process with human disease. J. exp. Med. **113**, 485—511 (1961).

—, and F. D. WOOD: Studies of arthritis and other lesions induced in rats by the injection of mycobacterial adjuvant. Amer. J. Path. **42**, 73—95 (1963).

— — Passive transfer of adjuvant arthritis by lymph node or spleen cells. J. exp. Med. **120**, 547—560 (1964).

— — E. G. MCDANIEL, and F. S. DAFT: Adjuvant arthritis induced in germ-free rats. Proc. Soc. exp. Biol. (N. Y.) **112**, 91—93 (1963).

PELT, R. W. VAN: Comparative arthrology in man and domestic animals. J. Amer. vet. med. Ass. **147**, 958—967 (1965).

PÉREZ, G. L.: Arthritis experimentales por el vincidol y la hidralazina. Rev. esp. Reum. **9**, 156—165 (1961/1962).

PETERFALVI, M., D. BRANCENI, G. AZADIAN-BOULANGER, L. CHIFFLOT et R. JEQUIER: Étude pharmacologique d'un nouveau composé analgésique antiinflammatoire, la glaphénine. Med. Pharmacol. **15**, 254—266 (1966).

PILLIERO, S. J., M. L. GRAEME, E. B. SIGG, G. CHINEA, and C. COLOMBO: Action of antiinflammatory agents upon blood and histopathologic changes induced by periarthritis in rats Life Sci. **5**, 1057—1069 (1966).

PIROZYNSKI, W., u. K. AKERT: Polyarthritis und Nebennierenrindenhormone. Schweiz. med. Wschr. **79**, 745—749 (1949).

POWELL, H. M., W. A. JAMIESON, and R. M. RICE: Efectiveness of streptomycin in arthritis of rats. Proc. Soc. exp. Biol. (N. Y.) **62**, 8—9 (1946).

PRETO, E.: Modificazioni articolari per interventi neuro-chimiei diversi enervazione, somministrazione di parathormone e di vitamina D. Arch. Ist. biochim. ital. **4**, 245—258 (1932).

RADOŠEVIĆ, Z.: (Persönliche Mitt.) (1967).

RANDLOV-MADSEN, A.: Experimental investigations into the aetiology of Calvé-Perthes'disease. Acta orthop. scand. **19**, 6—18 (1949).

RATHKE, F. W., u. H. A. HIENZ: Tierexperimentelle Untersuchungen zur Pathogenese der juvenilen Rückgratverbiegungen. Z. Orthop. **91**, 347—379 (1959).

REEVES, B.: Negative pressures in knee joints. Nature (Lond.) **212**, 1046 (1966).

REINHARDT, W. O., and CHOH HAO LI: Experimental production of arthritis in rats by hypophyseal growth hormone. Science **117**, 295—296 (1953).

RIGDON, R. H., and H. SCHREIBER: Torticollis. Arch. Path. **80**, 58—62 (1965).

RINEHART, J. F.: An outline of studies relating to vitamin-C deficiency in rheumatic fever. J. Lab. clin. Med. **21**, 597—608 (1936).
ROBINSON, J.: Failure to produce rheumatic fever in rabbits by prolonged and intensive streptococcus infection. Arch. Path. **57**, 516—522 (1954).
ROSEWHELE, M. E., T. KASSERICH, and F. SCHNEIDER JR.: Effect of antiinflammatory agents on acute experimentel synovitis in dogs. Proc. Soc. exp. Biol. (N. Y.) **122**, 693—696 (1966).
ROTHBARD, S.: Experimental arthritis in the albino rat produced by a group a hemolytic streptococcus. Proc. Soc. exp. Biol. Med. **44**, 379—381 (1940).
RUCKES, J.: Experimentelle Untersuchungen über die Resorptionsfähigkeit des Stratum Synoviale. Z. Zellforsch. **55**, 313—369 (1961).
SÄÄF, J.: Präliminares Resultat eines Studium über die funktionelle Anpassung des Gelenkknorpels. Upsala Läk.-Fören. Förh. N. F. **46**, 349—353 (1941).
SAXTON, J., and M. SILBERBERG: Skeletal growth and ageing in rats receiving complete or restricted diets. Amer. J. Anat. **81**, 445—467 (1947).
SCHIAVETTI, L., C. TERZANI, e C. SPITZ: Rapporti fra artrite sperimentale e funzione intestinale. Influenza degli antibiotici e del digiuno sullo sviluppo dell'artrite traumatica e da freddo ratto. Reumatismo **4**, 3—15 (1952).
SCHNEIDER, M.: Ankylosis of the rabbit elbow joint by intraarticular papain and immobilization. J. Bone Jt Surg. **47**-A, 1355—1364 (1965).
SCHNELLE, G. B.: Canine hip dysplasia. Lab. Invest. 8, 1178—1185 (1959).
SEIFERT, J., and D. H. BAEDER: Technical factors influencing permeability of synovial membrane in rabbits. Proc. Soc. exp. Biol. (N. Y.) **87**, 276—280 (1954).
SELYE, H.: A further studies concerning the participation of the adrenalin cortex in the pathogenesis of arthritis. Brit. med. J. **1949**, 1129—1135.
— The dermatologic implications of stress and calciphylaxis. J. invest. Derm. **39**, 259—275 (1962).
— Somogyi A. Vegh P. Inflammation, topical stress and the conzept of pluricausal diseases. Biochem. Pharmacol. **1968**, Supplement, 107—122.
— G. GABBIANI, and B. TUCHWEBER: Experimental induction of shoulder calcification by trauma. Osped. Ital. Chir. 8, 1—8 (1963).
SHARP, G. W. G.: Effect of certain anti-arthritic compounds on the permeability of synovial membrane in the rabbit. Ann. rheum. Dis. **22**, 50—54 (1963).
SHUMAN, R. D.: Swine erysipelas and arthritis. Lab. Invest. 8, 1416—1418 (1959).
— R. L. WOOD, and W. S. MONLUK: Sensitization by erysipelathrix rhusiopathiae (insidiosa) with relation to arthritis in pigs. I. Pretreatment and challenge with dead cells of serotype B in a homologous system. Cornell Vet. **55**, 378—386 (1965).
SHUPE, J. L.: Degenerative arthritis in the bovine. Lab. Invest. 8, 1190—1196 (1959).
SIKES, D.: A rheumatoid like arthritis in swine. Lab. Invest. 8, 1406—1415 (1959).
— G. M. NEHER, and L. P. DOYLE: The pathology of chronic arthritis following natural and experimental erysipelothrix infection of swine. Amer. J. Path. **32**, 1241—1251 (1956).
SILBERBERG, M., and R. SILBERBERG: Age changes of bones and joints in various strains of mice. Amer. J. Anat. **68**, 69—95 (1941).
— — Degenerative joint disease in mice fed high-protein diets. J. Geront. **7**, 24—31 (1952).
— — Degenerative joint disease of mice as modified by adrenocorticotrophic hormone (ACTH). Exp. med. Surg. **13**, 279—285 (1955).
— — Modification of degenerative joint disease of mice by somatropin (STH). Endocrinology **67**, 540—546 (1960a).
— — Osteoarthrosis and osteoporosis in senile mice. Gerontologia **6**, 91—101 (1962).
— — Dyschondrogenesis and osteoarthrosis in mice. Arch. Path. **77**, 519—524 (1964).
— — Role of hyroid hormon in the pathogenesis of joint disease in mice. J. Bone Jt Surg. **37** A, 537—548 (1955); s. a. dies. Skelettal effects of radioiodine induced thyreoid deficiency in mice as influenced by sex, age and strain. Amer. J. Anat. **95**, 263—289 (1954). Veränderungen der Tibiaentwicklung.
— —, and M. OPDYKE: Degenerative joint disease in mice bearing anterior hypophyseal, ovarian and adrenal grafts. Endocrinology **54**, 26—34 (1954).
SILBERBERG, R., G. GOTO, and M. SILBERBERG: Degenerative joint disease in castrate mice. I. Effects of ovariectomy at various ages. Arch. Path. **65**, 438—441 (1958).
— — — Aging changes and osteoarthrosis in castrate mice receiving progesterone. J. Geront. **20**, 228—232 (1965).
— — A. VOGEL, and W. WETTSTEIN: Ultrastructure of articular cartilage of mice of various ages. Amer. J. Anat. **109**, 251—275 (1961).
—, and M. SILBERBERG: Joint disease in mice "Thyroidectomized" with radio-iosine I^{131}. Proc. Soc. exp. Biol. (N. Y.) **85**, 448—450 (1954).
— — Changes in bones and joints of underfed mice bearing anterior hypophyseal grafts. Endocrinology **60**, 67—75 (1957).

SILBERBERG, R., and M. SILBERBERG: Einfluß einer fettreichen Kost auf die Entwicklung der Arthrosis deformans bei kastrierten Mäusen. Schweiz. Z. Path. Bakt. **22**, 447—458 (1959).
— — Articular aging and osteoarthrosis in female mice bearing anterior hypophyseal grafts. Path. Microbiol. **23**, 103—112 (1960b).
— R. THOMASSON, and M. SILBERBERG: Degenerative joint disease in castrate mice. I. Effects of ovariectomy at various ages. Arch. Path. **65**, 442—444 (1958).
SILVERSTEIN, E., and L. SOKOLOFF: Natural history of degenerative joint disease in small laboratory animals. 5. Osteoarthritis in guinea pigs. Arthr. and Rheum. **1**, 82—86 (1958).
— — Periarthritis produced in rats with Freund's adjuvants. Arthr. and Rheum. **3**, 485—495 (1960).
SOKOLOFF, L.: Natural history of degenerative joint disease in small laboratory animals. I. Pathologic anatomy of degenerative joint disease in mice. Arch. Path. **62**, 118—128 (1956).
— Joint diseases of laboratory animals. J. nat. Cancer Inst. **20**, 965—969 (1958).
— Osteoarthritis in laboratory animals. Lab. Invest. 8, 1209—1217 (1959).
— Comparative pathology of arthritis. Advan. Vet. Sci. **6**, 193—250 (1960).
— Failure of orchietomy to affect degenerative joint disease in STR/1N mice. Proc. Soc. exp. Biol. (N. Y.) **108**, 792—793 (1961).
— Degenerative joint disease in birds. Lab. Invest. **12**, 531—537 (1963).
—, and P. BEEGEL: Effect of streptococcal growth products on development of experimental viral arthritis. Arch. Path. **56**, 473—479 (1953).
— L. B. CRITTENDEN, R. S. YAMAMOTO, and G. E. JAY JR.: The genetics of degenerative joint disease in mice. Arthr. and Rheum. **5**, 531—546 (1962).
—, and G. E. JAY JR.: Natural history of degenerative joint disease in small laboratory animals. II. Epiphyseal maturation and osteoarthritis of the knee of mice of inbred strains. Arch. Path. **62**, 129—135 (1956).
— — Natural history of degenerative joint disease in small laboratory animals. Arch. Path. **62**, 136—139 (1956).
— — Natural history of degenerative joint disease in small laboratory animals. Arch. Path. **62**, 140—142 (1956).
—, and O. MICKELSEN: Dietary fat supplements, body weight and osteoarthritis in DBA/2Jn mice. J. Nutr. **85**, 117—121 (1965).
— — E. SILBERSTEIN, G. E. JAY JR., and R. YAMAMOTO: Experimental obesity and osteoarthritis. Amer. J. Physiol. **198**, 765—770 (1960).
— D. A. VARNEY, and J. F. SCOTT: Sex hormones, bone changes and osteoarthritis in DBA/2JN mice. Arthr. and Rheum. 8, 1027—1038 (1965).
SONNENBERG, K.: Experimentelle Erzeugung von Arthritis Ankylopoetica. Virchows Arch. path. Anat. **293**, 724—737 (1934).
STASTNY, P., V. A. STEMBRIDGE, TH. VISCHER, and M. ZIFF: Homologous disease in the adult rat, a model for autoimmune disease. J. exp. Med. **122**, 681—692 (1965).
—, and M. ZIFF: Homologous disease in the adult rat, a model for autoimmune diseases. Fed. Proc. **21**, 42 (1962).
STENGER, E. G.: Zur Frage des Entscheidungsmechanismus der experimentellen Dextran-Schwellung der Rattenpfote. Arzneimittelforsch. 8, 693—694 (1958).
— Prüfung der pro- und antiphlogistischen Wirkung von Monojodessigsäure, Natriumfluorid, Kaliumcyanid und 2,4-Dinitrophenol an der Ratte. Arch. int. Pharmacodyn. **120**, 39—47 (1959a).
— Zur Frage der Beeinflussung der experimentellen Formalin-Arthritis der Ratte durch veränderte Schilddrüsen-Aktivität. Arzneimittelforsch. **9**, 133—134 (1959b).
STERN, P.: Einfluß des Desoxycorticosterons und anderer Sterine auf die Zellmembrandurchlässigkeit der Gelenkkapsel. J. Mt Sinai Hosp. **19**, 185—190 (1952).
— Arthritiserzeugung an Ratten. Arzneimittelforsch. **15**, 819—821 (1965).
—, i R. KOŠAK: Permeabilnost stanične membrane i alergija. Acta medica iugosl. **5**, 147—158 (1951).
— D. LEKOVIĆ, i M. CIGLAR: Farmakološka analiza ljekovite fojničke vode. Med. arhiv **15**, 63—71 (1961).
— R. MILIN u. M. SĆEPOVIĆ: Über die Wirkung von Serpasil auf die Schreckthyreose der Wildkaninchen. Schweiz. med. Wschr. **86**, 415—417 (1956).
STILWELL, JR., L.: Structural deformities of vertebrae. Bone adaptation and modeling in experimental scoliosis and kyphosis. J. Bone Jt Surg. **44**-A, 611—634 (1962).
STOERCK, H. C., T. C. BIELINSKI, and T. BUDZILOVICH: Chronic polyarthritis in rats injected with spellen in adjuvants. Arch. Path. **30**, 616 (1954).
STROGANOVA, E. V.: Der Einfluß von ACTH und Cortison auf die serösen Membranen der Gelenke und ihre Nervenapparate bei experimenteller allergischer Arthritis. Probl. Endokrinol. Hormonoter. **2**, 32—43 (1956).

STUDER, A., u. K. REBER: Rheumatismus als Problem der experimentellen Medizine. Darmstadt: Steinkopff 1959.

SULLIVAN, R., and F. E. MCCASLIN: Further studies on experimental spondylitis and intercorporeal fusion of the spine. J. Bone Jt Surg. **42**-A, 1339—1348 (1960).

SWANTON, M. C.: Hemophilic arthropathy in dogs. Lab. Invest. **8**, 1269—1277 (1959).

TANIGUCHI, S., and K. SHICHIKAWA: Histological studies on experimental viral arthritis. Acta rheum. scand. **8**, 265—280 (1962).

THEOBALD, W., u. R. DOMENJOZ: Das Serotonin-Ödem der Ratte und seine Beeinflussung durch Antiphlogistica. Arzneimittelforsch. **8**, 1—18 (1958).

THER, L.: Grundlagen der experimentellen Arzneimittelforschung. Stuttgart: Wissenschaftl. Verlagsgesellsch. 1965.

THOMAS, L., R. T. MCCLUSKEY, J. LI, and G. WEISSMANN: Prevention by cortisone of the changes in cartilage induced by an excess of vitamin A in rabbits. Amer. J. Path. **42**, 271—284 (1963).

TRIPI, H. B., M. G. GARDNER, and W. C. KUZELL: Effects of temperature and ultraviolet light on experimental polyarthritis of rats. Proc. Soc. exp. Biol. (N. Y.) **70**, 45—47 (1949).

TRNAVSKY, K., and S. KOPECKY: The influence of some anti-inflammatory drugs on the inflammatory reaction to sodium urate. Med. exp. **15**, 322—327 (1966).

TSALTAS, T. TH., and K. A. GREENWALD: Comparison of changes in the chemical composition of rabbit cartilage matrix with age and following intravenous papain. Nature (Lond.) **210**, 1237—1239 (1966).

TURNER, R. A.: Screening methods in pharmacology. New York-London: Academic Press 1965.

UNGAR, G., E. DAMGAARD, and H. G. WEINSTEIN: Endocrine control of inflammation; effect of hormones on anaphylactic arthritis. Amer. J. Physiol. **166**, 340—348 (1951).

USDIN, M., L. C. FERGUSON, and J. M. BIRKELAND: Experimental arthritis in swine following multiple injections with erysepelothrix rhusiopathiae. Amer. J. Vet. Res. **13**, 188—190 (1952).

VANNOTTI, A.: Die lokale Wirkung der Milchsäure auf die Gelenke anaphylaktischer Kaninchen. Virchows Arch. path. Anat. **292**, 55—70 (1934).

VARGA, F., J. MÉHES, A. PÁR u. E. RÓNAI: Beiträge zur Prüfung entzündungshemmender Substanzen. Acta physiol. Acad. Sci. hung. **23**, 69—78 (1962).

VIDIKAL, M., J. KLABUSAJ i V. DOUBRAVSKIJ: Kvoprosu o značenii eksperimentalnogo artrita bizvannogo formaldegidom. Terapevtičeskii arhiv. **31**, 43—50 (1959).

VORHERR, H., u. V. FRIEDBERG: Verbesserte Methode zum Adiuretin-Nachweis. Klin. Wschr. **37**, 1171 (1959).

WAGNER-JAUREGG, TH., O. BÜCH u. I. MOLNAR: Antiphlogische Wirkung von Flavinderivaten im Tierversuch. Chemotherapia **2**, 96—121 (1961).

—, u. U. JAHN: Das Rattenpfoten-Aerosilödem und seine Beziehungen zu anderen Entzündungstesten. Helv. physiol. pharmacol. Acta **21**, 65—76 (1963).

WAKSMAN, B. H., C. M. PEARSON, and J. T. SHARP: Studies of arthritis and other lesions induced in rats by injection of mycobacterial adjuvant. II. Evidence that the disease isa disseminated immunologic response to exogenous antigen. J. Immunol. **85**, 403—417 (1960).

WARD, J. R., and S. R. CLOUD: Comparative effect of antirheumatic drugs on adjuvant-induced polyarthritis in rats. J. Pharmacol. exp. Ther. **152**, 116—121 (1966).

— R. CLOUD, L. KRAWITT, and R. S. JONES: Studies on adjuvant induced polyarthritis in rats. III. The effect of "Immunosuppressive agents" on arthritis and tuberculinhypersensitivity. Arthr. and Rheum. **7**, 654—661 (1964).

WARD, J. F., and R. S. JONES: Studies on adjuvant-induced polyarthritis in rats. I. Adjuvant composition, route of injection and removal of depot site. Arthr. and Rheum. **5**, 557—564 (1962).

WAWZONEK, S., I. V. PONSETI, R. S. SHEPARD, and WIEDENMANN: Epiphyseal plate lesions, degenerative arthritis, and dissecting aneurysm of the aorta produced by aminonitriles. Science **121**, 63—65 (1955).

WEBSTER, H. D., and E. A. MUSSER: Pathology of the leukemia, periarteritis nodosa, and hypertrophic osteoarthropathy syndrome of rats. Lab. Invest. **7**, 91—100 (1958).

WEIS, J.: Investigations on some experimental inflammations in mouse paws. Med. exp. **8**, 1—11 (1963).

WEISSMANZ, G., and J. W. UHR: Studies on lysosomes IX. Biochem. Pharmacol. Supplement (1968) 5.

WHITEHOUSE, M. W.: Some biochemical and pharmacological properties of anti-inflamatory drugs Progress in drug Researche 8, 321 (1965).

WIESINGER, D.: Imapired grip function as a test for antiphlogistics. In: GARATTINI, S., and A. LEONARDI: Non-steroidal antiinflammatory drugs, pp. 221—226. Amsterdam: 1964.

WILHELMI, G., and R. DOMENJOZ: Die Beeinflussung des Hühnereiweiß-Ödems an der Rattenpfote durch Pyrazole sowie Cortison und ACTH. Arzneimittelforsch. **1**, 151—154 (1951).

Winder, C. V., J. Wax, and M. A. Been: Rapid foot volume measurements on unanesthetized rats; and the question of a phenylbutazone effect on anaphylactoid edema. Arch. int. Pharmacodyn. **112**, 174—187 (1957).

Wobach, B., and M. Hegsted: Perosis. Epiphyseal cartilage in choline and manganese deficiencies in the chick. Arch. Path. **56**, 437—453 (1953).

Wolf, Ch. R., and H. J. Mankin: The effect of experimental hemarthrosis on articular cartilage of rabbit knee joints. J. Bone Jt Surg. **47**-A, 1203—1215 (1965).

Young, J. M., and A. G. Hudacek: Experimental production of pigmented villonodular synovitis in dogs. Amer. J. Path. **30**, 799—811 (1954).

Zanussi, C., F. Milazzo e F. Invernizzi: Artrite sperimentale da adiuvanti del ratto. Transmissibilità della sindrome mediante parabiosi Riv. Ist. Licrat. ital. **38**, 149—165 (1963).

Zorn, B.: Experimental formaldehyde arthritis in white rats. Z. ges. inn. Med. **8**, 850—856 (1953).

Namenverzeichnis

Die *kursiven* Seitenzahlen beziehen sich auf die Literatur

Sachverzeichnis

B nach den angegebenen Seitenzahlen bedeutet Abbildung bzw. Diagramm, T bedeutet Tabelle